ENCYCLOPÉDIE

ANATOMIQUE.

VI.

ANATOMIE GÉNÉRALE.

ENCYCLOPÉDIE
ANATOMIQUE

COMPRENANT

L'ANATOMIE DESCRIPTIVE, L'ANATOMIE GÉNÉRALE,
L'ANATOMIE PATHOLOGIQUE, L'HISTOIRE DU DÉVELOPPEMENT,
ET CELLE DES RACES HUMAINES ;

PAR

**G.-T. BISCHOFF, J. HENLE,
E. HUSCHKE, S.-T. SŒMMERRING, F.-G. THEILE,
G. VALENTIN, J. VOGEL, R. WAGNER,
G. & E. WEBER ;**

TRADUIT DE L'ALLEMAND

PAR A.-J.-L. JOURDAN,
Membre de l'Académie royale de médecine.

TOME VI.

ANATOMIE GÉNÉRALE.

A PARIS,

CHEZ J.-B. BAILLIÈRE,
LIBRAIRE DE L'ACADÉMIE ROYALE DE MÉDECINE,
Rue de l'École-de-Médecine, 17 :

A LONDRES, CHEZ H. BAILLIÈRE, 219, REGENT-STREET.

1843.

ENCYCLOPÉDIE ANATOMIQUE

COMPRENANT

L'ANATOMIE DESCRIPTIVE, L'ANATOMIE GÉNÉRALE,
L'ANATOMIE PATHOLOGIQUE, L'HISTOIRE DU DÉVELOPPEMENT,
ET CELLE DES RACES HUMAINES ;

PAR

**G.-T. BISCHOFF, J. HENLE,
E. HUSCHKE, S.-T. SŒMMERRING, F.-G. THEILE,
G. VALENTIN, J. VOGEL, R. WAGNER,
G. & E. WEBER ;**

TRADUIT DE L'ALLEMAND

PAR A.-J.-L. JOURDAN,

Membre de l'Académie royale de médecine.

TOME VI.

ANATOMIE GÉNÉRALE.

A PARIS,

CHEZ J.-B. BAILLIÈRE,

LIBRAIRE DE L'ACADÉMIE ROYALE DE MÉDECINE,
Rue de l'École-de-Médecine, 17;

A LONDRES, CHEZ H. BAILLIÈRE, 219, REGENT-STREET.

1843.

TRAITÉ
D'ANATOMIE
GÉNÉRALE

OU

HISTOIRE DES TISSUS

ET DE LA COMPOSITION CHIMIQUE DU CORPS HUMAIN;

PAR

J. HENLE,

PROFESSEUR D'ANATOMIE ET DE PHYSIOLOGIE A L'UNIVERSITÉ DE ZURICH;

Traduit de l'Allemand

PAR A.-J.-L. JOURDAN,

Membre de l'Académie royale de médecine.

—

TOME PREMIER,

AVEC 5 PLANCHES GRAVÉES.

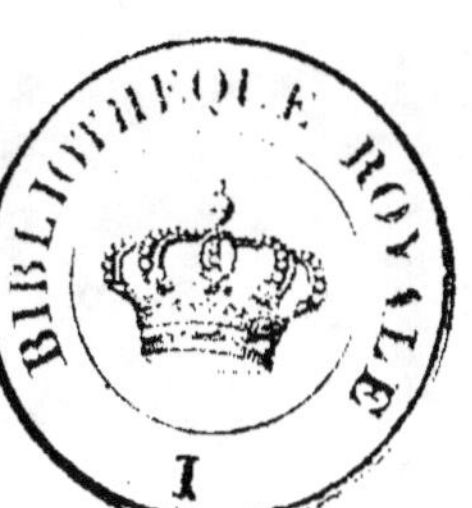

A PARIS,

CHEZ J.-B. BAILLIÈRE,

LIBRAIRE DE L'ACADÉMIE ROYALE DE MÉDECINE,
Rue de l'École-de-Médecine, 17;

A LONDRES, CHEZ H. BAILLIÈRE, 219, REGENT-STREET.

1843.

1842

Paris. — Imprimerie de Bourgogne et Martinet, rue Jacob, 30.

PRÉFACE.

Après un exposé aussi purement dogmatique que possible
des faits acquis à la science, j'ai terminé chaque chapitre
de cet ouvrage par un exposé rapide des matériaux qu'on
possède aujourd'hui pour l'établissement d'une histologie
comparée, et par un aperçu historique des travaux qui ont
été entrepris sur le sujet en question. Le tissu glandulaire
fait seul exception sous ce dernier rapport, parce qu'à proprement parler il n'avait pas encore été soumis jusqu'ici à
un examen histologique.

Les faits d'anatomie comparée n'ont été admis que par
une sorte d'hospitalité, attendu qu'ils ne sont point encore
assez nombreux pour pouvoir fournir les matériaux d'un
travail spécial; cette remarque suffira certainement pour
appeler les recherches sur une partie qui présente tant de
lacunes.

Les indications historiques m'ont paru indispensables

Lorsqu'il s'agit de travaux exigeant une certaine habileté et des appareils qui ne se trouvent pas entre les mains de tout le monde, les autorités ne sont pas tout-à-fait indifférentes, et elles le deviennent d'autant moins qu'on remarque plus de dissidence entre les opinions des divers observateurs relativement à un même objet. Peut-on donner une meilleure garantie, que de montrer la concordance de telles ou telles assertions des modernes avec d'autres qui ont été émises jadis par des hommes exempts de préjugés ou dont les idées ne suivaient pas le même cours que les nôtres? Ceux-là du moins ne peuvent être soupçonnés de s'être montrés peu sévères par condescendance pour un nom haut placé dans la science; et de notre côté, on ne nous reprochera pas non plus d'avoir suivi un drapeau uniquement par confiance en celui qui le portait; car nous ne le comprenions qu'après nous être assuré de la vérité pour nous-même, comme lui-même n'était tombé dans l'oubli que parce qu'il n'avait point été compris. Mais quand on entreprend des études historiques dans cette vue, il ne suffit pas de demander aux auteurs leur opinion, le résultat qu'eux-mêmes déduisent de leurs recherches; il faut, quoique cette méthode soit bien moins commode, remonter aux sources dans lesquelles ont été puisées les opinions. L'histoire de ces dernières, quoique intéressante sous d'autres rapports, était indifférente pour l'objet que j'avais en vue. Beaucoup de contradictions s'effacent quand on compare, non pas les conclusions, mais les observations des auteurs; et ceux qui les ont regardées comme un motif de croire à l'incertitude des données acquises par l'œil armé du microscope, pourront se convaincre, en suivant cette marche, que ce n'est pas de l'instrument qu'on doit se défier, mais du jugement de l'homme qui s'en sert

Je ne crois pas m'être laissé entraîner trop loin dans les détails physiologiques. La physiologie des tissus est la base de la pathologie générale ou rationnelle, qui cherche à concevoir les symptômes des maladies comme les réactions qu'une matière organique douée de forces particulières et inaliénables exerce contre des influences extérieures anomales. Je n'ai laissé échapper aucune occasion de faire ressortir, ne fût-ce qu'en passant, les conclusions qu'on peut tirer des propositions développées dans cet ouvrage, pour expliquer les phénomènes morbides.

Quant à la première partie, quoique je n'eusse point à y présenter de faits qui me fussent propres, je crois cependant être arrivé à quelques considérations utiles, en appliquant les résultats de l'observation microscopique à la critique de ceux des expériences chimiques.

Les figures ont toutes été dessinées d'après nature; presque toutes aussi l'ont été par la même main, et au même grossissement. En faisant choix d'un artiste exercé et impartial pour les exécuter, non seulement je pouvais espérer de les obtenir plus parfaites, mais encore j'avais une garantie de plus qu'elles seraient la reproduction exacte de ce qui a été vu.

BIBLIOGRAPHIE.

ALBINUS. Academicarum adnotationum, libri octo. *Leyde*, 1754, in-4o.

ANDRAL et GAVARRET. Recherches sur les modifications de proportion de quelques principes du sang dans les maladies. *Paris*, 1841, in-8o.

— Réponse aux principales objections dirigées contre les procédés suivis dans les analyses du sang. *Paris*, 1842, in-8o.

— Recherches sur la composition du sang de quelques animaux domestiques, dans l'état de santé et de maladie. *Paris*, 1842, in-8o.

ARNEMANN (J.). Ueber die Reproduction der Nerven. *Gœttingue*, 1786, in-8o.

ARNOLD (F.). Anatomische und physiologische Untersuchungen ueber das Auge des Menschen. *Heidelberg*, 1832, in-4o.

— Lehrbuch der Physiologie des Menschen. P. 1. *Zurich*, 1836, in-8o.

— Tabulæ anatomicæ. Fasc. I. et II. *Zurich*, 1838, in-fol.

ASCH. Dissertatio de natura spermatis, obs. microscop. indagati. *Gœttingue*, 1756, in-8o.

BARRUEL. Mémoire sur l'existence d'un principe propre à caractériser le sang de l'homme et celui des diverses espèces d'animaux (Annales d'hygiène. *Paris*, 1829, t. I, p. 267).

BAUMGAERTNER. Beobachtungen ueber die Nerven und das Blut in ihrem gesunden und krankhaften Zustande. *Fribourg*, 1830, in-8o.

BAYARD. Examen microscopique du sperme desséché sur le linge. *Paris*, 1839, in-8o.

BÉCLARD. Eléments d'anatomie générale, 2e édition. *Paris*, 1827, in-8o.

BÉGIN. Traité de physiologie pathologique. *Paris*, 1828. 2 vol. in-8o.

BELL (Th.). The anatomy and diseases of the teeth. *Londres*, 1835, in-8o.

BELLINGERI (C.-F.). De medulla spinali nervisque ex ea prodeuntibus annotationes anatomico-physiologicæ. *Turin*, 1823, in-4o.

BERICHT neber die Versammlung teuscher Naturforscher und Aerzte in Prag im September 1837. *Prag.*, 1838, in-4o.

BERGER. Dissertatio de dentibus. *Kiel*, 1788, in-8o.

BERNHARDT. Symbolæ ad ovi mammalium historiam. *Breslau*, 1834, in-4o.

BERRES. Anatomie der mikroskopischen Gebilde des menschlichen Kœrpers. *Vienne*, 1836, VIII livraisons in-fol.

BERZELIUS Traité de chimie, trad. en français par Esslinger. *Paris*, 1833, 8 vol. in-8o.

BICHAT. Anatomie générale, avec des additions, par Béclard et Ph. Blandin. *Paris*, 1831, 4 vol. in-8o.

— Traité des membranes. *Paris*, 1827, in-8o.

BLAINVILLE. Cours de physiologie générale et comparée. *Paris*, 1833, 3 vol. in-8o.

BLANDIN. Anatomie du système dentaire, considéré dans l'homme et les animaux. *Paris*, 1836, in-8o.

BLEULAND. Icones anatomico-physiologicæ partium corporis humani et animalium, quæ in descriptione musei Acad. Rheno-Trajectanæ inveniuntur. *Utrecht*, 1826, in-4o.

BLUMENBACH. De generis humani varietate nativa. *Gœttingue*, 1795, in-8o, trad. en français, par F. Chardel. *Paris*, 1806, in-8o.

X   BIBLIOGRAPHIE.

Boehm. De glandularum intestinalium structura penitiori. *Berlin*, 1853, in-4º.

— Die kranke Darmschleimhaut in der asiatischer Cholera mikroskopisch untersuchte. *Berlin*, 1858, in 8º.

Bordeu. Recherches sur le tissu muqueux. *Paris*, 1767, in-12. — Recherches sur la position des glandes. *Paris*, 1764, in-12.—Œuvres complètes. *Paris*, 1818, t. I, p. 49 ; t. II, p. 733.

Borelli. De Motu animalium et de Motu musculorum. *La Haye*, 1751, in-4º.

Bouillaud. Traité clinique des maladies du cœur, 2e édition. *Paris*, 1841, 2 vol. in-8º.

Bourdet. Recherches et observations sur toutes les parties de l'art du dentiste. *Paris*, 1757, 2 vol. in-12.

Bouvier. Mémoire sur la forme générale du crâne ; dans le Bulletin de l'Académie de médecine. *Paris*, 1859, t. III, p. 717.

Bowman. On the minute structure and movements of voluntary muscles ; dans Philosophical Transactions, 1840, p. 457 ; 1841, p. 69.

Brachet. Recherches expérimentales sur les fonctions du système nerveux ganglionnaire. *Paris*, 1857, in-8º.

Brandt et **Ratzeburg.** Medizinische Zoologie , oder getreue Darstellung und Beschreibung der Thiere, die in der Arzneymittellehre in Betracht kommen. *Berlin*, 1828-1829, 2 vol. in-4º.

Breschet. Le système lymphatique. *Paris*, 1856, in-8º, fig.

— Recherches sur la structure de la peau. *Paris*, 1853, in-8º, fig.

— Histoire anatomique et physiologique d'un organe de nature vasculaire découvert dans les cétacés. *Paris*, 1856, in-4º.

— Recherches anatomiques et physiologiques sur l'organe de l'ouïe et sur l'audition dans l'homme et les animaux vertébrés. *Paris*, 1856, in-4º, fig.

— Répertoire général d'anatomie et de physiologie pathologiques. *Paris*, 1826-1829, 8 vol. in-4º.

Bruns. Lehrbuch der allgemeinen Anatomie des Menschen. *Bronswick*, 1841, in-8º.

Budge. Untersuchungen ueber das Nervensystem. *Francfort*, 1841, in-8º.

Burdach C. F. . Traité de physiologie , considérée comme science d'observation, trad. de l'allemand par A.-J.-L. Jourdan. *Paris*, 1837-1841, 9 vol. in 8º.

— E. . Observationes nonnullæ microscopicæ de inflammatione. *Kœnigsberg*, 1826, in-8º.

— Beitrag zur mikroskopischen Anatomie der Nerven. *Kœnigsberg*, 1857, in-4º. **Trad.** en français par E. Littré Expérience, t. I, 1858 .

Bylandt. Disquisitio circa telam cellulosam. *Berlin*, 1858, in-8º.

Caldani. Memorie sulla struttura delle ossa umane e bovine. *Padoue*, 1804-1814.

Carswell. Recherches sur la dissolution chimique des parois de l'estomac , après la mort (Journal hebdomadaire de médecine. *Paris*, 1830, t. VIII, p. 521 et 505 .

Carus. Traité élémentaire d'anatomie comparée, trad. de l'allemand par A.-J.-L. Jourdan. *Paris*, 1835, 3 vol. in-8º, atlas.

Delle Chiaje. Osservazioni sulla struttura dell' epidermide umana dans Opuscoli fisico-medici. *Naples*, 1833, in-8º, fig.

— Dissertatio anatomico-patologiche. *Naples*, 1854, in-4º.

— Istituzioni di anatomia comparata. *Naples*, 1856, 2 vol. in-8º, atlas.

— Osservazioni anatomiche su l'Occhio umano. *Naples*, 1858, in-fol., fig.

Cloquet J. Anatomie de l'homme , ou Description et figures de toutes les parties du corps humain. *Paris*, 1821, 5 vol. in-fol.

Cruikshank. Experiments on the insensible perspiration of the human body. *Londres*, 1779, in 8º.

— The anatomy of the absorbing vessels. *Londres*, 1786 Trad. en français par Petit Radel. *Paris*, 1787, in-8º.

Cruveilhier. Anatomie pathologique du corps humain. *Paris*, 1829-1842, 2 vol. in-fol., fig. col.

CUVIER. Leçons d'anatomie comparée. *Paris*, an VII, 5 vol. in-8°.—2e édition augmentée. *Paris*, 1836-1840, t. I, II, IV, V, VI, VII.

DELABARRE. Odontologie et observations sur les dents humaines. *Paris*, 1845, in-8°.

DENIS. Recherches expérimentales sur le sang humain, considéré à l'état sain. *Commercy*, 1830, in-8°.

— Essai sur l'application de la chimie à l'étude physiologique du sang de l'homme. *Paris*, 1838, in-8°.

DEUTSCH. De penitiori ossium structura observationes. *Breslau*, 1834, in-4°.

DOELLINGER. De vasis sanguiferis, quæ villis intestinorum tenuium hominis brutorumque insunt. *Munich*, 1828, in-4°.

DONNÉ. Du lait, et en particulier de celui des nourrices. *Paris*, 1837, in-8°.

— Nouvelles expériences sur les animalcules spermatiques. *Paris*, 1837, in-8°.

— Recherches microscopiques sur la nature des mucus et de la matière des écoulements. *Paris*, 1837, in-8°.

DUBOIS. Préleçons de pathologie expérimentale. *Paris*, 1841, in-8°, fig.

DUJARDIN. Nouveau manuel de l'observateur au microscope. *Paris*, 1842, in-18, fig.

DUTROCHET. Mémoires pour servir à l'histoire anatomique et physiologique des végétaux et des animaux. *Paris*, 1837, 2 vol. in-8° et atlas.

EBERLE. Physiologie der Verdauung nach Versuchen. *Warzbourg*, 1834, in-8°.

— Die sogenannte contagiœse oder ægyptische Augenentzuendung. *Stuttgard*, 1839, in-8°.

EHRENBERG. Beschreibung einer auffallenden und bisher unerkannten Sructur des Seelenorganes. *Berlin*, 1836, in-4°.

— Die Infusionsthierchen als volkommene Organismen. *Léipzick*, 1838, in-fol.

EMMERT. Ueber die Endigungsweise der Nerven in den Musklen. *Berne*, 1836, in-4°.

Encyklopædisches Wœrterbuch der medicinischen Wissenschaften. *Berlin*, 1836, in-8°.

EULENBERG. De tela elastica. *Berlin*, 1836, in-4°.

EYSENHARDT. De structura renum observationes microscopicæ. *Berlin*, 1818, in-4°.

FICINUS. De fibræ muscularis forma et structura. *Léipzick*, 1836, in-8.

FLOURENS. Recherches expérimentales sur les propriétés et les fonctions du système nerveux dans les animaux vertébrés. 2e édit. *Paris*, 1842, in-8.

— Recherches sur le développement des os, dans les Annales de la chirurgie. *Paris*, 1841, t. III, p. 257.

FODERA. Recherches expérimentales sur l'absorption. *Paris*, 1824, in-8.

FONTANA. Traité sur le venin de la vipère. *Florence*, 1782, 2 vol. in-4.

FOHMANN. Anatomische Untersuchungen ueber die Verbindungen der Saugadern mit den Venen. *Heidelberg*, 1822, in-12.

FOUGEROUX. Mémoires sur les os. *Paris*, 1760, in-8.

FOX. The natural history and diseases of the human teeth. 2e édit. *Londres*, 1814, in-4.— Traduit en français par Lemaire. *Paris*, 1821, in-4.

FRAENKEL. De penitiori dentium humanorum structura observationes. *Breslau*, 1835, in-4.

GAGLIARDI. Anatomes ossium novis inventis illustrata. Pars I. *Rome*, 1689, in-8.

GAULTIER. Recherches anatomiques sur le système cutané de l'homme. *Paris*, 1811, in-4. — Recherches sur l'organisation de la peau. *Paris*, 1839, in-8.

GEOFFROY SAINT-HILAIRE. Histoire des anomalies de l'organisation chez l'homme et les animaux. *Paris*, 1832-1837, 5 vol. in-8°. atlas.

GERBER. Handbuch der allgemeinen Anatomie des Menschen und der Haussaeugethiere. *Berne*, 1840, in-8. — Elements of general and minute Anatomy, with appendix by G. Gulliver. *London*, 1842, in-8°, et atlas de 34 pl.

GIESKER. Anatomisch-physiologische Untersuchungen ueber die Milz des Menschen. *Zurich*, 1839, in-8.

GIRALDÈS. Etudes anatomiques, ou Recherches sur l'organisation de l'œil. *Paris*, 1836, in-4°, fig.

GLUGE. Observationes nonnullæ microscopicæ fila qui dicunt primitiva in inflammatione spectantes. *Berlin*, 1853, in-8.

— Anatomisch-mikroskopische Untersuchungen zur allgemeinen und speciellen Pathologie. *Minden*, 1839, in-8.

GMELIN. Handbuch der theoretischen Chemie. *Francfort*, 1827, 4 vol. in-8.

GRUBY. Observationes microscopicæ ad morphologiam pathologicam spectantes. *Vienne*, 1839, in-8.

GURLT. Lehrbuch der vergleichenden Physiologie des Haussaeugethiere. *Berlin*, 1837, 2 vol. in-8.

HAASE. De vasis cutis et intestinorum absorbentibus, plexibusque lymphaticis pelvis humanæ. *Léipzick*, 1786, in-fol.

HALLER. Disputationes anatomicæ selectæ. *Gœttingue*, 1750-1752, 7 vol. in-4.

— Elementa physiologiæ corporis humani. *Lausanne*, 1757-1778, 8 vol. in-4.

HALLMANN. De cirrhosi hepatis. *Berlin*, 1839, in-8.

HAMBURGER. Experimenta circa sanguinis coagulationem. *Berlin*, 1839, in-8.

HAMILTON. New account of the East-Indies. *Edimbourg*, 1827, in-8.

HAUSMANN. Ueber die Zeugung und Entstehung des wahren weiblichen Eies. *Hanovre*, 1840, in-4.

HAVERS. Osteologia nova, on some new observations of the bones and the parts belonging to them. *Londres*, 1694, in-8.

HEILBUT. De atresia vaginæ. *Heidelberg*, 1852, in-4.

HEMPEL. Anfangsgruende der Anatomie des gesunden menschlichen Kœrpers. 5e édit. *Gœttingue*, 1827, in-8.

HENLE. De membrana pupillari aliisque oculi membranis pellucentibus. *Bonn*, 1832, in-4.

— Symbolæ ad anatomiam villorum intestinalium imprimis eorum epithelii et vasorum lacteorum. *Berlin*, 1867, in-4.

— Ueber Schleim-und Eiterbildung und ihr Verhaeltniss zur Oberhaut. *Berlin*, 1838, in-8.

HEUERMANN. Physiologie. *Copenhague*, 1751-1755, in-4.

HEUSINGER. System der Histologie. *Eisenach*, 1824, in-4.

— Ueber anomale Kohlen-und Pigmentbildung in dem menschlichen Kœrper. *Iéna*, 1823, in-8.

HEWSON. Experimental inquiries. Pars. t. II. *Londres*, 1774. P. III, 1777, in-4.

HILDEBRANDT. Handbuch der Anatomie des Menschen. *Brunswick*, 1830-1832, 4 vol. in-8.

HUMBOLDT. Versuche ueber die gereizte Muskel-und Nervenfaser. *Berlin*, 1797-1799, in-8. — Traduit en français par Jadelot. *Paris*, 1799, in-8.

HUNEFELD. Der Chemismus in der thierischen Organisation. *Léipzick*, 1840, in-8.

— Physiologische Chemie des menschlichen Organismus. *Léipzick*, 1826-1827, in-8.

HUNTER. Treatise on the natural history of the human teeth. T. I. *Londres*, 1771; t. II, 1778, in-8. — Treatise on the blood, inflammation and gun-shot wounds. *Londres*, 1794, in-8.

Ces deux traités sont insérés dans la traduction française que Richelot vient de publier des Œuvres complètes de Hunter. *Paris*, 1836-1842, 4 vol. in-8 et atlas.

JAHN. Der Haararzt, eine neue Untersuchung des Baues, der Bestandtheile und Verrichtungen der menschlichen Haare. *Prague*, 1828, in-16.

JOURDAIN. Essai sur la formation des dents. *Paris*, 1766, in-12.

KALTENBRUNNER. Experimenta circa statum sanguinis et vasorum in inflammatione. *Munich*, 1826, in-8.

KIESER. Commentatio physiologica de anamorphosi oculi. *Gœttingue*, 1804, in-5.

KOELLIKER. Beitraege zur Kenntniss der Saamenfluessigkeit wirbelloser Thiere. *Berlin*, 1840, in-4.

KRAUSE. Handbuch der menschlichen Anatomie. *Hanovre*, 1833-1841, in-8.

KRAMER. Beobachtungen und Untersuchungen ueber das Wechselfieber. *Aix-la-Chapelle*, 1857, in-8.

KRIMER. Versuch einer Physiologie des Blutes. *Léipzick*, 1822, in-8.

LAMPFERHOFF. De vesicularum seminalium natura et usu. *Berlin*, 1835, in-8.

LANGENBECK. De retina observationes anatomico-pathologicæ. *Gœttingue*, 1836, in-4.

LAUGIER. Considérations chimiques sur diverses concrétions du corps humain (Mémoires de l'Académie de médecine. *Paris*, 1828, t. I, p. 594).

LAURENT et BAZIN. Annales françaises et étrangères d'anatomie et de physiologie appliquées à la médecine et à l'histoire naturelle. *Paris*, 1837-1839, 3 vol. in-8.

LAUTH. Essai sur les vaisseaux lymphatiques. *Strasbourg*, 1824, in-4.

— Du mécanisme par lequel les matières alimentaires parcourent leur trajet de la bouche à l'anus. *Strasbourg*, 1835, in-4.

— Mémoires sur divers points d'anatomie ; dans les Annales de la Société d'histoire naturelle de Strasbourg. T. I, 1834, in-4.

— Nouveau manuel de l'anatomiste. *Paris*, 1835, in-8.

LAVAGNA. Esperienze e riflessioni sopra la carie de' denti umani. *Genève*, 1812, in-8.

LECANU. Études chimiques sur le sang. *Paris*, 1837, in-4.

— Nouvelles recherches sur l'urine humaine ; dans les Mémoires de l'Académie de médecine. *Paris*, 1840. T. VIII, pag. 676.

LEDERMULLER. Mikroskopische Gemuths-und Augenergœtzungen. *Nuremberg*, 1763, in-4.

LEEUWENHOEK. Opera omnia s. arcana naturæ detecta. *Leyde*, 1722, in-4. — Les citations ont été faites d'après l'édition de 1687.

LEURET et LASSAIGNE. Recherches physiologiques et chimiques pour servir à l'histoire de la digestion. *Paris*, 1825, in-8º.

LHERITIER. Traité de chimie pathologique. *Paris*, 1842, in-8.

LIEBIG. Die organische Chemie in ihrer Anwendung auf Agricultur und Physiologie *Bronswick*, 1840, in-8. — Traduit en français. *Paris*, 1842, in-8.

LINDERER. Handbuch der Zahnheilkunde. *Berlin*, 1837, in-8.

LONGET. Recherches expérimentales et pathologiques sur les propriétés et les fonctions des faisceaux de la moelle épinière et des racines des nerfs rachidiens ; précédées d'un examen historique et critique des expériences faites sur ces organes depuis C. Bell ; suivies d'autres recherches sur diverses parties du système nerveux ; dans les Archives générales, 1841. — Recherches expérimentales sur les fonctions des nerfs et des muscles du larynx et sur l'influence du nerf accessoire de Willis dans la phonation ; dans la Gazette médicale, 1841. — Recherches expérimentales sur les conditions nécessaires à l'entretien et à la manifestation de l'irritabilité musculaire ; dans l'Examinateur médical, 1841. — Recherches expérimentales sur les fonctions de l'épiglotte, et sur les agents de l'occlusion de la glotte dans la déglutition, le vomissement et la rumination ; dans les Archives générales, 1841.

LOEWIG. Chemie der organischen Verbindungen. *Zurich*, 1838-1839, in-8.

LUDWIG. Scriptores neurologici minores selecti. *Léipzick*, 1791-1795, 4 vol. in-4.

MAGENDIE. Leçons sur la physiologie du système nerveux. *Paris*, 1839, 2 vol. in-8.

— Phénomènes physiques de la vie. *Paris*, 1842, 4 vol. in-8.

MALPIGHI. Opera omnia. *Londres*, 1686, in-fol.

— Opera posthuma. *Londres*, 1697, in-fol.

MANDL. Anatomie microscopique. *Paris*, 1838-1842. Livraisons I à XII, in-fol.

— Traité du microscope et de son emploi dans l'étude des corps organisés. *Paris*, 1839, in-8.

MARSHALL-HALL. On the circulation of the blood. *Londres*, 1831, in-8.

— On diseases and derangements of the nervous system. *Londres*, 1841, in-8.

MARTIN BARRY. On the corpuscules of the blood ; dans Philos. Transact. 1840-1841.

MASCAGNI. Prodromo della grande anatomia. *Florence*, 1819, in-fol.

— Vasorum lymphaticorum corporis humani historia et ichnographia. *Sienne*, 1787, in-fol.

MAYER. Die Elementarorganisation des Seelenorganes. *Bonn*, 1838, in-4.

— Die Metamorphose der Monaden. *Bonn*, 1840, in-4.

MECKAUER. De penitiori cartilaginum structura symbolae. *Breslau*, 1836, in-4.

MEYER. Neues System der Pflanzenphysiologie. *Berlin*, 1836-1839. in-8.

MEYER. De musculis in ductibus efficatibus glandularum. *Berlin*, 1838. in-8.

MIESCHER. De inflammatione ossium eorumque anatome generali. Accedunt J. Muller observationes de canaliculis corpusculorum ossium atque de modo, quo terrea materia in ossibus continetur. *Berlin*, 1836, in-4.

MULLER. Bildungsgeschichte der Genitalien aus anatomischen Untersuchungen an Embryonen des Menschen und der Thiere. *Dusseldorf*, 1830, in-4.

— Physiologie du système nerveux. Traduite par A.-J.-L. JOURDAN. *Paris*, 1841, 2 vol. in-8, fig.

— Ueber den feinen Bau und die Formen der krankhaften Geschwuelste. *Berlin*, 1838, in-fol.

— Ueber die organischen Nerven der erectilen maennlichen Geschlechtsorgane des Menschen und der Saeugethiere. *Berlin*, 1836. in-fol.

— Zur vergleichenden Physiologie des Gesichtssinnes des Menschen und der Thiere. *Léipzick*, 1826. in-8.

— De glandularum secernentium structura penitiori earumque prima formatione in homine atque animalibus. *Léipzick*, 1830, in-fol.

MUYS. Musculorum artificiosa fabrica. *Leyde*, 1751. in-4.

NASSE. Untersuchungen zur Physiologie und Pathologie. *Bonn*, 1833, in-8.

— Das Blut in mehrfacher Beziehung, physiologisch und pathologisch untersucht. *Berlin*, 1830, in-8.

OTTO. Lehrbuch der pathologischen Anatomie des Menschen und der Thiere, *Berlin*, 1830, in-8.

OWEN. Odontography, or a Treatise on the comparative anatomy of the Teeth. *Londres*, 1840-1841, in-8º, fig.

PANIZZA. Osservazioni antropo-zootomico-fisiologiche sulle vasi linfatici. *Pavia*, 1830, in-fol.

PAPPENHEIM. Die specielle Gewebelehre des Gehœrorganes, nach Struktur, Entwickelung und Krankheit. *Breslau*, 1840, in-8.

— Zur Kenntniss der Verdauung im gesunden und kranken Zustande. *Breslau*, 1839, in-8.

PAULI. Comment. physiol. chirurg. de vulneribus sanandis. *Gœttingue*, 1823, in-4.

POISEUILLE. Recherches sur les causes du mouvement du sang dans les vaisseaux capillaires. *Paris*, 1839. in-4.

PROCHASKA. De carne musculari tractatus anatomico-physiologicus. *Vienne*, 1778, in-8.

— Disquisitio anatomico-physiologica organismi corporis humani ejusque processus vitalis. *Vienne*, 1812, in-8.

— Institutiones physiologiæ humanæ. *Vienne*, 1805. in-8.

PURKINJE et VALENTIN. De phænomeno generali et fundamentali motus vibratorii continui in membranis animalium. *Breslau*, 1835, in-4.

QUEVENNE. Mémoire sur le lait; dans les Annales d'hygiène, 1841, t. XXVI et XXVII.

RACIBORSKI. Histoire des découvertes relatives au système veineux; dans les Mémoires de l'Académie de médecine. *Paris*, 1841, t. IX. pag. 447.

RAPP. Die Verrichtungen des fuenften Nervenpaares. *Léipzick*, 1832, in-4.

RASCHKOW. Meletemata circa mammalium dentium evolutionem. *Breslau*, 1835, in-4.

RASPAIL. Nouveau système de chimie organique. *Paris*, 1839. 3 vol. in-8, et atlas in-4º.

RATHKE. Abhandlungen zur Bildungs-und Entwickelungs-geschichte des Menschen und der Thiere. *Léipzick*, 1832-1833, in-4.

— Entwickelungs-geschichte der Natter. *Kœnisberg*, 1839, in-4.

RAYER. Traité des maladies des reins et des altérations de la sécrétion urinaire. *Paris*, 1839-1841, in-8, fig.

— Archives de médecine comparée. *Paris*, 1842, in-4º. fig.

REICH. De membrana pupilari. *Berlin*, 1833. in-4.

REICHEL. De sanguine ejusque motu experimenta. *Léipzick*, 1767. in-4.

REICHERT. Das Entwickelungsleben im Wirbelthierreich. *Berlin*, 1840, in-4.

REYNAUD. Mémoire sur l'oblitération des bronches (Mémoires de l'Académie de méde-cine. *Paris*, 1835, t. IV, p. 177).

REISSEISSEN. Ueber den Bau der Lungen. *Berlin*, 1822, in-fol.

REMAK. Observationes anatomicæ et microscopicæ de systematis nervosi structura. *Berlin*, 1838, in-4°.

RIBES. Mémoires et observations d'anatomie, de physiologie, de pathologie et de chi-rurgie. *Paris*, 1841, 2 vol. in-8°, fig.

ROSENMULLER. Handbuch der Anatomie des menschlichen Körpers, 6e édit. *Léipzick*, 1840, in-8°.

ROSENTHAL. De formatione granulosa. *Breslau*, 1839, in-8°.

ROUSSEAU. Anatomie comparée du système dentaire. *Paris*, 1827, in-8°.

RUDOLPHI. Grundriss der Physiologie. *Berlin*, 1821-1828, 3 vol. in-8°.

RUST. Theoretisch-praktisches Handbuch der Chirurgie. *Berlin*, 1830-1836, in-8°.

RUYSCH. De fabrica glandularum. *Amsterdam*, 1733, in-4°.

SANDIFORT. Thesaurus dissertationum. *Leyde*, 1769-1778, 3 vol. in-4°.

SANTORINI. Observationes anatomicæ. *Venise*, 1724, in-4°.

SCARPA. De penitiori ossium structura commentarius. *Léipzick*, 1799, in-4°.

SCHMIDT. Ueber die Blutkoerner. *Wurzbourg*, 1822, in-4°.

SCHREGER. Theoretische und praktische Beitræge zur Cultur der Saugaderlehre. *Berlin*, 1793, in-8°.

— De irritabilitate vasorum lymphaticorum. *Léipzick*, 1780, in-8°.

SCHULTZ. De alimentorum concoctione experimenta nova. *Berlin*, 1834, in-4°.

—Das System der Circulation in seiner Entwickelung durch die Thierreihe. *Stuttgard*, 1836, in-8°.

SCHULTZE. Systematisches Lehrbuch der vergleichenden Anatomie. *Berlin*, 1828, in-8°.

SCHULMANSKI. De structura renum tractatus physiologico-anatomicus. *Strasbourg*, 1788, in-8°.

SCHWANN. Mikroskopische Untersuchungen ueber die Uebereinstimmung in der Struc-tur und dem Wachsthum der Thiere and Pflanzen. *Berlin*, 1839, in-8°.

SEBASTIAN. Recherches anatomiques et physiologiques sur les glandes labiales; dans les Annales de la chirurgie. *Paris*, 1842, t. V, p. 5 et suiv.

SEILER. Naturlehre des Menschen. *Dresde*, 1826, in-8°.

SENAC. Traité de la structure de cœur, de son action, etc. *Paris*, 1749, in-4°.

SERRES. Essai sur l'anatomie et la physiologie des dents. *Paris*, 1817, in-8°.

— Recherches d'anatomie transcendante et pathologique. *Paris*, 1832, in-4°, fig.

— Précis d'anatomie transcendante. *Paris*, 1842, in-8°.

SETTEN. De salivæ natura atque indole. *Groningue*, 1836, in-8°.

SIEBOLD. Beitrage zur Naturgeschichte der wirbellosen Thiere. *Dantzick*, 1839, in-4°.

SIMON. Handbuch der angewandten medicinischen Chemie. *Berlin*, 1840, in-8°.

SOEMMERRING. Beobachtungen ueber die organischen Veraenderungen im Auge nach die Staaroperationen. *Francfort*, 1828, in-8°.

SPALLANZANI. Expériences sur la circulation. *Paris*, an VIII, in-8°.

STEINBUCH. Analekten neuer Beobachtungen fuer die Naturkunde. *Francfort*, 1802, in-8°.

STEINRUECK De nervorum regeneratione. *Berlin*, 1838, in-4°.

STILLING. Physiologische, pathologische und medicinische Untersuchungen ueber die Spinalirritation. *Léipzick*, 1840, in-8°.

TIEDEMANN et GMELIN. Recherches expérimentales, physiologiques et chimiques, sur la digestion; trad. de l'allemand par A.-J.-L. Jourdan. *Paris*, 1827, 2 vol. in-8.

TREVIRANUS. Beitræge zur Aufklærung der Erscheinungen und Gesetze des organischen Lebens. *Brême*, 1835-1837, in-8°.

— Vermischte Schriften. *Gœttingue*, 1816, in-4°.

TODD. The cyclopædia of anatomy and physiology. *Londres*, 1836-1841, in-8°.

DELLA TORRE. Nuove osservazioni microscopiche. *Naples*, 1776, in-4°.

VALENTIN. De functionibus nervorum cerebralium et nervi sympathici. *Berne*, 1839, in-4o.
— Handbuch der Entwickelungsgeschichte des Menschen. *Berlin*, 1835, in-8o.
— Historiæ evolutionis systematis muscularis prolusio. *Breslau*, 1832, in-4o.
— Ueber den Verlauf und die Enden der Nerven. *Bonn*, 1836, in-4o.

VERGEZ. Coup d'œil historique et recherches expérimentales sur les régénérations nerveuses. *Montpellier*, 1842, in-8o.

VERSCHUIR. De arteriarum et venarum vi irritabili. *Græningue*, 1766.

VOGEL. Anleitung zum Gebrauch des Mikroskops. *Léipzick*, 1841, in-8o.
— Physiologisch-pathologische Untersuchungen ueber Eiter. *Erlangue*, 1838, in-8o.
— Prodromus disquisitionis sputorum in variis morbis exscreatorum. *Munich*, 1838, in-8o.

VOLKMANN. Neue Beitrage zur Physiologie des Gesichtssinnes. *Léipzick*, 1836, in-8°.

WAGNER. Icones physiologicæ. *Léipzick*, 1839, in-4o, de 30 planches.
— Lehrbuch der Physiologie. *Léipzick*, 1839-1840, in-8o.
— Lehrbuch der vergleichenden Anatomie. *Léipzick*, 1834-1835, in-8o.
— Partium elementarium organorum quæ sunt in homine atque animalibus mensures micrometricæ. *Léipzick*, 1834, in-4o.
— Prodromus historiæ generationis. *Léipzick*, 1836, in-fol.
— Zur vergleichenden Physiologie des Blutes. *Léipzick*, 1833, in-8o.

WALTER. De venis oculi. *Berlin*, 1778, in-4o.

WASMANN. De digestione nonnulla. *Berlin*, 1839, in-8o.

WEBER. De aure et auditu. *Léipzick*, 1820, in-4o.
— De pulsu, resorptione, auditu et tactu. *Léipzick*, 1834, in-4o.

WEDEMEYER. Untersuchung ueber den Kreislauf des Blutes. *Hanovre*, 1828, in-8o.

WENDT. De epidermide humana. *Breslau*, 1833, in-4o.

WERNER et FELLER. Vasorum lacteorum atque lymphaticorum anatomico-physiologica descriptio. *Léipzick*, 1784, in-4o.

WESTRUMB. Untersuchungen ueber die Einsaugungskraft der Venen. *Hanovre*, 1825, in-8o.

WITZER. De corporis humani gangliorum fabrica et usu. *Berlin*, 1817, in-4o.

ZINN. Descriptio anatomica oculi humani. *Gœttingue*, 1780, in-4o.
— Observationes de vasis subtilioribus oculi et de cochlea auris. *Gœttingue*, 1753, in-4o.

FIN DE LA BIBLIOGRAPHIE

EXPLICATION DES PLANCHES[1].

Planche I.

Fig. 1. Cellules d'épithélium de la tunique péritonéale de la paroi antérieure du bas-ventre : *a*, cellule ; *b*, noyau ; *c*, nucléole.

Fig. 2. Épithélium de la carotide du veau : *a*, cellule qui tourne son bord tranchant en haut.

Fig. 3. Bord libre d'une valvule de la veine crurale : *a*, membrane fibreuse ; *b*, épiderme ; *c*, noyau de l'épiderme.

Fig. 4. Épithélium des plexus choroïdes des ventricules cérébraux : A, cellules cohérentes ; B et C, cellules isolées ; *a*, noyau ; *b*, globules colorés ; *c*, prolongements spiniformes.

Fig. 5. Squamules d'épithélium de la cavité buccale.

Fig. 6. Cellules d'épiderme, rendues transparentes au moyen de l'acide acétique : *a*, noyau.

Fig. 7. Épithélium de la conjonctive du veau, plissé, de manière que la surface libre forme le bord, et rendu transparent par l'acide acétique : *a*, noyau partagé ; *b*, noyau libre ; *c*, cellules superficielles plates.

Fig. 8. Cylindre d'épithélium de l'intestin du lapin : *a*, surface libre ; *b*, partie cylindrique extérieure ; *c*, noyau ; *d*, la pointe tournée vers la membrane muqueuse.

Fig. 9. Épithélium à cylindres du gros intestin du cochon d'Inde, vu d'en haut : *a*, ouverture d'une glande.

Fig. 10. Cylindres vibratiles de la membrane muqueuse nasale de la brebis : AB, isolés ; C, cohérent ; *a*, extrémité pointue, en apparence arrachée ; *b*, cils.

Fig. 11. Coupe de l'ongle, longitudinale et perpendiculaire à la surface : *a*, *a*, *a*, points où les lamelles s'engrènent par des dentelures plus fortes et irrégulières. Grossissement de 220 fois ; ocul. 1, obj. 4, 5, 6.

Fig. 12. Pigment grenu de la face antérieure de la choroïde : A, cellules cohérentes, vues à plat ; *a*, noyau à demi couvert ; *b*, noyau presque libre ; B, cellules pigmentaires vues de côté ; *a*, la partie antérieure, dépourvue de granules ; C, une cellule vue de profil, avec le noyau saillant *a* ; D, grains de pigment. Grossissement de 700 fois ; ocul. 3, obj. 4, 5, 6.

Fig. 13. Cellules pigmentaires de la *lamina fusca* de la sclérotique : A, deux cellules confondues ; *a*, *a*, noyaux ; B, cellule prolongée en un filament clair *a* ; C, cellule ramifiée en divers prolongements formant une étoile ; *a*, noyau.

Fig. 14. Partie inférieure d'un cheveu dans son follicule : *a*, follicule ; *b*,

(1) Toutes les fois que le contraire n'est point formellement exprimé, les figures ont été prises sur le cadavre humain, et dessinées à un grossissement de 410 fois, oculaire n° 2, objectif n° 4, 5, 6, du microscope de Schiek.

germe du cheveu ; c, couche externe de la gaine de la racine ; d, couche interne de cette gaine ; e, extrémité inférieure du revêtement de cellules ; f, contour translucide du sommet du germe du cheveu ; g, substance médullaire ; h, substance corticale ; i, limites entre les cellules de la couche externe de la gaine de la racine ; k, noyaux arrondis du bouton du cheveu ; l, noyaux allongés de ce bouton ; m, noyaux étirés en fibres plus longues encore ; n, stries longitudinales de l'écorce ; o, stries transversales larges de la partie inférieure ; p, stries transversales étroites du cheveu développé ; qq, petits amas de pigment dans le canal médullaire, à un grossissement d'environ deux cents diamètres.

Fig. 15. Couche interne de la gaine radiculaire d'un cheveu.

Fig. 16. Cheveu blanc qui a été traité par l'acide acétique : a, substance médullaire ; bb, substance corticale du bouton ; cc, stries transversales ; dd, noyaux allongés de cellules de la substance corticale ; ee, noyaux transversalement ovales de la substance médullaire ; ff, fibres arrachées de l'écorce ; g, anastomose entre ces fibres : le tout à un grossissement de deux cents fois.

Planche II.

Fig. 1. Coupe verticale de la cornée et de la membrane de Demours du veau : aa, membrane de Demours ; bb, cytoblastes en partie résorbés et convertis en séries de granulations ; cc, noyaux de cellules allongés.

Fig. 2. Cellules de l'humeur de Morgagni du lapin : A, un noyau en place ; B, un noyau isolé ; C, noyau sur un des côtés duquel repose la cellule.

Fig. 3. Fibres du cristallin de la brebis : A, fibres unies ensemble ; B, fibre isolée et contournée, pour montrer son bord tranchant ; C, fibres du noyau, traitées par l'acide chlorhydrique.

Fig. 4. Fibres de la zone ciliaire : a, un renflement d'où partent plusieurs fibres.

Fig. 5. Fibres du tissu cellulaire prises d'un pont de l'arachnoïde.

Fig. 6. Faisceaux de tissu cellulaire du tendon du muscle palmaire long d'un nouveau-né, traité par l'acide acétique, afin de rendre visibles les fibres de noyaux : a, noyaux un peu allongés, et disposés en séries ; b, une fibre de noyau, dans laquelle les noyaux prolongés se sont unis ensemble par de minces prolongements ; c, série de noyaux en partie courbés à angle ; dd, fibre spirale complète, entourant le faisceau entier.

Fig. 7. Un faisceau de tissu cellulaire de la base du cerveau, traité par l'acide acétique, afin de montrer la fibre de noyau roulée en spirale.

Fig. 8. Fibres de noyaux du tissu cellulaire situées entre la conjonctive et la sclérotique. Les fibres de cellules sont presque dissoutes par l'acide acétique.

Fig. 9. Fibres de la lamelle interne de la sclérotique : aa, noyaux libres ; bb, cellules pigmentaires ; cc, fibres bifurquées.

Fig. 10. Fibres élastiques provenant des ligaments jaunes.

Fig. 11. Fibres de la tunique élastique de l'aorte abdominale de la brebis : aa, endroits où les fibres représentent une membrane perforée, à cause de leurs nombreuses anastomoses.

Fig. 12. Cellules adipeuses provenant de l'orbite, grossies 220 fois ; ocul. 1, obj. 4, 5, 6.

A, une cellule à paroi en apparence plus épaisse.

B, cellule avec deux figures stelliformes (cristaux de stéarine).

C, cellule, dans la paroi de laquelle le noyau a formé une saillie.

D, une cellule, dans laquelle la membrane semble former des plis à partir du noyau.

E, cellule dans laquelle la figure étoilée se compose de granules.

Planche III.

FIG. 1 à 6. Injections vasculaires de Lieberkuhn desséchées. Grossissement 90, ocul. 1, obj. 1, 2, 3.

FIG. 1. Vaisseaux capillaires de la langue.

FIG. 2. Vaisseaux capillaires de la peau du bras.

FIG. 3. Vaisseaux capillaires de la membrane de Schneider.

FIG. 4 Vaisseaux capillaires d'un muscle, coupe longitudinale.

FIG. 5. Vaisseaux capillaires du périoste de la dent.

FIG. 6. Vaisseaux capillaires de la membrane muqueuse de l'œsophage.

FIG. 7. Vaisseaux capillaires de la pie-mère de brebis : *a*, lumière d'un vaisseau, avec des noyaux ovales en long, qui alternent ; *bbb*, noyaux saillants à l'extérieur ; *cc*, paroi, et *d*, lumière d'une forte branche ; *ff*, noyaux ovales en travers.

FIG. 8. Une petite artère, du même endroit : *a*, lumière ; *bb*, paroi ; *c*, tunique adventice ; *d*, noyaux de l'épithélium ; *ee*, noyaux ovales en travers de la couche de fibres annulaires ; *f*, un de ces noyaux, profond, mais perçant à travers la portion de la paroi qui repose sur l'objectif ; *gg*, coupe apparente de noyaux ovales en travers.

FIG. 9. Artère plus forte, du même endroit, traitée par l'acide acétique : *a*, lumière du vaisseau, limitée par la tunique à fibres longitudinales ; *bb*, tunique à fibres annulaires ; *cc*, tunique adventice ; *dd*, noyaux ovales en long de la tunique à fibres longitudinales ; *ee*, noyaux ovales en travers de la tunique à fibres annulaires ; *ff*, coupe apparente de ces noyaux ; *gg*, noyaux ovales en long de la tunique adventice.

FIG. 10. Une artère de la pie-mère, dont la tunique à fibres longitudinales est déchirée en travers, traitée par l'acide acétique : *aa*, tunique à fibres longitudinales ; *bb*, tunique à fibres annulaires ; *cccc*, fibres de noyaux de la tunique à fibres longitudinales ; *dd*, noyaux de la tunique à fibres annulaires allongés et en partie réunis en fibres ; *eee*, coupes apparentes de ces derniers. Grossissement 148, ocul. 1, obj. 3, 4, 5.

FIG. 11. Tunique striée de l'artère crurale, enroulée : *a*, son ouverture ; *b*, ouverture sur le bord, où elle ressemble à une échancrure ; *c*, vide étendu en une longue fente ; *d*, bord clair qui désigne l'épaisseur de cette membrane.

FIG. 12. Les réseaux de fibres qui restent après la résorption partielle de la membrane striée des vaisseaux.

FIG. 13. Fibres de la tunique à fibres longitudinales d'une veine, après le traitement de la tunique interne par l'acide acétique.

FIG. 14. Morceau de la tunique à fibres annulaires de l'artère crurale : *a*, une fibre de cellule, dont le noyau est résorbé, à cela près de quelques granules ; *b*, fibre de cellule qui conserve encore quelques traces du noyau ; *c*, fibre de cellule à noyau bien marqué ; *d*, fibre de cellule sur laquelle se ramifie une fibre de noyau ; *e*, fibre de cellule avec des traces d'une fibre de noyau ;

f, g, fibres de cellules sur lesquelles des fibres de noyaux courent comme des arêtes ; *h*, fibre de noyau détachée ; *k*, fibre de noyau longue et ramifiée ; *l*, fibre de noyau courbée en crosse.

Fig. 15. Fibres qui restent après le traitement de la membrane interne des vaisseaux par l'acide acétique.

Planche IV.

Fig. 1. Corpuscules du sang.

A, corpuscules du sang à l'état frais ; *a*, vus à plat, le bord étant au foyer ; *b*, situés sur le côté.

B, corpuscules du sang, dont le centre est au foyer, et paraît obscur, tandis que le bord est clair.

C, corpuscules du sang ridés par l'évaporation ; *a*, vus à plat ; *b*, vus par le bord.

D, corpuscules du sang un peu renflés dans l'eau ; *a*, le centre ; *b*, le bord au foyer ; *cd*, vu de côté ; *ee*, les mêmes empilés en colonnes ; *f*, les mêmes, plus renflés encore ; *g*, une colonne qui est en train de se disgréger.

E, corpuscules de la lymphe dans le sang ; *a*, avec trois noyaux ; *b*, avec deux noyaux en partie confondus ; *c—f*, avec un noyau simple ; *d*, l'enveloppe, formée de granules mal délimitées ; *f*, enveloppe lisse, avec des granules enfermés ; *ee*, enveloppe claire ; *g*, corpuscules de la lymphe, avec un noyau irrégulier et rapetissé, qui est peut-être sur le point de se dissoudre.

F, colonnes de globules du sang ; *a*, l'une d'elles vue de face.

Fig. 2. Fibres de la tunique musculeuse de l'estomac et de l'intestin du cochon.

AA, avec commencement de divisions en fibrilles et un noyau prononcé *aa*.

BB, le noyau presque disparu.

C, renflement, probablement à la place du noyau.

DD, fibre de noyau *bb*, courant en long sur la fibre de cellule ; une autre encore en *c*.

E, deux globules ; *d*, restes d'un cytoblaste.

Fig. 3. Tunique musculeuse de l'estomac du cochon, après le traitement par l'acide acétique, afin de faire voir les fibres de noyaux.

Fig. 4. Faisceaux musculaires striés.

A, faisceaux provenant de viande de bœuf bouillie ; *a*, noyau ; *b*, une fibre primitive, qui semble composée de granules primitifs, réunis par des parties plus minces et plus claires ; *c*, fibre qui paraît formée de globules réunis en manière de collier de perles ; *d*, fibre frisée ; *e*, fibre qui paraît claire et marquée de stries transversales obscures ; *f*, deux fibres primitives sur lesquelles on voit comment les points obscurs correspondent à la limite entre chaque couple de fibres.

B, faisceaux primitifs du cœur de brebis, traités par l'acide acétique ; *aa*, granules de la substance médullaire.

C. E, faisceaux musculaires de viande de veau, macérés par la salive.

C, avec d'apparents petits points aux endroits où les stries transversales des deux faces se coupent.

D, avec de faibles stries longitudinales, et, de distance en distance, des stries transversales prononcées ; *aaa*, noyaux de cellules.

E, faisceau plié en zigzag, avec des stries longitudinales bien marquées et quelques indices de stries transversales.

F, faisceau plat, ployé en zigzag, avec des stries transversales à peine sensibles.

G, faisceau sans stries longitudinales, avec des stries transversales larges et très marquées, de sorte que le faisceau parait comme composé de petites plaques transversales.

FIG. 5. Tubes nerveux.

A, de la membrane nictitante de la grenouille. Grossissement, 220 fois.

B-F, des nerfs ciliaires de la brebis, vingt-quatre heures après la mort. Grossissement, 410 fois.

G, tubes nerveux provenant du même endroit, et traités par l'acide acétique ; *a*, écorce ; *b*, cylindre de l'axe, divisé à l'extrémité supérieure par une déchirure de la gaine, et partagé en globules *c*. Grossissement, 410 fois.

H, tubes nerveux du nerf sciatique de la grenouille : *a*, large gaine ; *bb*, son noyau ; *c*, double contour de la moelle ; *dd*, globules de la moelle qui se coagule ; *e*, globules tenant au double contour de la moelle. Grossissement, 220 fois.

I, tube nerveux de même provenance ; *a*, moelle qui en est sortie ; *b*, gaine affaissée.

K, tube nerveux du nerf optique de la brebis ; un cylindre d'axe apparent s'est formé, entre *a* et *b*, par l'interruption de la moelle. Grossissement, 410 fois.

L, tube nerveux du nerf trijumeau de la brebis, au moment où la coagulation commence.

M, tube nerveux du nerf optique de la brebis, pour montrer les varicosités ; *a*, enveloppe appliquée à la moelle ; *b*, enveloppe visible à l'endroit où la moelle est séparée ; *cc*, moelle séparée en globules. Grossissement, 410 fois.

FIG. 6. Fibres nerveuses gélatineuses d'un nerf mou de veau.

A, fibre qui se divise en fibrilles.

B, fibre renversée sur elle-même, ce qui en fait reconnaitre la forme aplatie.

C, fibres disposées à côté les unes des autres ; *aaa*, noyau ; *c*, une fibre de noyau (?) ; *b*, une fibrille.

FIG. 7. Globules ganglionnaires.

A, du ganglion de Gasser du veau, couvert d'une membrane contenant des noyaux ; *a*, noyau de l'enveloppe extérieure, faisant saillie au bord ; *b*, autre noyau vu à plat ; *c*, la cellule incluse ; *d*, granules dans son intérieur.

B, même provenance, globule nu ; *b*, cellule incluse ; *c*, son noyau.

C, du ganglion cervical supérieur du veau ; *a*, prolongement (commissure?) ; *b*, cellule incluse ; *c*, son noyau.

Planche V.

Fig. 1. Membrane de Jacob d'un lapin blanc, vue par la face externe.

Fig. 2. La même, vue de côté; *a*, bord du cytoblastème, dans lequel sont situés les bâtonnets; *b*, bâtonnets; *c*, rétine.

Fig. 3. Bâtonnets isolés; *a*, avec un globule suspendu par un filet invisible; *bbb*, bâtonnets roulés par l'eau; *c*, bâtonnet sur lequel semble implantée une papille de bâtonnet courbé à angle *d*, avec un renflement au coude; *ee*, bâtonnet onduleux; *f*, bâtonnet garni d'un filet qui se termine en une pointe fine.

Fig. 4. Globules de la face antérieure de la rétine du lapin; A, noyaux; B, une cellule plus grosse; *a*, noyau; *b*, cellule.

Fig. 5. Substance grise de la surface des hémisphères d'un lapin adulte, traitée par l'acide acétique étendu; *a*, vésicule incluse (noyau ou cellule); *b*, autre vésicule, avec deux nucléoles; *c*, vésicule vue par le bord; *d*, vésicule qui perce vaguement à travers la substance; *e*, substance fondamentale grenue.

Fig. 6. Cavité d'un cartilage de côte.

Fig. 7. Cellules et base fibreuse de l'épiglotte du veau. Grossissement, 220 fois.

Fig. 8. Une cellule de l'épiglotte; *a*, cavité de laquelle sortent les canalicules poreux; *b*, noyau (?).

Fig. 9. Provenant d'une coupe transversale bien polie d'un fémur; *a*, lumière du canal médullaire; *b*, son ouverture à la face inférieure, qui perce à travers la substance; *ccc*, corpuscules osseux. Grossissement, 220 fois.

Fig. 10. Provenant d'une coupe longitudinale bien polie du même os; A, B, corpuscules osseux vides; C, deux corpuscules osseux, dont les canalicules se sont unis ensemble; *F*, canalicule osseux très prolongé.

Fig. 11. Coupe longitudinale du cartilage dentaire; *aaa*, fibres de cellules; *bb*, fibres de noyaux creuses (canalicules dentaires).

Fig. 12. Coupe transversale du cartilage dentaire.

Fig. 13. Bord tranchant et couvert de péritoine du pancréas du lapin; *a*, péritoine; *bb*, ses noyaux; *cc*, extrémités en cul-de-sac des canalicules glandulaires; *d*, extrémités plus profondes, et qui s'aperçoivent vaguement. Grossissement, 148 fois.

Fig. 14. Lobule primaire de la glande lacrymale du veau; A, vésicule du sommet; BB, faibles enfoncements entre deux vésicules confondues par la plus grande partie de leur paroi; C, enfoncement encore moins profond; D, vésicule glandulaire incluse. Grossissement, 148 fois.

Fig. 15. Cellules du foie du lapin. Grossissement, 220 fois.

Fig. 16. Glande à suc gastrique du lapin; *a*, cellule à noyau dans la profondeur; *b*, deux cellules confondues en une; *c*, cavité pleine de granules. Grossissement, 220 fois.

Fig. 17. Autre glande à suc gastrique du même estomac, avec une membrane simple, rendue transparente par l'acide acétique; *a*, cul-de-sac; *b*, noyau de cellule apposé; *c*, lumière de la glande. Même grossissement.

Fig. 18. De la substance médullaire du rein d'un chat.

A, B, canalicules urinaires; C, vaisseau capillaire.

aa, noyaux libres; *bb*, noyaux avec d'étroites cellules; *c*, une large cellule.

Fig. 19. Glande du gros intestin du chat; *aa*, espace rempli d'eau entre la tunique propre et le contenu visqueux ; *bb*, noyaux libres ; *d*, cellule avec noyau partagé ; *ee*, grosses cellules dans les parois desquelles se trouve un noyau.

Fig. 20. Éléments qui étaient contenus dans d'autres glandes du gros intestin du même animal ; A, noyaux ; B, corpuscules allongés, peut-être des cylindres d'épithélium non à maturité ; C, cylindre d'épithélium, avec granules élémentaires apposés.

Fig. 21. Du colostrum.

A-D, corpuscules du colostrum.

E, globules du lait.

F, les mêmes, le lait commençant à s'aigrir.

Fig. 22. Corpuscules du mucus buccal.

A, frais ; B, après le traitement par l'acide acétique, avec noyau bien prononcé ; C, avec noyau qui se divise ; D, le noyau divisé en deux ou trois granules élémentaires ; E, l'enveloppe dissoute.

Fig. 23. OEuf de truie ; *a*, chorion ; *b*, déchirure de ce chorion ; *e*, cellules du disque proligère, ou de la membrane granuleuse ; *ddd*, granulations vitellines ; *e*, vésicule proligère ; *f*, tache proligère. Grossissement, 220 fois.

Fig. 24. Filaments séminaux.

A, à un grossissement de 410 fois.

B, à un grossissement de 700 fois ; *a*, corps ; *b*, queue ; *c*, tache claire dans le corps.

Fig. 25. Membrane intermédiaire de la muqueuse du rectum du cabiai, dont l'épithélium a été enlevé : *aa*, corpuscules obscurs ; *b*, un noyau de cellule allongé ; *c*, cavité dans laquelle était située une glande en forme de cœcum.

Fig. 26. Villosité d'un chat, traitée par l'acide acétique, l'épithélium étant enlevé : *aa*, noyaux de la membrane intermédiaire ; *bb*, les mêmes, de la face inférieure, perçant à travers la substance ; *cc*, granules élémentaires ; *dd*, noyaux de cellules ovales en long, qui appartiennent au vaisseau lymphatique central ; *e*, autres noyaux ovales en long qui appartiennent ou à un vaisseau capillaire, ou à un vaisseau lymphatique se dirigeant de côté.

FIN DE L'EXPLICATION DES PLANCHES.

TRAITÉ
D'ANATOMIE GÉNÉRALE.

PREMIÈRE PARTIE.

DES SUBSTANCES SIMPLES ET COMPOSÉES QUI ENTRENT DANS LA COMPOSITION DU CORPS HUMAIN.

—

SECTION PREMIÈRE.

CONSIDÉRATIONS GÉNÉRALES SUR LA COMPOSITION DU CORPS HUMAIN.

Les liquides et les tissus animaux, lorsque, après la mort du corps auquel ils appartenaient, ou après leur séparation d'avec ce corps, on en pousse la décomposition aussi loin que le permettent les moyens de la chimie, se réduisent à un certain nombre de substances élémentaires, qui sont communes aux êtres organisés et aux êtres inorganiques.

Éléments.

Les éléments dont jusqu'à ce jour on a constaté la présence dans l'organisme, à l'état de santé, sont : l'oxygène, l'hydrogène, le nitrogène, le carbone, le phosphore, le chlore, le soufre, le fluor, le potassium, le sodium, le calcium, le magnésium, le silicium, l'aluminium, le fer, le manganèse, le titane, et enfin l'arsenic (?). Les quatre premiers forment à eux seuls la masse principale des liquides et des parties molles ; la chaux se trouve en abondance dans les os, combinée avec de l'acide phosphorique et de l'acide carbonique ; les autres ne se rencontrent qu'en petite quantité, et la présence de quelques uns d'entre eux est encore douteuse.

Le potassium, le sodium, le magnésium et le calcium se rencontrent, unis au chlore, ou combinés, à l'état d'oxyde, avec de l'acide carbonique, de l'acide sulfurique, de l'acide phosphorique, dans les cendres de la plupart des substances animales. Le fer fait partie essentielle de l'hématosine et du pigment noir : on en a trouvé aussi dans le cristallin et dans les poils. Le soufre se montre, à l'état de sulfate, dans les cendres des substances animales, ou se dégage pendant la décomposition de ces dernières, la coction de l'albumine, la putréfaction, etc., à l'état de gaz sulfide hydrique ou hydrogène sulfuré. Le fluor a été démontré, combiné avec du calcium, dans l'émail des dents. Le silicium et le manganèse existent, dit-on, dans les poils; Fourcroy et Vauquelin signalent aussi la présence du second de ces deux corps dans les os. Morichini dit avoir trouvé de l'alumine dans l'émail des dents; Fourcroy et Vauquelin, dans les os; suivant John (1), il y en a dans les poils blancs, et selon Schlossberger (2), dans la chair des poissons. O. Rees (3) a observé le titane dans les sels obtenus des capsules surrénales. Ce n'est que de nos jours, à l'occasion de recherches chimico-légales sur l'empoisonnement par l'arsenic, qu'on s'est occupé de la présence de ce métal dans le corps humain. Raspail et Orfila (4) ont cru en découvrir des traces, au moyen de l'appareil de Marsh, dans les muscles et les os, et ils regardent comme vraisemblable que l'arsenic s'introduit dans le corps à la faveur des aliments phosphorés, qui en renferment toujours de petites quantités. Flandin et Danger (5) ont combattu cette assertion, et fait voir que des taches analogues à celles de l'arsenic peuvent être produites par une combinaison de sulfate et de phosphate ammoniques avec une substance animale : il leur a été impossible de découvrir aucune trace d'arsenic dans les os.

On s'est posé la question de savoir si toutes ces substances appartiennent essentiellement au corps, ou si elles n'y parviennent que d'une manière accidentelle, par l'intermédiaire des aliments. Il n'y a pas possibilité d'établir une distinction rigoureuse à cet égard, attendu que tout ce qui fait partie du corps vient du dehors, et que toutes les substances qui sont solubles dans les liquides animaux doivent se frayer une voie à travers l'économie. Il ne peut s'agir que de déterminer si elles restent combinées avec les tissus, ou si elles sont promptement éliminées par l'attraction que certains organes sécrétoires exercent sur elles. Les principes constituants, tant essen-

(1) *Der Haararzt*, t. I, p. 48.

(2) *Untersuchungen ueber das Fleisch verschiedener Thiere*, p. 39.

(3) *Lond. and Edinb. philos. magaz.*, t. V, p. 398. — *Comp.* MARCHAND, dans POGGENDORFF, *Annalen*, t. XLV, p. 342.

(4) *Mémoires de l'Académie royale de médecine*, Paris, 1840, t. VIII, p. 448.

(5) *De l'arsenic*, Paris, 1841, in-8°.

tiels que non essentiels, étaient assez bien connus déjà, qu'on croyait encore le corps organique en état de créer même ses substances simples avec les éléments de la nature. Mais cette hypothèse paraît être renversée par des recherches récentes et plus approfondies, du moins quant aux végétaux (1). A l'égard des animaux, la formation de la chaux nécessaire au premier développement des os présente encore des difficultés, et il est à désirer que les chimistes se livrent à de nouvelles séries d'expériences, spécialement sur la quantité de cette terre qui existe dans les œufs. On peut prouver par l'exemple de fœtus pétrifiés que, chez les mammifères, la chaux est amenée, par le sang maternel, au produit de la conception, à l'époque de la formation des os. Les fœtus improprement appelés pétrifiés sont des fœtus qui, après avoir achevé leur développement, se sont trouvés retenus dans la matrice, soit par un vice de situation, soit par l'occlusion accidentelle des voies qui devaient les amener au-dehors. Dans ce cas, on trouve d'abord les vaisseaux utérins incrustés, et, chez les ruminants, les glandes mucipares qui s'ouvrent à la surface interne de la matrice, sont remplies de cristaux microscopiques de sels calciques; plus tard, l'ossification s'empare aussi de l'utérus, des membranes de l'œuf, et même de parties situées à l'extérieur du fœtus. Il semble donc que la présence de ce dernier entretienne l'affluence de la chaux, et qu'après que cette terre a cessé d'être consommée par l'embryon, elle se dépose dans les couloirs et sur les tissus.

Les corps organisés ne diffèrent donc pas essentiellement de la nature morte, par rapport à leurs principes *médiats*; car, bien qu'il n'y ait qu'une petite partie des éléments inorganiques qui entre dans leur composition, cependant ils ne contiennent aucune substance simple qu'on ne retrouve aussi dans les corps privés de la vie. Mais les *combinaisons* de ces éléments se comportent d'une manière toute particulière chez les êtres organisés. On les rencontre bien aussi à l'état de pureté, ou sous la forme de ces combinaisons binaires qui sont si communes dans la nature inorganique et faciles à fabriquer de toutes pièces dans nos laboratoires; mais ils se présentent bien plus fréquemment à l'état de combinaisons qui ne se résolvent aisément qu'en des composés analogues, ou même de suite en éléments, et qu'il ne nous est pas donné de reproduire.

(1) MEYEN, *Pflanzenphysiologie*, t. II, p. 130, 532.

Combinaisons binaires.

Le nitrogène et l'oxygène se rencontrent purs, l'oxygène et le carbone sous forme de combinaison binaire, d'acide carbonique, dans le sang, d'où l'on peut les extraire, soit à l'aide d'une pompe aspirante, soit au moyen d'autres espèces de gaz, comme de toute liqueur quelconque qui tient des substances gazeuses en dissolution. L'acide carbonique existe dans l'urine, dans la perspiration pulmonaire et cutanée ; le nitrogène, l'acide carbonique, le sulfide carbonique, et le sulfide hydrique, à l'état de gaz, dans l'intestin. L'oxygène et l'hydrogène, combinés ensemble dans les proportions requises pour produire de l'eau, forment le véhicule de tous les liquides animaux. Cette eau imbibe aussi la plupart des solides, à tel point qu'elle les entretient dans une sorte de ramollissement. Lorsqu'elle se sépare de ces substances, par l'effet de l'évaporation, celles-ci deviennent dures et cassantes ; au milieu de circonstances favorables, elles attirent de nouvelle eau, et reprennent plus ou moins complétement leur forme naturelle, parfois même leurs facultés vitales, fait bien connu à l'égard de quelques végétaux inférieurs et de certains infusoires. Il n'y a que l'eau pure, ou l'eau tenant en dissolution une petite quantité de sel, qui puisse être absorbée par la substance animale desséchée ; les dissolutions salines concentrées enlèvent, au contraire, l'eau aux tissus frais, en vertu de lois qui seront développées plus tard, et c'est là-dessus que repose l'art de conserver les substances animales par la salaison. Le chlore et l'hydrogène, à l'état d'acide chlorhydrique, existent dans le suc gastrique et dans celui du cœcum. On trouve en grande quantité des phosphates et des carbonates calcique et magnésique, ainsi que du phosphate sodique, dans les os, les coquilles d'œufs, les carapaces des crustacés, les coquilles des mollusques. L'œil armé du microscope aperçoit ces sels dans les os sous la forme d'une poudre cristalline, contenue dans des canaux particuliers ; cependant, la substance ainsi déposée n'est qu'une partie de la chaux qui pénètre les os ; une autre portion, combinée au cartilage, et confondue avec lui en un tissu homogène, échappe à notre vue, mais peut être séparée par le même procédé que la première, c'est-à-dire au moyen du traitement par les acides. Il est certain que le phosphate calcique existe déjà à l'état de combinaison binaire dans les os pendant la vie ; car la couleur rouge de la garance, que les os de l'animal vivant attirent du sang, lorsqu'on administre cette racine mêlée avec les aliments, a de l'affinité pour le phosphate calcique, mais n'en a pas pour chacun des éléments isolés de ce sel.

Cristaux.

Ces sels, et beaucoup d'autres, de composition binaire, principalement les chlorures sodique, potassique et ammonique, le sulfate et le carbonate potassiques, les sulfate, carbonate et phosphate sodiques, et le bicarbonate ammonique, se rencontrent, soit dans le sérum du sang, soit dans les liquides sécrétés. On démontre leur présence à l'aide des réactifs chimiques ordinaires; mais ils se précipitent aussi sous la forme de cristaux microscopiques, par l'évaporation de la liqueur qui les contient. D'anciens observateurs, Ledermuller, par exemple, avaient déjà reconnu ces cristaux dans l'urine. Ils ont été vus dans l'urine par Vauquelin (1), dans l'albumine par Raspail (2), dans la lymphe par H. Nasse (3), dans la liqueur de l'allantoïde par Gurlt (4). Schœlein (5) a signalé des cristaux microscopiques dans les excréments des personnes atteintes du typhus, et il les croit propres à éclairer le diagnostic de cette maladie. J. Muller (6) en a trouvé aussi dans d'autres excréments. Harrison (7) a découvert des cristaux de phosphate ammonico-magnésique sur divers points du péritoine et de l'arachnoïde, phénomène que Gluge a suivi depuis, de manière à pouvoir décrire les formes des cristaux rencontrés par lui dans beaucoup de liquides et de tissus, tant à l'état sain qu'à l'état morbide (8). Les sédiments cristallins de l'urine ont été étudiés avec soin par Rayer (9). Il n'y a pas long-temps que Huenefeld (10) a donné la description de cristaux tabulaires qui s'étaient produits pendant la dessiccation du sang, et qui ressemblaient à ceux du phosphate ammonico-sodique.

On rencontre aussi, dans l'intérieur des corps vivants, des précipités de sels, particulièrement de sels calciques, qui affectent le plus

(1) *Annales de chimie*, t. IX, p. 64.

(2) *Système de chimie organique*, Paris, 1832, t. II, p. 212, § 1507, pl. VIII, fig. 12.

(3) *Zeitschrift fuer Physiologie*, t. V, cah. I, p. 30.

(4) *Vergleichende Physiologie*, p. 514.

(5) Muller, *Archiv*, 1836, p. 258, tab. XI.

(6) *Ibid.*, p. 261.

(7) Fricke et Oppenheim, *Zeitschrift*, 1836, cah. II, p. 500.

(8) *Anatomisch mikroskopische Untersuchungen*, p. 89, tab. IV, V.

(9) *Traité des maladies des reins et de la sécrétion urinaire*, Paris, 1839, t. I.

(10) *Der Chemismus in der thierischen Organisation*, p. 160, fig. 7, 8.

souvent la forme de très petits grains, mais qui parfois cependant ont des formes régulières. Les sels calciques ressemblent à des granulations microscopiques dans les canalicules des os et des dents, dans les concrétions de la pie-mère intérieure, qui sont si communes chez les sujets avancés en âge. D'après les observations de Hassenstein (1), le tapis des animaux de proie est couvert d'une couche de petits grains cristallins d'un sel calcique, probablement le phosphate. J'ai trouvé des grains de carbonate calcique dans le contenu des sacs membraneux de l'estomac du ver de terre, surtout dans les quatre postérieurs, tandis que les concrétions des deux sacs antérieurs avaient bien la même composition chimique, mais étaient cristallines (2). Le carbonate calcique se précipite en granules d'une ténuité extrême dans les kystes qu'habitent le cysticerque, les *Trichina*, et autres vers vésiculaires. Les globules remplissant la cavité du corps du remarquable entozoaire qui vit dans le lombric terrestre, et qui porte le nom de *Proteus tenax*, consistent également en un sel calcique, et se dissolvent dans l'acide chlorhydrique, sans faire effervescence. Dans les petits sacs qui, chez les reptiles, entourent la sortie des nerfs crâniens et rachidiens, le carbonate calcique affecte la forme de prismes à six pans terminés par des pyramides hexaèdres, dont les plus petits ont moins de 0,001 ligne de long, et les plus gros dépassent 0,01 ligne (3). Ehrenberg a trouvé des cristaux analogues dans l'occiput de divers poissons de rivière, et même chez des mammifères, en particulier le *Vespertilio murinus*. Chez tous les animaux vertébrés, il y a des cristaux de même forme, et également de carbonate calcique, sur certains points du labyrinthe membraneux. Ces cristaux sont réunis en masses ou rognons chez les poissons. Nous en donnerons dans la suite une description détaillée. Il faut encore rapporter ici en partie le sable de la glande pinéale, qui est si commun chez les sujets avancés en âge, qu'on est en droit de le considérer comme un produit normal. A la vérité, ce sable se compose presque toujours de corps globuleux ; cependant Valentin (4) l'a vu, dans

(1) *De luce ex quorundam animalium oculis producente, atque de tapete lucido*, Iena, 1836.

(2) J. MULLER, *Archiv*, 1835, p. 581. — *Comp.* SIEBOLD, *ibid.*, 1836, p. 52. — VALENTIN, *Repertorium*, t. I, p. 21.

(3) EHRENBERG, dans POGGENDORFF, *Annalen*, t. XXVIII, p. 465, tab. VI. — HUSCHKE, dans *Isis*, 1833, cah. 7. — MULLER, *Archiv*, 1834, p. 158.

(4) *Verlauf und Enden der Nerven*, p. 18, fig. 25.

quelques cas, affecter la forme de petits prismes à quatre pans. L'enveloppe cartilagineuse de l'*Ascidia mamillata* contient, d'après R. Wagner (1), de petits cristaux, les uns terminés en pointe, les autres tronqués. Des cristaux rhomboédriques de carbonate calcique ont été trouvés par Turpin (2) à la face interne de l'enveloppe des œufs de l'*Helix adspersa*, par Valentin dans celle des œufs de lézards (3), de quelques serpents et des seiches (4). Les conduits en cul-de-sac des organes génitaux de la *Blatta orientalis* renferment des cristaux ayant la forme de rhomboèdres réguliers aigus ou de tables rhomboëdriques (5). Les formations cristallines ne sont pas rares dans les polypes, les éponges et beaucoup de plantes, où il y a long-temps déjà qu'on les connaît.

Incrustations.

Mais, dans beaucoup des cas qui viennent d'être cités, on n'est point encore d'accord sur la question de savoir si les cristaux sont tout simplement des précipités inorganiques, ou si ce ne sont pas plutôt des incrustations d'éléments organiques, et si par conséquent ils ne doivent pas leur forme régulière à la base organique molle qui les supporte. En effet, après qu'on a dissous les sels par des acides, il reste souvent une masse organique qui conserve la même forme qu'auparavant. Ici, trois cas sont possibles : 1° la matière organique n'est qu'un précipité opéré sur le cristal à la surface duquel elle adhère; 2° le cristal se trouve logé dans l'intérieur d'une cellule organique, dont la paroi l'entoure immédiatement; Meyen en cite des exemples chez les plantes (6); suivant Krieger (7), les cristaux auriculaires des animaux vertébrés sont aussi renfermés chacun dans une vésicule membraneuse; ces cristaux ne diffèrent donc des sédiments cristallins inorganiques que par le lieu dans lequel ils se sont formés; 3° la forme du corps en apparence cristallin est déterminée par la base organique dans laquelle les matériaux terreux se sont déposés d'une manière que nous discuterons plus tard. Ce dernier cas pa-

(1) *Lehrbuch der vergleichenden Anatomie*, p. 60.
(2) *Annales des sciences naturelles*, 1832.
(3) MULLER, *Archiv*, 1836, p. 256.
(4) VALENTIN, *Repertorium*, 1838, p. 311, fig. 5, 8.
(5) SIEBOLD, dans MULLER, *Archiv*, 1836, p. 52. —VALENTIN, *Repertorium*, t. I, p. 114.
(6) *Pflanzenphysiologie*, t. I, p. 231.
(7) *De otolithis*, p. 15.

raît être celui des formations globuleuses. On trouve, par exemple,
dans les plexus choroïdes, et sur d'autres points du cerveau, des
corpuscules ovales, d'un volume déterminé, qui se dissolvent dans
l'acide chlorhydrique, avec effervescence, mais laissent une cellule
à noyau ayant la forme des globules ganglionnaires (1) : cette cellule était donc la base du dépôt calcaire. Les dépôts calcaires de l'enveloppe de l'œuf que Valentin a découverts donnent du charbon quand
on les chauffe, et laissent, lorsqu'on les traite par les acides, une
masse molle qui conserve la même forme et la même structure qu'auparavant. Il en est de même pour les concrétions appelées yeux
d'écrevisse (2). Rayer a trouvé dans l'urine des globules noirâtres,
qu'il a reconnu être des précipités d'urate magnésique; l'eau dissout
la substance à laquelle ces globules doivent leur couleur noire,
et ils restent sous la forme de globules de mucus, ou même plus
petits encore (3). Les masses cristallines des feuilles du *Ficus
elastica* (4) ne sont non plus autre chose que des formations organiques incrustées, circonstance d'après laquelle on explique les
pointes saillantes qui, comme le prouve un examen attentif, sont
dépourvues des arêtes tranchantes propres aux cristaux. Des appa-
rences de cristaux aciculaires naissent d'incrustations de cellules allongées, commme on le verra dans la description de l'émail des
dents; la forme de la cellule restante, et en particulier la présence
du noyau de la cellule, ne laissent aucun doute à cet égard.

La question de savoir si, dans tel cas donné, on a sous les yeux
des précipités ou des incrustations, a de l'importance sous certains
rapports, et spécialement pour la théorie des maladies calculeuses.
La substance organique contenue dans les noyaux des pierres ré-
nales, ce que Walker a appelé la masse agglutinante, annonce qu'il
y a quelque autre chose que la surabondance des sels dans l'urine
qui concourt à la production de ces corps. Mais, pour les recherches
auxquelles nous nous livrons en ce moment, peu importe qu'il s'a-
gisse de cristaux vrais ou faux; dans un cas et dans l'autre, les matériaux constituants des cristaux se trouvent à l'état de combinaisons binaires, comme dans la nature inorganique; ils forment des
sels mêlés avec les tissus mous ou les liquides.

(1) REMAK, *Observat. anat. de syst. nerv. structura*, p. 26.
(2) Comp. OESTERLEN, dans MULLER, *Archiv*, 1840, p. 432.
(3) *Traité des maladies des reins*, t. I.
(4) MEYEN, dans MULLER, *Archiv*, 1839, p. 255.

En ce qui concerne quelques autres métaux ou métalloïdes, le fer, le phosphore, le soufre, le fluor, le manganèse, le silicium, nous ne pouvons pas dire avec la même certitude s'ils sont simplement mêlés, à l'état de combinaisons binaires, avec les substances organiques, ou s'ils sont unis avec elles d'une manière plus intime, et à l'état élémentaire. La plupart ne peuvent être démontrés par les procédés chimiques ordinaires ; on ne les met en évidence que par la putréfaction ou l'incinération, c'est-à-dire après avoir réduit les substances organiques à leurs éléments simples. Je reviendrai plus tard sur ce sujet.

Combinaisons organiques.

Mais les éléments qui constituent la masse principale, le carbone, l'hydrogène, l'oxygène et le nitrogène, sont, comme je l'ai déjà dit, combinés d'une manière particulière, trois à trois ou quatre à quatre, dans la plupart des substances animales et végétales. Parmi les substances qui en sont composées, il ne s'en trouve presque aucune que nous puissions résoudre en combinaisons binaires ordinaires de ces éléments, ou produire avec des combinaisons binaires de ces derniers. Dans les corps inorganiques formés de trois ou quatre éléments, ceux-ci sont généralement combinés deux à deux, de manière qu'en opérant sur un sel, par exemple, on peut séparer, sans décomposer ni l'un ni l'autre, et l'acide, combinaison binaire d'un radical et d'oxygène, et la base, autre combinaison également binaire, en ayant recours à un acide plus fort. Mais, des trois ou quatre éléments d'une substance organique, aucun ne peut être enlevé, en général, sans que simultanément les autres aussi se séparent. Les corps qui se comportent de cette manière portent le nom de *combinaisons organiques*, et on les appelle *matériaux immédiats* ou *prochains* des animaux et des végétaux, pour les distinguer des principes constituants élémentaires et *médiats* ou *éloignés*. Parmi les matériaux immédiats du règne végétal, il s'en trouve bien quelques uns qui ne contiennent pas plus de deux éléments, du carbone et de l'hydrogène, ou du carbone et de l'oxygène ; mais ceux que produisent d'eux-mêmes les tissus et les liquides animaux, ou qu'on en extrait par certains procédés chimiques, sont composés de trois éléments au moins, et le plus souvent même de quatre, savoir, dans le premier cas, le carbone, l'hydrogène et l'oxygène ; dans le second, les mêmes corps, plus du nitrogène.

Théorie des radicaux composés.

Suivant l'ancienne hypothèse , admise par Fourcroy et autres, ces trois ou quatre éléments sont tous unis ensemble de la même manière et avec la même intimité. En conséquence, les substances organiques sont considérées comme des combinaisons ternaires ou quaternaires. D'après cela, non seulement une différence spécifique existerait entre elles et les corps inorganiques, mais encore la nature vivante devrait se trouver assujettie à de tout autres lois d'affinité chimique que la nature morte. La science ne pouvait en demeurer là , et l'on s'y est pris de diverses manières pour essayer de mettre les phénomènes de la chimie organique en harmonie avec ceux de la chimie inorganique.

Gay-Lussac considéra les substances organiques comme des mélanges de combinaisons inorganiques connues. Ainsi, par exemple , l'éther était pour lui un mélange de carbure d'hydrogène et d'eau ; l'acide acétique un mélange d'oxyde de carbone , d'eau et de carbure d'hydrogène. Berzélius regarde tous les corps organiques qui contiennent de l'oxygène comme des oxydes de radicaux composés, ou comme des combinaisons de pareils oxydes. Le cyanogène fournit un exemple , connu depuis long-temps , d'un de ces radicaux composés. Formé de volumes égaux de carbone et de nitrogène, il peut produire des acides tant avec l'hydrogène qu'avec l'oxygène , et il possède toutes les autres qualités des haloïdes simples. Les substances organiques qui sont composées de carbone, d'hydrogène et d'oxygène, ou de carbone , de nitrogène et d'oxygène , peuvent être considérées, de la même manière, comme des combinaisons d'oxygène avec des radicaux formés de carbone et d'hydrogène, ou de carbone et de nitrogène, bien qu'en des proportions autres que celles qu'on rencontre dans les combinaisons du carbone avec le nitrogène et l'hydrogène qui nous sont offertes par la nature morte. Dans cette hypothèse, l'éther serait composé de quatre atomes de carbone, dix d'hydrogène et un d'oxygène, ce qui donnerait $C^4 H^{10}$ pour son radical ; l'acide acétique serait $C^4 H^6 + 3O$. Pour les corps qui renferment quatre éléments, trois de ceux-ci devraient prendre part à la formation du radical, qui, à son tour, pourrait résulter ou d'une combinaison binaire et d'un corps simple, ou de deux composés binaires, par exemple de carbure de nitrogène et d'hydrogène, ou de carbure d'hydrogène et de nitrogène , ou de carbure d'hydrogène et de carbure de nitrogène, etc.

Pour prouver que cette hypothèse était exacte, il fallait trouver des moyens d'enlever aux corps organisés la totalité ou une partie de leur oxygène, et d'isoler le radical, ou de le représenter à différents degrés d'oxydation ; ou bien, il fallait chercher à remplacer l'oxygène par de l'hydrogène, du soufre, du chlore, etc. Le nombre des faits connus en ce genre est assez considérable déjà. L'exemple le plus concluant est fourni par le cyanogène, qui est aussi une substance organique, ou du moins qu'on obtient en décomposant des substances organiques. Ainsi l'alcarsine ($C^4 H^{12} As^2 + O$) se convertit, par une simple absorption d'oxygène, en alcargène ($C^4 H^{12} As^2 + 5O$), que les réactifs désoxigénants, comme l'acide phosphoreux, ramènent à l'état d'alcarsine. Liebig a trouvé, pour l'acide acétique, trois degrés d'oxydation, l'aldéhyde ($C^4 H^6 + O$), l'acide acétylique ($C^4 H^6 + 3O$), et l'acide acétique proprement dit ($C^4 H^6 + 3O$) (1). L'éther, comme oxyde du radical $C^4 H^{.0}$, peut non seulement se combiner avec des oxydes (éther acétique, mais encore échanger son oxygène contre du chlore ou de l'iode. L'acide formique échange son oxygène contre du chlore, du brome, etc. On s'accorde à désigner le radical par la désinence *yle* ; ainsi le radical de l'éther est l'éthyle, celui de l'acide acétique l'acétyle, celui de l'acide formique le formyle ; alors l'éther ordinaire est de l'oxyde d'éthyle, l'éther acétique de l'acétate d'oxyde d'éthyle, l'éther chlorique du chlorure d'éthyle, l'alcool de l'hydrate d'oxyde d'éthyle.

L'activité avec laquelle on s'occupe maintenant de la chimie organique, jusque là si négligée, multiplie chaque jour les faits qui témoignent en faveur de cette hypothèse : aussi est-elle adoptée par les chimistes les plus distingués de notre époque, suivant l'opinion desquels la différence entre les radicaux inorganiques et les radicaux organiques consiste uniquement en ce que ces derniers sont composés, qu'à une haute température, et sous l'influence de forts agents chimiques, leurs combinaisons se réduisent généralement en d'autres plus simples, avec séparation constante de composés inorganiques, comme l'acide carbonique et l'eau, et que par conséquent il est rare qu'on parvienne à les isoler. Mais cette dernière circonstance est cause que, dans beaucoup de cas, nous en sommes réduits à de simples conjectures sur la composition élémentaire proprement dite des substances organiques composées, et qu'on peut l'interpréter diversement suivant qu'on arrange de telle ou telle manière le

---

(1) *Comp.* sur la réduction des acides organiques par le potassium. LOEWIG et WEIDMANN, dans POGGENDORF, *Annalen*, t. L, p. 95.

nombre connu des atomes. On peut être d'accord sur le principe,
et cependant trouver que certains détails prêtent encore à la controverse. Ainsi, par exemple, on se demande si l'oxygène des corps
organiques ne doit jamais être considéré que comme oxydant, ou s'il
peut aussi prendre part à la formation des radicaux; si l'hydrogène
appartient au radical, ou si le corps organique le contient à l'état de
combinaison avec l'oxygène, à l'état d'eau. Il est possible aussi que
certains corps organiques, considérés par quelques personnes comme
des oxydes de radicaux composés, soient déjà des sels produits par
la combinaison de ces oxydes avec de l'acide carbonique ou avec
des acides organiques. Chevreul, et avec lui tous les chimistes, regardent les huiles grasses comme des combinaisons d'acides gras
et de glycérine; le sucre pourrait être considéré comme une
combinaison d'acide carbonique, d'éther et d'eau, par conséquent
comme un carbonate d'oxyde d'éthyle. Mais des doutes du même
genre existent déjà dans la chimie inorganique. On sait qu'il existe
une école qui regarde tous les acides aqueux comme des hydra-
cides, et tous les sels de ces acides comme des combinaisons du
métal avec le radical de l'hydracide. Ainsi, par exemple, la composition de l'hydrate d'acide sulfurique n'est pas, à ses yeux,
$HO + SO^3$, mais $SO^4 + H^2$; ici donc SO^4 est le radical qui, au lieu
de H^2, prend un atome de métal, par exemple de sodium, pour former un sel, le sulfate sodique. Ne pouvant m'appesantir davantage
sur ce sujet, je renvoie ceux qui voudraient l'étudier, à l'ouvrage de
Graham (1) et aux généralités du Traité de chimie organique de
Lœwig, où ils trouveront exposées et pesées les opinions de Berzélius, de Dumas et de Liebig.

Métaux et métalloïdes.

On peut également admettre des opinions diverses sur l'état dans
lequel se trouve les métaux et métalloïdes que contiennent les substances organiques. Nous avons déjà mentionné la possibilité qu'ils
fussent ou combinés, à l'état d'oxydes, avec les matériaux immédiats des corps organisés, ou simplement mêlés avec ces mêmes matériaux, à l'état de combinaisons inorganiques, c'est-à-dire de carbonates, de sulfates, de phosphates, de chlorures, etc. Cette hypothèse
a contre elle qu'alors on devrait pouvoir les reconnaître à l'aide des
réactifs chimiques ordinaires. Cependant H. Rose a remarqué que

(1) *Elements of chemistry*. London, 1842. in-8.

quand on avait mêlé de petites quantités de sels ferriques avec des dissolutions de certaines substances organiques neutres, spécialement l'albumine, le sucre, la gomme, etc., l'addition d'un alcali ne précipitait pas de fer, dont la présence n'était annoncée non plus ni par le sulfide hydrique ni par la teinture de noix de galle. Ainsi, le fer pourrait exister à l'état d'oxyde dans le sang, et l'albumine seule s'opposer à ce qu'on en constatât la présence. Mais les expériences connues d'Engelhart s'élèvent contre cette conclusion. Engelhart fit passer un courant de chlore gazeux à travers une dissolution aqueuse d'hématosine ; la matière animale se précipita en flocons complétement blancs, combinée avec de l'acide chlorhydrique, et ne laissa pas de cendre quand on la fit brûler ; la totalité du fer, de l'acide phosphorique, de la chaux et de l'alcali, dissoute par le chlore et séparée de la matière organique, se trouvait dans la liqueur. Comme ce ne sont pas des acides, mais des haloïdes, qui séparent les substances minérales de l'hématosine, et que les haloïdes n'ont pas d'affinité pour les oxydes, il faut conclure que les substances minérales ne sont pas contenues à l'état d'oxyde dans l'hématosine, à moins qu'on n'admette que le chlore commence par exercer une action décomposante sur les corps organisés, qu'il leur soustrait de l'hydrogène, et que l'acide chlorhydrique produit par là forme de l'eau et du chlorure de fer avec l'oxyde ferrique. Mulder explique autrement le fait (1) : suivant lui, le chlore forme, avec les éléments de l'eau, de l'acide chlorhydrique et de l'acide chloreux ; ce dernier se combine avec la substance organique, et en chasse le fer. La quantité du soufre dans l'albumine et la fibrine, et celle du phosphore dans d'autres matériaux immédiats du règne animal, sont si peu considérables, que Berzélius croit devoir admettre que ces deux corps s'y trouvent dans un état de combinaison encore inconnu, d'autant plus que l'albumine et la fibrine, après avoir été dépouillées du soufre par un alcali, ne présentent aucune altération de leurs propriétés lorsqu'on vient à les mettre en contact avec des réactifs inorganiques. Cette circonstance fait qu'il n'est pas vraisemblable non plus que le soufre ou le phosphore entre dans la composition du radical organique luimême. D'un autre côté, le phosphore se comporte d'une manière si analogue au nitrogène, dans tous ses caractères chimiques, qu'on peut bien admettre qu'il est apte à le remplacer dans un composé organique.

1. *Bulletin des sc. phys. et natur. en Néerlande*, 1839, p. 409.

Huenefeld a indiqué tout récemment un nouveau moyen propre, suivant lui, à démontrer que le fer existe à l'état d'oxyde dans l'hématosine (1). Du sang fut mêlé avec divers acides, et conservé pendant six semaines à deux mois dans des bouteilles bouchées. Ce laps de temps écoulé, il était décoloré, et les réactifs indiquaient la présence de sels ferriques. L'acide sulfureux agissait avec plus d'énergie que tout autre réactif : Huenefeld présume qu'il se combine immédiatement avec l'albumine et l'hématosine pour produire des combinaisons solubles, qu'il désoxyde le sel ferrique du sang, et qu'il donne lieu par là à la décoloration de ce dernier, ainsi qu'à la formation d'une certaine quantité de sulfate ferreux. Mais il est tout aussi possible que, par suite d'une action prolongée, l'acide décompose la substance organique, que le fer, jusqu'alors à l'état de régule, soit oxydé aux dépens de son oxygène, et qu'en ce moment il se combine avec l'acide.

Particularités de la matière organique.

La matière organique présente plusieurs particularités.

1° Elle a un mode spécial de formation. La substance organique ne se produit que par le développement des organismes, qui lui-même a lieu, chez les végétaux, aux dépens des éléments ; chez les animaux, aux dépens des éléments et de substances déjà organiques, végétales et animales. On ignore quelles sont les forces sous l'influence desquelles ces combinaisons ont lieu dans les corps vivants.

2° Le mode de composition est tout particulier. Non seulement, comme nous l'avons déjà dit, il se réunit un plus grand nombre d'éléments pour former un corps, mais encore chaque atome d'un corps organique renferme un grand nombre d'atomes d'éléments, c'est-à-dire que le poids atomique est ici plus considérable. De là vient que les proportions des quantités respectives d'atomes simples dans un atome organique sont, la plupart du temps, beaucoup plus compliquées que dans les combinaisons inorganiques. Il n'y a pas de substance organique contenant du carbone, de l'hydrogène et de l'oxygène, dans laquelle celui-ci suffise pour convertir le carbone en acide carbonique et l'hydrogène en eau.

Une autre particularité digne de remarque, c'est la grande différence qui existe souvent entre les propriétés de corps organiques

____

(1) *Der Chemismus in der thierischen Organisation*, p. 123.

dont la composition est la même. Ainsi, par exemple, le sucre, l'amidon, la gomme et le sucre de lait sont composés des mêmes quantités d'hydrogène, de carbone et d'oxygène : ils sont *isomères*. La même chose a lieu pour les acides tartrique et racémique, pour l'albumine liquide et coagulée. C'est la preuve d'une différence dans l'arrangement des atomes, qu'on parvient souvent à démontrer. Ainsi le cyanate d'ammoniaque et l'urée contiennent tous deux $N^4 C^2 H^8 O^2$, mais on doit se figurer de la manière suivante l'association des atomes dans ces substances : $N^2 C^2 O + N^2 H^6 + H^2 O$ dans le cyanate d'ammoniaque; $C^2 O^2 + 2 (N^2 H^4)$ dans l'urée. Les combinaisons de ce genre, dans lesquelles des atomes en même nombre sont arrangés diversement, portent l'épithète de *métamères*. Deux composés peuvent encore être identiques en apparence, bien que différents en réalité, parce que les atomes simples sont en même proportion respective dans tous deux, quoiqu'en nombre absolu différent. Ce sont là les combinaisons dites *polymères*. Les huiles essentielles de citron et de térébenthine contiennent toutes deux une quantité d'hydrogène double de celle du carbone; mais un atome de la première se compose de $C^{10} H^{16}$, et un atome de la seconde de $C^{20} H^{32}$ (1).

3° Les combinaisons organiques se décomposent avec une grande facilité, ce qui n'est peut-être que la conséquence de leur composition complexe. Les éléments conservent de la tendance à s'unir en proportions simples, et d'après les affinités ordinaires. C'est pourquoi il se forme toujours de l'acide carbonique et de l'eau, et les atomes restants donnent de nouvelles combinaisons, qui, plus tard, se décomposent à leur tour. Les substances organiques sont décomposées par une haute température. Beaucoup d'agents chimiques s'unissent à certains de leurs principes constituants, et en séparent d'autres, ou sont cause que les autres contractent de nouvelles combinaisons : ainsi l'acide oxalique, après que l'acide sulfurique lui a soustrait son eau, se réduit en acide carbonique et oxyde de carbone. Mais il arrive fréquemment aussi que, sans le concours d'influences de ce genre, qui agissent ici précisément comme dans la nature inorganique, et sous l'empire de la température ordinaire, les combinaisons organiques se convertissent en nouveaux corps de nature, les uns inorganique, les autres organique. Les opérations par

---

(1) *Comp.* Loewig, *loc. cit.*, t. II, p. 750.

lesquelles cet effet a lieu sont appelées *décompositions spontanées,* quoiqu'elles soient amenées et entretenues en partie par des moyens externes déterminés, et qu'elles surviennent rarement sans que l'air atmosphérique, l'air et une chaleur modérée agissent sur la substance organique.

Décompositions spontanées.

Les décompositions dites spontanées, qui se rapprochent le plus des opérations chimiques de la nature inorganique, sont celles dans lesquelles la substance organique attire de l'air et de l'eau avec lesquels elle se trouve en contact, des éléments aux dépens desquels la transformation s'accomplit. Ici se range l'oxydation des huiles essentielles à l'air; une partie de leur hydrogène produit de l'eau avec l'oxygène absorbé, et ce qui reste passe à un plus haut degré d'oxydation. Ainsi un atome d'huile d'amandes amères $C^{14} H^{12} O^2$, avec deux atomes d'oxygène $= O^2$, forme un atome d'acide benzoïque $= C^{14} H^{10} O^3$, et de l'eau $= H^2 O$. La plupart des chimistes considèrent, avec Berzélius, la décomposition des substances organiques à l'air comme une combustion lente plus ou moins complète. Si l'air entre en contact avec toutes les parties de la substance, la combustion est complète, et quand il s'agit de matières végétales, il se dégage de l'acide carbonique et de l'eau. Si l'air ne trouve, au contraire, qu'un accès difficile, les principes constituants forment de nouvelles combinaisons composées de carbone, d'hydrogène et d'oxygène : ce sont les produits de la putréfaction.

Les décompositions spontanées sont, comme toutes les combustions, favorisées par la chaleur. Quand de l'amidon reste pendant longtemps avec de l'eau, il s'empare de deux atomes de cette dernière, et se convertit en sucre de raisin. Un atome d'amidon $= C^{12} H^{20} O^{10}$, plus deux atomes d'eau $= H^4 O^2$, donnent un atome de sucre de raisin $= C^{12} H^{24} O^{12}$. Le même effet a lieu avec une grande rapidité quand on chauffe l'amidon avec l'eau à plus de 100 degrés.

Mais il y a des cas où les substances organiques, dissoutes dans l'eau et abandonnées à elles-mêmes, se transforment en d'autres mélanges, sans rien abandonner, sans rien enlever à l'air ou à l'eau, par un simple déplacement de leurs éléments. On a observé des décompositions de ce genre dans des composés neutres où les proportions respectives de l'hydrogène et de l'oxygène sont les mêmes que dans l'eau. Ainsi, par exemple, un atome d'amidon

$= C^{12} H^{20} O^{10}$, se convertit en deux atomes d'acide lactique $= 2$ ($C^6 H^{10} O^5$) ; trois atomes d'hydrate d'acide cyanique $= 3$ ($N^2 C^2 H^2 O^2$) deviennent deux atomes d'acide cyanurique insoluble $= 2$ ($N^3 C^3 H^3 O^3$). La présence d'une substance ayant de l'affinité pour la nouvelle qui doit se produire, peut favoriser le déplacement des éléments, de même que la présence de l'acide sulfurique favorise l'oxydation du zinc dans l'eau. Ainsi, quand il y a de l'acide chlorhydrique, l'acide cyanhydrique et l'eau se convertissent en acide formique et ammoniaque ; cette dernière se combine avec l'acide chlorhydrique. Placé dans les mêmes circonstances, le formiate ammonique se transforme en acide cyanhydrique et eau (1).

La chaleur favorise également ces décompositions véritablement spontanées. C'est elle qui, dans la distillation sèche des substances organiques, détermine la formation de nouveaux produits. Sous son influence, il ne se sépare de certains corps composés que des combinaisons qui semblent avoir déjà existé auparavant comme telles, par exemple de certains acides non volatils, l'eau d'hydratation. Dans d'autres cas, les éléments donnent lieu à des combinaison nouvelles, qui diffèrent suivant le degré de chaleur qu'on emploie ; si après qu'une partie de ses éléments s'est volatilisée à l'état d'eau ou d'acide carbonique, le reste produit un corps volatil à une température donnée, ce corps se volatilise à son tour sans subir de décomposition ; mais si la température est plus élevée, il paraît lui-même subir une nouvelle décomposition (2).

Catalyse.

Certaines décompositions de matières organiques, qui d'ordinaire ne s'effectuent pas d'elles-mêmes, et n'ont lieu non plus qu'en partie à la chaleur, sont favorisées d'une manière bien remarquable par diverses substances qui ne prennent aucune part aux nouvelles combinaisons produites, et qui, à ce qu'il paraît, n'agissent que par le fait de leur seule présence. Le platine très divisé transforme l'alcool en acide acétique, par absorption de l'oxygène atmosphérique, sans subir lui-même aucun changement. La conversion de l'amidon, de la gomme, du sucre de lait, etc., en sucre de raisin, qui s'opère à chaud, s'effectue également par la présence de la diastase et de l'acide sulfurique étendu. Quand on fait bouillir

---

(1) Loewig, *loc. cit.*, t. II, p. 547.
(2) Loewig, *loc. cit.*, t. II, p. 575.

pendant long-temps du sucre de raisin avec de l'acide sulfurique étendu, il se transforme en acide ulmique et en eau. Ici se range également la conversion du sucre en acide lactique par l'intermédiaire de la membrane muqueuse de la caillette (1).

Les actes de la fermentation et de la putréfaction ressemblent beaucoup aux décompositions dont il vient d'être question, 1° en ce que, surtout dans la fermentation vineuse, le sucre se résout en deux substances, alcool et acide carbonique, dont le poids correspond à celui du sucre employé; 2° en ce que la décomposition est mise en train et favorisée par une substance qui ne prend aucune part aux nouveaux produits, et qui paraît n'agir que par sa seule présence, le ferment. Mais la fermentation et la putréfaction diffèrent 1° en ce que la substance qui détermine la fermentation se consomme en certaines circonstances, et s'accroît dans d'autres; 2° en ce que l'opération chimique est accompagnée d'un développement de corps organiques particuliers, de nature animale ou végétale.

Il ne paraît pas être encore possible, dans le moment actuel, d'expliquer ces décompositions, et de se faire une idée du rôle que jouent le platine, les acides, le ferment. Mitscherlich comprend tous les phénomènes de ce genre sous le nom d'*effets de contact*, attendu que les corps sollicitants n'agissent pas par affinité, mais seulement par contact. Ceci est exact en tant qu'on n'y cherche point une explication, mais seulement l'expression du fait. Berzelius attribue aux corps qui agissent par contact une force particulière qu'il appelle *catalytique*. Cette manière est plus dangereuse, en ce qu'elle réunit sous un même point de vue des faits qui sont peut-être susceptibles d'explications fort différentes. La nature inorganique nous offre aussi des combinaisons et des décompositions par l'éponge de platine, comme l'inflammation de l'hydrogène, la décomposition de l'eau oxygénée. On a coutume de les expliquer par une condensation des gaz à la surface du platine; mais cette explication ne convient pas aux autres effets par contact. Liebig leur attribue pour cause générale un mouvement ou ébranlement qui, suivant lui, détermine, dans les composés dont les principes sont faiblement unis, une disjonction des atomes, dont la réunion a lieu de nouveau suivant de nouvelles dispositions plus naturelles; il pense que, parmi ces ébranlements, les uns sont purement mécaniques, les autres produits par un

____

(1) FREMY, *Comptes-rendus de l'Acad. des sciences*, Paris, 1839, t. VIII, p. 960.

liquide en état de décomposition, et par les courants qui en partent. Plus d'une objection s'élève contre cette théorie. Assurément il y a des substances qui se décomposent par l'effet d'un simple attouchement ou d'une légère application de chaleur, comme les fulminates, le chlorure de nitrogène, etc. ; mais la décomposition de l'eau oxygénée ne saurait être expliquée ainsi, attendu qu'elle n'est opérée que par un petit nombre de corps (platine, or, argent, fibrine). Liebig cite quelques cas dans lesquels il est bien évident qu'un composé, en se décomposant, sollicite ou entraîne pour ainsi dire l'autre à se décomposer (1). Il rappelle, par exemple, que l'étain, qui décompose l'acide nitrique avec facilité, et l'eau très difficilement, détermine une vive décomposition de cette dernière lorsqu'on le dissout dans de l'acide nitrique étendu. De même, dans la fermentation, une décomposition, celle du ferment, paraît être la cause occasionnelle de l'autre, celle du sucre. Mais la cause de cette communication ne saurait être uniquement l'ébranlement ou le mouvement excité ; s'il en était ainsi, la fermentation, une fois mise en train par le ferment, continuerait sans lui, car le mouvement excité dans les particules de la dissolution du sucre devrait avoir le même effet que le mouvement dans le ferment. En outre, si les substances mises en contact n'agissaient l'une sur l'autre que par voie d'ébranlement, les produits de la décomposition devraient être les mêmes dans tous les cas ; mais ceux de la putréfaction diffèrent de ceux de la distillation sèche. Enfin la théorie de Liebig n'explique pas l'action de contact de l'acide sulfurique. Liebig compare la reproduction du ferment dans la fermentation à la formation de l'acide oxalique aux dépens de l'oxamide (2) ; quand on mêle ensemble de l'acide oxalique et de l'oxamide, l'acide décompose l'oxamide de manière qu'avec les éléments de l'eau il se forme de l'ammoniaque et se reproduit de l'acide oxalique ; l'acide primitivement employé et celui de nouvelle formation se partagent l'ammoniaque ; il y a donc, après la décomposition de l'oxamide, tout autant d'acide libre qu'auparavant ; cet acide peut décomposer une nouvelle quantité d'oxamide, et ainsi de suite à l'infini. Pour que la comparaison fût juste, il faudrait que le ferment réduisît la substance nitrogénée aux dépens de laquelle il se régénère, en ferment et en une autre substance avec laquelle il se

____

(1) *Chimie organique appliquée à la physiologie végétale et à l'agriculture*, Paris, 1841, p. 265.

(2) *oc. cit.*

combinerait, et le ferment libre ne devrait pas, à la fin de la fermentation, dépasser en quantité celui qui a été ajouté dans le principe.

Fermentation et putréfaction.

Suivant Cagniard-Latour (1) la fermentation, et selon Schwann (2), la fermentation et la putréfaction sont occasionnées par des corps organiques qui, en se nourrissant aux dépens des substances pourrissantes et fermentantes, exercent en même temps une influence décomposante sur ces substances. La formation d'infusoires et de moississures pendant la putréfaction est un fait connu depuis longtemps. Les recherches des deux savants qui viennent d'être nommés, recherches que les travaux de Kutzing (3), de Quevenne (4) et de Turpin (5) ont depuis confirmées et étendues, nous ont appris d'une manière non moins certaine que la lie de la bière, celle du vin et celle de l'urine diabétique contiennent des champignons microscopiques. Ce sont des granules arrondis ou ovales, d'un diamètre de 0,0028 à 0,0040 ligne, tantôt isolés, tantôt réunis en séries de deux à huit. Ordinairement il y a sur chaque série une ou plusieurs autres séries disposées obliquement. Pendant la fermentation, chaque corpuscule, d'abord simple, pousse un ou deux rejetons, qui, s'étendant plus tard jusqu'à acquérir le volume du premier globule, donnent de nouveaux rejetons, etc. Suivant Cagniard-Latour et Turpin, les granules du ferment, pendant leur action sur le moût, se resserrent et laissent échapper des semences d'où, quand elles ont acquis la grosseur du globule même, poussent aussi des rejetons. Mais, quant à savoir si le développement des infusoires et des champignons est la cause du travail de décomposition, et spécialement de la décomposition du sucre, c'est une autre question sur laquelle nous allons nous arrêter encore un peu.

C'est dans les substances nitrogénées que la fermentation s'établit le plus facilement, lorsque ces substances sont abandonnées à elles-mêmes dans un lieu modérément chaud et humide. L'exclusion to-

(1) *L'Institut*, 1837. — *Comptes-rendus*, 1838, juillet.
(2) Poggendorff, *Annalen*, t. XLI, p. 187.
(3) Erdmann's *Journal*, t. XI, p. 387.
(4) *L'Expérience*, 1838, n° 26.
(5) *Mém. de l'Ac. des sciences*, t. XVIII, 1840, p. 93. — Dutrochet, *Mém. sur l'anatomie et la phys. des végétaux et des animaux*, Paris 1837, t. II, p. 190, et pl. XXII.

tale de l'air empêche que la fermentation ait lieu ; mais elle survient pour peu que la substance ait été mise en contact avec l'air, et elle continue ensuite. Une substance qui se pourrit peut servir en quelque sorte de ferment pour déterminer à se pourrir plus rapidement celles qui sont susceptibles de ce genre de décomposition. Les combinaisons auxquelles passe la matière organique qui subit la putréfaction sont principalement l'acide carbonique, l'eau et l'ammoniaque ; s'il existe du soufre ou du phosphore, on obtient encore du sulfide et du phosphure d'hydrogène, qui sont les causes de la mauvaise odeur. Par le concours de fortes bases salifiables, et l'affluence aussi abondante que possible de l'oxygène, il paraît qu'aux dépens de ce dernier l'hydrogène se transforme en eau, le carbone en acide carbonique, et le nitrogène en acide nitrique.

Il peut sembler que l'accès de l'air, condition nécessaire à l'établissement de la putréfaction, donne lieu à une oxydation, ou en général à une opération chimique, qui continue ensuite dans l'intérieur de la substance. C'est ainsi que la chose a été envisagée jusqu'ici, et les infusoires n'ont été regardés que comme des habitants accidentels des matières qui pourrissent. Mais les expériences de Schultze (1) et de Schwann, confirmées par Ure (2), ont prouvé que l'air qui a traversé de la potasse ou un acide, ou qu'on a fait rougir à la flamme, n'occasionne pas la putréfaction, et qu'alors même que l'air a exercé son action, on peut, à l'aide de l'ébullition, empêcher ou arrêter la putréfaction, qui ne reprend plus qu'autant qu'on laisse arriver de nouvel air. Or ces moyens ne sauraient ni changer ni décomposer l'oxygène : donc la présence de celui-ci n'est pas la seule cause de la putréfaction. D'un autre côté, les expériences relatées rendent vraisemblable que le principe qui doit être amené par l'air, pour que la putréfaction s'établisse, est une matière organique. Mais, dès qu'une matière organique est la cause de la putréfaction, la pensée se reporte naturellement tout d'abord sur les infusoires, dont le développement suit toujours pas à pas cette opération. La contagion de la putréfaction aurait lieu par transmission d'infusoires. Les antiseptiques seraient des moyens qui tuent les infusoires ; en effet, tous les poisons sont des antiseptiques, et la strychnine, par exemple, qui est un poison pour les infusoires, mais non pour les plantes, empêche la putréfaction, sans s'opposer à la moisissure (Schwann). On

<hr>

(1) POGGENDORFF, *Annalen*, t. XXXIX, p. 187.
(2) *Bibl. univers. de Genève*, t. XXIII, p. 423.

ne saurait déterminer si les infusoires eux-mêmes, ou leurs œufs, ou en général une matière organique susceptible de prendre vie, se trouvent répandus dans l'air. A la vérité on éprouve quelque peine à se figurer que chaque bulle d'air contienne toutes les espèces de végétaux et d'animaux qui peuvent se développer suivant la diversité des infusions dans lesquelles ils tombent ; d'un autre côté, aucun fait ne justifie l'admission d'une substance vivante qui n'aurait pas une forme spécifique, et qui serait apte à prendre telle ou telle forme selon les circonstances.

Cependant il ne faut pas prendre la décomposition par des infusoires ou des champignons dans un sens tel, que toutes les combinaisons qui résultent de la putréfaction seraient produites immédiatement par l'activité vitale des organismes animaux ou végétaux. Mais, par cela même que ceux-ci enlèvent certains éléments aux substances qui se pourrissent, ils sont cause que celles qui restent se réunissent en de nouveaux composés, d'après leurs affinités naturelles. En de telles circonstances, la décomposition paraît s'étendre aussi aux substances dissoutes dans le liquide en putréfaction, que les infusions n'attaquent point elles-mêmes. L'acide urique se décompose pendant la putréfaction en acide cyanhydrique, urée et carbonate d'ammoniaque (Liebig).

La *fermentation* est une putréfaction qui s'accomplit dans un liquide contenant du sucre, et qui s'accompagne de la décomposition de ce dernier. Toute substance en putréfaction qu'on met dans une dissolution de sucre, détermine la fermentation, comme le ferment, bien qu'avec plus de lenteur, tout comme l'urée est décomposée par le ferment de la même manière que par la putréfaction. Tous les antiseptiques empêchent aussi la fermentation. Celle-ci ne s'établit spontanément dans les liquides contenant du sucre que quand il s'y rencontre simultanément une substance nitrogénée, par exemple le gluten et l'albumine, qui existent dans le jus de raisin, la drèche, etc. ; mais il est nécessaire aussi que la substance fermentescible soit pendant quelque temps en contact avec l'air. Garanti de l'air, le jus de raisin se conserve des années entières sans changement ; mais une seule bulle d'air suffit pour amener la fermentation, qui continue ensuite, même dans le vide (Gay-Lussac, Schwann). L'ébullition empêche la fermentation ; il en est de même quand on fait rougir l'air, ou quand on le fait passer à travers, soit une dissolution de potasse, soit un acide. Pendant la fermentation, un atome de sucre de raisin $= C^{12}H^{24}O^{12}$ se convertit en deux atomes d'alcool $= C^8H^{24}O^4$ et quatre atomes d'acide carbonique $= C^4O^8$; en même temps la substance nitrogénée passe dans la lie, probablement aussi avec dégagement d'acide carbonique. De soluble qu'était cette dernière, elle devient insoluble, non par oxydation ou quelque autre métamorphose chimique, mais par le développement des globules qui ont été décrits plus haut. La lie qui se forme durant la fermentation excite de nouveau cette dernière dans les liqueurs qui contiennent du sucre; si, en même temps que le sucre, la dissolution contient du gluten ou de l'albumine, ces substances se convertissent également en lie. On parvient à favoriser la production de la lie en ajoutant aux liquides fermentescibles des matières végétales nitrogénées, comme de la farine de haricots, de pois, de lentilles. De nouveau ferment ne se forme pas dans la dissolution de sucre pur; il suffit donc, quand un liquide contient, avec du sucre, du gluten ou de l'albumine en suffisante quantité, d'y ajouter un *minimum* de ferment pour décomposer la totalité du sucre; mais dans l'eau sucrée pure, une quantité déterminée de ferment ne décompose non plus qu'une quantité déterminée de sucre. Lorsque la quantité du ferment est précisément suffisante pour décomposer tout le sucre existant, le dépôt qui se forme après la fermentation ne possède plus le pouvoir de provoquer cette opération. La même chose arrive quand une portion du sucre reste indécomposée. Le sédiment est appelé ferment décomposé; il se compose des pellicules des globules du ferment, qui ont éclaté (Cagniard-Latour), et ne contient plus de nitrogène; ce dernier s'est dégagé tout entier, à l'état d'ammoniaque.

Abandonné à lui-même, le ferment, s'il est humide, passe aisément à la putréfaction; il dégage alors de l'acide carbonique et de l'ammoniaque.

D'après tout ce qui précède, on ne saurait guère douter que la décomposition du sucre ne soit une conséquence de la germination des champignons de fermentation dans la substance riche en nitrogène. On peut encore citer à ce sujet une expérience de Colin, qui a trouvé que la partie soluble du ferment est incapable d'exciter la fermentation. Mais ce qui reste sur le filtre ne se compose que de champignons. L'expérience suivante, récemment faite par Schwann (1), parle aussi en faveur de cette théorie. Un long verre

____

(1) *Mikroskopische Untersuchungen*, p. 235.

à réaction fut empli d'une faible dissolution de sucre légèrement colorée en bleu par le tournesol, et l'on ajouta très peu de ferment, de sorte que la fermentation ne put débuter qu'au bout de quelques heures, et qu'auparavant les champignons se déposèrent. La liqueur bleue commença à rougir vers le fond du vase, par l'effet de l'acide carbonique produit, mais qui demeura dissous. Si l'on plaçait un diaphragme dans le milieu du verre, de sorte que les champignons pussent se déposer aussi sur lui, le rougissement commençait au fond du vase et sur le diaphragme. Mais, ainsi que la remarque en a été faite précédemment, il ne faut pas entendre par là que les champignons s'emparent du sucre et exhalent de l'acide carbonique et de l'alun; il n'est même pas vraisemblable qu'ils agissent d'une manière directe sur les éléments du sucre. A la vérité, lorsque la fermentation s'accomplit dans un espace clos, une même quantité de sucre ne fournit pas autant d'alcool que quand l'opération s'exécute en plein air, et Liebig regarde comme la cause de cette différence que l'oxygène d'une portion du sucre est employé à la production de nouveau ferment, et que les autres éléments, au lieu d'acide carbonique et d'alcool, forment des produits moins riches en oxygène. Cependant, même alors, l'action directe demeurerait limitée à une portion seulement du sucre, et d'ailleurs la fermentation est possible sans qu'il disparaisse la moindre quantité de ce dernier. La décomposition que la matière nitrogénée subit, et peut-être aussi l'acide carbonique qui s'en dégage, sont les causes médiates de la décomposition du sucre. Suivant Dœbereiner, la fermentation est mise en train aussi par la saturation de la liqueur sucrée avec de l'acide carbonique (1), peut-être parce que l'acide carbonique absorbé se détache plus tard, et entraîne celui du sucre. Ici viendraient très bien se placer les exemples précédemment cités, d'après Liebig, de décomposition par entraînement, notamment le cas dans lequel certains oxydes, mis en contact avec l'eau oxygénée, perdent leur oxygène au moment même où celui du suroxyde d'hydrogène se dégage.

Il reste encore à expliquer comment le ferment ne détermine la fermentation que dans une dissolution de sucre. Peut-être est-ce en décomposant la substance nitrogénée qui adhère encore aux plantes. Ce qui semble autoriser à le croire, c'est que le ferment lavé ne provoque pas la fermentation; cependant il serait possible aussi que

1. *Comp.* BERZELIUS, *Traité de chimie*, t. VI, p. 403.

le lavage déterminât la rupture des cellules. Peut-être est-ce par une action sur l'eau, par une sorte de respiration ; peut-être même qu'une partie du ferment sert de nourriture à l'autre, de manière qu'il es' consommé peu à peu, et que sa quantité diminue graduellement. Si le ferment contenu dans la dissolution de sucre perd sa force, cet effet tient, ou à ce que les cellules éclatent, ou à ce que le défaut d'aliment proprement dit, c'est-à-dire de substance nitrogénée, empêche qu'il se forme de germes.

Mais toujours la décomposition du sucre, telle qu'elle a lieu dans la fermentation, porte un caractère particulier : les qualités des ferments doivent influer à cet égard. L'acide carbonique, avons-nous dit, suivant quelques uns, et l'électricité, selon Gay-Lussac (1), agiraient d'une manière analogue ; mais le sucre donne de tout autres produits à la distillation sèche, et d'autres encore lorsqu'on abandonne la dissolution à elle-même, dans un lieu où la température soit élevée (de 35 à 40 degrés). Ici s'effectue la fermentation dite muqueuse : il se produit de l'acide acétique, de la mannite et de la gomme.

Matériaux immédiats.

S'il semble que nous devions encore, pour le présent, renoncer à la connaissance des forces d'où dépendent ces décompositions de la matière organique, les métamorphoses elles-mêmes n'en sont pas moins accessibles à l'observation, et elles promettent de devenir très fécondes pour la physiologie du corps, tant en santé qu'en maladie. On sait que les mêmes éléments, dans les mêmes proportions, peuvent représenter des matières douées de propriétés totalement différentes ; que certains corps organiques, en admettant ou perdant un atome d'eau ou d'oxygène, se convertissent en substances qui possèdent des qualités physiques et chimiques très différentes ; enfin que, dans les corps organisés, comme dans ceux qui ne le sont pas, certaines circonstances peuvent amener l'échange d'une partie de leurs éléments contre un pareil nombre d'éléments ayant une même qualité chimique que, par exemple, l'oxygène peut être remplacé par du chlore ou du soufre, le nitrogène par du phosphore ou de l'arsenic. Lorsqu'on voit combien les substances organiques sont affines à l'égard de leur composition, et combien il faut peu de moyens pour amener les combinaisons les plus variées, nous devons espérer qu'on

(1) Loewig, *loc. cit.*, t. I, p. 373.

parviendra à découvrir les matières fondamentales, végétales et animales, simples et généralement répandues, dont les modifications donnent naissance aux substances spécifiques des liquides et des organes ; on peut espérer d'apprendre à connaître les modifications elles-mêmes, et les circonstances dans lesquelles elles s'accomplissent. La chimie végétale a depuis long-temps déjà fait de grands pas vers ce but. Il suffit de rappeler les opérations chimiques qui se passent pendant la germination, le développement de la diastase, et son influence sur l'amidon, la conversion de l'amygdaline en huile d'amandes amères par l'émulsine, celle de l'huile d'amandes amères en acide benzoïque par l'oxygène de l'air atmosphérique, etc. La chimie animale peut également citer des faits du même genre ; nous rangeons surtout ici la découverte de la protéine, les nouvelles analyses des principes constituants de l'urine, et les expériences sur la digestion artificielle ; mais on n'en doit être que plus réservé à considérer comme matériaux immédiats du corps animal, des substances qu'on obtient de liquides composés par l'emploi de la chaleur et surtout de réactifs variés, substances dont les analyses connues de la bile ont fourni un grand nombre.

Substances organiques.

Au nombre des matières organiques se rangent, non seulement les substances formées par le travail vital des corps organiques, mais encore celles que l'art produit au moyen de certaines opérations, en tant que ces dernières conservent les caractères qui distinguent les composés organiques. La plupart des substances dont nous allons donner la description appartiennent à la première de ces deux catégories; nous les considérons comme des *éductes*, quoiqu'il ne soit pas possible de dire avec certitude jusqu'à quel point la méthode employée pour les mettre en évidence a influé sur leur formation. Mais à la classe des produits de l'art appartient, par exemple, la gélatine, qu'on se procure en faisant bouillir les cartilages et certains tissus fibreux. Parmi les produits de décomposition, et parmi les combinaisons de substances organiques avec d'autres inorganiques, je ne citerai que ceux qui peuvent se présenter dans l'organisme vivant, ou qui ont de l'importance pour expliquer la composition des substances organiques, ou enfin qui démontrent l'analogie des opérations de la chimie organique avec celles de la chimie inorganique. Pour ce qui concerne les autres, je renvoie aux manuels de chimie.

Au reste, il ne sera question que des propriétés des matières amorphes. La première condition, dans les recherches chimiques, est d'opérer sur des corps homogènes et simples, du moins mécaniquement. La zoochimie a souvent péché contre cette règle ; et quiconque s'aide du microscope dans des travaux chimiques, peut se convaincre que souvent des corps composés, des vésicules pleines d'un contenu plus ou moins liquide, ont été pris pour des précipités d'une substance simple insoluble dans l'eau. J'ai déjà cité, sous ce rapport, les champignons de la fermentation ; dans l'analyse du pigment, on confondait ensemble la membrane des vésicules pigmentaires, le noyau de ces vésicules et la substance des corpuscules pigmentaires, par conséquent trois formations au moins, qui sont différentes sous le point de vue chimique. De pareilles fautes frappent en partie d'inutilité les analyses que nous possédons du sang, du mucus, du sperme, etc. Quoique les réactions d'une substance organique qui contient des vésicules dépendent principalement du contenu de ces dernières, cependant la différence est grande, suivant que la substance se trouve dissoute et répartie librement dans le liquide, ou renfermée dans les cellules. Ainsi, pour citer quelques exemples, la globuline diffère de l'albumine ordinaire, parce que l'albumine s'y trouve contenue dans des vésicules isolées, claires et invisibles à l'œil nu : aussi la globuline reste-t-elle grenue et en grumeaux lorsqu'on la coagule, tandis que l'albumine forme un caillot cohérent. La graisse du lait se dissout difficilement dans l'alcool bouillant, tant que l'enveloppe des vésicules adipeuses est entière ; elle s'y dissout sur-le-champ dès qu'on a dissous cette pellicule par l'acide acétique.

—

SECTION DEUXIÈME.

DES SUBSTANCES ORGANIQUES EN PARTICULIER.

Les combinaisons organiques se divisent, d'après leurs propriétés chimiques, en corps acides, basiques et neutres. La plupart des matériaux immédiats du corps humain appartiennent à la classe des substances neutres. Au reste, il n'y a pas moyen de suivre, en les examinant, ni cette classification, ni toute autre qui repose sur un principe chimique rigoureux. On peut les rapporter à deux

groupes très naturels, suivant qu'ils contiennent ou non du nitro
gène. Nous réunirons autant que possible ceux qui ont de l'affinité
ensemble, et nous commencerons par les plus répandus, ceux
de nature albumineuse.

CHAPITRE PREMIER.

Des substances organiques nitrogénées.

ARTICLE PREMIER.

DE LA PROTÉINE.

La *protéine* est la base des corps albumineux dans le règne animal et le règne végétal. On la trouve dans l'albumine, la fibrine, la
caséine, unie à de petites quantités de soufre, de phosphore et de
sels, dont on la débarrasse de la manière suivante. Après que la
substance d'où l'on se propose de l'extraire a été coagulée, on la lave
successivement avec de l'eau, de l'alcool et de l'éther, pour enlever
les matières extractives, la graisse et les sels solubles, puis on la
traite par l'acide chlorhydrique étendu, qui extrait les sels insolubles. On la chauffe alors avec une dissolution de potasse, de force
médiocre, jusqu'à environ $+ 50$ degrés ; le phosphore et le soufre
de la combinaison organique produisent ainsi du phosphate et du
sulfure potassiques. Alors on précipite la protéine de la liqueur
alcaline par le moyen de l'acide acétique, et on la lave bien sur le
filtre, avec de l'eau.

I. *Protéine pure*.

La protéine humide est gélatineuse, inodore, insipide, insoluble
dans l'eau, l'alcool et l'éther. Desséchée, elle est brunâtre, dure et
cassante. Pulvérisée, elle donne une poussière d'un jaune ambré.
Elle attire l'humidité de l'air, se renfle dans l'eau, et reprend ses
propriétés premières. Sur 100 parties, elle en contient 16,01 de
nitrogène, 55,29 de carbone, 7,00 d'hydrogène, 21,70 d'oxygène.
Son poids atomique, calculé d'après l'acide protéino-sulfurique, est
de 5529,528 (l'oxygène étant $= 100$). La formule chimique est
$N^{10} C^{40} H^{62} O^{12}$, d'après Mulder.

A la chaleur, la protéine donne les produits ordinaires de la distillation des corps nitrogénés, et laisse un charbon poreux, qui brûle à
l'air, sans résidu. La putréfaction la réduit en acide ulmique, acide
carbonique et ammoniaque. Par une ébullition prolongée dans l'eau,
elle se resserre, durcit, et se dissout en partie ; le résidu est de la

protéine inaltérée ; la portion dissoute apparaît, après l'évaporation, sous la forme d'une masse cassante, jaune, qui a une agréable saveur de bouillon. Elle se dissout en faible proportion dans l'alcool. La portion dissoute dans l'eau ne forme pas gelée, mais donne des précipités par l'acide tannique, l'acétate plombique, le sulfate ferrique et l'alun.

Lorsqu'on fait passer du chlore à travers la dissolution d'une combinaison de protéine, il se produit, par la décomposition de l'eau, de l'acide chlorhydrique et de l'acide chloreux. Ce dernier s'unit avec la protéine. Le soufre, le phosphore et les sels mélangés se séparent. L'*acide chloroso-protéique* se précipite en flocons blancs ; après la dessiccation, il représente une poudre d'un jaune de paille, presque insoluble dans l'eau. Suivant Mulder, c'est un composé d'un atome de protéine et d'un atome d'acide chloreux. Il se dissout dans l'ammoniaque, avec dégagement de nitrogène ; l'alcool, versé dans la dissolution, en précipite une nouvelle substance qui, selon Mulder, est de l'*oxyprotéine*, et qu'on peut considérer comme l'hydrate d'une substance dont la composition est représentée par $N^{10}\ C^{40}\ H^{62}\ O^{15}$, ou qui résulte d'un atome de protéine, plus trois atomes d'oxygène. L'acide chloroso-protéique aurait abandonné son chlore à l'ammoniaque et retenu l'oxygène. L'oxy-protéine se comporte de la même manière que la protéine ; mais elle n'est pas précipitée par le cyanure ferroso-potassique.

La protéine se dissout dans tous les acides étendus, et forme avec eux des combinaisons qu'un excès d'acide rend peu solubles ou insolubles. C'est pourquoi une nouvelle addition d'acide faite à la dissolution acide la précipite, et l'eau redissout le précipité. L'acide acétique et l'acide phosphorique qui n'a pas été rougi au feu sont les seuls qui la dissolvent, quand on les met en excès. Lorsqu'on verse ces acides sur la protéine, celle-ci prend d'abord l'aspect d'une gelée, qui se dissout peu à peu dans l'eau, plus rapidement si l'on chauffe le mélange. Après qu'on a évaporé la dissolution acétique, il reste une masse translucide jaunâtre, qui, lorsqu'elle a été complétement desséchée, ne peut plus se redissoudre dans l'eau. L'acide citrique, l'acide tartrique et l'eau chargée d'acide carbonique dissolvent également la protéine, suivant Bird. Les cyanures ferroso-potassique et ferrico-potassique, l'acide tannique et les alcalis la précipitent de toutes les dissolutions acides. Berzelius considère le précipité produit par le ferro-cyanure de potassium comme caractéristique : il se compose de cyanure de fer et d'une combinaison de cyanogène et de protéine, qui est peut-être un cyanhydrate. Le tannate de protéine s'obtient en étendant de l'albumine avec de l'eau, et la précipitant par l'acide tannique.

Les acides concentrés altèrent la protéine. L'acide nitrique pur donne naissance, avec dégagement de gaz nitrogène, à de l'*acide xanthoprotéique*, à de l'ammoniaque, et à de l'acide oxalique ou malique. Bouillie avec de l'acide sulfurique, la protéine devient purpurine, et se convertit en leucine et en sucre de gélatine. Traitée par le même acide à froid, elle produit plusieurs combinaisons. Si on la met digérer avec de l'acide chlorhydrique, on voit se développer une couleur violette ou bleue, qui, suivant Mulder, est due à la formation de chlorure et d'ulmate ammoniques.

La protéine se dissout dans les alcalis étendus et dans les dissolutions des terres alcalines, sans éprouver la moindre décomposition. L'alcool la précipite de ces liqueurs. Mise en digestion, à une douce chaleur, avec de l'hydrate potassique en excès, elle donne de l'ammoniaque, de l'acide carbonique et de l'acide formique, qui s'unissent avec l'alcali, de la leucine, de la protide et de l'érythroprotide. Elle forme des combinaisons insolubles avec les terres proprement dites et les oxydes métalliques. Pour obtenir ces combinaisons, on ajoute la dissolution du sel métallique à celle de la protéine dans l'acide acétique. Dix atomes de protéine s'unissent avec un atome d'oxyde, et avec le double quand l'acide acétique est en excès.

Parmi les combinaisons de la protéine, celle avec l'acide sulfurique, ou *acide sulfo-protéique*, a été plus examinée que les autres. On obtient cet acide en faisant agir de l'acide sulfurique concentré sur de l'albumine, de la fibrine ou de la caséine. A l'état sec, il est jaunâtre, difficile à pulvériser, insoluble dans l'eau, l'alcool et l'éther, très soluble dans la potasse et l'ammoniaque. Il se combine avec les oxydes métalliques, et, à ce qu'il paraît, avec une assez grande quantité de ces corps pour saturer l'acide sulfurique de la combinaison. Une autre combinaison de protéine et d'acide sulfurique, l'*acide sulfobiprotéique*, s'obtient en versant goutte à goutte de l'acide sulfurique étendu dans une dissolution acétique de protéine. C'est un précipité floconneux, composé de deux atomes de protéine, avec de l'eau, pour un atome d'acide sulfurique.

Un temps viendra peut-être où l'on devra rapporter à la protéine certains phénomènes qui, jusqu'à présent, ne sont relatés qu'à l'occasion des combinaisons de cette dernière.

II. *Combinaisons de protéine.*

Les substances suivantes peuvent être réunies sous le titre de combinaisons de protéine. Elles se composent de protéine et d'une petite quantité, ou de phosphore ou de soufre, ou de ces deux substances à la fois. Quant au mode de combinaison, les diverses opinions émises à cet égard ont déjà été exposées précédemment.

A. *Albumine.* L'albumine est la plus répandue des combinaisons de la protéine. On en connaît deux variétés.

La première se trouve dans le sérum du chyle, de la lymphe et du sang, dans la plupart des liquides sécrétés du sang, et dans les sécrétions pathologiques, la sérosité et le pus. Quelque tissu qu'on analyse, on obtient une plus ou moins grande quantité d'albumine, provenant, soit du sang des vaisseaux sanguins eux-mêmes, soit du sérum exsudé et qui imbibe les tissus mous, peut-être aussi de l'intérieur des tubes et vésicules qui constituent les tissus. Elle est un des principes constituants de la substance médullaire du cerveau et des nerfs.

La seconde variété se rencontre dans les œufs de beaucoup d'animaux, les oiseaux surtout, où elle forme une couche particulière, qui entoure immédiatement le jaune; très probablement elle y est renfermée dans des cellules formées d'une membrane très fine.

L'albumine des végétaux ne diffère pas essentiellement de celle des animaux; mais on n'a point encore examiné si elle rentre dans l'une des deux variétés précédentes, ou si elle en constitue une troisième.

Pour obtenir l'albumine pure, on évapore le blanc d'œuf ou le sérum du sang, soit à une température qui ne dépasse point $+50$ degrés, soit dans le vide, sur de l'acide sulfurique. La masse étant sèche, on la réduit en poudre, qu'on traite d'abord par l'éther, puis par l'alcool. Après la dessiccation, on a une masse jaunâtre, d'un jaune ambré si elle provient du blanc d'œuf, d'un jaune foncé si elle a été fournie par le sérum du sang. Cette masse est brillante, transparente, cassante, sans odeur ni saveur; elle ne réagit ni à la manière des acides ni à celle des alcalis, et se redissout complétement dans l'eau froide. On peut la chauffer jusqu'à $+100$ degrés sans qu'elle subisse aucun changement. Lorsqu'on chauffe sa dissolution aqueuse, elle se trouble à $+60$ degrés, et si elle est concentrée, se solidifie à un degré au-dessus. L'albumine est alors coagulée. Quand la liqueur est étendue, la coagulation ne s'opère

qu'à une température plus élevée ; si le liquide albumineux est très
étendu, il ne commence à se troubler que vers + 90 à 100 degrés,
et l'albumine coagulée ne se réunit qu'après une ébullition prolongée. Suivant le degré de concentration de la liqueur, l'albumine se
prend en masse ou simplement en flocons, qui, examinés au microscope, semblent être composés de fibres raboteuses et com-
pressibles.

L'albumine coagulée ne diffère pas de l'albumine fraîche sous le
point de vue de la composition. L'une et l'autre sont des composés
isomères, qui ne diffèrent qu'à l'égard de la manière dont ils se
comportent envers l'eau. Mulder a trouvé, en outre, que la capacité
de saturation de l'albumine non coagulée est beaucoup plus grande
que celle de l'albumine coagulée.

La chaleur n'est pas le seul agent qui coagule l'albumine. Soumise à l'action d'une faible pile voltaïque, elle se coagule au pôle
positif, par l'effet de l'acide du sel marin devenu libre ; si l'appareil
est plus fort, la coagulation a lieu aux deux pôles, également par la
décomposition du chlorure de sodium : alors il se dépose de l'hydrochlorate d'albumine sur le fil positif, et d'albuminate sodique sur le
fil négatif. Quand le sel marin est épuisé, la pile ne produit plus de
coagulation : en ajoutant du sel, on redonne une nouvelle activité à
l'opération.

La coagulation est opérée aussi par la créosote, même en très
petite quantité, et par l'alcool. L'alcool précipite la dissolution
aqueuse de l'albumine ; s'il est lui-même aqueux, et qu'on n'en
mette pas un excès, le précipité est susceptible de se redissoudre dans
l'eau ; dans le cas contraire, il y a coagulation. Plusieurs acides,
notamment l'acide nitrique, l'acide phosphorique rougi, l'acide
tannique, l'acide chromique (Huenefeld), et beaucoup de sels métalliques précipitent l'albumine, en formant avec elle des combinaisons insolubles. Les sels qui exercent le plus d'action sont le nitrate argentique, l'acétate plombique basique, le chlorure mercurique et le nitrate mercureux. Ces derniers déterminent un trouble
dans une liqueur qui ne contient qu'une partie d'albumine sur
2000 d'eau. La dissolution concentrée d'alun précipite aussi l'albumine. Il en est de même du chlore gazeux, du sulfide hydrique,
et, selon Pappenheim (1), de la résine biliaire. Après avoir été sé-

(1) *Die Verdauung*, p. 65.

parée de ces combinaisons l'albumine se trouve à l'état coagulé. Lorsqu'on dissout dans l'eau les combinaisons de l'albumine avec des acides, et qu'on verse du carbonate ammoniacal dans la liqueur, il se précipite de l'albumine coagulée. Il n'y a que le blanc d'œuf qui soit coagulé par l'éther; l'albumine du sérum n'éprouve aucun changement de la part de ce réactif. Cependant Berzelius a vu un liquide fortement albumineux, provenant du rein d'un cheval, qui se coagulait également par l'éther, et Huenefeld (1) prétend que cet effet a lieu souvent avec la sérosité du sang enflammé, comme aussi avec le sérum du cochon, du chien, du mouton et de l'homme, quand, après l'avoir agité avec du cruor, on le laisse se séparer, tandis que, d'un autre côté, le blanc d'œuf de poule ne se coagule quelquefois point par l'éther. Huenefeld conclut de là que l'albumine retient souvent de la fibrine en dissolution.

Pour se procurer de l'albumine *coagulée* pure, on chauffe du blanc d'œuf ou du sérum de sang, et on épuise successivement le caillot par l'eau froide, l'alcool et l'éther; ou bien on précipite une dissolution d'hydrochlorate d'albumine par le carbonate ammoniacal, on lave le précipité avec de l'eau, et on le fait bouillir avec de l'alcool. L'albumine coagulée, qu'on a préparée par le premier de ces deux procédés, contient encore du phosphate calcique, dont la seconde a été débarrassée par l'acide chlorhydrique.

L'albumine coagulée se comporte absolument comme la protéine. Elle est blanche, opaque, solide, dure et translucide après la dessiccation, insoluble ou à peine soluble dans l'eau, dont mille parties n'en dissolvent que sept. Suivant Mulder, 100 parties d'albumine de sérum du sang contiennent 15,83 de nitrogène, 54,84 de carbone, 7,09 d'hydrogène, 21,23 d'oxygène, 0,33 de phosphore, 0,68 de soufre. La formule calculée d'après ces nombres est N^{100} $C^{100} H^{6,0} O^{10} + PS\,2$; le poids atomique $= 55983,78$. L'albumine paraît donc être une combinaison de 10 atomes de protéine avec 1 atome de phosphore et 2 atomes de soufre. Celle du blanc d'œuf ne contient que 1 atome de phosphore et 1 de soufre; mais si, avant de la soumettre à l'ébullition, on sature par l'acide acétique la soude qu'elle renferme, elle se comporte absolument de même que l'albumine du sérum. L'albumine contient en outre quelques sels, spécialement des phosphates, des su...

1. *Chemismus in der thierischen Organisation*, p. 146.

du chlorure sodique : Mulder a obtenu du blanc d'œuf 2,03 pour cent de cendres, formées en grande partie de phosphate calcique. Il prétend que la quantité du phosphore dans ce sel est égale à celle du phosphore libre dans l'albumine. Le phosphate calcique qui se trouve combiné avec le blanc d'œuf a la même composition que celui des os.

Bouillie avec de l'eau, distillée à sec, et soumise à la putréfaction, l'albumine donne les mêmes produits que la protéine ; cependant il se développe aussi des combinaisons de soufre, en particulier du sulfide hydrique.

Comme la protéine, l'albumine se dissout dans les acides très étendus ; un excès d'acide la précipite, et les acides concentrés la redissolvent, en la décomposant. Par conséquent, lorsqu'on a versé sur cette substance un acide non suffisamment étendu, elle se combine bien avec lui, mais la dissolution ne se dissout pas, ou du moins ne se dissout qu'en très petite quantité : l'action de l'acide demande aussi à durer long-temps. Si l'on fait bouillir l'albumine avec des acides, la dissolution s'opère d'une manière plus rapide, et l'on voit bientôt disparaître même des morceaux considérables de la substance, qui, à ce qu'il paraît, n'éprouve pas de décomposition (1). La dissolution est précipitée par le cyanure ferrosopotassique, le chlorure mercurique et les acides minéraux ; la liqueur filtrée dépose de nouveau, quand on la fait bouillir, quelques flocons, que les acides étendus peuvent dissoudre à l'aide de la chaleur. Après la séparation de ces flocons, il reste une petite quantité de sels et de matière animale, qui sont indiqués par l'acétate plombique basique, e chlorure mercurique et l'acide tannique, et se dissolvent en partie dans l'alcool, en partie dans l'eau, comme la substance extractive retirée de la protéine par la coction. L'addition de sels neutres empêche ou retarde la dissolution de l'albumine dans les acides (Wasmann). L'acide acétique, l'acide phosphorique non rougi, et l'acide tartrique font ici exception, attendu que, même en excès, ils maintiennent l'albumine dissoute. Quant à l'acide carbonique, la chose est douteuse ; suivant Simon, le précipité qu'il produit n'est pas soluble dans un excès du réactif. Les acides précités empêchent aussi la coagulation de l'albumine fraîche par la chaleur.

La dissolution aqueuse de l'albumine *non coagulée* a aussi la pro-

(1) Wasmann, *De digestione*, p. 2?.

priété d'être précipitée par de très petites quantités d'acide. C'est pourquoi, lorsqu'à de l'albumine fraîche et dissoute on ajoute peu à peu de l'acide, on voit d'abord paraître un trouble, qui se redissout, si l'on continue de verser de l'acide, puis un nouveau précipité, qui finit également par se redissoudre ; et alors, quand on se sert d'acides minéraux, la liqueur se colore fortement en jaune, en pourpre, en bleu. L'acide acétique fait aussi naître d'abord un trouble. Valentin (1) distingue le premier et le second précipité par les noms de microlytique et de macrolytique, épithètes qu'il applique également aux dissolutions dans des quantités faibles ou considérables d'acide (2). L'albumine, comme la protéine, est précipitée de ses dissolutions acides par le cyanure ferroso-potassique.

Les alcalis étendus, caustiques et carbonatés, n'agissent pas sur l'albumine liquide, et empêchent qu'elle soit coagulée par la chaleur. Les dissolutions alcalines concentrées la font coaguler. Les alcalis caustiques la dissolvent quand elle est coagulée.

L'albumine se combine avec les acides et les bases, et elle peut se trouver, dans ces combinaisons, tant à l'état soluble qu'à celui de coagulation ; mais les combinaisons de l'albumine non coagulée sont plus rares, et par cela même moins connues. Lorsqu'on verse goutte à goutte de l'acide sulfurique étendu dans de l'albumine mêlée avec de l'eau, jusqu'à ce que la liqueur rougisse le papier de tournesol, on obtient une dissolution aqueuse de sulfate d'al-

(1) *Repertorium*, 1837, p. 177.

(2) Cette manière de se comporter de l'albumine explique les assertions diverses relativement a sa solubilité. Après que Berzelius eut donné le premier une exposition exacte des phénomènes, Beaumont, Eberle, Muller et Schwann (*Voyez* MULLER, *Physiologie*, t. I, p. 543), nièrent la solubilité de l'albumine et de la fibrine dans les acides étendus. Suivant eux, ce n'était pas par son acide, mais par une matière animale particulière, la pepsine, que le suc gastrique exerçait une action dissolvante sur ces substances. Valentin se rallia à l'opinion de Berzelius, et Wasmann trouva également que de très petits morceaux d'albumine sont complétement dissous après plusieurs jours de macération dans des acides. Schwann avait dit que l'acide du suc gastrique ne diminue pas pendant la digestion, et que par conséquent la dissolution de l'albumine n'est point la suite de sa combinaison avec cet acide. Wasmann a remarqué, au contraire, que quand la faculté dissolvante du suc gastrique était épuisée, on pouvait la rétablir en ajoutant un acide, effet que ne produisait pas une addition de pepsine. Donc, dans le suc gastrique aussi, l'acide joue le rôle de dissolvant, et la pepsine ne sert, comme la chaleur, qu'à accélérer la dissolution.

bumine, qui se dessèche en une masse translucide, d'un jaune pâle; cette masse est susceptible de se redissoudre dans l'eau, à cela près d'un faible résidu mucilagineux, qui est de l'albumine coagulée. La dissolution est acide, incolore; elle a une saveur mucilagineuse, et se coagule complétement à la chaleur; le caillot est également du sulfate d'albumine coagulée.

Plusieurs oxydes métalliques, récemment précipités, sont dissous par le sérum du sang ou le blanc d'œuf, l'oxyde cuivrique en bleu, l'oxyde ferreux en verdâtre, l'oxyde ferrique en orange. Comme l'albumine est déjà combinée avec de l'alcali dans les deux liquides dont il s'agit ici, Berzelius considère ces combinaisons solubles comme des sels doubles basiques. Le blanc d'œuf frais dissout le phosphate calcique en proportions diverses, et ne forme avec lui un composé insoluble que quand la quantité de sel est considérable. La propriété dont l'albumine jouit de dissoudre le phosphate calcique est importante sous le rapport physiologique.

Dans la plupart de ses combinaisons avec des acides, l'albumine est coagulée. Le sulfate d'albumine soluble se convertit par l'ébullition, comme nous l'avons déjà dit, en sulfate d'albumine coagulée. Le nitrate et l'hydrochlorate d'albumine s'obtiennent en ajoutant de l'acide nitrique ou de l'acide chlorhydrique à l'albumine. Le carbonate se prépare en mêlant avec de l'eau l'albumine précipitée, au moyen d'un alcali, d'une de ses dissolutions acides, et faisant passer du gaz acide carbonique à travers la liqueur, jusqu'à ce que tout soit dissous.

Les combinaisons de l'albumine avec des bases sont appelées *albuminates*. Avec les alcalis purs, elle forme des composés solubles, qui peuvent être précipités par l'alcool. Lorsqu'on mêle ensemble de l'albumine fraîche et du carbonate sodique, il se produit de l'albuminate sodique et du carbonate d'albumine. Si l'on fait bouillir de l'albumine coagulée avec du carbonate sodique, il se dégage de l'acide carbonique, et il se forme de l'albuminate sodique, qui se dissout (Bird). L'albumine dissoute se comporte de la même manière, selon Mulder, avec les sels terreux et métalliques. Si le sel est neutre, il se produit un albuminate métallique, qui est insoluble, et une combinaison soluble d'albumine avec l'acide du sel, qu'on peut extraire par le lavage. Lorsqu'on a ajouté le sel métallique au sérum du sang, si son oxyde forme des combinaisons insolubles avec le chlore, l'acide phosphorique et l'acide sulfurique qui se trouvent dans le sang, en même temps que l'albuminate métallique, il se précipite aussi un chlorure métallique, un phosphate et un sulfate. Le précipité que le sulfate cuivrique donne avec l'albumine est, suivant C.-G. Mitscherlich, une combinaison d'albumine avec le sel cuivrique ; selon Mulder, c'est un composé d'albuminate cuivrique et de sulfate d'albumine, d'où l'on peut extraire ce dernier par un lavage prolongé. Mitscherlich objecte, contre cette manière de voir, que le sulfate d'albumine n'est point soluble dans l'acide acétique, tandis qu'une combinaison d'albumine et de sulfate cuivrique l'est. L'abuminate cuivrique se dissout dans les acides étendus, et avec une couleur rouge dans les alcalis caustiques. Il se compose de 10 atomes de protéine et d'un atome d'oxyde (Mulder).

Le chlorure mercurique est complétement précipité par l'albumine fraîche. Le précipité est soluble dans l'acide acétique, l'acide sulfurique étendu et la potasse. Sa dissolution acétique est précipitée en jaunâtre par le cyanure ferroso-potassique, en vert par le cyanure ferrico-potassique. Suivant Mulder, ce précipité n'est pas, comme le croyait Lassaigne, une combinaison de chlorure mercurique et d'albumine, mais un composé d'albuminate mercurique et d'hydrochlorate d'albumine, ce dernier pouvant être enlevé par le lavage. L'albuminate mercurique contient, d'après Elsner (1) 10,278 — 11,192 d'oxyde mercurique, et 89,722 — 88,808 d'albumine. L'albuminate plombique est blanc ; le précipité produit par l'acétate plombique basique se dissout dans un excès du réactif et d'albumine. Les combinaisons de l'albumine avec les oxydes métalliques contiennent encore du soufre et du phosphore.

Comme nous l'avons déjà dit, Mitscherlich admet aussi des combinaisons de l'albumine avec les sels. La combinaison cuivrique, d'un bleu vert clair, plus foncé après la dessiccation, contient 5,8 — 6,8 de sulfate cuivrique neutre, et 94,2—93,2 d'albumine. Il a trouvé dans une combinaison argentique 8,79 de sulfate argentique neutre et 91,21 d'albumine. La combinaison ferrique contenait 6,9 de sulfate ferrique neutre et 93,1 d'albumine ; elle est de couleur orange, et brunit par la dessiccation (2).

B. *Fibrine*. La fibrine se rencontre dans la lymphe, le chyle, le sang et certains liquides émanés directement du sang, en particu-

(1) POGGENDORFF, *Annalen*, t. XLVII, p. 609.
(2) Valentin (*loc. cit.*) et Pappenheim (*Verdauung*, p. 37) donnent une série d'expériences sur les réactions de l'albumine.

lier dans la sérosité des cavités séreuses (Hewson) , et les exsudations inflammatoires , rarement dans les liquides des hydropisies (1) et dans l'urine (2). La base des muscles est de la fibrine coagulée. Dans le sang , elle existe à l'état de dissolution ; mais elle s'en sépare très promptement après la mort, par l'effet de la coagulation spontanée.

Il n'y a pas d'autre moyen de distinguer l'une de l'autre l'albumine liquide et la fibrine liquide , que la coagulation spontanée de cette dernière. Donc un liquide qui ne se coagule pas de lui-même ne contient point de fibrine. Le sang des asphyxiés, des animaux excédés de fatigue, des empoisonnés , celui des personnes qui, jouissant d'ailleurs d'une pleine santé, périssent d'hémorrhagie après de légères blessures , ne se coagule pas, et par conséquent est privé de fibrine. C'est à tort qu'on a coutume de dire que, dans ces cas, la fibrine ne se coagule pas.

Lorsque le sang est sorti de l'organisme, il se coagule au chaud comme au froid , à l'air comme dans le vide (3) et dans différents gaz (4), en repos comme en mouvement. D'abord il se prend en gelée , puis il se resserre peu à peu, et exprime le liquide , pendant que les globules demeurent unis à la fibrine. La coagulation du sang tiré de la veine s'opère plus ou moins rapidement , et elle paraît être, en général, d'autant plus prompte que le liquide contient davantage de fibrine. Le temps moyen qu'elle exige chez l'homme est de trois à sept minutes (5). Chez les animaux auxquels on laisse perdre tout leur sang, la dernière tasse de ce dernier se coagule plus vite que les précédentes (6). La coagulation est plus rapide sous l'influence de la chaleur (7). Quand le sang, immédiatement après sa sortie de la veine, passe à l'état solide par l'action du froid , et qu'ensuite on le fait dégeler, la fibrine est d'abord li-

(1) MATEER, dans *Edinb. med. and surg. Journal*, 1837, janv., p. 74. — A. MAGNUS, dans MULLER, *Archiv*, 1838, p. 95.

(2) H. NASSE, dans F. et H. NASSE, *Untersuchungen*, t. I, p. 207.

(3) TIEDEMANN, GMELIN et MITSCHERLICH, dans *Zeitschrift fuer Physiologie*, t. V, p. 1.

(4) SCHROEDER VAN DER KOLK, *Diss. sistens sanguinis coagulantis historiam*, p. 81.

(5) *Comp.* au sujet du temps et du mode de la coagulation, H. NASSE, *Das Blut*, p. 25.

(6) HEWSON , *Exper. inq.*, t. I, p. 62.

(7) *Ibid.*, t. I, p. 3.

quide ; puis elle se coagule (1). L'air paraît influer sur la durée du temps pendant lequel s'opère la coagulation, et celle-ci a lieu plus lentement en son absence. Quelquefois la fibrine se maintient liquide dans le corps, et ne se coagule que long-temps après la mort, quand on tire le sang du vaisseau (2). Le sang peut aussi demeurer long-temps liquide dans des portions d'intestin où on le fait passer immédiatement de la veine sans lui permettre aucun contact avec l'air (3). Le caillot du sang coagulé dans une anse d'intestin s'élevait à 11,9 pour cent, tandis que celui d'une portion du même sang coagulé à l'air était de 15,2. Le sang extravasé et en repos dans l'intérieur du corps vivant, tantôt se coagule et tantôt reste liquide. Celui qu'on tient renfermé dans une veine, entre deux ligatures, n'offre point encore de flocons au bout de dix minutes ; mais la coagulation est complète au bout de trois heures, et elle arrive plus tôt si l'on permet l'accès de l'air (4)..

On ne connaît pas la cause qui fait que le sang se coagule dès qu'il cesse de circuler. On considère la coagulation comme le dernier acte de la vie, comme la mort du sang ; mais cette opinion est certainement fausse, car la fibrine coagulée, épanchée dans des cavités, est susceptible de vivre et de prendre des formes. Peut-être se rapprocherait-on davantage de la solution du problème, en se demandant pourquoi la fibrine ne se coagule point dans le sang qui circule. Si c'est une propriété dévolue à la fibrine de se coaguler spontanément, comme elle possède celle de se coaguler à la chaleur, la coagulation du sang, dans le corps vivant, ne peut être empêchée que par la décomposition ou l'excrétion continuelle de la partie coagulable. La portion du plasma qui se coagule hors du corps, serait immédiatement enlevée dans l'intérieur des organes. On pourrait comparer la fibrine dans le sang à l'urée, qui se produit sans cesse, et qu'on ne trouve cependant jamais dans le sang en circulation, parce que les reins l'éliminent continuellement. A la vérité, on ignore encore quels seraient les

(1) Les observations sont réunies dans H. NASSE, *loc. cit.*, p. 193.
(2) HEWSON, *Exper. inq.*, t. II, p. 110. — LECRET et LASSAIGNE, *Rech. phys. et chim. sur la digestion*, p. 165. — H. NASSE, dans F. et H. NASSE, *Untersuchungen*, t. I, p. 472.
(3) C.-H. SCHULTZ, *Med. Vereinszeitung*, 1835, n° 10.
(4) HEWSON, *loc. cit.*, t. I, p. 18, 20, 22.

organes chargés de l'élimination de la fibrine ; peut-être est-elle employée à la nutrition des muscles.

Hewson (1) observa le premier que plusieurs sels neutres empêchent la coagulation du sang, et par conséquent aussi de la fibrine, qui s'effectue ensuite quand on ajoute de l'eau. Ses expériences ont été fréquemment répétées. J. Muller, C.-H. Schultz, H. Nasse, Magendie (2) et Hamburger (3), en ont fait d'analogues sur l'influence que les agents chimiques exercent par rapport à la coagulation. Hamburger est celui qui a procédé de la manière la plus rationnelle. Il eut la précaution, dans chaque expérience, d'opérer comparativement sur du sang pur et sur du sang mêlé d'eau, provenant tous deux du même animal ou de la même saignée, et de les mettre l'un et l'autre en contact avec différentes substances. Les acides minéraux concentrés et beaucoup de sels métalliques coagulent le sang instantanément, à cause de leur action sur l'albumine. Les acides sulfurique, nitrique, chlorhydrique, phosphorique et arsénique étendus empêchent la coagulation. Une dissolution étendue d'alun produit le même effet. Les acides végétaux, acétique, citrique, oxalique, tartrique, la crème de tartre et le sel d'oseille l'empêchent également, soit concentrés, soit étendus. Telle est aussi la manière de se comporter des alcalis caustiques; l'hydrate potassique et l'hydrate sodique, mêlés avec mille parties de sang, maintiennent la fibrine liquide (Prévost et Dumas). Les carbonates, acétates et chlorures alcalins s'opposent à la coagulation du sang. Les sulfates alcalins, les tartrates, le borax, le phosphate sodique concentrés donnent le même résultat, tandis que leurs dissolutions étendues accélèrent la coagulation. Les sulfhydrates potassique et ammonique font demeurer la fibrine liquide, tout comme aussi les nitrate et iodure potassiques. Parmi les sels métalliques, les sulfates cuivrique, zincique et ferreux, le chlorure ferrique, le cyanure ferroso-potassique, les acétates plombique et zincique, le tartre stibié, sont contraires à la coagulation. La dissolution d'opium et la décoction de noix vomique n'exercent aucune influence sur ce phénomène. La coagulation est hâtée par l'acétate de morphine et

<hr>

1 Loc. cit., t. I, p. 11.

2 Leçons sur les phénomènes physiques de la vie, t. IV.

3 Experimentorum circa sanguinis coagulationem specimen primum, Berlin, 1839.

le nitrate de strychnine, par une décoction concentrée de digitale
et de tabac, enfin par l'eau de laurier-cerise (Hamburger). Les dissolutions concentrées et étendues d'amidon, de gomme et de sucre
paraissent également l'accélérer, ainsi que l'urine fraîche. La
bile fraîche s'oppose à ce qu'elle s'établisse.

Dans les muscles, la fibrine est mêlée avec des membranes vasculaires, du sang et du tissu cellulaire. La fibrine du sang et de
la lymphe emprisonne, en se coagulant, des globules colorés et
incolores. On l'obtient dégagée de ces mélanges, en traitant le sang
de diverses manières. Dans certaines altérations morbides du sang,
chez les femmes enceintes et chez beaucoup d'animaux, les globules, qui ont une pesanteur spécifique plus considérable que celle du
sérum, commencent dès avant la coagulation à s'abaisser au-dessous
du niveau du liquide (1). La portion qui se coagule au-dessus ne
contient alors pas de globules, ou du moins en renferme très peu :
elle est blanche, et forme ce qu'on appelle la *couenne*. Celle-ci est
composée en grande partie de fibrine, avec du sérum qu'on peut
enlever par le lavage, et de la graisse. On parvient par divers
moyens artificiels à ralentir la coagulation du sang, ce qui amène
la précipitation des globules et la formation d'une couenne. Lorsque la coagulation a été retardée par des sels, et que les globules se
sont abaissés, le liquide incolore qui surnage ces derniers se coagule si, après l'avoir mis à part, on y ajoute de l'eau (2). Le sang
qu'on force de stagner dans une veine, entre deux ligatures, se coagule
également avec plus de lenteur ; avant même la coagulation, il se
sépare en deux parties, un sédiment rouge et un liquide surnageant
qui, dès qu'on le fait écouler, se coagule (3). Les globules du sang
de grenouille sont si gros, qu'on peut les séparer de la partie liquide
du sang par la filtration : si l'on a étendu le sang d'eau sucrée, la
partie liquide traverse le filtre sous la forme d'une liqueur incolore
et limpide, et dépose bientôt un caillot parfaitement limpide de
fibrine pure (J. Müller). Le sang de mammifère peut aussi être
fi tré, pourvu qu'on diminue sa viscosité par l'addition d'une dissolution concentrée de sulfate sodique (Lecanu).

On se procure la fibrine en masse par le lavage du caillot du

(1) La cause de ce phénomène ne pourra être indiquée qu'après que nous
aurons décrit les globules du sang.

(2) NEWSON, *loc. cit.*, t. I, p. 12.

(3) *Ibid.*, t. I, p. 35.

sang. Cependant ce moyen ne fait guère que décolorer les globules, sans les enlever complétement. Il vaut donc mieux fouetter le sang : le caillot adhère aux verges ; on le lave avec de l'eau distillée, jusqu'à ce qu'il soit blanc et que l'eau coule limpide ; puis on le fait sécher, et on le dépouille de la graisse au moyen de l'éther.

La fibrine coagulée est d'abord claire comme de l'eau, sans granules ni fibres ; au bout de quelque temps, elle se contracte et devient fibreuse. Les fibres sont entrelacées en manière de réseau, très déliées, inégales à la surface, extensibles : quand on les déchire, elles se resserrent en une petite masse ; on peut les écraser (1).

La composition élémentaire de la fibrine a été examinée par Michaelis, Mulder, Vogel et Huenefeld (2), dont les résultats ne sont pas parfaitement concordants.

| | MICHAELIS. | | MULDER. | VOGEL. | HUENEFELD. |
	Sang artériel.	Sang veineux.		Sang de mouton	Sang de bœuf.
Nitrogène. .	17,587 .	17,267 .	15,72 .	18,120	
Carbone . .	54,374 .	50,440 .	54,56 .	52,406 .	55,80 . . 54,49
Hydrogène .	7,254 .	8.228 .	6,90 .	7,094	
Oxygène.. .	23,785 .	24,065 .	22,13 .	17,720 .	26,12 . . 25,87
Phosphore				0,33	
Soufre				0,86	
Cendre.				2,600	

Suivant Mulder, la fibrine $= (N^{100} C^{400} H^{620} O^{120}) +$ Ph. S., c'est-à-dire qu'elle se compose de 10 atomes de protéine, avec 1 atome de phosphore et 1 de soufre. Elle contient en outre du phosphate calcique, dont le phosphore égale en quantité celui qui est libre. Après une combustion complète, Mulder a obtenu 0,77 pour cent de cendre. Donc, d'après lui, la fibrine ressemble parfaitement à l'albumine, sous le point de vue de la composition ; elle ne diffère de l'albumine du sang que par l'absence d'un atome de soufre. Son poids atomique est de 55692,61. J. Vogel a trouvé constamment un peu plus de nitrogène dans la fibrine du sang de bœuf que dans le blanc d'œuf de poule.

J. Muller (3) a fait quelques expériences sur les propriétés de la fibrine fraîche. Ayant mis du sang de grenouille sur un filtre, il re-

1. Lauth les décrit également ainsi, *l'Institut*, 1834, n° 70.
2. *Cheminus in der thierischen Organisation*, p. 151.
3. *Physiologie*, t. I, p. 131.

çut le liquide qui s'écoulait dans un verre de montre contenant divers réactifs. Quand la fibrine dissoute tombait dans de l'acide acétique, elle ne se coagulait pas ; il en était de même dans la dissolution de sel marin et dans les dissolutions des autres sels neutres qui, ajoutés au sang, empêchent la coagulation. Celle-ci n'avait pas lieu dans l'ammoniaque liquide ; la fibrine se prenait en petits flocons dans la dissolution de potasse caustique et dans l'éther sulfurique ; cette dernière propriété la distingue de l'albumine du sérum, mais l'albumine du blanc d'œuf se coagule également dans l'éther.

La fibrine coagulée se comporte comme l'albumine coagulée. Elle est insipide, inodore, d'un blanc sale, translucide, élastique, insoluble dans l'eau froide, l'alcool et l'éther ; desséchée, elle devient jaunâtre, dure, cassante, fibreuse. La pesanteur spécifique de la fibrine fraîche est de 1,051 ; celle de la fibrine sèche de 1,148 (Schuebler et Kapff). Après quarante heures d'ébullition, il s'en dissout vingt pour cent dans l'eau. La dissolution contient les mêmes substances que celles qu'on obtient de l'albumine. Sur 100 parties de matière dissoute, Mulder a trouvé 40,7 de substance soluble dans l'alcool, le reste n'était soluble que dans l'eau. La substance dissoute dans l'eau a une agréable saveur de bouillon ; Mulder la compare à une modification de la colle qui, après avoir été long-temps dissoute, a perdu le pouvoir de se prendre en gelée. Ce qui ne se dissout pas dans l'eau par l'ébullition, est de la fibrine non altérée. Cependant la fibrine paraît subir des changements lorsqu'on la fait bouillir à plusieurs reprises ; elle devient insoluble dans l'ammoniaque et l'acide acétique (Berzelius). Chauffée de 100 à 200 degrés, dans la machine de Papin, elle se dissout complétement. L'alcool et l'acétate plombique basique ne font pas naître de précipité dans la dissolution ; mais l'alun, le nitrate mercureux et le tannin en produisent un (Vogel). Suivant Simon, la fibrine se convertit en albumine et en caséine par la putréfaction.

La fibrine contracte avec les acides, les bases et les sels, des combinaisons analogues à celle de l'albumine. Elle se dissout complétement, par la macération, dans l'acide acétique et les acides minéraux étendus, dans les alcalis caustiques et carbonatés, dans le sel ammoniac, le nitre, le sel de Glauber (1). Sa dissolution forme un liquide

<hr>

(1) SCHEIDEMANTEL, *Beitræge zur Arzneikunde*, Leipzick, 1797, t. II, p. 330. — DENIS, *Essai*, p. 11.

mucilagineux, analogue au plasma du sang, qui se coagule à la chaleur, comme une dissolution d'albumine fraîche. Mais ce qui la distingue de la dissolution d'albumine, c'est que, en ajoutant de l'eau, on obtient la fibrine de sa combinaison avec les sels neutres, sans qu'elle ait subi aucun changement (Denis). Au reste, la fibrine produit également des dissolutions et des précipités microlytiques et macrolytiques, de sorte que sa solubilité dans les acides a donné lieu aux mêmes controverses que celle de l'albumine. Elle est précipitée de sa dissolution acétique par d'autres acides; le précipité est un composé neutre de fibrine et de l'acide ajouté. Elle forme, avec l'acide sulfurique concentré, une combinaison correspondante à l'acide sulfo-protéinique ; cependant Berzelius assure que cette combinaison est entièrement soluble dans l'eau pure, ce qui n'a pas lieu pour l'acide sulfo-protéinique.

Les combinaisons de la fibrine avec les bases produisent des *fibrinates*, qui correspondent aux aluminates. Lorsqu'on met cette substance en contact avec de la potasse, il se forme du fibrinate, du phosphate et du sulfure potassiques. La fibrine neutralise complétement les propriétés basiques de la potasse. La dissolution ne se coagule pas par l'ébullition, mais elle le fait par l'alcool et les acides.

La chair musculaire ressemble à la fibrine coagulée sous tous les rapports chimiques.

La différence chimique la plus remarquable entre la fibrine et l'albumine coagulée, tient à leur manière de se comporter avec l'eau oxygénée. La fibrine humide, sur laquelle on verse du suroxyde d'hydrogène, en dégage de l'oxygène, et le convertit en eau, sans subir elle-même aucun changement. Beaucoup d'autres substances organiques possèdent également cette propriété; mais elle manque à l'albumine coagulée. On cite aussi comme caractères propres à distinguer la fibrine de l'albumine, les inégales quantités de matières extractives que l'une et l'autre fournissent par la coction prolongée : la coloration par l'acide chlorhydrique, qui est d'un bleu indigo pour la fibrine, et violette pour l'albumine (Mulder); enfin la dissolution dans l'ammoniaque, qui s'opère avec plus de lenteur pour l'albumine coagulée que pour la fibrine coagulée (Huenefeld).

C. *Caséine.* Cette substance se trouve en plus grande abondance que partout ailleurs dans le lait. Elle existe aussi dans le sang, la salive, la bile, le suc pancréatique, dans le cristallin selon Simon, dans le pus, dans la matière tuberculeuse. Lœwig l'a vue en grande quantité dans une liqueur lactescente qui s'était déposée dans le scrotum d'un malade.

Pour la mettre en évidence, on prend du lait écrémé, et on le mêle avec de l'acide sulfurique étendu : une combinaison d'acide sulfurique et de caséine se précipite, sous la forme d'un magma blanc. Après avoir bien lavé le précipité, on le fait digérer avec du carbonate potassique ou barytique; il se précipite du sulfate calcique ou barytique; la caséine reste dissoute; on la sépare, par la filtration, du sel terreux et du beurre. La dissolution peut contenir encore un peu de baryte ou de chaux combinée avec la caséine. C'est pourquoi il vaut mieux recourir au carbonate plombique, après quoi on sépare l'oxyde plombique dissous, à l'aide du sulfide hydrique. Une autre méthode consiste à précipiter le lait écrémé par l'alcool, à laver le précipité avec de l'alcool faible, à exprimer la masse, à l'agiter avec de l'éther, et ensuite à la dissoudre dans de l'eau chaude. C'est ainsi que F. Simon a préparé la caséine du lait de femme. Mulder précipite le lait écrémé par l'acide acétique, ramollit le précipité dans de l'eau pure, l'exprime à plusieurs reprises, et le débarrasse ensuite de la graisse par l'alcool bouillant.

La dissolution de la caséine dans l'eau est d'un jaune pâle et un peu mucilagineuse. Pendant qu'on l'évapore, elle répand une odeur de lait, et se couvre d'une pellicule blanche, qui se reproduit à mesure qu'on l'enlève. La caséine desséchée est une masse d'un jaune ambré, facile à réduire en poudre, qui attire l'humidité de l'air, et se redissout, mais difficilement, dans l'eau. Lorsqu'on verse de l'alcool dessus, elle devient opaque, et ressemble à de l'albumine coagulée ; l'alcool enlève de l'eau, et dissout une petite quantité de caséine, plus quand il est bouillant qu'à froid. On peut extraire la caséine de sa dissolution alcoolique sans qu'elle ait subi aucun changement.

La caséine a beaucoup d'analogie avec l'albumine et la fibrine. Elle ressemble aussi à ces deux substances en ce qu'elle est susceptible de se coaguler, c'est-à-dire d'éprouver, sans changer de composition, une modification telle qu'elle ne soit plus soluble dans l'eau. Les moyens à l'aide desquels on opère sa coagulation, sont :

1° La chaleur. Mais la coagulation par la chaleur s'opère d'une autre manière que celle de l'albumine. La pellicule qui se forme pendant qu'on évapore le lait est de la caséine coagulée ; une autre portion encore de la liqueur passe à l'état de coagulation ; car on a beau enlever les pellicules à mesure qu'elles se produisent, le résidu desséché n'est plus complétement soluble dans l'eau.

2° L'alcool. Ce réactif précipite la dissolution concentrée de caséine en flocons blancs, comme il fait à l'égard du lait lui-même. Les flocons sont tantôt solubles, tantôt insolubles dans l'eau, ce qui paraît dépendre du degré de force et de la quantité de l'alcool, de même que l'albumine, précipitée par de l'alcool étendu, ne perd pas sa solubilité. L'éther n'agit pas sur la caséine ; Huenefeld est le seul qui prétende (1) qu'il la fait coaguler.

3° Les acides, notamment l'acide lactique. Ce dernier acide se produit spontanément aux dépens du sucre de lait, lorsque le lait s'aigrit ; c'est pourquoi celui-ci se coagule de lui-même. Beaucoup d'autres substances précipitent la caséine, comme elles font de l'albumine, en formant avec elles des combinaisons insclubles. De tous les réactifs, l'acétate plombique basique est celui qui produit cet effet de la manière la plus prononcée ; l'alun et l'acide tannique sont dans le même cas que lui. L'acide acétique en très petite quantité fait naître un précipité qui se redissout sur-le-champ dans un excès du réactif. L'acide chromique donne lieu à un précipité jaune fort abondant (Huenefeld).

4° La caillette des jeunes animaux, l'estomac des veaux et aussi celui des enfants (2). On n'a point encore expliqué comment l'estomac détermine la coagulation du lait. Berzelius fit coaguler 1800 parties de lait avec une partie de présure, et trouva qu'après l'opération celle-ci avait perdu 0,06 de son poids. Il conclut de là que la coagulation ne peut être opérée ni par l'acide de la présure ni par la combinaison d'aucun des principes constituants de cette dernière avec la matière caséeuse. Schwann (3) prouve également que ni l'acide ni les sels de la présure ne peuvent être la cause de la coagulation. Il est possible que la présure n'agisse que d'une manière indirecte sur la caséine, par la conversion du sucre de lait en acide ; car une dissolution de caséine pure ne se coagule pas par l'effet de la présure, du moins complétement (Simon). L'addition de potasse ou d'ammoniaque caustique, en assez grande quantité pour rendre le lait alcalin, empêche également la présure de cailler le lait.

(1) *Chemismus in der thierischen Organisation*, p. 56.
(2) F. SIMON, dans MULLER, *Archiv*, 1839, p. 1.
(3) MULLER, *Archiv*, 1836. p. 127.

Cependant, si l'on en croit Schwann, la neutralisation du suc gastrique par le carbonate potassique, poussée jusqu'au point que ce suc réagisse faiblement à la manière des alcalis, n'empêche pas son action sur le lait, et il ne se produit aucun acide pendant la coagulation du lait par la présure ; mais l'ébullition enlève au suc gastrique la propriété de coaguler la caséine. En conséquence, Schwann regarde la pepsine comme celui des principes constituants de la présure auquel se rattache l'influence exercée par cette dernière. Mais la pepsine pure, telle que Wasmann la préparait (1), n'agit point, et la pepsine mêlée avec les acides n'agit pas plus vite que les acides eux-mêmes. Il doit donc y avoir, dans le suc gastrique des animaux qui tettent, une substance organique particulière, autre que la pepsine, ou du moins une modification de celle-ci. On appelle doux le fromage préparé avec la présure, et acide celui qui l'est par l'acide lactique. Lœwig conjecture que ce dernier est du lactate de caséine. Peut-être une partie de la caséine se trouve-t-elle déjà coagulée dans le lait frais ; en effet, les enveloppes des globules du lait, dont nous donnerons la description dans la suite, semblent être de la caséine insoluble.

Des différences considérables dans les propriétés et les réactions de la caséine ont lieu quand on compare ensemble non seulement le lait d'animaux différents, mais encore celui d'individus divers d'une même espèce. Le lait de femme est peu ou point précipité par les acides sulfurique, lactique et chlorhydrique, qui tous trois font naître d'abondants précipités dans celui de vache. L'acide acétique et l'alun tantôt précipitent, tantôt ne précipitent pas le lait de femme.

La caséine coagulée, desséchée et mêlée avec du beurre, constitue le fromage. A l'état de pureté, elle est solide, translucide, insoluble dans l'eau, l'alcool et l'éther ; elle se ramollit à la chaleur, sans fondre, file entre les doigts, et possède de l'élasticité comme le caoutchouc ; à une plus forte chaleur, elle entre en fusion, et brûle avec flamme.

Quand la caséine a été précipitée par la présure, l'acide acétique en précipite encore, à chaud, une certaine quantité, qui se comporte un peu autrement que la matière caséeuse ordinaire, et que Schuebler a appelée *serai*. Suivant Berzelius, le serai est une combinaison de caséine coagulée et d'acide acétique.

(1) *De Digestione*, p. 24.

La caséine contient, d'après Mulder, dans 100 parties, 15,95 de nitrogène, 55,10 de carbone, 6,97 d'hydrogène, 21,62 d'oxygène et 0,36 de soufre; ce qui donne en atomes $N^{60}C^{400}H^{6.0}O^{..0} + S$, et correspond à 10 atomes de protéine, plus 1 atome de soufre. Il s'y trouve en outre 6,24 pour cent de phosphate calcique, ce qui fait également 1 atome. Ce sel paraît être en combinaison telle avec la caséine, qu'il forme un corps soluble qui devient insoluble pendant la coagulation. Assurément la grande proportion de la terre des os dans le lait a de l'importance pour la nutrition du nouveau-né et la formation des os. La chaux peut être enlevée à la caséine par l'acide chlorhydrique. Le poids atomique de la caséine est $= 55495,6$.

Décomposée à une haute température, la caséine donne les produits ordinaires de la distillation des substances nitrogénées. Pendant sa putréfaction, il se forme une substance que Prout appelait *oxyde caséique* et Braconnot *aposepédine*, mais que Mulder a prouvé être de la leucine impure, la même matière qu'on obtient en faisant agir des alcalis sur la protéine. En outre, il se produit de l'acétate (lactate?) ammonique; les autres substances qu'on rencontre dans le fromage en putréfaction sont des acides gras et autres produits de la décomposition de la graisse.

La caséine se comporte presque comme l'albumine avec les acides, les bases et les sels. Les acides minéraux forts et la potasse la décomposent de la même manière. La caséine fraîche, non coagulée, forme avec les acides étendus des combinaisons solubles dans l'eau; avec une plus grande quantité d'acide, des composés peu solubles, qui deviennent solubles par le lavage. Les combinaisons solubles sont décomposées par le cyanure ferroso-potassique. Les combinaisons insolubles dans l'eau se dissolvent dans l'alcool. La caséine joue le rôle d'acide avec les bases; sa combinaison avec de petites quantités de terres, par exemple, de chaux, est soluble dans l'eau; si la base se trouve en excès, il se produit une combinaison basique peu soluble. Les combinaisons de la caséine avec les oxydes cuivrique et plombique ont été mises en évidence par F. Simon. Le caséate mercurique se compose, d'après Elsner, de 11,18 d'oxyde mercurique et 88,82 de caséine.

Tous les sels qui précipitent l'albumine fraîche donnent aussi des précipités avec la caséine. C.-G. Mitscherlich regarde les corps que les sels métalliques précipitent du lait comme des combinaisons de ces sels et de caséine.

La caséine coagulée devient gélatineuse par l'acide acétique concentré, et se dissout ensuite dans l'eau avec le secours de la chaleur. Elle est très soluble dans la dissolution étendue d'hydrate potassique, et ne se dissout que lentement dans l'ammoniaque caustique.

III. *Pepsine.*

Je place ici une substance qui paraît être également une combinaison de protéine, mais qu'on a peu étudiée encore. Peut-être n'est-ce qu'une modification ou une combinaison d'une des substances précédemment décrites.

La pepsine a été découverte par Schwann (1) dans le suc gastrique. Elle se forme et elle est contenue dans les cellules qui revêtent les parois des glandes gastriques simples, ou qui composent les glandes cylindriques solides de l'estomac (2).

Eberle, puis après lui Muller et Schwann, ont préparé un suc gastrique artificiel en faisant digérer la membrane muqueuse de l'estomac avec des acides faibles, et ils ont admis que le principe actif est formé par l'influence de l'acide sur le mucus. Wasmann (3) s'y est pris de la manière suivante pour l'extraire de la membrane muqueuse de l'estomac (du cochon) : la membrane muqueuse fut bien lavée, puis mise en digestion avec de l'eau distillée, pendant quelques heures, à une chaleur de 30 à 35 degrés; alors on décanta la liqueur, et on traita encore à plusieurs reprises successives la membrane muqueuse avec de l'eau froide; les liqueurs, claires, incolores et mucilagineuses, furent filtrées et réunies. On en précipita la pepsine au moyen de l'acétate plombique basique, on lava le précipité, et on le décomposa par le sulfide hydrique. Il se précipita du sulfure de plomb; la liqueur, après avoir été filtrée, était claire, incolore, acide. On l'évapora jusqu'en consistance de sirop, et l'on versa dessus de l'alcool, qui précipita de grandes quantités d'une matière blanche floconneuse. Celle-ci, desséchée, était jaunâtre, semblable à de la gomme, et se redissolvait dans l'eau.

(1) Muller, *Archiv*, 1836, p. 90.

(2) Eberle (*Physiologie der Verdauung*, p. 78), ainsi que Purkinje et Pappenheim (Valentin, *Repertorium*, p. 200), ont aussi extrait d'autres membranes muqueuses (de la vessie, des voies aériennes, etc.) la substance qui, avec de petites quantités d'acide, opère promptement la dissolution de l'albumine et de la fibrine, comme le suc gastrique. Suivant Schwann, au contraire, on ne peut obtenir cette substance que de la seule membrane muqueuse gastrique.

(3) *De Digestione*, p. 16.

L'acide tient fortement à cette substance, et la réaction acide ne disparaît pas, lorsqu'à plusieurs reprises on dissout celle-ci dans de l'eau et on la précipite par l'alcool. A une haute température, ou dans l'acide sulfurique concentré, elle dégage des vapeurs d'acide acétique. Le précipité que l'acétate plombique basique produit dans le suc gastrique n'est donc pas une simple combinaison de matière animale et d'oxyde plombique, mais contient aussi de l'acide acétique, qu'on ne peut point enlever par le lavage, et qui reste uni à la pepsine, quand on précipite l'oxyde plombique au moyen du sulfide hydrique.

La propriété la plus remarquable de la pepsine consiste en ce que sa dissolution, très étendue et mêlée avec de petites quantités d'acide, dissout l'albumine et la fibrine, avec le secours d'une chaleur modérée, beaucoup plus rapidement que ne le ferait l'acide étendu, s'il était seul. La pepsine pure, unie à la quantité nécessaire d'acide, dissout de l'albumine, dans soixante mille parties d'eau, en six à huit heures. Suivant Eberle, dont Muller et Schwann (1) confirment l'assertion, l'albumine éprouve simultanément une modification telle que les réactifs ordinaires ne la précipitent plus ; elle est transformée en osmazome et en ptyaline. D'après Wasmann (2), l'albumine ne subit, dans la dissolution de pepsine, d'autres changements que ceux qui lui sont imprimés par les acides étendus ; et il est encore douteux qu'elle en subisse aucun. Berzelius aussi admet bien une modification, mais il ne regarde pas la présence des substances indiquées comme démontrée. La caséine coagulée, le cartilage et le tissu cellulaire se dissolvent avec tout autant de rapidité dans la dissolution aqueuse de pepsine, que quand on les fait bouillir dans des acides étendus, et beaucoup plus vite que lorsqu'on se contente de les mettre en digestion avec des acides. La dissolution de la substance cartilagineuse et du tissu cellulaire se comporte comme celle de la colle. Schwann attribue à la pepsine la propriété de faire coaguler la caséine ; nous avons déjà dit que celle qu'on obtient de l'estomac des animaux adultes ne possède pas cette faculté. La substance qui, chez les animaux à la mamelle, correspond à la pepsine, n'a point encore été examinée.

Sous tous les autres rapports, la pepsine ressemble beaucoup à

<hr>

(1) Muller, *Archiv*, 1836, p. 40.
(2) *Loc. cit.*, p. 28.

l'albumine. Elle se coagule à la chaleur, et perd sa vertu dissolvante. L'alcool produit le même effet sur elle. Chauffée fortement, elle se gonfle, brûle en répandant une odeur de corne, et laisse un charbon difficile à incinérer. La cendre contient de l'acide carbonique, de l'acide phosphorique, de la soude, de la chaux et des traces de fer. Le précipité alcoolique est peu soluble dans l'eau ; il l'est davantage dans les acides minéraux étendus et dans l'acide acétique. L'alcool extrait une substance qui, après avoir été évaporée à siccité, est brune, s'humecte à l'air, rougit le tournesol, et se dissout dans l'eau. Elle ne digère pas. De la dissolution acide microlytique de pepsine, l'alcool précipite une matière qui se dissout aisément dans l'eau, digère bien, et n'est plus précipitée par les acides au minimum, mais seulement au maximum. L'acide tannique précipite la pepsine en jaune brun foncé, et l'on peut la séparer du précipité au moyen des acides étendus (1). La pepsine est précipitée du suc gastrique par de petites quantités d'acide minéral ; une plus grande la redissout, et une plus grande encore la précipite de nouveau. Le précipité, tant microlytique que macrolytique, se dissout dans beaucoup d'eau, mais il n'y a que le microlytique qui ait la puissance de dissoudre l'albumine. Le précipité macrolytique d'acide chlorhydrique bleuit avec le temps. L'acide acétique, en petite quantité, produit un précipité qui se redissout dans une plus grande proportion d'acide, et reste ensuite dissous, quelque addition qu'on fasse de réactif. Le cyanure ferrico-potassique ne précipite ni la pepsine fraîche, ni la pepsine coagulée, de la liqueur acide ; mais il la précipite sous forme de flocons lorsqu'on sature l'acide avec de l'alcali. Le précipité ne se dissout pas dans l'eau ; il se dissout difficilement dans les acides, et seulement alors possède un faible pouvoir digestif. La bile, surtout la résine biliaire, détruit, selon Pappenheim (2), la faculté digestive de la pepsine fraîche, peut-être à cause de son alcali libre.

L'acétate plombique, le sulfate ferrique, le sulfate cuivrique (?), le chlorure mercurique, le nitrate mercureux, le chlorure d'étain et beaucoup d'autres sels contractent des combinaisons avec la pepsine. Elle se précipite avec les sels, et le précipité se redissout, tant dans une plus grande quantité du réactif que dans les acides. La

---

1) Pappenheim, *Verdauung*, p. 34.
2) *Loc. cit.*, p. 57.

pepsine peut être séparée de ces combinaisons sans qu'elle ait subi aucun changement, ni rien perdu de sa propriété digérante.

Ce qui distingue la pepsine de l'albumine, c'est donc l'action digestive qu'elle exerce sur plusieurs substances animales, et cette autre circonstance que le cyanure ferrico-potassique ne la précipite pas de ses dissolutions acides.

IV. *Substances regardées à tort comme des matériaux immédiats.*

Les substances suivantes, que les traités de chimie citent comme matériaux immédiats des animaux, se composent de parties élémentaires microscopiques tenues en suspension dans un liquide, par l'évaporation duquel on les obtient, quelquefois combinées avec des substances qui étaient réellement dissoutes. Le liquide est presque toujours du plasma de sang ou du sérum, dont les réactions particulières dépendent de la manière dont se comportent les corpuscules mêlés avec lui. Lorsque ceux-ci sont en petite quantité, la liqueur ressemble à une dissolution claire, qui n'abandonne même rien sur le filtre, si les corpuscules sont assez petits pour traverser le papier. Lorsque les corps suspendus sont plus abondants, le liquide devient gélatineux, et après l'évaporation ils constituent un véritable résidu; par le repos, ils se déposent quelquefois, et forment un sédiment. Les agents chimiques qui mettent les éléments plastiques en évidence, parce qu'ils coagulent, soit les enveloppes, soit le contenu des vésicules microscopiques, occasionnent un trouble ou un précipité dans l'apparente dissolution : ce précipité varie suivant la nature des corpuscules, et il diffère du caillot produit par des substances réellement dissoutes.

Il ne devrait être traité en détail de ces substances que quand on donne la description des tissus. Cependant un certain laps de temps encore s'écoulera avant que, les observations microscopiques ayant acquis le degré de confiance qu'elles méritent, les traités de chimie cessent de parler de ces matières ; c'est pourquoi j'en vais faire brièvement mention.

A. *Globuline.* Lorsqu'on traite les globules du sang par l'eau, on extrait la matière colorante rouge. Les globules deviennent transparents; ils se renflent, et paraissent s'être dissous dans l'eau. Pour les reconnaître, il faut, ou une grande attention, ou le secours, soit de certains acides, soit de l'iode, qui les rendent opaques ou les colorent.

Après l'évaporation à siccité, l'alcool s'empare de la matière colorante extraite, et laisse les globules. C'est ce résidu, portion des globules du sang insoluble dans l'alcool, que Berzelius a désigné sous le nom de globuline. La globuline se compose donc des enveloppes des globules du sang, et de la portion de leur contenu qui reste après l'extraction de l'hématosine, par conséquent aussi des noyaux. Lorsqu'on emploie la méthode de Lecanu pour séparer les globules du sang au moyen de l'acide sulfurique, et qu'ensuite on extrait l'hématosine par l'alcool, il reste du sulfate de globuline, substance incolore qui, après avoir été desséchée, est d'un blanc grisâtre, dure et facile à pulvériser, qui devient d'un jaune foncé et translucide dans l'eau, et s'y renfle sans se dissoudre. L'hydrochlorate de globuline se dissout dans l'eau, en laissant un faible résidu. La globuline appartient, selon Mulder, aux combinaisons de la protéine. L'analyse du sulfate de globuline a donné : nitrogène 15,70, carbone 54,11, hydrogène 7,17, oxygène 20,52, acide sulfurique 2,50, ce qui correspond à peu près à 4 atomes de protéine, pour un d'acide anhydre. Berzelius a obtenu de l'hydrochlorate 1,2 pour cent de cendre, consistant en phosphate calcique, avec des traces d'oxyde ferrique. Lecanu regarde la globuline et l'albumine comme identiques, et Berzelius présume aussi qu'elles doivent avoir la même composition. Mais, à l'état frais, elles diffèrent l'une de l'autre, en ce que la globuline est insoluble dans un liquide salé qui tient de l'albumine en dissolution, et que son caillot n'est pas floconneux, mais représente une masse grenue qui ne ressemble en rien à l'albumine coagulée. Ces deux particularités s'expliquent par la présence des enveloppes dans lesquelles les particules d'albumine sont renfermées, et il devient vraisemblable par là que la globuline n'est en réalité que de l'albumine, avec les membranes (et les noyaux) des globules du sang.

Le cristallin est composé de la même substance, selon Berzelius. Il se coagule dans les mêmes circonstances que la globuline du caillot du sang, et forme également, non une masse cohérente, mais une masse grenue, parce que le liquide coagulable se trouve renfermé de même dans des tubes ou des globules membraneux. Suivant Mulder, la substance du cristallin, analogue à la protéine, ne contient pas de phosphore, mais de l'acide phosphorique, et le soufre est en moindre quantité que dans la fibrine, la caséine, l'albumine, c'est-à-dire qu'il y en a 1 atome sur 15 atomes de protéine.

Simon regarde comme de la caséine ce que Berzelius appelle globuline ; mais il a eu évidemment une tout autre matière sous les yeux, car il l'avait extraite par l'alcool, qui ne dissout point la globuline. On fouette le sang frais, on l'évapore, on traite le résidu par l'éther, puis on le fait bouillir avec de l'alcool. La liqueur alcoolique abandonne en se refroidissant des flocons rouges ; on verse sur ces flocons de l'alcool à 0,845, à chaque once duquel on ajoute six à huit gouttes d'acide sulfurique étendu, et l'on fait bouillir jusqu'à ce qu'il se soit produit une dissolution d'un rouge foncé. La dissolution précipite, par le refroidissement, une substance que Simon dit être du sulfate de caséine. Sans doute elle se comporte, à beaucoup d'égards, comme la caséine ; mais il n'est pas certain qu'elle provienne des globules du sang. Simon cherche à prouver, d'après sa manière de se comporter avec la présure, que c'est réellement de la caséine. Il fit coaguler du sang par le moyen de la présure ; mais il expérimenta sur du sang fouetté, et non sur de la globuline. Cette expérience ne nous apprend donc rien de plus que ce qu'on savait déjà, savoir, qu'il existe de la caséine dans le sang, mais elle ne démontre pas que les globules du sang soient formés de caséine.

B. *Spermatine.* Vauquelin et John ont trouvé dans le sperme une matière extractive particulière, que Berzelius caractérise de la manière suivante : elle n'est point dissoute dans le sperme, mais s'y trouve seulement gonflée, comme du mucus ; elle diffère du mucus en ce que, quelque temps après l'émission du sperme, par des causes inconnues, elle peut se dissoudre dans l'eau, qui n'avait fait jusqu'alors que la gonfler, et produire ainsi un liquide clair, qui ne se coagule plus par l'ébullition. Cette propriété la distingue de toutes les autres matières animales. Après l'évaporation à siccité, la matière qui se trouvait dissoute dans l'eau est devenue insoluble ; de petits flocons restent suspendus dans la liqueur aqueuse, et ne gagnent le fond que lentement. Ces flocons sont insolubles aussi dans l'acide acétique. Lorsque le sperme tombe dans de l'alcool, au moment de son émission, et qu'on l'y laisse quelques minutes, il prend une teinte opaline, et forme un caillot qui ressemble à un peloton de ficelle. Cette matière, coagulée par l'alcool, est principalement constituée par la spermatine. La coagulation lui a fait perdre la propriété de passer à l'état soluble. En se desséchant, elle reste filamenteuse comme auparavant, d'un blanc de neige et opaque.

Le caillot abandonne à l'eau froide et bouillante les mêmes sub-

stances que l'albumine coagulée. Il se dissout dans les acides et alcalis forts, ainsi que dans l'acide acétique. La dissolution est précipitée par le tannin, le cyanure ferroso-potassique, en un mot par
tous les réactifs qui précipitent l'albumine.

La substance dont on s'est servi pour les recherches est un corps
très composé, un mélange du contenu des testicules, des vésicules
séminales, de la prostate, des glandes de Cowper et de l'urètre. Elle
contient de petites plaques d'épithélium de l'urètre, des corpuscules
du mucus et des animalcules spermatiques, en suspension dans un
liquide. Une analyse qui embrasse tant d'objets différents à la fois
ne saurait avoir aucune valeur. Quelques unes des réactions s'expliquent déjà par la présence des éléments microscopiques. La matière albumineuse, d'espèce particulière, qui est d'abord gonflée
comme du mucus, et qu'on dit se résoudre ensuite d'elle-même en
liquide, pourrait bien n'être que de la fibrine. Le sperme frais représente, comme on l'a vu, un cordon gélatineux, ayant la forme
des canaux qu'il traverse. En admettant que le véhicule de ce cordon
soit un plasma du sang riche en fibrine, la fibrine se contracterait
après quelques instants de séjour hors du corps, chasserait le sérum,
et donnerait un caillot, membraneux ou fibreux, susceptible de se
diviser dans le liquide, et de paraître alors comme dissous. L'alcool
doit empêcher cette résolution, en faisant coaguler l'albumine. On
conçoit sans peine que la masse se coagule par l'ébullition, et
qu'elle ne puisse plus ensuite reprendre la même forme qu'auparavant. Les flocons insolubles dans l'acide acétique sont peut-être de
l'épithélium.

C. *Mucus.* Jusqu'ici on a entendu par mucus toutes les déjec-
tions qui proviennent de la surface des membranes muqueuses et
des glandes ouvertes à cette surface, en tant que le produit de ces
dernières n'a pas de caractères spéciaux, comme la salive, la bile,
l'urine, etc.

On réunit sous cette dénomination trois matières qui diffèrent,
eu égard à leur origine, au rôle qu'elles jouent dans l'économie, et
à leur composition, savoir :

1° Les débris de l'épiderme des membranes muqueuses. Comme
à la peau, de même sur plusieurs membranes muqueuses, les couches supérieures de l'épiderme se desquament continuellement, et
sont remplacées par d'autres. Les couches desquamées couvrent la
surface de la membrane d'un enduit facile à racler, et sont enlevées

tant par les sécrétions aqueuses des glandes mucipares , que de diverses autres manières plus accidentelles. Cette espèce de muc peut être maladivement accrue sur certains points, ou bien une exsudation qui s'opère sous l'épiderme peut en détacher de plus grandes masses.

2° Du pus , liquide mêlé d'une plus ou moins grande quantité de granulations particulières , qui se forme sous l'épiderme dans les irritations et les inflammations superficielles des membranes muqueuses. L'écoulement qui a lieu dans le coryza , le catarrhe, la blennorrhagie, les flueurs blanches, et certaines diarrhées dites muqueuses et aqueuses , est du pus.

3" La sécrétion liquide des glandes mucipares, le mucus proprement dit , qui est pour les membranes muqueuses ce que la sueur est pour la peau. Les globules muqueux et purulents , que nous décrirons plus loin , sont aussi mêlés en petite quantité à ce liquide.

De chacune de ces trois substances il existe plusieurs espèces, qui présentent des différences chimiques. Dans les endroits où l'épiderme forme plusieurs couches , les cellules des couches supérieures ne se dissolvent pas dans l'acide acétique , tandis que les couches profondes sont solubles dans ce réactif, comme aussi les épidermes minces dont les cellules ne forment qu'une seule couche. Le pus est plus ou moins chargé de graisse ; il varie suivant qu'il résulte d'une inflammation simple ou d'une phlegmasie dyscrasique. Enfin le mucus proprement dit peut aussi avoir des propriétés totalement différentes dans des régions diverses du corps.

Les recherches chimiques faites jusqu'à ce jour ont trait, soit à des sécrétions puriformes , par exemple , au mucus qui vient du nez ou des poumons, soit à l'épithélium; à cette dernière espèce se rapporte le mucus mêlé avec la salive , la bile , les excréments et l'urine. Dans tous ces cas, par conséquent, on a : 1° un liquide de constitution chimique très divisée ; 2° les éléments microscopiques du pus ou de l'épiderme, tenus en suspension dans le liquide , et qui restent sur le filtre. Ce résidu, lavé et desséché, représente une masse translucide et cassante, qu'on regarde comme du mucus à l'état de pureté. Il ne se dissout ni dans l'eau froide ni dans l'eau bouillante, mais il a la propriété de s'y gonfler, parce que les vésicules qui le constituent attirent l'eau et s'en emplissent. L'eau et l'acide acétique en extraient de petites quantités de substances solubles, qui se comportent à peu près comme les parties constituantes du plasma du sang, et qui sont précipitées par le tannin et le cyanure ferroso-potassique. Les acides forts et la potasse caustique dissolvent le mucus; l'alcool et le tannin le condensent. Ces réactions et autres tiennent à l'action que ces diverses substances exercent sur les membranes de cellules dont il sera question dans la suite. Berzelius a donné l'analyse suivante du mucus nasal :

Mucus particulier.	5,33
Extrait soluble dans l'alcool et lactate alcalin .	0,30
Chlorures sodique et potassique	0,56
Extrait soluble dans l'eau, avec traces d'albumine et d'un phosphate.	0,35
Soude	0,09
Eau.	93,37
	100,00

Toutes ces substances, hors le mucus particulier, qui consiste en granulations de pus, sont communes au mucus nasal, ou au pus, et au sang. Mais on se demande si le suc muqueux proprement dit, la sécrétion des glandes muqueuses, ne tient pas réellement en dissolution une matière spécifique, comme il y a de l'urée dans l'urine; en d'autres termes, si les glandes mucipares attirent du sang, ou forment à ses dépens une substance de nature particulière, ou bien si leur sécrétion n'est autre chose que le plasma du sang transsudant à travers les vaisseaux. Pour résoudre ce problème, il faudrait commencer par s'entendre sur ce qu'on doit appeler suc muqueux ou mucus proprement dit. S'il y a des sécrétions qui se ressemblent, quant au fond, sur de grandes étendues des mêmes membranes muqueuses ou de membranes muqueuses différentes, on pourrait leur donner le nom de sécrétions muqueuses, et imposer celui de mucipares aux glandes qui les produisent. De légères différences pourraient avoir lieu à cet égard, tout comme la sueur se distingue, en certaines régions du corps, par une odeur spéciale. Jusqu'à présent, toutes les glandes simples qu'on trouve sur les membranes muqueuses sont appelées mucipares, et parmi les composées, quelques unes ont été rapportées, pour ainsi dire fortuitement, à la classe de ces dernières (amygdales, glandes de Cowper), tandis que d'autres, non moins arbitrairement, sont regardées comme la source d'une sécrétion spécifique (glande lacrymale, prostate, etc.). Mais il est déjà reconnu que les glandes simples de l'estomac sécrètent du sang une substance particulière, et les glandes simples de l'intestin sont probablement dans le même cas; tandis que, d'un autre côté, la glande lacrymale, qui est composée, ne sécrète très vraisemblablement autre chose que la matière qui humecte partout les membranes muqueuses, de manière qu'elle représente pour ainsi dire toutes les glandes mucipares de la conjonctive, réunies en un seul amas.

Pour constater la nature du suc muqueux proprement dit, et déterminer par quelles glandes un pareil suc est sécrété, il faudrait examiner la sécrétion de toutes les glandes, grandes et petites, ce qui ne serait pas chose facile, et ne pourrait en partie s'accomplir qu'avec le microscope appelé au secours des réactifs chimiques. Au reste, j'ai quelques motifs pour soupçonner qu'on arriverait ainsi à faire ressortir certains caractères chimiques du mucus. En effet, toutes les fois que j'ai traité par l'acide acétique les granulations des glandes muqueuses de la bouche et du gros intestin, avec le liquide qui s'en échappe, il s'est formé un caillot foncé, solide, membraneux, qui se déposait tout autour des grains glanduleux, et qui ne pouvait plus être redissous par une nouvelle addition d'acide acétique. Cet effet n'avait point lieu quand j'opérais de même sur les grains des glandes salivaires. La sécrétion des glandes muqueuses buccales paraît donc différer de celle des glandes salivaires, et contenir une substance qui est précipitée par de grandes quantités d'acide acétique. Vogel (1) parle de mucus coagulé, qui, au microscope, ressemble à une membrane très délicate et finement striée. J'ai souvent vu de ces pellicules, qui se forment déjà dans l'eau, et que je serais tenté de regarder comme de la fibrine.

La cavité de la matrice renferme souvent, chez la femme, une grande quantité d'une espèce particulière de mucus qui n'a point encore, que je sache, été soumise à l'analyse chimique. Ce mucus contient peu ou point de corpuscules; il est parfaitement hyalin, homogène et visqueux comme du blanc d'œuf, mais encore moins fluide que celui-ci.

D. *Matière lacrymale, dacryoline.* Quelques chimistes désignent sous ce nom une partie constituante des larmes qui ne se coagule ni par les acides ni par la chaleur, mais qui, par l'évapora-

____

(1) *Prodromus disquisit. sput.,* p. 14.

tion lente à l'air libre, se convertit, comme le mucus nasal, en un mucus jaune et insoluble. Fourcroy et Vauquelin y ont trouvé un pour cent de substance solide, principalement composée de chlorure sodique, avec une matière qui n'était pas soluble en totalité dans l'eau. Ils comparaient cette matière au mucus. Ce qu'il y a de positif, c'est que des globules de mucus et des débris de l'épiderme de l'œil nagent dans le liquide lacrymal.

E. *Substance cornée, corne.* On a prétendu que l'épiderme et ses prolongements, spécialement les ongles, les poils, les écailles, les plumes, etc., étaient formés de corne. On se figurait ces tissus produits par une substance qui, déposée liquide, se desséchait à l'air, en y éprouvant un changement chimique. De nouvelles recherches ont appris que tous sont plus ou moins composés. L'épiderme et les ongles contiennent de petites écailles qui naissent d'une cellule à noyau. La membrane celluleuse, le contenu et le noyau sont, dans l'origine, des substances chimiquement différentes ; on n'a point examiné s'ils se convertissent plus tard en une masse homogène. Ce qu'il y a de certain, c'est que la plupart du temps le noyau disparaît, en sorte qu'on ne peut plus, à l'œil, distinguer la paroi de la cellule de son contenu. La structure des poils, de la laine et des plumes est plus compliquée encore : la substance corticale et la substance médullaire sont différentes, et en outre contiennent une matière colorante qui est ou renfermée dans de petits globules, ou dissoute et combinée avec les fibres du tissu. Les sabots et les cornes possèdent également un pigment qui n'a point encore été isolé. Les écailles de l'épiderme sont collées ensemble par une substance intercellulaire qui se dissout dans les acides peu forts ; les squames se séparent alors, et l'épiderme peut sembler dissous, quand ses éléments sont seulement disséminés dans le menstrue, sans avoir subi aucun changement. L'acide acétique dissout peut-être également la substance intercellulaire : dans tous les cas, il la rend transparente, de manière que les petites écailles deviennent visibles.

Sous certains rapports l'épiderme se comporte de la même manière que le mucus ; il se gonfle également dans l'eau froide et chaude, sans s'y dissoudre. Il est insoluble aussi dans l'acide acétique ; on ignore si ce dernier en extrait quelque chose. Les acides et alcalis concentrés dissolvent tant la substance de la membrane celluleuse, que celle du contenu de la cellule, s'il en reste encore.

Comme on ne peut déterminer quelle part chacun des principes constituants des tissus cornés prend aux réactions qui sont attribuées à la corne, je préfère ne parler de ces dernières que quand il s'agira des tissus eux-mêmes. Des recherches ultérieures viendront peut-être démontrer que les cellules, ou leur contenu, ou tous deux, consistent en une modification de l'albumine, ce qu'on a déjà conjecturé, et ce qui est rendu vraisemblable par le mode de développement de l'épiderme.

ARTICLE II.

DES SUBSTANCES EXTRACTIFORMES.

Les liquides animaux du sein desquels les combinaisons de protéine se précipitent par la coagulation, soit spontanée, soit provoquée à l'aide de la chaleur ou d'autres moyens appropriés, contiennent encore en dissolution un certain nombre de sels et de combinaisons organiques nitrogénées qui, après l'évaporation, restent sous l'apparence d'une masse amorphe. Les sels sont des lactates potassique, sodique, calcique et magnésique, des traces de lactate ammonique, des chlorures potassique et sodique (tous solubles dans l'alcool), des phosphates sodique et calcique, et peut-être aussi un sulfate (solubles seulement dans l'eau). Les combinaisons organiques sont réunies sous la dénomination de *matière extractive, extractif animal*.

L'extractif animal est tout aussi répandu que les combinaisons de protéine, attendu que les liquides qui tiennent celles-ci et lui en dissolution, imbibent toutes les parties et passent dans presque toutes les humeurs sécrétées du sang. On le rencontre dans le sang, la bile, le lait, l'urine, le suc muqueux, la salive, dans tous les tissus mous, et plus abondamment qu'ailleurs dans la chair musculaire, d'où l'on peut l'obtenir par l'expression et en épaississant le suc ainsi produit. C'est pour cette raison qu'on l'appelle aussi *extrait de viande*. Les réactions qui vont être indiquées se rapportent plus spécialement à l'extrait de viande; nous ferons connaître par occasion les particularités de l'extractif provenant d'autres sources.

Parmi les substances diverses que l'eau tient en dissolution, il n'y en a qu'une partie qui soit soluble dans l'alcool aqueux. Si l'on évapore la liqueur, et qu'on traite le résidu par l'alcool, ce qui reste, n'étant plus soluble que dans l'eau seulement, prend le nom d'*extrait aqueux*. Parmi les substances solubles dans l'alcool, il n'y en a non

plus qu'une partie qui soit susceptible de se dissoudre dans l'alcool absolu. Lorsqu'on traite l'extrait alcoolico-aqueux desséché par l'alcool absolu, celui-ci laisse un résidu nommé par Thénard *osmazome*. Ce qui a été enlevé par l'alcool absolu porte, après l'évaporation, le nom d'*extrait alcoolique*. Ainsi, par un procédé simple, l'extrait de viande se réduit en trois extraits différents. Mais chacun de ceux-ci contient, à son tour, un certain nombre de substances diverses, qu'on sépare les unes des autres par les moyens que nous allons indiquer.

I. *Matières solubles dans l'eau et l'alcool, tant aqueux qu'absolu.* L'extrait alcoolique reste, après l'évaporation de l'alcool, sous la forme d'un sirop demi-liquide, ayant une saveur âcre et salée, avec une odeur qui ressemble d'abord à celle du pain grillé, puis plus tard à celle de l'urine ; chauffé, il se charbonne, et exhale une odeur semblable à celle du tartre brûlé. Il se dissout dans l'eau, à laquelle il communique une couleur jaunâtre. Sa dissolution aqueuse est précipitée faiblement par l'acide tannique et le chlorure mercurique, abondamment par le sous-acétate plombique. Il paraît contenir deux et peut-être trois substances différentes.

A. *Substance précipitable par le chlorure mercurique.* On dissout l'extrait dans l'eau, on mêle la liqueur avec une dissolution de sublimé, et on décompose le précipité jaune par le sulfide hydrique ; du sulfure de mercure se dépose, laissant une dissolution jaune, qui a une saveur peu déterminée, et réagit à la manière des acides. Saturée avec du carbonate plombique, et évaporée, cette liqueur laisse une masse d'un jaune foncé, qu'on traite par l'eau, dans laquelle la matière extractiforme se dissout. Les propriétés de celle-ci, à l'état de pureté, paraissent être les suivantes : la dissolution est d'un jaune pur, elle a peu de saveur et une grande disposition à se combiner avec les sels, de la nature desquels dépend sa solubilité ou sa non-solubilité dans l'alcool aqueux. Sa combinaison avec le chlorure mercurique est d'un beau jaune orangé ; elle n'est pas absolument soluble dans l'eau, mais elle l'est dans une liqueur qui contient du chlorure mercurique en excès. Le chlorure stanneux et l'acide tannique précipitent la matière.

B. *Substance précipitable par le sous-acétate plombique.* Lorsqu'on verse du sous-acétate plombique dans la liqueur qui a été précipitée par le chlorure mercurique, il se forme un faible précipité jaunâtre, consistant en chlorure plombique et en sous-lactate plombique, tous deux combinés avec une substance extractiforme.

Le précipité ayant été lavé, on le décompose par le gaz sulfide hydrique ; on obtient un liquide jaunâtre, réagissant à la manière des acides ; on sature ce liquide avec du carbonate plombique, et on traite par l'alcool aqueux la masse évaporée jusqu'à siccité. Après la volatilisation de l'alcool et la décomposition du résidu par le gaz sulfide hydrique, il reste une masse extractiforme, jaune et transparente, qui n'est précipitée par aucun des réactifs dont nous avons parlé précédemment, et qui se combine avec le chlorure ammonique, le chlorure barytique et autres sels.

C. La dissolution précipitée par le sous-acétate plombique, après avoir été débarrassée du plomb par le sulfide hydrique, et de l'acide acétique par l'évaporation, laisse un sirop jaune, qui, avec de l'acide lactique et des lactates, contient encore une troisième matière extractiforme, dont la présence se décèle par l'odeur urineuse qu'elle répand lorsqu'on la calcine.

Simon a trouvé, en outre, dans l'extrait alcoolique évaporé à siccité, une substance cristalline, qu'on peut purifier en la lavant avec de l'alcool anhydre. Elle se montre sous forme d'aiguilles, les unes isolées, les autres groupées en étoiles. Sa dissolution dans l'eau et dans l'alcool aqueux est jaunâtre ; elle a une odeur et une saveur agréables de viande ; le chlorure mercurique la précipite un peu, l'acétate plombique neutre ne la précipite pas, le sous-acétate plombique, le nitrate argentique et l'acide tannique y font naître d'abondants précipités. Elle ne se dissout pas ou ne se dissout que très peu dans l'alcool anhydre, ce qui fait qu'elle doit, à proprement parler, être placée ici.

L'extrait alcoolique forme une partie considérable des matières extractives de la viande. On le trouve aussi en très grande quantité dans l'extrait de l'urine, surtout la substance précipitable par le sous-carbonate plombique. L'extrait alcoolique du sang n'a pas l'odeur aromatique de celui de la viande ; il ne développe que quand on le chauffe une odeur analogue à celle de ce dernier, mais moins forte. Si l'on en juge d'après sa manière de se comporter avec les réactifs, il pourrait contenir une matière analogue à celle qui est précipitable par le sous-acétate plombique dans l'extrait de viande, peut-être avec une petite quantité de celle qui est précipitable par le chlorure mercurique. C'est le lait qui contient le moins d'extrait alcoolique.

II. *Matières solubles dans l'eau et l'alcool aqueux seulement.* La portion de l'extrait alcoolico-aqueux que l'alcool ne dissout pas, est une masse visqueuse, d'un jaune foncé, ordinairement opaque. Berzelius y admet trois substances.

A. *Substance soluble dans l'alcool à 0,833.* La portion de l'extrait alcoolico-aqueux soluble dans l'alcool à 0,833, représente, après l'évaporation de l'alcool, une matière extractiforme, sans saveur déterminée, que l'acide tannique et le chlorure mercurique troublent légèrement, et qui n'est précipitée ni par l'acétate plombique neutre, ni par le chlorure stanneux.

L'extrait insoluble dans l'alcool à 0,833 est d'un brun foncé, mêlé de cristaux, d'une saveur amère et salée, et soluble dans l'eau, qu'il colore en brun. Il contient encore deux substances.

B. *Substance précipitable par le chlorure mercurique.* Le précipité déterminé par le chlorure mercurique est brun foncé. On le décompose par le gaz sulfide hydrique; il se produit une dissolution d'un brun foncé, qui réagit à la manière des acides, qu'on évapore jusqu'à un certain degré de concentration, et à laquelle on ajoute alors de l'alcool anhydre; il se précipite une substance brune. La dissolution aqueuse de cette substance est fortement précipitée par le chlorure mercurique, l'acide tannique et le sous-acétate plombique; mais elle ne l'est pas par l'acétate plombique neutre, le chlorure stanneux et le nitrate argentique. Si l'on y verse de l'ammoniaque caustique, après l'avoir mêlé avec du chlorure stanneux, on obtient un précipité jaune d'oxide stanneux, qui entraîne toute la matière organique.

C. *Substance précipitable par le chlorure stanneux.* Après que la matière précédente a été précipitée de l'extrait alcoolico-aqueux par le chlorure mercurique, le chlorure stanneux fait encore naître un précipité dans la liqueur. En décomposant ce dernier par le sulfide hydrique, on obtient une matière extractiforme incolore et insipide, dont la dissolution n'est précipitée ni par l'acétate plombique ni par l'acide tannique.

Berzelius présume que ces deux dernières substances de l'extrait alcoolico-aqueux sont identiques avec les deux de l'extrait alcoolique, et qu'elles ont seulement changé un peu de nature par le traitement chimique, notamment par l'influence réunie de l'évaporation et de l'air.

Simon s'y est pris d'une autre manière que Berzelius pour opérer la décomposition de l'extrait alcoolico-aqueux. Il dissolvait l'extrait dans une petite quantité d'eau, puis laissait le tout pendant

quelque temps sous une cloche de verre, avec une capsule contenant
de l'acide sulfurique : d'abord il se séparait la matière cristalline
dont nous avons parlé à l'occasion de l'extrait alcoolique. Alors l'a-
cétate plombique neutre produisait un précipité, d'où le sulfide hydrique extrayait une matière qui précipitait abondamment en brun
par le sulfate cuivrique, se redissolvait dans un excès du réactif, et
était également précipité par l'alun et l'acide tannique. Le sous-acétate plombique faisait naître encore, dans la liqueur séparée du précipité produit par l'acétate plombique neutre, un autre précipité,
que l'on décomposait de même par le sulfide hydrique. La dissolution, de couleur jaune, était précipitée aussi par l'acide tannique,
mais non par le chlorure mercurique. Alors on décomposait le liquide restant par le sulfide hydrique, et l'on neutralisait l'acide libre au moyen du carbonate ammoniacal. Le chlorure mercurique
déterminait ensuite un précipité, qui paraissait être identique avec
celui que Berzelius obtenait au moyen du même réactif. Enfin, la
liqueur évaporée laissait une petite quantité d'une substance qui se
comportait d'une manière assez indifférente avec les réactifs, et qui
surtout était à peine troublée par l'acide tannique.

L'extrait alcoolico-aqueux du sang et du lait ressemble beaucoup
à celui de viande ; cependant le sublimé ne fait pas naître de trouble
dans le lait. Simon n'a pu non plus obtenir de précipité dans l'u-
rine par l'acétate plombique, le chlorure mercurique et l'acide tannique. On a trouvé aussi dans la salive une matière extractiforme,
de l'osmazome, susceptible d'être extraite par l'alcool aqueux.

L'acide urique, précipité de l'urine, offre souvent, après le lavage, une teinte rouge ou briquetée, provenant d'une matière colorante étrangère, combinée avec lui. La quantité de cette matière colorante augmente dans les fièvres ; l'urine est alors d'un rouge ardent,
et dépose un abondant sédiment briqueté. L'alcool extrait la matière
colorante, et après avoir été évaporé, laisse une poudre écarlate
inodore, insipide. Prout regarde cette poudre comme du purpurate d'ammoniaque (murexide), ce que sa solubilité dans l'alcool ne
permet pas d'admettre. Ce n'est probablement qu'une modification
de la matière extractive, opérée par l'acide ; car l'urine ordinaire,
qu'on a légèrement évaporée, acquiert aussi peu à peu une couleur
rouge foncée par l'acide nitrique étendu, et dépose, après l'addition
d'un urate, un sédiment rouge, composé d'acide urique et de la
matière colorante (Duvernoy). En effet, selon Duvernoy, l'urine

des fébricitants est toujours sensiblement acide. La matière colorante
rouge se dissout dans l'acide sulfurique étendu ; l'acide chlorhydrique la fait passer peu à peu au jaune. Sa dissolution aqueuse est
précipitée en rose par le sous-acétate plombique, en vert par le nitrate argentique. Landerer (1) a trouvé une matière analogue dans
la sueur des aisselles d'un fébricitant, et je me souviens d'avoir
fréquemment vu le linge du corps coloré en rouge après des sueurs
abondantes, même en pleine santé. Peut-être la matière extractive
subit-elle cette modification particulière lorsqu'il se trouve beaucoup
d'acide, notamment d'acide lactique, dans le corps.

III. *Matières solubles dans l'eau seulement.* Ce que l'alcool
aqueux laisse sans le dissoudre est une masse extractiforme, brune
et opaque, ayant une saveur agréable de bouillon. Elle réagit à la
manière des acides, à cause de l'acide lactique qu'elle contient.
Lorsqu'après avoir dissous cette masse dans l'eau, on sature la liqueur par le carbonate ammoniacal, qu'on évapore jusqu'en consistance sirupeuse, et qu'on mêle le résidu avec de l'alcool à 0,833,
celui-ci dissout du lactate ammonique et les deux matières extractiformes suivantes.

A. Lorsqu'on ajoute de l'acide tannique en excès à la dissolution
de ce qui reste après l'évaporation de l'alcool, il se forme un précipité qui est soluble dans l'eau bouillante. On précipite l'acide tannique par l'acétate plombique, puis l'oxyde plombique par le gaz
sulfide hydrique, et la liqueur, ayant été évaporée, laisse un extrait
jaune, dont la dissolution donne un précipité par le chlorure
mercurique, le sous-acétate plombique et le nitrate argentique,
mais n'en donne pas par l'acétate plombique et le chlorure stanneux.

B. Après la précipitation par l'acide tannique, il reste une masse
extractiforme acide, identique avec celle que l'alcool à 0,833 enlève à l'extrait obtenu dans l'alcool aqueux.

L'extrait aqueux, proprement dit, qui reste après le traitement
par le carbonate ammoniacal et l'alcool, contient encore les substances extractiformes suivantes :

C. *Substance précipitable par l'acétate plombique ; zomidine.*
On dissout l'extrait aqueux dans de l'eau, puis on ajoute à la liqueur de l'ammoniaque et de l'acétate barytique ; il se forme un
précipité brun, de zomidine et de sous-phosphate barytique. On

(1) BUECHNER, *Repertorium*, t. V, p. 234.

ENCYCL. ANATOM. VI.   5 ajoute de l'ammoniaque , on décompose la liqueur par l'acétate plombique , et le précipité par le sulfide hydrique. La liqueur séparée du sulfure de plomb est saturée avec de l'ammoniaque , et évaporée , puis le résidu débarrassé des sels ammoniques par l'alcool aqueux ; la zomidine reste. C'est une matière brune , d'une forte et agréable saveur de bouillon, soluble dans l'eau , précipitable par l'acétate plombique , le chlorure stanneux et le nitrate argentique. L'acide tannique détermine un faible précipité dans sa dissolution , et le chlorure mercurique n'en produit aucun. L'acétate cuivrique en fait naître un très abondant, gris verdâtre , qui se dissout aisément dans l'acide acétique et l'ammoniaque caustique, mais non dans la potasse caustique.

D. *Substance précipitable par le sous-acétate plombique.* La liqueur de laquelle a été précipitée la zomidine donne un précipité incolore par le sous-acétate plombique. Après avoir décomposé ce précipité par le sulfide hydrique, on obtient un liquide incolore , qui , évaporé , laisse une masse transparente semblable à de la gomme, dont elle a la saveur. Cette substance répand une odeur non animale, mais acidule, lorsqu'on la calcine. Elle est très soluble dans l'eau : la dissolution n'est point précipitée par l'acétate plombique , le chlorure mercurique , ni le nitrate argentique ; l'acide tannique lui fait prendre une teinte opaline.

E. Après la précipitation par le sous-acétate plombique , le liquide restant , soumis à l'évaporation , laisse une matière extractive qui , aussi pure que possible , jouit des propriétés suivantes. Elle est d'un jaune brun ; sa saveur est faible et indéterminée ; elle exhale une odeur animale quand on la brûle ; elle se dissout aisément dans l'eau , à laquelle elle donne une couleur jaune , et laisse un résidu pulvérulent jaunâtre. La dissolution n'est point précipitée par le chlorure mercurique, le chlorure stanneux, ni l'acétate plombique ; mais elle donne , avec le sous-acétate plombique , un précipité abondant , qui se redissout quand on ajoute de l'acétate neutre. Le nitrate argentique la précipite en gris-jaune ; l'acide tannique lui fait prendre une teinte opaline.

F. La dissolution dans l'alcool anhydre contient encore une matière qui , après l'évaporation de l'alcool et la dissolution de la masse restante dans l'eau, est précipitable par l'acide tannique. Si l'on dissout le précipité dans l'eau bouillante, qu'on précipite l'acide tannique par l'acétate plombique, puis l'oxyde plombique par le sulfide hydrique, et qu'on évapore la liqueur, il reste une substance jaune et transparente, qui a peu de saveur. La dissolution aqueuse de cette substance est jaune ; le sous-acétate plombique y produit un précipité, qui se dissout par l'addition d'une dissolution d'acétate plombique neutre.

L'extrait aqueux du sang contient de la zomidine ; les autres substances n'ont pas été déterminées. L'extrait aqueux du lait se comporte absolument de même. Celui de l'urine est un peu différent ; on y trouve une matière précipitable par l'acétate plombique neutre, qui correspond à la zomidine, avec des propriétés un peu modifiées ; elle est d'un gris brun et insipide ; le chlorure mercurique la précipite peu, et le chlorure stanneux davantage ; l'acide tannique y produit un précipité de couleur foncée ; après la précipitation de cette matière, l'extrait aqueux de l'urine en contient une autre précipitable par le sous-acétate plombique, et une troisième qui l'est par l'alcool. L'extrait aqueux de la salive n'a point été examiné d'une manière spéciale ; après qu'on a évaporé la salive, et enlevé l'albumine, il reste une matière extractiforme, que l'acide tannique précipite abondamment ; le sous-acétate et l'acétate plombiques produisent seulement un trouble ; le chlorure stanneux et le nitrate argentique font naître un précipité blanc ; le chlorure mercurique paraît être sans action. Comme la ptyaline, dont nous parlerons bientôt, se montre neutre avec des réactifs, les phénomènes de réaction ne peuvent appartenir, ainsi que l'admet Simon, qu'à la matière extractive.

Il faut encore ranger parmi les principes constituants solubles dans l'eau de l'extractif animal.

G. La *ptyaline*, ou *matière salivaire*. La matière que Tiedemann et Gmelin ont décrite sous ce nom, paraît être identique avec l'extrait aqueux des autres liquides animaux. Ces expérimentateurs l'ont obtenue de la même manière qu'on se procure cet extrait. Ils la représentent comme une substance d'un jaune brun clair, qui, chaque fois qu'on la dessèche ou qu'on la redissout, laisse une pellicule brunâtre et opaque. La dissolution est précipitée, non seulement par l'acide tannique, mais encore par l'eau de chaux, le chlorure mercurique, le nitrate argentique, et les sels, tant cuivriques que plombiques. La ptyaline sèche exhale, quand on la brûle, l'odeur du pain grillé. La description donnée par Pappenheim s'accorde avec celle-là (1).

1) *Die Verdauung*, p. 135.

La ptyaline, dans le sens de Tiedemann et Gmelin, n'est donc qu'un nom collectif pour désigner toutes les matières de l'extrait aqueux, comme l'osmazome en est un pour désigner toutes celles de l'extrait obtenu au moyen de l'alcool aqueux.

La ptyaline a d'autres propriétés, selon Berzelius, Mitscherlich et Simon. Sa dissolution dans l'eau est un peu mucilagineuse, et ne se trouble pas par l'ébullition. Après avoir été évaporée, elle laisse la matière salivaire incolore et transparente. Elle n'est précipitée ni par l'acide tannique, le chlorure mercurique et le sous-acétate plombique, ni par les acides forts.

La différence tient, je crois, à ce qu'en préparant la ptyaline, ces trois chimistes ont neutralisé l'alcali libre par l'acide acétique ou l'acide sulfurique étendu; peut-être aussi à ce qu'ils ont déterminé une combinaison de la matière extractive avec l'acide, qui demeurait soluble, et n'était plus précipitée par les réactifs. Aucune des diverses matières extractives n'est précipitée par l'acide acétique, ni par les acides minéraux étendus ou concentrés; il faut donc bien admettre que des combinaisons solubles ont été produites. Pappenheim a trouvé aussi que les précipités de la ptyaline avec les sels ferriques, cuivriques et autres, se dissolvent dans les acides, et que tous les troubles produits par les réactifs en question disparaissent au moyen d'un minimum d'acide acétique (1). Comme on peut extraire de la ptyaline, en la traitant de même que l'extrait de viande, une matière analogue à cet extrait, il resterait encore à prouver que l'eau de viande, traitée par les liquides, à la manière de la ptyaline, fournit aussi l'espèce de matière salivaire décrite par Berzelius.

Suivant Leuchs (2), la salive convertit l'amidon en sucre, ce que Schwann confirme. Mais cet effet ne paraît pas dépendre de la ptyaline, car Sebastian n'a pu obtenir la conversion au moyen de la ptyaline pure (3).

H. *Créatine.* Chevreul a trouvé, dans les liquides de la viande, une petite quantité d'une substance qui se séparait en cristaux de l'extrait alcoolique, et dont Wœhler a constaté l'existence. Chevreul appelle cette substance *créatine.* Elle cristallise en prismes quadrangulaires transparents, est inodore et insipide, n'altère pas

---

(1) *Loc. cit.,* p. 135, 137.

(2) POGGENDORFF, *Annalen,* t. XXII, p. 623.

(3) V. SETTEN, *De saliva, ejusque vi et utilitate,* Groningue, 1837, p. 33.

les couleurs végétales, se dissout difficilement dans l'eau, plus difficilement encore dans l'alcool, et avec facilité dans les acides. La dissolution aqueuse n'est point altérée par le nitrate argentique, les sulfates cuivrique et ferrique, le sous-acétate plombique et le chlorure platinique concentré. Décomposée à une haute température, la créatine dégage de l'ammoniaque, avec une odeur d'acides cyanhydrique et phosphoreux, et donne un gaz jaune, dont une partie se condense en cristaux. Chevreul regarde comme possible que la créatine soit un sel ammoniacal d'un acide à radical composé.

ARTICLE III.

DE LA SUBSTANCE QUI DONNE DE LA COLLE.

Il nous manque un nom pour la substance qui se transforme en colle après avoir été traitée pendant long-temps par l'eau bouillante, et l'on ne sait pour ainsi dire rien de ses propriétés chimiques, sinon qu'elle est susceptible de subir cette transformation. Elle est insoluble dans l'eau froide; l'acide acétique en gonfle le tissu cellulaire, et la rend transparente, sans, à ce qu'il paraît, la dissoudre complétement. Les cartilages et les fibres formées dans le cartilage ne changent point par l'action de cet acide, non plus que les fibres du tissu élastique.

Parmi les substances qui donnent de la colle, se rangent le cartilage, la base cartilagineuse des os, les parties formées de tissu cellulaire, la cornée transparente, et en partie les tissus élastiques. De ces tissus, les uns consistent en une base à peu près homogène, avec des vésicules épaisses, les autres en filaments à l'égard desquels on ne sait pas positivement s'ils sont pleins et homogènes, ou creux et par conséquent séparés en membrane et en contenu. Quoi qu'il en soit, les principes constituants paraissent se convertir tous en colle, les uns plus. les autres moins rapidement, car les tendons et les ligaments donnent un poids de colle sèche égal à celui qu'eux-mêmes pèsent étant secs.

Pendant la transformation en colle, il n'y a ni dégagement de gaz, ni absorption d'oxygène ou d'autres principes constituants de l'atmosphère. La présence d'acides étendus accélère la formation de cette substance. Lœwig conjecture qu'ici la substance donnant la colle se comporte à l'égard de la colle comme l'amidon envers le sucre. La colle est remarquable par la propriété que possède sa dis-

solution dans l'eau bouillante de former une gelée lorsqu'elle se refroidit. Cet effet n'a pas lieu quand la liqueur est très étendue;
alors on reconnaît la colle d'après les réactions que nous allons
indiquer.

On distingue deux sortes de colles, la colle proprement dite et la
chondrine; par conséquent il faut distinguer aussi deux sortes de
substances donnant de la colle. La colle du tissu élastique est jusqu'à un certain point différente des deux autres, de sorte que ce
tissu forme également une troisième variété. En outre, il y a de petites différences selon les tissus d'où la colle provient. Nous pla-
çons encore ici une quatrième espèce, la pyine, non pas tant à
cause de ses caractères chimiques, qui ne sont pas encore bien
connus, que parce que la même substance qui, chez l'adulte, se
convertit en colle, se transforme en pyine par la coction, pendant
les premières périodes du développement, de manière que la substance qui donne la colle semble se produire aux dépens de celle
qui donne la pyine.

I. *Substances qui donnent la colle* proprement dite. Ce sont :
1° toutes les parties formées de tissu cellulaire, comme ligaments,
tendons, membranes, etc., et aussi celles qu'on appelle à tort
cartilages inter-articulaires ; 2° la base cartilagineuse des os, qui reste
après l'extraction des sels calcaires. On prépare la colle de la manière suivante avec ces parties : on les lave à l'eau froide, pour enlever
les sels, l'albumine, l'extractif, etc., puis on les fait bouillir dans de
l'eau, et l'on évapore la dissolution jusqu'à ce qu'une goutte se solidifie par le refroidissement. La gelée étant refroidie, on la dessèche
complétement à une douce chaleur. Quant aux os, on commence
par les soumettre pendant quelques jours à l'action de l'acide chlorhydrique étendu, qui enlève la chaux, puis on les débarrasse de
l'acide par le lavage. Douze à vingt-quatre heures suffisent pour
que les tissus en question soient complétement dissous.

La colle pure et sèche est dure, transparente, incolore, insipide,
inodore, sans action sur les couleurs végétales ; elle se ramollit
dans l'eau froide, et s'y gonfle, mais ne se dissout qu'à l'aide de la
chaleur. Une partie de colle sur cent d'eau suffit pour donner une
liqueur qui se prenne en gelée par le refroidissement. La colle est
peu soluble dans l'alcool aqueux, qui la précipite de sa dissolution
aqueuse, sous la forme de flocons blancs faciles à redissoudre dans
l'eau. Elle ne se dissout pas dans l'éther, non plus que dans les huiles

grasses ou volatiles. La créosote détermine, dans sa dissolution aqueuse, un trouble lactescent; l'acide cyanique y produit un précipité jaune; les acides minéraux, l'acide phosphorique et l'acide acétique n'y provoquent aucun changement; la potasse caustique et l'ammoniaque font naître un léger trouble, dû à la précipitation du phosphate calcique; le chlorure mercurique occasionne un précipité qui se redissout dans un excès de colle. Le nitrate mercureux, l'acétate plombique, le chlorure ferrique, le sulfate cuivrique et l'alun sont sans action. Le sulfate ferreux trouble faiblement la dissolution de colle. L'acide tannique réagit sur celle même qui ne contient qu'un cinq-millième de colle. Souvent la colle se trouve mêlée à de petites quantités de chondrine, et alors elle montre à un plus faible degré les réactions qui lui sont propres.

La colle a été analysée par Mulder. Celle de corne de cerf contient, sur 100 parties, 18,350 — 18,388 de nitrogène, 50,048 de carbone, 6,477 — 6,643 d'hydrogène, et 25,125 — 24,921 d'oxygène; d'où l'on calcule la formule $N^4\ C^{13}\ H^{20}\ O^5$. Le poids atomique est de 1972,54. En outre, la colle contient 0,5 — 0,6 pour cent de substances inorganiques, en grande partie de phosphate calcique.

A la distillation, elle donne les mêmes produits que la protéine. Étant humide, elle tombe bientôt en putréfaction, et répand une odeur ammoniacale fort désagréable. Lorsqu'on la dissout fréquemment dans l'eau chaude, elle perd peu à peu la propriété de se prendre en gelée; en même temps, sa solubilité dans l'eau froide augmente. L'acide nitrique la décompose, avec formation d'acide oxalique et d'acide xanthopicrique; l'acide sulfurique avec lequel on la fait bouillir, la convertit en sucre de gélatine et en leucine. Les mêmes substances se produisent par l'ébullition avec une dissolution de potasse.

La colle se dissout dans l'acide acétique et les acides minéraux étendus, difficilement à froid, très promptement à la chaleur de l'ébullition; sa dissolution a lieu aussi très facilement en présence de la pepsine. Les cartilages laissent alors quelques flocons, dus sans doute à des noyaux de cellules. Les dissolutions acides ne se prennent point en gelée par le refroidissement, et ne sont point précipitées par le cyanure ferroso-potassique. L'acide tannique précipite complétement la colle, comme nous l'avons déjà dit, et forme avec elle une combinaison insoluble, qui ne craint pas la putréfaction. A l'état humide, cette combinaison est molle et élastique ; sèche, elle devient dure et cassante. Le précipité composé d'acide tannique et de colle est la substance du cuir. Les alcalis enlèvent au tannate de colle une partie de son acide. Suivant Mulder, l'acide tannique se combine en plusieurs proportions diverses avec la colle. Si l'on emploie un excès de cet acide, il se produit un composé neutre de 135 à 136 parties d'acide sur 100 de colle. Lorsque l'acide n'est pas en excès, la combinaison qui se forme en contient deux atomes pour trois de colle. L'acide acétique dissout complétement le précipité obtenu par l'acide tannique, ce qui fait que ce dernier ne précipite pas la colle de la dissolution acétique (1). Quand on fait passer du chlore gazeux à travers une dissolution de colle, il se forme, outre de l'acide chlorhydrique, un précipité de filaments blancs, flexibles, visqueux, probablement composés de chlore ou d'acide chloreux et de colle, dans lesquels Mulder admet quatre atomes de cette dernière et un d'acide chloreux : la combinaison est insoluble dans l'eau, l'alcool et l'éther ; par une ébullition prolongée, elle se dissout en petite quantité dans l'eau ; les acides nitrique et acétique la dissolvent aisément, avec dégagement de chlore ; elle est également très soluble dans la potasse caustique et l'ammoniaque. Il existe aussi des combinaisons d'un atome de colle et d'un atome ou d'un atome et demi d'acide chloreux. La teinture d'iode précipite, de la dissolution de colle, des filaments élastiques d'un brun foncé, qui se dissolvent dans l'eau bouillante, mais non dans l'eau froide, et sont solubles aussi dans l'alcool chaud, l'acide nitrique et l'acide acétique. Les alcalis étendus n'opèrent aucun changement dans la colle. Lorsqu'on sature une dissolution alcaline de cette dernière par l'acide carbonique, elle ne se solidifie pas. La dissolution de colle absorbe de l'hydrate calcique. Il existe beaucoup de combinaisons de colle avec des sels. Cette substance dissout le phosphate calcique récemment précipité. Le précipité qui se produit quand on la fait bouillir avec du sulfate ferrique contient trois atomes de colle, six d'oxyde ferrique et un d'acide sulfurique. Le précipité produit par le chlorure mercurique n'a point été examiné. La colle forme aussi des composés insolubles avec le sulfate et le chlorure platiniques.

II. *Substance qui donne de la chondrine.* La *chondrine* a été découverte par J. Muller. On l'obtient en faisant bouillir la cornée,

____

(1) J. Schwann, *Mikroskopische Untersuchungen*, p. 32.

les cartilages permanents (du nez, de l'oreille, des voies aériennes, des côtes et des surfaces articulaires), et les os avant l'ossification. Pour certaines de ces parties, notamment les cartilages fibreux de l'oreille et du nez, une ébullition prolongée est nécessaire. En général, un cartilage fournit d'autant moins de chondrine, et en donne d'autant plus difficilement, qu'il contient plus de corpuscules cartilagineux et moins de substance intermédiaire.

La chondrine se comporte avec l'eau comme la colle; mais elle paraît ne pas donner une gelée aussi ferme; car, d'après les expériences de Simon, il en faut une partie sur vingt d'eau pour que la dissolution se prenne en masse. Elle ne diffère également point de la colle, eu égard à sa manière de se comporter avec l'acide tannique, le chlore, l'alcool aqueux, l'éther, la créosote et le chlorure mercurique. Mais ce qui la distingue, c'est celle dont elle réagit sur les acides et les sels. L'alun et le sulfate aluminique la précipitent de ses dissolutions, en grands flocons blancs et compactes. Les précipités sont insolubles dans l'eau, tant froide que chaude; mais ils se dissolvent dans un excès du réactif. La chondrine donne des combinaisons insolubles avec tous les acides, même les acides acétique, lactique, arsénieux et arsénique. Toutes les combinaisons, à l'exception de celle que produisent les acides acétique et arsénieux, se redissolvent dans un excès de l'acide. Lorsqu'on sature l'acide acétique par du carbonate potassique, il se reproduit une dissolution complète. Les précipités dus à l'alun, au sulfate aluminique, et à l'acide acétique, sont redissous par l'addition d'une grande quantité d'acétate potassique, de soude et de chlorure sodique. Le sulfate ferrique détermine, dans la dissolution de chondrine, un précipité abondant, qui se redissout dans un excès du réactif et à chaud. Ce précipité contient, d'après Mulder, 12,44 de sulfate ferrique et 87,59 de chondrine, ou deux atomes du premier et un de la seconde. L'acétate plombique fait naître, dans la dissolution de chondrine, un précipité qui se redissout si l'on continue d'ajouter du sel. Une dissolution très concentrée de chondrine n'est point troublée par la potasse caustique.

Mulder a trouvé, dans 100 parties de chondrine, 14,44 de nitrogène, 49,56 de carbone, 6,63 d'hydrogène, 28,59 d'oxygène et 0,38 de soufre; d'où il déduit la formule suivante : $N^{80} C^{320} H^{520} O^{140} S$. Le poids atomique est de 48987,15. La chondrine contient encore 6,37 pour cent de sels inorganiques.

III. *Portion du tissu élastique qui donne de la colle.* La colle du tissu élastique a plus d'analogie avec la chondrine qu'avec la colle proprement dite. Sa dissolution est troublée par l'acétate plombique et l'acide acétique ; l'alun et le sulfate aluminique la précipitent ; le sulfate ferrique la trouble à peine. Le précipité produit par le sulfate aluminique ne se dissout pas dans un excès du réactif.

IV. *Pyine.* Découverte dans le pus par Gueterbock, la pyine existe aussi dans d'autres produits pathologiques, dans le mucus et dans la matière tuberculeuse, mais elle ne paraît pas y être constante. Vogel n'a pu la trouver dans le pus ; F. Simon l'a également parfois cherchée en vain dans le pus et les tubercules. Gueterbock l'extrait en faisant bouillir des bourgeons charnus et des fausses membranes récentes ; Schwann (1) et G. Simon (2) l'ont obtenue, ou du moins une substance analogue, en traitant de même la peau du fœtus. Simon se l'est procurée aussi en faisant bouillir des bourgeons charnus et des condylomes. On la retire donc de toutes les parties qui consistent en tissu cellulaire non encore entièrement développé.

Voici comment Gueterbock s'y prend pour l'extraire du pus. Il la précipite par l'alcool, en même temps que l'albumine, et l'enlève par l'eau au précipité. Une petite quantité d'albumine, que l'eau dissout avec elle, peut être précipitée par l'ébullition, et ensuite séparée par la filtration.

L'acide acétique et l'alun font naître un sédiment dans la dissolution aqueuse. L'alun est plus sensible comme réactif, parce qu'il précipite la pyine en flocons d'une dissolution dans laquelle l'acide acétique se borne à faire naître un trouble. Le précipité n'est dissous ni par l'acide acétique, ni par l'alun, ni par les sels neutres. Une goutte d'acide chlorhydrique colore la dissolution aqueuse en jaune ; mais elle redevient incolore si l'on y ajoute davantage d'acide. Le cyanure ferroso-potassique ne précipite rien de cette liqueur acide. Le chlorure mercurique produit dans la dissolution de pyine un trouble blanc, que l'acide acétique ne fait point diparaître. L'acétate plombique, le sulfate cuivrique et l'acide tannique la précipitent également. A l'état sec, la pyine est une poudre grise, qui ne se redissout pas complétement dans l'eau.

La substance que G. Simon a obtenue des bourgeons charnus ne

(1) *Mikroskopische Untersuchungen*, p. 143.
(2) MULLER, *Archiv*, 1839, p. 26.

différait de celle qui vient d'être décrite que parce que le trouble causé par l'acide chlorhydrique était blanchâtre, et diminuait bien un peu, mais ne disparaissait pas complétement par l'addition d'une plus grande quantité d'acide.

ARTICLE IV.

DE L'HÉMATINE.

L'*hématine* ou *hématosine*, la partie colorante du sang, est contenue dans les globules de ce liquide; mais elle existe aussi, en certaines circonstances, à l'état de liberté dans sa partie fluide. En effet, les globules du sang sont des vésicules, pleines d'un contenu liquide, qui nagent dans le plasma. Entre le contenu des vésicules et le liquide qui entoure celles-ci, il se fait, par endosmose, un échange tel que les vésicules, quand le liquide ambiant est concentré, lui abandonnent de l'eau et s'affaissent, tandis que, dans le cas contraire, elles lui en enlèvent et deviennent turgescentes, en même temps que les matériaux solides qu'elles contiennent se répandent dans le liquide.

L'albumine que renferment les vésicules et le liquide du sang frais s'y trouve à l'état soluble dans l'eau. Le sérum chargé d'albumine est un liquide clair et parfaitement homogène après qu'on l'a débarrassé des globules. L'hématine qu'on met en évidence par les procédés qui seront indiqués plus loin, a perdu sa solubilité dans l'eau. C'est pourquoi on admet, dans la supposition que la méthode employée pour la séparer n'occasionne aucun changement chimique en elle, qu'elle peut, comme l'albumine et la fibrine, se présenter sous deux états, fraîche et coagulée.

Huenefeld croit avoir obtenu de l'hématine non coagulée par le procédé suivant. Il suspend dans de l'éther le caillot du sang coupé en tranches minces; l'éther prend une belle couleur rouge, et, après l'évaporation spontanée, laisse un résidu rouge qui exhale l'odeur du sang frais, et contient un peu de graisse. Lorsque la dissolution est restée pendant quelque temps en repos, l'hématine passe d'elle-même à l'état coagulé. On obtient aussi cette substance non coagulée en lavant le caillot du sang; mais alors, outre la matière colorante dissoute, l'eau contient encore des globules entiers, qui seulement sont gonflés.

Les méthodes auxquelles on a recours pour se la procurer pure sont fondées sur ce que l'alcool dissout ses combinaisons avec les acides, tandis qu'il n'attaque point les parties albumineuses du sang et des globules à l'état coagulé.

1° Gmelin indique deux méthodes. Il a trouvé que quand on fait bouillir du sang avec une grande quantité d'alcool, la matière colorante se dissout dans ce véhicule, après la distillation duquel on obtient un résidu brun foncé et soluble dans l'eau. Une autre méthode consiste à coaguler le sang, et à le traiter par l'acide chlorhydrique. Si le sérum est assez étendu, la matière colorante reste, et on peut la dissoudre au moyen de l'alcool. Dans le premier cas, l'hématine était combinée avec un alcali ; dans le second, elle l'était avec un acide, dont Gmelin ne l'a pas séparée. En outre, sa matière colorante contenait les parties extractives du sang solubles dans l'alcool, et peut-être de la caséine.

2° Lecanu donne aussi plusieurs méthodes.

a. On lave le caillot avec de l'eau ; on précipite la liqueur rouge par l'acide sulfurique ; on lave le précipité d'abord avec de l'eau aiguisée d'acide sulfurique, puis avec de l'alcool aqueux, et on le fait sécher.

b. On mêle du sang fouetté avec de l'acide sulfurique étendu, puis on lave avec de l'alcool froid, et on le soumet à la presse.

c. On traite du sang fouetté par le sous-acétate plombique, ce qui procure un précipité d'albuminate plombique. La liqueur rouge est filtrée, et on la lave tant que le liquide passe rouge. On précipite l'oxyde plombique par le sulfate sodique, puis la dissolution par l'acide sulfurique. Comme dans les cas précédents, on débarrasse le précipité de l'acide libre par le moyen de l'alcool froid.

La combinaison obtenue par l'un ou l'autre de ces procédés est bouillie à plusieurs reprises avec de l'alcool, qui laisse la portion albumineuse des globules du sang. On décompose la dissolution alcoolique du sulfate d'hématine par l'ammoniaque caustique ; il se précipite du sulfate ammonique ; après l'évaporation, on enlève celui-ci par l'eau, et la graisse par l'éther. Dans ce cas aussi, l'hématine contient au moins des matières extractives.

3° Berzelius sépare les globules du sérum en filtrant le sang après l'avoir mêlé avec du sulfate sodique. Ce sel empêche la coagulation de la fibrine, et les globules restent seuls sur le filtre. Alors on les fait bouillir avec de l'alcool, auquel on a ajouté un peu d'acide sulfurique étendu, jusqu'à ce que le menstrue ne se colore plus, et que le résidu soit d'un blanc gris. Les dissolutions alcooliques sont mêlées avec de l'ammoniaque caustique ou carbonatée : il se précipite du sulfate ammonique. La liqueur filtrée donne, après la distillation, l'hématine sous la forme d'une poudre presque noire, de laquelle l'éther extrait de la graisse. C'est, à ce qu'il paraît, de cette manière qu'on l'obtient le plus pure.

4° Simon enfin indique le procédé suivant. On fait bouillir du sang fouetté, pour coaguler l'albumine, après quoi on évapore jusqu'à siccité. Le résidu sec est bouilli d'abord avec de l'éther, puis avec de l'alcool aqueux. L'alcool dissout l'alcali existant, les lactates, l'osmazome et l'hématine. La liqueur alcoolique, en se refroidissant, abandonne l'hématine, sous la forme de flocons, et retient les autres substances. On recueille les flocons rouges, et on verse dessus de l'alcool aqueux acide. Ce menstrue dissout le sulfate d'hématine ; on sépare l'acide sulfurique par l'ammoniaque, de la manière qui vient d'être indiquée.

L'hématine pure est d'un noir brunâtre, avec quelques points brillants, inodore et insipide. Lecanu l'a trouvée brune, avec l'éclat métallique. Elle est insoluble dans l'eau, l'alcool et l'éther. Mulder prétend que les graisses et les huiles volatiles la dissolvent à chaud. Sanson assure qu'elle est soluble dans l'alcool, l'éther et les acides étendus. Mais, suivant les conjectures de Lecanu, l'hématine de Sanson est modifiée par l'acide sulfurique concentré qui a été employé pour la préparer. Lecanu se procurait cette modification en traitant l'hématine par l'acide chlorhydrique concentré, ou par un acide sulfurique étendu de six parties d'eau.

Mulder assigne à l'hématine la composition suivante :

Nitrogène.	10,54 . .	10,46 . .	10,57
Carbone.	66,9 . .	66,20 . .	65,73
Hydrogène.	5,30 . .	5,44 . .	5,28
Oxygène	11,01 . .	11,15 . .	4,97
Fer.	6,66 . .	6,75 . .	6,45

Sa formule est : $N^6 C^{44} H^{44} O^6 Fe$; le poids atomique 5108,01. L'oxyde ferrique de la cendre contient un peu d'oxyde manganésique, qui en fait même un tiers, selon Wurzer. Il a déjà été parlé de l'état dans lequel le fer se trouve dans le sang.

L'hématine brûle sans se fendre, ni se boursoufler, avec une odeur de corne. A la distillation sèche, elle donne des subs'ances ammoniacales. Les acides minéraux concentrés la décomposent.

Avec les acides minéraux étendus l'hématine forme, comme nous l'avons dit, des combinaisons insolubles dans l'eau, mais solubles dans l'alcool, d'où l'eau les précipite. Cent parties de cette substance sèche en absorbent 13,23, à 12,71 de gaz chlorhydrique, et en abandonnent la moitié quand on les chauffe, de sorte que dans le dernier cas il y a un atome et demi d'acide chlorhydrique pour deux d'hématine. Le chlore se combine avec l'hématine, sans décomposition; il résulte de là une substance d'un vert foncé, soluble dans l'alcool aqueux. La dissolution spiritueuse ne change point par les acides ni par les alcalis; le sulfide hydrique et l'ammoniaque la colorent en rouge à chaud. D'après Mulder, cette substance peut être considérée comme une combinaison d'un atome d'hématine avec douze atomes de chlore. Lorsque du chlore gazeux se combine avec de l'hématine dissoute ou suspendue dans de l'eau, il la décolore; le fer se précipite, uni à de l'acide chlorhydrique, et une portion du chlore, se combinant avec l'oxygène de l'eau, produit de l'acide chloreux, qui s'unit à l'hématine. Le chlorite d'hématine se sépare sous la forme de flocons; son analyse donne $C^{41} H^{41} N^6 O^6$ $+ 6 (Chl.^2 O^3)$, ou un atome d'hématine, dans laquelle le fer est remplacé par six atomes d'acide chloreux. La combinaison est insoluble dans l'eau, mais soluble dans l'alcool et l'éther. La potasse, la soude et l'ammoniaque aqueuse dissolvent l'hématine avec une couleur rouge de sang foncée; les combinaisons sont solubles dans l'eau, l'alcool et l'éther. Les carbonates alcalins dissolvent également l'hématine. Mulder a obtenu des combinaisons de cette substance avec les oxydes argentique, plombique et cuivrique.

Ce ne sera que plus tard, quand nous décrirons les globules du sang, qu'il pourra être question des influences qui modifient la couleur du sang en la rendant ou plus claire ou plus foncée.

ARTICLE V.

DES PRINCIPES CONSTITUANTS PARTICULIERS DE LA BILE.

Je réunis ici les substances qui ont été trouvées dans la bile, indépendamment des substances généralement répandues (albumine, caséine, extractif, graisse, sels) et du prétendu mucus (épithélium). Je le fais dans l'espérance qu'avec le temps on reconnaîtra que ces diverses substances ne sont que des modifications d'une seule et même matière biliaire essentielle. Les anciens admettaient un principe de la bile, un corps résineux, qui forme un savon en se combinant avec l'alcali, et Berzelius même obtint, dans une première analyse, une matière bilieuse simple, qui s'unissait aux acides minéraux pour produire un composé insoluble dans un excès d'acide. Après avoir retiré de la bile un grand nombre de substances qui semblent plutôt avoir été produites qu'avoir été extraites de ce liquide, on est presque sur le point d'en revenir à la manière de voir des anciens.

Thénard précipita, au moyen de l'acétate plombique peu basique, une substance qu'ils éparait de l'oxyde plombique par l'acide nitrique ; c'est la *résine biliaire*, matière résineuse, verte, peu soluble dans l'eau, et complétement soluble dans l'alcool. Le liquide qui avait fourni ce précipité donnait encore, par le sous-acétate plombique, une autre matière qui, après avoir été débarrassée de l'oxyde plombique, au moyen du sulfide hydrique, se dissolvait dans l'alcool et dans l'eau. Cette substance reçut le nom de *picromel*, en raison de sa saveur à la fois sucrée et amère. La résine biliaire se dissolvait dans la dissolution aqueuse du picromel, et il se reproduisait ainsi une espèce de bile. Thénard avait encore trouvé une matière jaune, le pigment, qui souvent, surtout dans la bile de bœuf, forme des dépôts et des concrétions.

La célèbre analyse de la bile de bœuf par Gmelin démontra que la résine biliaire de Thénard contenait encore du picromel, et son picromel de la résine biliaire, et que le picromel pur n'était point précipitable par le sous-acétate plombique. Gmelin examina la matière colorante jaune avec plus de soin, et trouva de plus deux autres substances particulières, qu'il obtint à l'état cristallisé, la taurine et l'acide cholique, outre quelques substances extractiformes moins importantes. Sa *résine biliaire* est d'un brun clair, transparente, cassante à froid, et fusible à quelques degrés au-dessus de cent. Elle se dissout aisément dans l'alcool, mais elle est insoluble dans l'eau, l'éther pur et les acides étendus. Le *picromel*, ou *sucre biliaire*, est incolore et inodore. Il a une saveur sucrée, qui persiste long-temps dans la bouche, mêlée d'une faible trace d'amertume ; il contient du nitrogène, se dissout sans peine dans l'eau, l'alcool et les acides concentrés, mais n'est pas soluble dans l'éther pur. La *taurine*, substance nitrogénée, donne de gros cristaux incolores et transparents, qui sont des prismes hexaèdres terminés par des pyramides à quatre ou six faces. Ces cristaux croquent sous la dent; ils ont une saveur piquante, ni douce ni salée; ils ne réagissent ni à la manière des acides, ni à celle des alcalis, et ne s'altèrent point à l'air ; ils se dissolvent dans quinze parties et demie d'eau froide, et dans moins d'eau bouillante. Ils sont presque insolubles dans l'alcool. Les alcalis, chauffés avec la taurine, dégagent de l'ammoniaque. D'après l'analyse de Demarçay, cette substance est composée de $N^2 C^4 H^{14} O^{10}$, de sorte que, suivant Lœwig, on peut la considérer comme une combinaison d'oxalate d'ammoniaque avec de l'eau, ou comme un composé soit de cyanogène, d'acide oxalique et d'eau, soit d'oxamide, d'acide oxalique et d'eau. L'*acide cholique* contient du nitrogène; il cristallise en fines aiguilles, se dissout à peine dans l'eau froide, peu dans l'eau bouillante, et facilement dans l'alcool ; il est plus fort que l'acide nitrique, et décompose les carbonates alcalins. D'après Dumas et Pelouze, il serait composé de $C^{42} H^{72} O^{10}$, et par conséquent ne contiendrait pas de nitrogène. La *matière colorante* n'a pu encore être séparée de la bile normale; Gmelin l'examina telle qu'elle existe dans les concrétions biliaires. L'hydrate potassique est le menstrue dans lequel elle se dissout le plus facilement ; l'acide chlorhydrique l'en précipite, sous la forme d'épais flocons d'un vert foncé. Quand on ajoute peu à peu de l'acide nitrique, la dissolution de cette substance devient d'abord verte, puis bleue, violette, rouge, enfin, au bout de quelque temps, jaune. Ces réactions font reconnaître la présence de la matière colorante de la bile dans d'autres liquides animaux, le sérum, l'urine, le plasma du sang, etc. Le chlore produit le même jeu de couleurs, mais d'une manière moins vive.

Demarçay a donné le nom d'*acide choléinique* au principe amer et soluble dans l'eau, de la bile. Il regarde la bile comme un savon de cet acide et de soude. Lorsqu'on verse un autre acide dans la bile, il se produit un sel sodique, et l'acide choléinique est mis à nu. L'acétate plombique fait naître un précipité de choléinate plombique. L'acide choléinique, séparé par les acides ou le sel plombique, donne, quand on le combine avec de la soude, un sel tout-à-fait semblable à la bile. Demarçay a indiqué une méthode à l'aide de laquelle on peut le convertir en taurine, résine biliaire, ou acide cholique. Le picromel n'est autre chose, suivant lui, que la combinaison d'acide choléinique et de soude qui fait la base de la bile. La méthode de ce chimiste pour mettre l'acide choléinique en évidence, est la suivante. On évapore la bile de bœuf jusqu'à siccité, on dissout le résidu dans l'eau, on ajoute à la liqueur de l'acide sulfurique étendu, on l'évapore, à une douce chaleur, jusqu'à ce qu'elle se trouble, et on la laisse alors refroidir : l'acide, qui se sépare sous la forme d'un magma vert, est lavé avec de l'eau distillée, et dissous dans de l'alcool ; on enlève l'acide sulfurique par l'eau de baryte, et, au moyen de l'éther, l'acide margarique qui peut exister. Ou bien on dissout la bile sèche dans de l'eau, et on précipite par l'acétate plombique neutre ; le précipité se dissout en partie dans l'alcool ; on décompose la liqueur par le sulfide hydrique, on la filtre, et on l'évapore.

L'acide choléinique sec est jaune, spongieux, facile à pulvériser, d'une saveur fort amère. Insoluble dans l'éther, il est très soluble dans l'eau, et plus encore dans l'alcool. Il ne peut pas être précipité de la bile par les acides végétaux ; mais lorsqu'une fois il l'a été par les acides minéraux, l'acide acétique, l'acide tartrique et l'acide citrique le précipitent de ses combinaisons avec les alcalis. Il chasse l'acide carbonique des carbonates alcalins et terreux, avec les bases desquels il forme de nouveaux sels.

La formule de cet acide est, selon Demarçay, $N^2 C^{41} H^{66} O^{18}$; suivant Dumas et Pelouze, $N^2 C^{42} H^{72} O^{12}$. Le poids atomique est de 5040,86.

La bile ne se putréfie pas quand on lui enlève son mucus. A chaud, l'acide choléinique se boursoufle, brûle avec une flamme très fuligineuse, et laisse un charbon volumineux. Lorsqu'on fait bouillir sa dissolution aqueuse avec de l'acide chlorhydrique, de l'acide sulfurique ou de l'acide phosphorique, il se produit de la taurine et une substance analogue à la résine biliaire, *l'acide choloïdinique*, selon Demarçay. D'après la formule que ce dernier a donnée de l'acide choléinique, on peut admettre, selon la remarque de Lœwig, que

$$
\begin{array}{lr}
\text{1 atome d'acide choléinique} \dots \dots & N^2 C^{41} H^{66} O^{12} \\
+\ \text{1 atome d'eau} \dots \dots \dots \dots & H^8 \quad O^4 \\
\hline
 & N^2 C^{41} H^{74} O^{16}
\end{array}
$$

forment

$$
\begin{array}{lr}
\text{1 atome d'acide choloïdinique} \dots & C^{47} H^{60} O^5 \\
\text{1 atome de taurine} \dots \dots \dots & N^2 C^4 H^{14} O^{10} \\
\hline
 & N^2 C^{41} H^{74} O^{16}
\end{array}
$$

L'acide choloïdinique, dont nous venons d'indiquer le mode de préparation et la composition, est jaune, inodore, très amer, insoluble dans l'éther, peu soluble dans l'eau et très soluble dans l'alcool. Il décompose les carbonates, et forme avec leurs bases des sels acides peu solubles dans l'alcool. Tous les sels de cet acide seront facilement décomposés par l'eau, en sur-sels et en sous-sels.

Les alcalis caustiques décomposent l'acide choléinique en acide cholique et en ammoniaque.

L'analyse la plus récente de la bile est une seconde que Berzelius a entreprise. Ce chimiste regarde comme élément principal de la bile une substance électro-négative particulière, qu'il appelle *biline*. La biline est très facile à décomposer. Les acides la convertissent en cinq autres corps, acide fellinique, acide cholinique, taurine, dyslysine et ammoniaque. Ces changements, notamment la formation des acides fellinique et cholinique, s'opèrent déjà d'eux-mêmes dans la bile, et s'effectuent même dans le corps vivant; mais ils marchent plus ou moins vite suivant les circonstances, et peuvent quelquefois ne pas avoir lieu. Quand on conserve long-temps la bile, il se produit en outre deux nouvelles substances, l'acide cholanique et l'acide fellanique. Berzelius pense que la substance précédemment décrite par lui comme matière biliaire, est, de même que l'acide choléinique de Demarçay, un mélange de biline avec de l'acide fellinique et de l'acide cholinique. A l'égard de l'acide cholique, il se réunit à ce dernier pour le regarder comme un produit de l'ébullition de la matière biliaire avec les alcalis. Enfin Berzelius distingue encore deux pigments, la biliverdine et la bilifulvine, et quelques matières extractives particulières.

Deux méthodes sont indiquées par ce chimiste pour la préparation de la biline.

1° Après avoir séparé le mucus de la bile de bœuf par le moyen de l'acide acétique, on précipite la liqueur par l'acétate plombique. Le précipité jaune, qui consiste en combinaisons de matières colorantes et d'acides gras avec de l'oxyde plombique, est réuni sur un filtre, et la liqueur précipitée de nouveau par le sous-acétate plombique. Le précipité contient les acides de la bile, avec une partie de la biline. La plus grande partie de cette dernière reste dissoute; après avoir précipité l'excès de plomb par le sulfide hydrique, on évapore à siccité. Cette biline est mêlée avec des cristaux d'acétate sodique, et c'est ce qu'on appelait autrefois sucre biliaire.

2° On dessèche de la bile de bœuf, on enlève la graisse au moyen
de l'éther, et on dissout le résidu dans l'alcool : il reste du mucus et
des sels ; on verse dans la liqueur du chlorure barytique, qui précipite la biliverdine, puis de l'eau de baryte, qui précipite la bilifulvine. Ensuite on redissout la masse desséchée dans de l'alcool, et on
verse de l'acide sulfurique étendu jusqu'à ce qu'il ne se précipite
plus de sulfates des bases contenues dans la liqueur. On ajoute alors
du carbonate plombique, pour enchaîner l'acide sulfurique et les
acides gras, et l'on chasse l'excès de plomb par le sulfide hydrique.
La masse restante se compose de biline et d'acide fellinique ; on la
dissout dans l'eau, et on met la liqueur en digestion avec de l'oxyde
plombique ; il se forme un mélange emplastique de fellinate et de cholinate plombiques, avec de la biline ; mais la plus grande partie de cette
dernière reste dissoute ; on l'obtient à l'état sec par l'évaporation.

La biline est une masse claire, incolore, non cristalline, inodore, de
saveur amère, vaguement douceâtre, très soluble dans l'eau et l'alcool, insoluble dans l'éther. Sa dissolution dans l'eau n'est point
précipitée par les acides, même l'acide tannique. Le chlore, les alcalins, et les sels terreux ou métalliques ne la précipitent pas non
plus. Mais quand on la mêle avec une grande proportion d'hydrate
ou de carbonate alcalin, il se sépare une combinaison d'alcali et de
biline, insoluble dans la liqueur alcaline et soluble dans l'alcool. De
là suit que la biline se combine avec les oxydes, mais que la solubilité
des combinaisons dans l'eau empêche les réactions de se prononcer.
On peut faire passer pendant long-temps du chlore à travers une dissolution de biline sans qu'il s'opère aucun changement ; mais, à la
température de 60 degrés, une portion de la biline est transformée
en acides fellinique et cholinique, par l'acide chlorhydrique qui se
produit. De la masse évaporée jusqu'à siccité on obtient de la taurine.

La biline a tant de tendance à se métamorphoser en un corps
acide, que, même quand on l'évapore, elle commence à rougir le
tournesol. Cette propension est singulièrement activée par les acides, surtout à chaud. Les acides minéraux métamorphosent complétement la biline, de manière à n'en pas laisser qui n'ait subi de
changement, et les produits de la métamorphose se précipitent pour
la plus grande partie. Les acides végétaux ne déterminent qu'une
transformation incomplète, et retiennent les produits dissous. Dans
cette métamorphose, la biline se convertit, comme nous l'avons dit,
en cinq corps. D'abord, quand on la dissout dans de l'acide chlor-

hydrique étendu , avec lequel on la laisse quelque temps en digestion, il se sépare un corps oléagineux jaune, mélange de biline, d'a-
cide cholinique et d'acide fellinique, les mêmes acides qui se
précipitent sous la forme d'un magma onguentacé quand on extrait
la biline de la bile au moyen de l'oxyde plombique. Si l'on continue la digestion avec l'acide, ce corps oléagineux se transforme
aussi peu à peu, et il se précipite une matière résiniforme. En ce
moment, la biline a complétement disparu : la liqueur contient de
l'ammoniaque et de la taurine; la matière résiniforme (résine biliaire de Gmelin, acide choloïdinique de Demarçay) se compose
d'acide cholinique, d'acide fellinique et d'un nouveau corps rési-
noïde, la *dyslysine*. On extrait les deux premiers par l'alcool froid.
La dyslysine reste sous la forme d'une masse d'apparence résineuse;
elle se dissout difficilement dans l'alcool bouillant, dont elle se sépare par le refroidissement et l'évaporation, en une masse terreuse blanche. Jusqu'ici on ne l'a pas ultérieurement examinée.

Les deux acides dissous par l'alcool sont séparés l'un de l'autre en
saturant la liqueur avec de l'ammoniaque étendue, et le concen-
trant par l'évaporation. Le cholinate ammonique se dépose sous la
forme d'une masse dure , et le fellinate ammonique reste dissous.

L'acide chlorhydrique, versé dans le fellinate ammonique, précipite l'*acide fellinique* en flocons d'un blanc de neige qui conservent leur
blancheur après la dessiccation. Les dernières portions de biline y
tiennent avec opiniàtreté , mais on parvient à les enlever par un lavage prolongé. L'acide fellinique est facile à pulvériser, inodore ,
d'une saveur amère, fusible au-dessus de $+$ 100 degrés; il s'en-
flamme à une chaleur plus forte, et brûle comme une résine, en
laissant un charbon boursouflé , qui se consume lui-même sans résidu. L'eau en dissout une certaine quantité à la faveur de l'ébullition ; il est très soluble dans l'alcool, même étendu. L'éther le dissout plus aisément que l'eau, mais moins facilement que l'alcool.
Les dissolutions rougissent le tournesol, et ont une saveur amère
franche. Avec les alcalis, l'acide fellinique forme des sels qui sont
solubles dans l'eau et l'alcool, insolubles dans l'éther ; un excès d'alcali caustique ou carbonaté les précipite sous la forme d'une masse
emplastique.

Pour obtenir l'*acide cholinique* pur, on traite la combinaison
ammonique par l'acide chlorhydrique étendu. L'acide se sépare en
flocons blancs et légers, qui, sur le filtre, pendant la dessicca-

tion, se réunissent en une masse brune, cassante, facile à pulvériser. Cette masse est très fusible, insoluble dans l'eau, soluble dans l'éther, et très soluble dans l'alcool. Les carbonates alcalins se combinent avec elle; la combinaison est peu soluble dans l'eau, mais elle se dissout facilement dans l'alcool. Le cholinate barytique forme un précipité non cohérent.

La combinaison des acides cholinique et fellinique et de biline qui se forme déjà dans la bile fraîche par la décomposition de la biline, et que l'on précipite au moyen de l'oxyde plombique, comme nous l'avons dit en décrivant la préparation de la biline, est appelée par Berzelius *acide bilifellinique*; car le mélange se comporte, à ce qu'il paraît, comme un acide, et peut être combiné avec des bases, de manière toutefois qu'une partie de la biline se sépare par la sursaturation. Il est vraisemblable que l'acide fellinique, peut-être aussi l'acide cholinique, se combinent chimiquement avec la biline en deux proportions différentes; car si l'on met digérer avec un carbonate alcalin l'acide bilifellinique précipité de la bile par l'oxyde plombique, et qu'on décompose, au moyen de l'acide sulfurique étendu, le bilifellinate alcalin ainsi produit, l'acide bilifellinique, qui est insoluble dans les liqueurs acides, se sépare sous la forme d'une masse emplastique molle, qu'on peut considérer comme une combinaison d'acides fellinique et cholinique avec le minimum de biline. L'éther enlève à cette combinaison une partie de ces acides fellinique et cholinique, et il reste un liquide épais, qui correspond à la combinaison de ces deux mêmes acides avec le maximum de biline. En faisant digérer de l'oxyde plombique avec cette combinaison, elle se décompose de nouveau en biline pure et en acide bilifellinique avec minimum de biline, qui s'unit à l'oxyde plombique et produit la masse emplastique dont nous avons parlé. On peut encore déplacer l'oxyde plombique par la potasse; et l'acide bilifellinique, mis à nu par l'acide sulfurique, abandonne à l'éther une nouvelle partie d'acide; ainsi de suite jusqu'à ce qu'il ne reste plus rien. Berzelius présume que la combinaison la plus riche en biline forme des sels neutres avec les bases, et que ces sels sont contenus dans la bile; qu'au contraire l'acide bilifellinique au minimum de biline est un produit factice des réactifs employés.

L'acide bilifellinique n'est point précipité par l'acide acétique; les acétates potassique et sodique le dissolvent facilement. Ces deux caractères seuls le distinguent de l'acide choléinique de Demarçay, et

Berzelius conclut de là que celui-ci contenait un excès d'acide fellinique et d'acide cholinique.

La métamorphose marche continuellement dans la bile épaissie
que les pharmaciens conservent : il s'ensuit que la biline diminue
sans cesse. Outre les produits qui ont été décrits jusqu'ici, il se
forme ce que Berzelius appelle les acides cholanique et fellanique,
qu'il n'est point parvenu jusqu'ici à obtenir de la bile fraîche.

L'*acide cholanique* est précipité par l'acide acétique, conjointement avec l'acide fellanique, sous la forme d'une masse emplastique. On dissout le précipité dans de l'ammoniaque caustique étendue,
et l'on évapore la liqueur. Le résidu est bouilli dans l'eau ; l'acide
cholanique se sépare, sous la forme d'un précipité blanc. Il représente une masse blanche, terreuse au toucher, décolorante, inodore,
insipide, n'entre en fusion que bien au-dessus de $+$ 100 degrés, et
brûle comme une résine. Il ne se dissout presque pas dans l'eau,
difficilement dans l'alcool froid et l'éther, plus aisément dans l'alcool chaud. C'est un acide faible, qui cependant décompose les
carbonates alcalins.

L'*acide fellanique* reste dans la liqueur de laquelle on a extrait
l'acide cholanique. L'acide chlorhydrique sépare de ce résidu,
après qu'on l'a fait épaissir, une masse semblable à un emplâtre,
de laquelle l'éther extrait l'acide fellanique. Celui-ci se précipite en
aiguilles cristallines déliées. Précipité par les acides de la dissolution de ses sels, il forme des flocons blancs, qui, après avoir été
desséchés, sont blancs et terreux, et fondent à une douce chaleur.
L'eau bouillante le dissout en assez grande quantité, l'alcool le dissout facilement, et, en se refroidissant, le laisse précipiter sous la
forme de prismes.

Il nous reste encore à examiner les deux substances que Berzelius regarde comme les principes colorants de la bile, la biliverdine et la bilifulvine.

On obtient la *biliverdine* en mêlant une dissolution alcoolique de
bile desséchée avec une dissolution de chlorure barytique. Il se produit un précipité vert foncé, qui est une combinaison de biliverdine
et de baryte, et d'où l'on extrait cette dernière par le moyen de
l'acide chlorhydrique étendu. On purifie la biliverdine restante en
la dissolvant dans l'alcool, après l'évaporation duquel elle demeure.
C'est une masse brillante, d'un vert brun, insipide, inodore, insoluble dans l'eau, très soluble dans les alcalis, et que les acides

précipitent en flocons verts de ses dissolutions alcalines. Elle se dissout dans les acides chlorhydrique et acétique, avec une belle couleur verte dans le premier, avec une couleur rouge dans le second. Elle ne contient pas de nitrogène. La biliverdine de la bile de bœuf paraît être identique avec la chlorophylle des végétaux. Dans la bile des animaux carnivores, elle possède d'autres propriétés, ou elle est unie à une autre matière colorante, dont on ne l'a point encore séparée. La bile de l'homme et celle du chien se comportent, avec l'acide nitrique et autres réactifs, comme le pigment biliaire de Gmelin dont nous avons donné précédemment la description.

Berzelius nomme *bilifulvine* une substance cristallisée, d'un jaune rougeâtre, qu'il a obtenue de la bile de bœuf épaissie, et qu'il considère comme étant encore problématique.

On est dans le doute de savoir jusqu'à quel point les résultats de cette analyse sont applicables à la bile humaine. Gmelin a trouvé dans cette dernière de la résine biliaire, du picromel et du pigment. Fromherz et Gugert, qui l'ont examinée d'après une tout autre méthode, ont obtenu des substances analogues, notamment de la résine biliaire, du picromel, de l'acide cholique (non cristallisé cependant), et de la matière colorante.

Tant que les principes constituants de la bile ne pourront pas être déterminés et mis en évidence avec plus de certitude, il sera difficile de décider si tous ou quelques uns d'entre eux se rencontrent aussi dans d'autres liquides, spécialement dans le sang. Ce qui rend vraisemblable que la matière colorante de la bile peut exister dans le sang, c'est la couleur jaune que prennent la peau et toutes les sécrétions dans les maladies du foie. Mais est-elle alors retenue dans le sang, ou bien les vaisseaux sanguins et lymphatiques l'absorbent-ils dans le foie? c'est une question physiologique sur laquelle je reviendrai dans un autre endroit. Cependant, je crois pouvoir faire déjà remarquer ici que la jaunisse produit des phénomènes absolument semblables lorsque la sécrétion biliaire coule sans obstacle, et même quand elle est accrue, dans l'état qu'on désigne sous le nom de polycholie. Chevreul (1), Lassaigne (2), Braconnot (3) et Le-

(1) *Journal de chimie médicale*, 1835, p, 135.
(2) *Ibid.*, 1826, p. 261, 267.
(3) *Ibid.*, 1827, p. 180.

canu (1) ont démontré l'existence de la matière colorante de la bile dans le sang des ictériques. Lecanu (2) prétend l'avoir trouvée dans le sang, et Sanson (3) l'a mise en évidence dans le sang de bœuf. Denis (4 dit même que la quantité de la matière colorante du sang, qu'il regarde également comme identique avec le pigment biliaire, est souvent aussi considérable dans le sang des personnes saines que dans celui des sujets ictériques. Simon (5) révoque en doute l'identité de cette matière colorante, qu'il nomme *hémaphéine*, avec celle de la bile, parce qu'elle ne produit pas le même jeu de couleur que cette dernière par l'acide nitrique. Cependant J. Vogel (6) a fait voir que cette réaction manque, ou peut demeurer inaperçue, quand on ajoute trop d'acide nitrique, parce qu'alors l'albumine se colore en jaune. Collard de Martigny prétend aussi avoir trouvé de la résine biliaire dans le sang d'un ictérique (7).

Parmi les autres liquides, le sérum du chyle ne contient point de matière colorante, suivant Denis (8), tandis que Braconnot l'a trouvée dans la sérosité des hydropiques. On l'a souvent extraite des humeurs sécrétées par les personnes atteintes de la jaunisse. Sa présence dans l'urine est connue, et l'action de l'acide nitrique sur ce liquide sert quelquefois comme moyen de diagnostic dans l'ictère.

Peut-être aussi le cérumen des oreilles contient-il une matière analogue à quelqu'un des matériaux constituants de la bile. Berzelius, après en avoir extrait de la graisse au moyen de l'éther, a retiré par l'alcool une substance d'un jaune brun, soluble dans l'eau, qui, après l'évaporation de la dissolution aqueuse, restait sous la forme d'un vernis jaune foncé, transparent, très brillant. Cette matière a une saveur extrêmement amère et nauséeuse. Elle est précipitée par l'acétate plombique neutre et le chlorure stanneux, mais elle ne l'est pas par le chlorure mercurique, et l'est à peine par l'acide tannique. Eberle, qui a appelé l'attention sur l'analogie de la bile avec le cé-

(1) *Nouvelles recherches sur le sang*, p. 33.
(2) *Ibid.*, p. 15.
(3) *Etudes sur les matières colorantes du sang*, Paris, 1835, p. 11.
(4) *Essai*, p. 122.
(5) *Medicinische Chemie*, p. 331.
(6) R. WAGNER, *Physiologie*, p. 167.
(7) BERZELIUS, *Traité de chimie*, t. VII, p. 80.
(8) *Loc. cit.*, p. 131.

rumen des oreilles (1), analogie jusqu'à présent plus apparente que réelle, rapporte en même temps un cas fort remarquable dans lequel, chez un sujet atteint d'une dégénérescence complète du foie, s'opérait une sécrétion très copieuse de cérumen, dont la suppression fut suivie des symptômes de l'ictère.

ARTICLE VI.

DE L'URÉE ET DE L'ACIDE URIQUE.

I. *Urée*. L'urée se rencontre dans l'urine, combinée à l'acide lactique (Cap et Henry (2)), dans le sang, surtout lorsque la sécrétion urinaire par les reins a reçu quelque atteinte, et dans d'autres liquides sécrétés du sang. Nysten l'a trouvée (3), après une ischurie prolongée, dans les liquides rejetés par le vomissement. Ensuite Prévost et Dumas l'ont découverte dans le sang d'animaux auxquels les reins avaient été extirpés. De nombreuses observations ont depuis confirmé cette découverte. Marchand (4) a trouvé de l'urée dans le sang de cholériques qui avaient été plusieurs jours sans uriner, et dans le liquide vomi par un chien auquel on avait lié les reins. Rayer et Guibourt (5), ainsi que Marchand (6), ont démontré sa présence dans la sérosité hydropique de personnes atteintes de la maladie de Bright. Enfin Marchand (7) l'a extrait aussi du sang de bœufs bien portants.

On sépare l'urée de l'urine au moyen de l'acide nitrique ou de l'acide oxalique. On évapore ce liquide jusqu'en consistance sirupeuse, et l'on y ajoute de l'acide nitrique. Par le refroidissement, le nitrate d'urée cristallise en lames jaunâtres, qu'on obtient incolores en les faisant redissoudre dans de nouvel acide nitrique et laissant cristalliser la liqueur. On enlève l'acide nitrique par le moyen du carbonate barytique, on évapore à siccité, on dissout l'urée à l'aide de l'alcool froid, et on la débarrasse de ce dernier par l'évaporation. Un autre mode de préparation consiste à évaporer l'urine, et à la traiter par l'alcool absolu, jusqu'à ce que ce menstrue ne

(1) *Verdauung*, p. 134.

(2) *Bulletin de l'Académie royale de médecine*, Paris, 1838, t. III, p. 220.

(3) *Rech. de chimie et de physiologie pathologiques*, p. 281.

(4) ERDMANN, *Journal*, 1837, t. XI, p. 449.

(5) *Gazette médicale*, 1836, juillet. — P. Rayer, *Traité des maladies des reins*, Paris, 1839, t. I, p. 78.

(6) MULLER, *Archiv*, 1837, p. 440.

(7) ERDMANN, *Journal*, 1838, t. XIV, p. 500.

dissolve plus rien ; on évapore la liqueur alcoolique , on dissout
le résidu dans de l'eau , et on mêle la dissolution avec une dissolution bouillante d'acide oxalique ; on purifie le précipité qui se produit , et qui est de l'oxalate d'urée , on précipite l'acide oxalique à
l'aide du carbonate calcique , et l'urée reste dissoute. On peut aussi
fabriquer cette dernière de toutes pièces ; pour cela , on dissout du
cyanate potassique dans l'eau , et on ajoute du nitrate argentique à
la liqueur ; il se précipite du cyanate argentique ; en versant une
dissolution de chlorure ammonique sur le précipité , on obtient du
chlorure argentique et une dissolution de cyanate ammonique ;
celle-ci , évaporée, dépose de l'urée. Le cyanate ammonique et l'urée
sont des composés métamériques. En effet ,

$$
\begin{array}{l}
\text{1 atome de cyanate} \\
\text{ammonique} =
\end{array}
\left\{
\begin{array}{ll}
\text{1 atome d'ammoniaque . .} & N^2 \quad H^6 \\
\text{1 atome d'acide cyanique .} & N^2 C^2 \quad\ O \\
\text{1 atome d'eau . . . .} & \underline{\qquad H^2 O}
\end{array}
\right.
$$

$$= \text{1 atome d'urée. . . . .} \quad N^4 C^2 H^8 O^2$$

Il se produit également de l'urée par la décomposition réciproque du cyanogène et de l'eau, et dans plusieurs décompositions de
l'acide urique dont nous parlerons bientôt.

Lorsque l'urée cristallise lentement , elle donne des prismes à
quatre pans , longs , étroits et incolores ; si la cristallisation a lieu
avec rapidité , elle prend la forme de fines aiguilles satinées. Sa pesanteur spécifique est de 1,35. Elle est inodore , d'une saveur fraîche , et sans action sur les couleurs végétales. Elle se dissout à parties égales dans l'eau d'une température moyenne , et en toutes
proportions dans l'eau bouillante. L'alcool en dissout à peu près le
cinquième de son poids à $+ 15$ degrés , et environ parties égales
avec le secours de la chaleur. L'urée est peu soluble dans l'éther
et les huiles essentielles. Elle entre en fusion à $+ 120$ degrés , sans
se décomposer.

Sa composition, comme nous venons de le dire , est $N^2 C^2 H^8 O^2$,
et son poids atomique de 756,86. On ne sait pas encore bien comment ces éléments sont combinés ensemble. La composition correspond , suivant la remarque précédemment faite , à du cyanate ammonique avec de l'eau (1).

Lorsqu'on chauffe l'urée à plus de 120 degrés, elle se décompose ;
de l'ammoniaque se dégage , et il reste de l'acide cyanurique. A une
plus forte chaleur encore , celui-ci se convertit en hydrate d'acide

____

(1) LIEBIG, *Organische Chemie*, t. I, p. 253.

cyanurique , qui reproduit de l'urée en se combinant avec l'ammoniaque dégagée. Par l'effet de la putréfaction , l'urée se transforme, avec deux atomes d'eau , en carbonate ammonique ,

$$
\begin{array}{ll}
\text{1 atome d'urée} \dots\dots\dots\dots\dots & N^2\ C^2\ H^8\ O^2 \\
\text{2 atomes d'eau} \dots\dots\dots\dots\dots & H^4\ O^2 \\
\hline
& N^2\ C^2\ H^{12}\ O^4
\end{array}
$$

qui se réduisent en

$$
\begin{array}{ll}
\text{2 atomes d'ammoniaque} \dots\dots\dots & N^2\ H^{12} \\
\text{2 atomes d'acide carbonique} \dots\dots & C^2\phantom{\ H^{12}\ }O^4 \\
\hline
= \text{2 atomes de carbonate ammonique} \dots\dots & N^2\ C^2\ H^{12}\ O^4
\end{array}
$$

L'urée est aussi métamorphosée de la même manière par la levure. Si on la fait bouillir avec de l'acide sulfurique étendu , elle dégage de l'acide carbonique , et laisse du sulfate ammonique. Bouillie avec de la potasse, elle se convertit en ammoniaque et en carbonate potassique.

L'urée se combine tant avec les acides qu'avec les bases. Elle est contenue dans l'urine à l'état de combinaison avec des acides, l'acide lactique chez l'homme, l'acide hippurique chez les bêtes à cornes et les chevaux, l'acide urique chez les oiseaux et les serpents. Le lactate d'urée cristallise en longs prismes à six pans , terminés par des plans obliques ; il a une saveur fraîche et piquante, se dissout facilement dans l'eau et l'alcool , peu dans l'éther , entre en fusion à la chaleur, et peut être sublimé sans subir de décomposition. Il contient 49,61 d'urée et 50,39 d'acide lactique. L'urine contracte également des combinaisons avec les acides minéraux et l'acide oxalique, sans se décomposer. On peut ou la mêler immédiatement avec l'acide , ou mêler de l'oxalate d'urée avec un sel calcique de l'acide qu'on veut unir à cette dernière. Le nitrate d'urée cristallise en grandes lames incolores ou en prismes ; il est soluble dans l'eau et l'alcool ; il a une saveur acide ; il se compose de 1 atome d'urée , de 1 atome d'acide nitrique, et de 1 atome d'eau. L'oxalate d'urée ne se dissout pas facilement dans l'eau à la température ordinaire, non plus que dans l'alcool, mais il est très soluble dans l'eau bouillante : il se compose également de 1 atome d'acide , 1 atome d'eau et 1 atome d'urée.

Si l'on ajoute du nitrate argentique, et ensuite de la potasse, à une dissolution d'urée , il se précipite une combinaison d'oxyde argentique et d'urée , qui est grise , et détone lorsqu'on la chauffe. On connaît aussi une combinaison d'urée avec l'oxyde plombique et une autre avec la baryte.

II. *Acide urique.* Cet acide existe, dans l'urine des animaux carnivores, à un état de combinaison encore inconnu. Chez les herbivores, il est remplacé par l'acide hippurique, qui existe aussi parfois chez les diabétiques, mais qu'on ne rencontre pas chez les hommes en santé. L'acide urique se trouve également dans les calculs urinaires et les concrétions arthritiques. Nysten l'a observé plusieurs fois, combiné avec de l'urée, dans les liquides vomis après la rétention d'urine. L'urine des oiseaux et des serpents est en grande partie composée d'urate ammonique pur.

La manière la plus facile d'obtenir cet acide consiste à traiter l'urine des serpents de la manière suivante : on fait bouillir l'urate ammonique impur avec de l'alcool, après quoi on le traite par l'eau froide ; puis, au moyen de l'acide chlorhydrique étendu, on enlève un peu de phosphate calcique mélangé ; ensuite on dissout l'acide urique dans une dissolution étendue et chaude de potasse caustique, et on filtre. La liqueur filtrée contient de l'urate potassique, qui s'en sépare à mesure qu'on la concentre par l'évaporation, les matières animales restant dissoutes ; on lave l'urate potassique avec de l'eau froide, on le dissout dans de l'eau bouillante, et tandis que la liqueur est encore bouillante, on la verse dans de l'acide chlorhydrique : l'acide urique se précipite sur-le-champ.

L'acide urique se précipite presque pur de l'urine humaine par le refroidissement ; du moins ne contient-il que des traces d'ammoniaque et de soude. Le précipité est d'abord pulvérulent et gris, puis il devient d'un rose pâle, et par la dessiccation il prend la forme d'écailles d'autant plus petites que l'acide est plus pur. Il est rare que l'urine qui se refroidit dépose de l'urate ammonique. Ce n'est qu'au bout de vingt-quatre à trente-six heures que ce sel cristallise au sein d'une urine qui n'avait pas formé d'abord de sédiment ; ou bien celui-ci est de l'acide urique pur si l'urine est alcaline. D'ailleurs, il reste toujours, dans l'urine refroidie, une quantité considérable d'acide urique dissous. En évaporant de l'urine humaine filtrée, il se forme un sédiment gris, qui est un mélange d'acide urique et de phosphate calcique. L'acide urique peut aussi être précipité de l'urine par l'addition d'une grande quantité d'acide nitrique ou d'acide chlorhydrique.

Cet acide est une poudre blanche, légère, composée de fines écailles, inodore, insipide, très peu soluble dans l'eau, insoluble dans l'alcool et l'éther, soluble, sans décomposition, dans l'acide sulfurique concentré. Il est composé de $N^8 C^{10} H^8 O^6$, et son poids atomique est de 2122,42. Fritsche a obtenu un hydrate cristallisé d'acide urique, consistant en 1 atome d'acide et 4 d'eau.

Dans diverses réactions que nous allons faire connaître, de l'urée se sépare de l'acide urique. On peut donc considérer cet acide comme une combinaison de :

$$\begin{array}{lll} \text{Urée.} \dots \dots \dots \dots & N^4 C^2 & H^8 O^2 \\ \text{avec un corps formé de.} \dots \dots & N^4 C^8 & O^4 \\ \hline & N^8 C^{10} & H^8 O^6 \end{array}$$

Liebig et Wœhler donnent le nom d'*urile* à ce corps. L'acide urique serait alors un acide composé, comme l'acide amygdalique, qu'on fabrique de toutes pièces avec l'acide formique et l'huile d'amandes amères, qui, dans certaines circonstances, se réduit en ses deux principes constituants, et dans lequel la capacité de saturation de l'acide formique n'est point changée. Cependant on n'est pas encore parvenu à isoler l'urile.

L'acide urique, soumis à la distillation sèche, fournit une grande quantité d'acide cyanhydrique, et en même temps un sublimé qui se compose d'urée et d'acide cyanurique. Lorsqu'on chauffe cet acide dans du chlore gazeux sec, il se forme de l'acide cyanique et de l'acide chlorhydrique. En le mêlant, dans de l'eau, avec du suroxyde plombique, on donne naissance à de l'allantoïne, de l'urée, de l'acide oxalique et de l'acide carbonique.

Parmi ces substances, l'*allantoïne* (acide allantoïque) se rencontre naturellement dans la liqueur allantoïque de la vache, par l'évaporation de laquelle elle cristallise. Elle se présente sous la forme de cristaux limpides, brillants, durs, à quatre pans, insipides, inodores, qui ne réagissent ni à la manière des acides ni à celle des alcalis. Elle se dissout dans quatre cents parties d'eau froide, et n'en exige que trente d'eau bouillante. A la distillation sèche, elle fournit du carbonate et du cyanhydrate ammoniques, et laisse un charbon spongieux. Chauffée avec de l'acide sulfurique concentré, elle donne de l'oxyde carbonique, de l'acide carbonique et du sulfate ammonique. Les alcalis caustiques la transforment en acide oxalique et ammoniaque. Liebig et Wœhler ont obtenu une combinaison de cette substance avec l'oxyde argentique. On peut considérer l'allantoïne comme une combinaison de

2 atomes de cyanogène et de 3 atomes d'eau, ou comme de l'oxalate ammonique anhydre, avec 1 atome de cyanogène :

$$
\begin{aligned}
&\text{2 atomes de cyanogène} \dots\dots \quad && N_2 C_4 \\
&\text{3 atomes d'eau} \dots\dots\dots\dots && H_6 O_3 \\
\hline
&= \text{1 atome d'allantoïne} \dots\dots\dots && N_2 C_4 H_6 O_3
\end{aligned}
$$

L'acide nitrique dissout l'acide urique, avec dégagement de gaz ; suivant la force de l'acide employé, il se forme des produits divers, que Liebig et Wœhler ont étudiés avec soin.

1° *Alloxane*, $N_4 C_8 H_8 O_{10}$. Lorsqu'on mêle ensemble de l'acide urique et de l'acide nitrique ayant une pesanteur spécifique de 1,45 à 1,5, il se dégage de l'acide carbonique et du gaz nitrogène en égales proportions, et il reste de l'alloxane. Cette dernière substance provient de la décomposition de l'urile ; les gaz sont le produit de celle de l'urée.

$$
\begin{aligned}
&\text{1 atome d'urile} \dots\dots\dots\dots && N_4 C_8 \quad O_4 \\
&\text{enlève à l'acide nitrique} \dots\dots && O_2 \\
&+\ \text{4 atomes d'eau} \dots\dots\dots && H_8 O_4 \\
\hline
&= \text{1 atome d'alloxane} \dots\dots\dots && N_4 C_8 H_8 O_{10}
\end{aligned}
$$

L'alloxane est une poudre cristalline blanche. Cristallisée avec de l'eau, elle donne de gros cristaux brillants et transparents, qui ont la forme du spath calcaire, et qui s'effleurissent à l'air. L'alloxane est très soluble dans l'eau ; elle a une saveur acidule et salée, désagréable, réagit à la manière des acides, et se détruit à la chaleur. Avec le suroxyde plombique, elle donne de l'urée et du carbonate plombique.

$$
\begin{aligned}
&\text{1 atome d'alloxane} \dots\dots\dots && N_4 C_8 H_8 O_{10} \\
&+\ \text{4 atomes d'oxigène} \dots\dots && O_4 \\
\hline
& && N_4 C_8 H_8 O_{14}
\end{aligned}
$$

se transforme en

$$
\begin{aligned}
&\text{1 atome d urée} \dots\dots\dots\dots && N_4 C_2 H_8 O_2 \\
&\text{6 atomes d'acide carbonique} \dots && C_6 \quad O_{12} \\
\hline
& && N_4 C_8 H_8 O_{14}
\end{aligned}
$$

2° L'*acide alloxanique* (acide érythrique de Brugnatelli), $N_4 C_8 H_4 O_8$. Etant cristallisé, il prend encore 1 atome d'eau. Cet acide se forme quand l'alloxane s'unit aux alcalis. En ajoutant de l'eau

de baryte à la dissolution d'alloxane, il se précipite de l'alloxanate barytique, qu'on décompose par l'acide sulfurique. L'acide
alloxanique est une masse acide, en cristaux rayonnants, très soluble dans l'eau. Il dissout le zinc, avec dégagement d'hydrogène. Le
sulfide hydrique ne lui fait subir aucune altération.

3° L'*acide mesoxalique*, $C^3 O^4 + 1$ atome d'eau. Quand on
chauffe la dissolution d'alloxanate barytique jusqu'à la faire bouillir,
l'acide se réduit en urée, qui se dissout, et en acide mesoxalique,
qui se combine avec la base.

$$\text{1 atome d'hydrate d'acide alloxanique.} \quad N^4\, C^8\, H^8\, O^{10}$$

se réduit en

$$
\begin{array}{lll}
\text{1 atome d'urée} \ldots\ldots\ldots\ldots & N^4\, C^2\, H^8\, O^2 \\
\text{2 atomes d'acide mésoxalique} \ldots\ldots & C^6 \quad\; O^8 \\
\hline
 & N^4\, C^8\, H^8\, O^{10}
\end{array}
$$

L'acide mésoxalique est cristallisable, fort acide, très soluble.
Sa manière de se comporter avec les sels argentiques est caractéristique. Saturé d'alcali, il donne, par le nitrate argentique, un précipité jaunâtre qui, à une douce chaleur, se réduit en argent métallique, avec un violent dégagement d'acide carbonique.

4° L'*acide mycomélinique*, $N^8 C^8 H^{10} O^5$. L'alloxane, dissoute
dans de l'ammoniaque caustique, forme du mycomélinate ammonique.

$$
\begin{array}{lll}
\text{1 atome d'alloxane} \ldots\ldots\ldots & N^4\, C^8\, H^8\, O^{10} \\
+\;\text{2 atomes d'ammoniaque} \ldots\ldots & N^4 \quad\; H^{12} \\
\hline
 & N^8\, C^8\, H^{20}\, O^{10}
\end{array}
$$

forme

$$
\begin{array}{lll}
\text{1 atome d'acide mycomélinique} \ldots & N^8\, C^8\, H^{10}\, O^5 \\
\text{5 atomes d'eau} \ldots\ldots\ldots\ldots & H^{10}\, O^5 \\
\hline
 & N^8\, C^8\, H^{10}\, O^{10}
\end{array}
$$

On sépare l'acide mycomélinique de ce sel par le moyen de l'a-
cide sulfurique étendu. Après la dissolution, il est jaune, terreux,
insipide, peu soluble dans l'eau froide, un peu plus soluble dans la
chaude. Le mycomélinate argentique forme des flocons jaunes;
chauffé, il produit du cyanate ammonique, qui se convertit en urée.

5° L'*acide paralbanique*, $N^4 C^5 O^6 + 2$ Aq., se forme quand on dissout de l'acide urique ou de l'alloxane dans de l'acide nitrique médiocrement étendu, et qu'on évapore la dissolution jusqu'en consistance sirupeuse. Si l'on admet que

$$1 \text{ atome d'urile} \ldots \ldots \ldots \ldots \quad N^4\,C^8\,O^4$$
$$\text{enlève à l'acide nitrique} \ldots \ldots \ldots \quad O^4$$
$$\overline{ N^4\,C^8\,O^8}$$

il se forme

$$1 \text{ atome d'acide parabanique.} \ldots \ldots \quad N^4\,C^6\,O^4$$
$$2 \text{ atomes d'acide carbonique.} \ldots \ldots \quad C^2\,O^4$$
$$\overline{ N^4\,C^8\,O^8}$$

L'acide cristallise en prismes larges, minces et incolores : il est très soluble, et a une saveur fort acide.

6° *L'acide oxalurique*, $N^4\,C^6\,H^8\,O^8$. Par l'action de fortes bases, l'acide parabanique se transforme, en absorbant de l'eau, en acide oxalurique.

$$1 \text{ atome d'acide parabanique.} \ldots \ldots \quad N^4\,C^6 \quad\quad O^4$$
$$+\, 4 \text{ atomes d'eau} \ldots \ldots \ldots \ldots \quad H^8\,O^4$$
$$\overline{= 1 \text{ atome d'acide oxalurique cristallisé .} \quad N^4\,C^6\,H^8\,O^8}$$

Si l'on dissout de l'acide parabanique dans de l'ammoniaque, il se produit de l'oxalurate ammonique, d'où un acide plus fort sépare l'acide oxalurique sous la forme d'une poudre cristalline blanche. Une dissolution de cet acide se convertit, à la chaleur de l'ébullition, en oxalate d'urée et en acide oxalique.

$$1 \text{ atome d'acide oxalurique.} \ldots \ldots \ldots \quad N^4\,C^6\,H^8\,O^8$$

se réduit en

$$1 \text{ atome d'urée} \ldots \ldots \ldots \ldots \quad N^4\,C^2\,H^8\,O^2$$
$$2 \text{ atomes d'acide oxalique} \ldots \ldots \quad C^4 \quad\quad O^6$$
$$\overline{ N^4\,C^6\,H^8\,O^8}$$

7° *L'alloxantine*, $N^4\,C^8\,H^{10}\,O^{10}$, doit naissance à l'action de l'acide nitrique très étendu sur l'acide urique. Il s'unit alors avec l'urile 1 atome d'oxygène et 5 atomes d'eau, et il se produit en même temps de l'acide carbonique, du nitrogène, du nitrate ammonique. L'alloxantine se forme aussi par la décomposition de l'alloxane au moyen de l'acide chlorhydrique : un dégagement d'acide carbonique a lieu, l'alloxantine se sépare, et il reste dans la dissolu-

tion du suroxalate ammonique. Il se produit également de l'alloxantine quand un atome d'hydrogène se combine avec de l'alloxane.
Fait-on passer un courant de sulfide hydrique dans une dissolution
d'alloxane, l'alloxantine se précipite, avec le soufre mis à nu, et on la
sépare en la faisant dissoudre dans de l'eau bouillante. Elle cristallise en prismes incolores, petits et durs, devient rosée et purpurine
dans l'air chargé d'ammoniaque, et est très difficilement soluble
dans l'eau froide. L'acide nitrique la transforme en alloxane. Elle
se comporte comme cette dernière avec le suroxyde plombique :
dissoute dans l'alcool, elle se convertit à l'air en oxalate ammonique,
avec absorbtion d'oxygène et formation d'eau.

8° L'*acide thionurique*, $N^6 C^8 H^{10} O^{12} S^2 + 2$ Aq. Quand il se
combine avec des bases, 2 atomes d'eau sont échangés contre
2 atomes de base. Une dissolution d'alloxane, saturée avec de
l'acide sulfureux, et ensuite avec de l'ammoniaque, puis chauffée,
dépose après le refroidissement du thionurate ammonique. L'acide
mis à nu est une masse blanche, cristalline, très soluble; il contient
les éléments d'un atome d'alloxane, d'un double atome d'ammoniaque et de 2 atomes d'acide sulfureux.

9° L'*uramile*, $N^6 C^8 H^{10} O^6$. Une dissolution d'acide thionurique,
chauffée jusqu'à l'ébullition, se transforme en acide sulfurique et
en uramile. On obtient aussi ce dernier produit en faisant bouillir
une dissolution de thionurate ammonique avec de l'acide chlorhydrique.

$$1 \text{ atome d'acide thionurique}. \ldots \quad N^6 C^8 H^{10} O^6 + 2SO^3$$

se transforme en

$$1 \text{ atome d'uramile} . \ldots \ldots \quad N^6 C^8 H^{10} O^6$$
$$2 \text{ atomes d'acide sulfurique}. \ldots \quad \underline{\hspace{4cm} 2SO^3}$$
$$N^6 C^{66} H^{10} O^6 + 2 SO^3$$

L'uramile se produit également, avec formation d'alloxane et d'a-
cide chlorhydrique, quand on fait bouillir une dissolution d'alloxantine mêlée avec du chlorure ammonique.

$$2 \text{ atomes d'alloxantine}. \ldots \ldots \quad N^8 \ C^{16} H^{20} O^{20}$$
$$1 \text{ atome de chlorure ammonique}. . \quad \underline{N^2 \qquad H^8 \qquad Chl^{\cdot}}$$
$$N^{10} C^{16} H^{28} O^{20} Chl^{\cdot}$$

se réduisent en

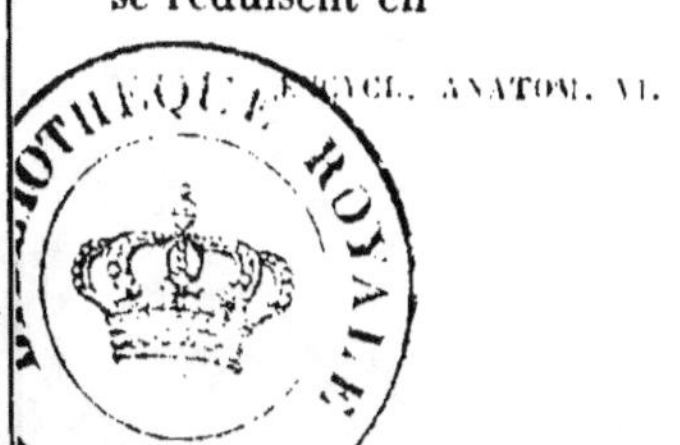

1 atome d'uramile.	$N^2 \ C^8 \ H^{10} \ O^6$
1 atome d'alloxane.	$N^2 \ C^8 \ H^8 \ O^{10}$
1 atome d'acide chlorhydrique. . .	$H^2 \qquad Chl^2$
4 atomes d'eau.	$H^8 \ O^4$

$$N^4 \ C^{16} \ H^{28} \ O^{20} \ Chl^2$$

L'uramile sèche est blanche, d'un brillant satiné, insoluble dans l'eau froide, soluble dans l'acide sulfurique et la potasse. Elle est précipitée du premier par l'eau, et de la seconde par les acides. L'acide nitrique concentré la convertit en alloxane, avec formation de gaz oxyde nitrique et de nitrate ammonique. On peut se la représenter composée d'un atome d'urile, 1 atome d'ammoniaque et 2 atomes d'eau.

10° L'*acide uramilique*. $N^4 \ C^{16} \ H^{50} \ O^{15}$ (?), se produit quand on fait chauffer long-temps l'uramile avec de l'acide sulfurique étendu. Il cristallise en prismes brillants, incolores, qui deviennent roses en se desséchant, et qui sont peu solubles dans l'eau froide.

11° Le *murexide*, $N^4 \ C^{12} \ H^{12} \ O^8$ (purpurate ammonique de Prout), naît des substances précédentes de plusieurs manières diverses : 1° de l'uramile, quand on la chauffe avec de l'oxyde mercurique et de l'eau : l'oxyde se réduit, et il se forme une dissolution d'un pourpre foncé, au sein de laquelle le murexide cristallise par le refroidissement ; 2° de l'uramile, en la dissolvant dans l'ammoniaque chaude, et en exposant la liqueur à l'air, ou y ajoutant de l'alloxane ; 3° de l'alloxantine, en mêlant sa dissolution bouillante avec un excès d'ammoniaque, puis avec de l'alloxane ; 4° de l'acide urique, en le dissolvant dans de l'acide nitrique étendu, et saturant avec de l'ammoniaque.

Dès que le murexide est formé, les liqueurs se colorent en pourpre foncé. Cette substance cristallise en prismes courts, à quatre pans, dont deux faces réfléchissent une lumière verte, avec le brillant métallique, comme les élytres des carabes dorés. A la lumière transmise, les cristaux sont d'un rouge de grenat, transparents. Pulvérisés, ils offrent une poudre d'un rouge brun, que le polissoir rend verte, avec un éclat métallique. Il est peu soluble dans l'eau froide, à laquelle il communique une magnifique couleur purpurine, se dissout plus facilement dans l'eau bouillante, et n'est soluble ni dans l'éther ni dans l'alcool. Il se dissout dans la lessive de potasse, avec une magnifique couleur d'indigo. Suivant Fritsche (1), le murexide serait réellement du purpurate ammonique. L'acide purpurique est facile à isoler, et dès qu'on le précipite de ses sels, il se convertit de suite en murexane. Mais, en décomposant le purpurate ammonique au moyen de sels, on peut transporter l'acide purpurique à d'autres bases. Dans ses sels, il se compose de $N^{10} C^{16} H^8 O^{10}$.

12° Le *murexane*, $N^4 C^6 H^8 O^5$ (acide purpurique de Prout), se produit de diverses manières, par la décomposition du murexide. La dissolution bleue de ce dernier dans la lessive de potasse disparaît, quand on la chauffe, avec dégagement d'ammoniaque. Ensuite les acides, versés dans la dissolution incolore, précipitent le murexane, sous la forme de lamelles jaunâtres, d'un brillant nacré. La dissolution aqueuse de murexide, saturée à la chaleur de l'ébullition, laisse précipiter, quand on y verse de l'acide chlorhydrique, du murexane, avec formation d'ammoniaque, d'alloxane, d'alloxantine et d'urée. Quand on fait passer du sulfide hydrique à travers une dissolution de murexide, il se précipite du murexane, et il reste dans la liqueur de l'alloxane et de l'ammoniaque. Le murexane est une poudre légère, peu serrée, d'un brillant de soie, qui rougit dans l'air chargé d'ammoniaque; insoluble dans l'eau et les acides étendus, il se dissout dans l'acide sulfurique concentré. La dissolution ammoniacale se colore en pourpre à l'air, et dépose des cristaux de murexide.

L'acide urique est un des plus faibles que l'on connaisse; il se comporte, dans son affinité pour les bases, à peu près comme l'acide carbonique et les acides gras. La plupart de ses sels sont peu solubles dans l'eau; ils le sont davantage dans un excès d'alcali; ils forment des poudres blanches, terreuses, insipides. Les sels potassique, sodique et ammonique exigent près de cinq cents parties d'eau pour se dissoudre.

CHAPITRE II.
Des substances organiques non nitrogénées.

ARTICLE PREMIER.
DU SUCRE DE LAIT.

Le sucre de lait se trouve dans le lait de la femme et des femelles de mammifères, probablement aussi dans le liquide d'apparence

(1) LOEWIG, *Organische Chemie*, t. II, p. 429.

laiteuse, qui, lorsque la sécrétion lactée vient à être supprimée, s'échappe de l'intestin, ou se dépose dans les cavités des membranes séreuses. Schreger (1) l'a rencontré dans un liquide lactescent qui s'était amassé dans le péritoine. Il forme 4,7 pour cent, ou les deux cinquièmes, des parties solides du lait de femme. Quand, après avoir dépouillé le lait de son beurre et de sa matière caséeuse, on l'évapore jusqu'à consistance de miel, le sucre de lait se dépose en cristaux après le refroidissement : on le purifie par des dissolutions et des cristallisations successives répétées.

Le sucre du lait de femme, comme celui du lait de vache, forme des prismes à quatre pans, terminés par des pyramides à quatre faces, et d'un tissu lamelleux. Sa pesanteur spécifique est de 1,543. Il est beaucoup plus dur que le sucre de canne ; sa saveur est faiblement sucrée, et en même temps sablonneuse : celle du sucre du lait de femme est plus douce que celle du sucre du lait de vache. Ce dernier se dissout dans cinq à sept parties d'eau froide, et dans deux et demie à quatre parties d'eau bouillante. Celui du lait de femme est un peu plus soluble. Le sucre de lait se dissout dans l'alcool aqueux, mais non dans l'alcool absolu ; l'alcool le précipite de sa dissolution aqueuse. Il est insoluble aussi dans l'éther. Chauffé modérément, il perd 12 pour cent d'eau, et passe à l'état anhydre. Après avoir été fondu, il est transparent, incolore, et se prend en une masse blanche opaque.

Suivant Berzelius, le sucre de lait se compose de $C^5\ H^{10}\ O^5$, et à l'état anhydre de $C^5\ H^8\ O^4$. Mais Liebig lui assigne la composition suivante : $C^{12}\ H^{24}\ O^{12} = C^{12}\ H^{22}\ O^{11} + 1Aq. = C^{12}\ H^{20}\ O^{10} + Aq.$ Lœwig regarde cette dernière formule comme la plus vraisemblable, parce qu'elle s'accorde avec la composition du sucre de canne, de l'amidon et de la gomme, qui se transforment en sucre de raisin dans les mêmes circonstances que le sucre de lait.

Suivant Marchand, le sucre de lait se décompose et brunit à la température ordinaire, dans l'espace de dix à douze jours. Sa dissolution aqueuse et concentrée se transforme spontanément en acide lactique. On sait que divers observateurs ont trouvé des réactions différentes au lait : celui de vache rougit, dit-on, presque toujours le papier de tournesol ; Donné et Simon ont remarqué que celui de femme frais était alcalin : il m'a semblé neutre. Mais, dans tous les

____

(1) *Fluidorum corporis animalis chemiæ nosologicum specimen*, Erlangue, 1800, p. 52.

cas, il réagit bientôt à la manière des acides, et tout porte à croire que l'acide lactique, d'où provient cette réaction, se forme aux dépens du sucre. La conversion du sucre de lait en acide lactique a lieu aussi par le moyen de la présure (*voyez* ce que nous avons dit de la caséine). A la chaleur, le sucre de lait devient brun, et plus soluble dans l'eau; il perd sa saveur douce, ainsi que la propriété de cristalliser. Bouilli avec de l'acide sulfurique ou de l'acide chlorhydrique étendu, il se convertit en sucre de raisin, dont il ne diffère que par un atome d'eau. La levure et autres substances nitrogénées, la caséine, le gluten, etc.. le font passer à la fermentation alcoolique, après qu'il s'est transformé en sucre de raisin.

Lorsqu'on met du sucre de lait pulvérisé dans du chlore gazeux, il l'absorbe, dégage autant d'acide carbonique, et devient demi-liquide, rougeâtre, très soluble dans l'eau; la dissolution laisse précipiter du sucre de lait non altéré dès qu'on y ajoute de l'alcool. L'acide sulfurique concentré le convertit, comme le sucre de canne, en acide ulmique et en ulmine; l'acide nitrique en acide mucique, avec formation simultanée d'acides oxalique et carbonique. Il est possible que le sucre de lait se convertisse en acide mucique par une simple absorption d'oxygène, car :

$$
\begin{array}{lll}
1 \text{ atome de sucre de lait} & \ldots\ldots & C^{12}\,H^{20}\,O^{10} \\
+\ 6 \text{ atomes d'oxygène} & \ldots\ldots & O^{6} \\
\hline
=\ 2 \text{ atomes d'acide mucique} & \ldots\ldots & C^{12}\,H^{20}\,O^{16}
\end{array}
$$

Les acides oxalique et carbonique qui se forment en même temps peuvent être considérés, avec Liebig, comme d'ultérieurs produits de la décomposition de l'acide mucique. L'*acide mucique* est un acide faible. Il représente une poudre sablonneuse, blanche, peu acidule, qui ne se dissout pas dans l'alcool, se dissout difficilement dans l'eau froide, et exige soixante à quatre-vingts parties d'eau bouillante. Ses sels, à l'exception des alcalins, sont insolubles. Avec un atome d'eau, l'acide mucique se transforme en *acide métamucique*, qui est soluble dans l'alcool, et forme des sels solubles.

Lorsqu'on mêle le sucre de lait avec de l'hydrate potassique et de l'eau, il se produit une masse brune, insoluble dans l'alcool, qui contient de l'acide carbonique, de l'acide acétique, et une matière brune particulière, de saveur fade et amère.

Parmi les combinaisons du sucre de lait, celles avec les acides ont été peu examinées. On en connaît avec l'oxyde plombique en plusieurs proportions. Lorsqu'on fait digérer pendant long-temps une dissolution de sucre de lait avec de l'oxyde plombique, il se produit trois composés : l'un, au maximum de sucre, reste dissous ; un second, contenant moins de sucre, se tient en suspension ; le troisième, au maximum de sucre, garde le fond.

ARTICLE II.

DE L'ACIDE LACTIQUE.

L'acide lactique est aussi répandu que les matières extractiformes. Il existe, ou libre, ou combiné avec des bases, dans tous les liquides du corps et dans toutes les sécrétions. L'acide libre qu'on a trouvé dans la viande et la sueur, dans l'urine et le lait, est de l'acide lactique. Les bases avec lesquelles on le rencontre combiné sont la soude, la potasse, la chaux, la magnésie, l'ammoniaque et l'urée. Quand il n'existe pas dans le lait dès le principe, il ne tarde pas à s'y produire, probablement aux dépens du sucre de lait ; en effet, l'un et l'autre sont des combinaisons polymériques, et 1 atome de sucre de lait contient les éléments de 2 atomes d'acide lactique. Berzelius regarde ce dernier comme un produit de décomposition, qui se forme pendant le travail de la nutrition ; peut-être est-il redevable de son origine aux aliments qui contiennent de l'amidon et du sucre. Beaucoup de substances végétales dans lesquelles il existe de ces substances donnent, entre autres produits, de l'acide lactique par l'effet de leur décomposition spontanée ; c'est ainsi qu'il s'en développe pendant la fermentation de la choucroûte, du suc de betterave, du levain, etc. Suivant Fremy et Boutron-Charlard (1), beaucoup de substances nitrogénées peuvent, avec le temps, se modifier de telle sorte, qu'elles convertissent le sucre, l'amidon et la gomme en acide lactique.

On extrait l'acide lactique du lait ou des sucs végétaux décomposés dont nous venons de parler. Voici quelle est la manière de le retirer du lait. On évapore le petit-lait aigri, on le réduit au sixième de son poids, et on le filtre ; l'acide phosphorique existant est précipité par la chaux, puis l'excès de chaux l'est par l'acide oxalique. On filtre de nouveau, on évapore la liqueur, et on extrait l'acide lac-

____

(1) *Journal de pharmacie*, 1840, p. 477. — F. Raspail, *Système de chimie organique*, Paris, 1838, t. III, p. 140, 170.

tique par le moyen de l'alcool, qui laisse le sucre de lait. On évapore la dissolution alcoolique ; après l'évaporation de l'alcool, on dissout le résidu dans de l'eau, et on met en digestion avec du carbonate plombique, qui donne naissance à du lactate plombique. La dissolution filtrée de ce dernier sel est mêlée avec du sulfate zincique ; il se précipite du sulfate plombique, et il reste dans la liqueur du lactate zincique ; on filtre, on évapore, on obtient ce dernier sel cristallisé, et on le purifie par des cristallisations successives. Alors on le décompose par la baryte, puis on décompose le lactate barytique par l'acide sulfurique ; on filtre, pour séparer le sulfate barytique, et on évapore la liqueur. On dissout le résidu dans l'éther, on évapore la dissolution, et quand l'éther est dissipé, on a l'acide lactique pur. On peut aussi préparer directement du lactate calcique en chauffant avec de la chaux éteinte ou de la craie la dissolution alcoolique de l'extrait de lait débarrassé du sucre, filtrant et évaporant ; le lactate calcique impur est purifié par le charbon animal et la cristallisation, après quoi on le traite comme il vient d'être dit pour le lactate barytique.

L'acide lactique pur hydraté (il n'existe à l'état anhydre que combiné avec des bases) est un liquide incolore, de consistance sirupeuse, ayant une pesanteur spécifique de 1,215, inodore, très acide. Il se dissout en toutes proportions dans l'eau et l'alcool, mais fort peu dans l'éther. Il coagule l'albumine et la caséine ; il opère surtout la coagulation de cette dernière avec rapidité quand la chaleur vient aider son action. Autrefois on le confondait souvent avec l'acide acétique ; il en diffère par son défaut de volatilité, qui fait qu'il ne répand aucune odeur, même quand on le chauffe.

L'acide lactique a la propriété de dissoudre rapidement le phosphate calcique. C'est vraisemblablement à sa faveur que la terre des os se trouve tenue en dissolution dans le lait, l'urine et autres sécrétions. Peut-être un développement excessif de cet acide dans l'estomac ou dans le sang est-il la cause du ramollissement des os, parce qu'il empêche l'excrétion de la terre des os, ou dissout celle qui a été excrétée (Marchand).

L'acide lactique à l'état anhydre se compose de $C^6 H^{10} O^5$. La formule de l'hydrate est $C^6 H^9 O^5 + Aq$, et le poids atomique de 1021. En le soumettant à la distillation sèche, on obtient un sublimé blanc, *l'acide pyrolactique*, qui contient $C^6 H^8 O^4$, et qui, mis en contact avec l'eau, se convertit en acide lactique ordinaire. On pourrait donc admettre que l'acide pyrolactique est un acide anhydre ($C^4 H^8 O^4$), que l'hydrate d'acide lactique contient 2 atomes d'eau ($C^4 H^8 O^4 +$ 2 Aq), et qu'en se combinant avec les bases, il perd 1 atome d'eau, tandis qu'il retient l'autre. Cependant une circonstance parle contre cette hypothèse, c'est que le lactate zincique contient, même à 250 degrés, un acide de $C^4 H^{10} O^5$, et que l'acide lactique sublimé se dissout dans l'alcool, sans le transformer en éther par soustraction d'eau.

A une température élevée, l'acide lactique dégage, outre l'acide pyrolactique dont nous venons de parler, de l'acide acétique et les gaz combustibles ordinaires. L'acide lactique des sels qui existent dans les substances organiques, se transforme, comme on sait, en acide carbonique par l'incinération. Bouilli avec de l'acide nitrique concentré, cet acide lui enlève de l'oxygène, et se convertit en acide oxalique, ce qui doit être accompagné d'une formation d'acide carbonique et d'eau.

L'acide lactique est un acide assez fort, qui chasse l'acide acétique de ses combinaisons. La plupart des lactates sont solubles dans l'eau, et ont la faculté de cristalliser. Les lactates barytique et plombique se dessèchent en une masse qui ressemble à de la gomme. Les lactates potassique et sodique attirent l'humidité de l'air; ils se dissolvent dans l'alcool.

ARTICLE III.

DES GRAISSES.

On désigne sous le nom de graisses des combinaisons exemptes de nitrogène, insolubles dans l'eau, solubles dans l'alcool chaud et l'éther, qui varient beaucoup sous le point de vue de la composition.

Quelques unes ont la propriété d'être décomposées par de fortes bases, spécialement par les alcalis et l'oxyde plombique; l'un de leurs principes constituants se sépare; l'autre, un acide, se combine avec la base, formant avec les alcalis des savons, avec l'oxyde plombique des emplâtres. Il résulte de là que ces graisses, qu'on appelle saponifiables, sont, comme les sels, formées d'un acide et d'une base. Les acides et les bases sont eux-mêmes des oxydes de radicaux composés, probablement de carbures d'hydrogène. Il y a différents radicaux et différents degrés d'oxydation d'un même radical, ce qui établit une grande diversité d'acides gras, de bases grasses et de leurs combinaisons.

Une autre série de corps, qu'on compte au nombre des graisses, et qu'on distingue par l'épithète de non saponifiables, ne peuvent point être décomposés de la même manière. On est donc obligé d'admettre que ce sont des corps simples, analogues aux acides ou aux bases organiques, et l'on est incertain de savoir s'il faut les ranger parmi les graisses qui sont des sels, ou plutôt les considérer comme une classe particulière de matières organiques indifférentes ou neutres. La première hypothèse serait justifiable si l'on parvenait à démontrer une affinité spécifique des graisses non saponifiables avec la base ou avec l'acide de celles qui sont susceptibles de se transformer en savon.

I. *Graisses non saponifiables.*

A. *Cholestérine.* La cholestérine est un principe constituant du sang, de la bile et de la matière médullaire nerveuse. Elle se précipite souvent de la bile sous forme de cristaux, et produit à elle seule des concrétions qui se font remarquer par leur texture lamelleuse. On l'a très fréquemment rencontrée dans les sécrétions et tissus pathologiques, dans l'eau des hydropiques, dans le contenu liquide des kystes et des hydatides, dans les fongus médullaires et autres tumeurs. Tantôt elle est dissoute, tantôt elle nage dans le liquide, sous la forme de lamelles brillantes, ou elle constitue des masses solides. On n'en trouve pas dans les plantes qui servent à l'alimentation. Dumas a observé une substance de même composition dans la résine du pin.

On l'obtient des calculs biliaires, en faisant bouillir ceux-ci avec de l'eau, et les dissolvant ensuite dans l'alcool bouillant ; par le refroidissement il se sépare des cristaux de cholestérine, qu'on purifie au moyen de cristallisations successives.

La cholestérine cristallise en lames blanches, d'un brillant nacré, douces au toucher, parfois très grandes. Inodore et insipide, elle se dissout dans l'éther, ainsi que dans l'alcool bouillant, mais non dans l'eau. L'alcool froid en dissout peu. Elle est très soluble aussi dans les huiles grasses. Ses dissolutions n'agissent pas sur les couleurs végétales. Suivant Wagner, une partie de cholestérine se dissout dans de l'eau qui tient quatre parties de savon en dissolution, mais ne peut plus ensuite être retirée de la liqueur. Elle est plus légère que l'eau, entre en fusion à + 145 degrés, et reprend la forme solide à 115. A l'abri du contact de l'air, on peut la sublimer sans qu'elle subisse d'altération. Chauffée à l'air, elle brûle avec une flamme claire. Les alcalis n'exercent aucune action sur elle.

Chevreul, Couerbe et Marchand ont donné des analyses de cette substance, dont les résultats sont assez concordants.

	CHEVREUL.	COUERBE.	MARCHAND.	
Carbone. . .	85,095 . . .	84,895 . . .	85,36 . . .	84,79
Hydrogène .	11,880 . . .	12,099 . . .	11,99 . . .	12,35
Oxygène. . .	3,025 . . .	3,006 . . .	2,65 . . .	2,86

La formule calculée d'après ces analyses est $C^{37} H^{64} O$, et le poids atomique 3328,552. La cholestérine qui cristallise d'une dissolution alcoolique paraît contenir de l'eau à l'état de combinaison chimique, et, suivant Gmelin, cette eau s'élève à 5,1 pour cent de son poids. Quand on chauffe ses cristaux au bain-marie, elle se dissout sans changer d'aspect.

La cholestérine, traitée par l'acide sulfurique, le colore en jaune, devient visqueuse, et se convertit en une masse semblable à de la poix. L'acide nitrique la transforme en *acide cholestérique*, N, C^{13} $H^{10} O^6$. Cet acide cristallise en aiguilles jaunâtres; il a une odeur qui se rapproche de celle du beurre, se dissout difficilement dans l'eau, est très soluble dans l'alcool, l'éther, l'éther acétique, les huiles volatiles, et ne l'est point dans les graisses. Avec les bases, il donne des sels jaunes ou rouges, que tous les acides décomposent, à l'exception de l'acide carbonique, et dont les uns sont très solubles dans l'eau, tandis que les autres le sont fort peu.

B. *Séroline*. Cette substance a été découverte dans le sang par Boudet. On l'extrait du sang desséché au moyen de l'alcool bouillant, par le refroidissement duquel elle se sépare en flocons d'apparence nacrée, gras au toucher, qui ne réagissent ni à la manière des acides ni à celle des alcalis. Examinés au microscope, ces flocons semblent être formés de filaments qui, de distance en distance, offrent des renflements globuleux 1). La séroline est plus légère que l'eau; elle entre en fusion à $+$ 36 degrés. On peut la sublimer presque entièrement sans qu'elle subisse d'altération; cependant la portion qui se détruit répand des vapeurs ammoniacales d'une odeur particulière. L'éther dissout aisément la séroline; l'alcool ne la dissout presque pas à froid, et n'en dissout que fort peu lorsqu'il

1 DENIS. *Essai*, p. 146.

est bouillant. Elle se comporte comme la cholestérine avec l'acide sulfurique.

II. *Graisses proprement dites, ou graisses saponifiables.*

A. *Bases grasses.* On connaît trois corps, oxydes de radicaux divers, qui, avec les graisses animales, jouent le rôle de base. Ce sont la glycérine, l'oxyde de cétyle et la céraïne. La première est la plus répandue. Seule aussi elle forme la base des graisses du corps humain. L'oxyde de cétyle existe dans le blanc de balcine, et la céraïne dans la cire des abeilles.

La *glycérine* se sépare des graisses par l'acte de saponification, qui fait passer l'acide de ces corps à l'état de combinaison avec une base plus forte. La manière la plus facile de l'obtenir au plus grand degré possible de pureté, consiste à faire bouillir une graisse animale avec de l'oxyde plombique. Le sel plombique qui se produit est une masse insoluble dans l'eau (emplâtre) : la glycérine reste dissoute dans l'eau ; on débarrasse la liqueur de l'excès de plomb par le sulfide hydrique ; on l'évapore, et on achève la dessiccation dans le vide, sur de l'acide sulfurique.

La glycérine est un liquide clair, non cristallisable, d'une pesanteur spécifique de 1,280, d'une couleur un peu jaunâtre, sans odeur, douée d'une saveur sensiblement sucrée, très soluble dans l'eau et l'alcool, insoluble dans l'éther. Lorsqu'on la chauffe, elle dégage d'abord de l'eau ; puis, si l'on augmente la température, elle donne des vapeurs blanches, pesantes, dont l'odeur a de l'analogie avec celle du miel. Elle dissout une multitude de substances, notamment l'iode, les acides végétaux, les sels déliquescents, les sulfates potassique, sodique et cuivrique, le nitrate argentique, la soude et la potasse caustiques, et aussi, en petite quantité, l'oxyde plombique.

On la considère comme l'hydrate d'un oxyde dont le radical, la *glycyle*, n'a point encore été isolé. Suivant Pelouze, la glycérine est composée de $C^6 H^4 O^5 + Aq.$; le poids atomique de la glycérine anhydre ou de l'oxyde de glycyle, tel qu'il existe dans les combinaisons, est de 1045,96. Stenhouse (1) admet la formule $C^3 H^4 O$ pour la glycérine.

A une température élevée, une partie de la glycérine passe à la distillation sans avoir subi de changement ; une autre se convertit en huiles empyreumatiques, acide acétique, et gaz combustibles,

(1) *Annalen der Pharmacie*, t. XXXVI, p. 25.

laissant un résidu charbonneux. Le chlore décompose la glycérine : il se forme de l'acide chlorhydrique et du chlorure de glycérine ($C^6 H^{14} O^5 Chl^3$), liquide de consistance oléagineuse. Par l'acide nitrique, la glycérine se convertit en acide carbonique, acide oxalique et eau. Quand on la chauffe avec de l'hydrate potassique, il se dégage de l'hydrogène, avec formation d'acides acétique et formique.

La glycérine se combine avec l'acide sulfurique. Lorsqu'au mélange d'acide sulfurique et de glycérine dans de l'eau, on ajoute du lait de chaux jusqu'à saturation, la liqueur filtrée retient en dissolution un mélange de sulfate de glycérine et de chaux, auquel on enlève la chaux par le moyen de l'acide oxalique. Le sulfate de glycérine (sursulfate d'oxyde de glycyle), à l'état de dissolution aqueuse étendue, est incolore, inodore, fortement acide; il se décompose aisément en acide sulfurique et en glycérine. Sa composition est $C^6 H^{14} O^5 + 2 SO^3$. Les combinaisons du sulfate de glycérine avec la chaux et autres bases, sont des sels doubles contenant 2 atomes d'acide sulfurique, 1 de glycérine et 1 de l'autre base. Ils se produisent quand on décompose des carbonates alcalins par le moyen du sulfate de glycérine, et se dissolvent aisément dans l'eau. Le sel calcaire cristallise en aiguilles incolores.

B. *Acides gras.* Toutes les graisses peuvent, quand on les traite par l'alcool et l'éther, ou qu'on les exprime à divers degrés de température, se réduire en plusieurs corps caractérisés par leur degré différent de fusibilité et par certains autres caractères. Ces corps sont des combinaisons de glycérine avec divers acides. On a distingué la stéarine, la margarine et l'oléine, d'après lesquelles on admet des acides stéarique, margarique et oléique. Mais les recherches de Redtenbacher, Varrentrap et Bromeis (1) ont prouvé que les deux premiers de ces acides sont des degrés différents d'oxydation d'un même radical, qu'on peut désigner sous le nom de *margaryle*. Outre les acides qui viennent d'être nommés, il y a dans le beurre des acides butyrique, caprique et caproïque, également combinés avec de la glycérine, appelée ici butyrine, caprine et caproïne. Ces acides se distinguent par leur odeur et leur volatilité; on peut les distiller avec de l'eau sans qu'ils se décomposent. Il existe encore, d'après Frémy (2), dans le cerveau, un acide gras particulier, l'acide cérébrique. Je passe sous silence un nombre

(1) *Annalen der Pharmacie*, t. XXXV, p. 46; t. XXXVI, p. 58.
(2) *Comptes-rendus*, 1840, 9 novembre.

assez considérable d'autres acides gras qui ne se rencontrent que chez certains animaux ou dans le règne végétal.

I. *Margaryle et ses oxydes.* Lorsqu'on saponifie de la graisse de mouton par le moyen de la potasse, qu'on dissout le savon dans six parties d'eau chaude, qu'on ajoute quarante-cinq parties d'eau froide, et qu'on laisse la dissolution en repos, à une température de + 15 degrés, il se précipite, au bout de quelque temps, des lamelles de bistéarate potassique, mêlé avec du bimargarate et un peu d'oléate potassiques. Si alors on sature avec un acide la potasse libre de la liqueur surnageante, et qu'on étende de nouveau celle-ci, il se précipite encore du margarate et du stéarate potassiques. Après qu'on a répété cette opération plusieurs fois, il ne reste plus dans la liqueur que de l'oléate potassique. On lave les précipités, on les fait sécher, et on les dissout dans de l'alcool bouillant. Par le refroidissement, le stéarate potassique, qui est le moins soluble, se sépare d'abord, mêlé avec une petite quantité de margarate. Plus on répète la dissolution dans l'alcool bouillant, en séparant chaque fois ce qui se précipite par le refroidissement, plus on est certain de retenir tout le margarate dans l'alcool. Le stéarate potassique pur est décomposé par l'ébullition dans de l'eau et de l'acide chlorhydrique étendu, et l'on dissout l'acide stéarique mis à nu dans l'alcool bouillant, d'où il cristallise par le refroidissement, sous la forme de lamelles blanches. Le même procédé sert à séparer l'acide margarique du margarate potassique pur. Mais il vaut mieux, pour obtenir ce dernier acide, employer une graisse qui contienne plus de margarine que le suif de mouton, particulièrement de la graisse d'homme.

L'acide stéarique fond à + 70 degrés. Obtenu cristallisé de sa dissolution alcoolique, il forme des écailles blanches et brillantes. Suivant Chevreul, il se prend par le refroidissement en groupes d'aiguilles blanches, brillantes et entrelacées. La pesanteur spécifique de l'acide solide est de 1,01. Il est tout-à-fait insoluble dans l'eau ; mais il se dissout aisément dans l'éther, ainsi que dans l'alcool bouillant, et sa dissolution alcoolique dépose des cristaux dès qu'elle se refroidit jusqu'à + 50 degrés. Cette même dissolution rougit le tournesol. Chauffé dans le vide, l'acide se volatilise sans subir de décomposition, tandis qu'à l'air il se décompose aisément. Il brûle avec une flamme claire, comme de la cire.

L'acide margarique ne diffère guère de l'acide stéarique que par sa fusibilité plus grande. Il entre déjà en fusion à $+$ 60 degrés, et cristallise en aiguilles, qui sont plus petites et moins brillantes que celles de l'acide stéarique.

L'acide stéarique est composé de $C^{68} H^{132} O^5$. Son poids atomique est de 6521,2 ; sur cent parties, il contient, d'après Redtenbacher, 79,70 de carbone, 12,63 d'hydrogène et 7,67 d'oxygène. A l'état d'isolement, il est combiné avec 2 atomes d'eau (hydrate d'acide stéarique), qui se séparent lorsqu'il s'unit avec une base.

L'acide margarique contient, sur cent parties, 78,53 de carbone, 12,44 d'hydrogène et 9,06 d'oxygène. Sa formule est $C^{34} H^{66} O^3$, et son poids atomique 3310,6. L'hydrate contient 1 atome d'eau.

Le radical de ces deux acides, appelé *margaryle*, se compose par conséquent de $C^{34} H^{65}$. 2 atomes de ce corps, avec 5 atomes d'oxygène, forment l'acide stéarique, ou *acide hypomargarylique* $= 2$ $(C^{34} H^{65}) O^5$. 1 atome de margaryle, avec 3 atomes d'oxygène, forme l'acide margarique, ou *acide margarylique*. Quand on traite pendant quelque temps l'acide stéarique par l'acide nitrique concentré, à la chaleur de l'eau bouillante, il se convertit complétement en acide margarique :

$$
\begin{array}{ll}
\text{1 atome d'hydrate d'acide stéarique.} & C^{68} H^{132} O^5 + 2Aq. \\
+ \text{1 atome d'oxygène} \dots\dots\dots & O \\
\hline
= \text{2 atomes d'hydrate d'acide margarique.} & C^{68} H^{132} O^6 + 2Aq.
\end{array}
$$

De même, lorsqu'on traite l'acide stéarique par de l'acide sulfurique et de l'acide chromique, il se produit de l'acide margarique, avec séparation d'oxyde chromique. Quand on distille l'acide stéarique, outre de l'acide margarique, il se dégage aussi un degré inférieur d'oxydation du margaryle, le *margarone* (oxyde de margaryle), $C^{35} H^{66} O$, avec formation simultanée d'acide carbonique, de gaz hydrogène carboné et d'eau. Redtenbacher admet que, sous l'influence de la chaleur, l'acide stéarique se décompose d'abord en hydrate d'acide margarique et en margarone, comme l'acide hyposulfurique se transforme en acide sulfurique et en acide sulfureux, et qu'ensuite une partie de l'acide margarique se convertit également en margarone, plus les autres produits de la décomposition. Le margarone est une masse d'un blanc éclatant, d'un brillant nacré, et fusible à 76 degrés. Il est insoluble dans l'eau, mais se dissout dans l'alcool bouillant et dans l'éther.

Lorsque l'acide stéarique ou l'acide margarique a été traité pendant plusieurs jours par l'acide nitrique, à la chaleur, il se transforme tout entier en acide succinique et en acide subérique.

L'acide stéarique se dissout dans l'acide sulfurique, et produit avec lui une combinaison susceptible de cristalliser, qui n'a point été examinée. L'action de l'acide sulfurique sur la margarine donne aussi naissance à un nouveau corps, le sulfate de margarine, qui est peut-être une combinaison d'acide sulfurique et d'acide margarique. De cette combinaison se dégagent, en partie à la chaleur, en partie aussi à la température ordinaire, différentes substances appelées par Frémy acide hydromargarique, acide métamargarique et acide hydromargaritinique, sur lesquelles je n'insisterai pas.

Les acides stéarique et margarique sont des acides faibles. Ils s'unissent avec les bases. A une température élevée, ils chassent l'acide carbonique de ses combinaisons : mais la plupart des autres acides décomposent les sels qu'ils produisent. Les stéarates et margarates alcalins neutres sont solubles dans l'eau; les stéarates et margarates acides (il y a des bi et jusqu'à des quadri-stéarates potassiques et sodiques) ne se dissolvent pas dans ce menstrue, non plus que les sels formés par toutes les autres bases. Les stéarates barytique, strontianique et calcique sont des poudres blanches, insipides et inodores. Les stéarates alcalins purs cristallisent en écailles et en lames brillantes. Les stéarates potassique et sodique neutres se rencontrent dans plusieurs liquides animaux, spécialement dans la bile (1).

La combinaison des acides stéarique et margarique avec la glycérine est un des principes constituants de la graisse contenue dans les cellules du tissu adipeux. Le bistéarate de glycérine, ou bihypomargarylate d'hydrate d'oxyde de glycyle, ordinairement appelé *stéarine* tout court, s'obtient du suif de mouton, en le faisant fondre, l'agitant avec cinq ou six parties d'éther, et le soumettant fortement à la presse après le refroidissement. On enlève de cette manière l'oléine, qui est liquide à la température ordinaire. Cependant il est fort difficile d'obtenir la stéarine parfaitement pure. Elle fond à + 62 degrés. Insoluble dans l'eau, elle ne se dissout dans l'alcool qu'avec le secours de la chaleur; l'éther bouillant la dissout facilement, mais la laisse presque toute précipiter en se refroidissant, et à + 15 degrés n'en conserve qu'un cent vingt-cinquième de son

(1) GMELIN, *Chemie*, t. II, p. 1430.

poids. Les **huiles grasses** et volatiles et l'esprit de bois dissolvent également la stéarine. La stéarine fondue et repassée à l'état solide est une masse blanche, semblable à de la cire, demi-translucide, non cristalline, qu'on parvient sans peine à pulvériser. Elle se précipite de ses dissolutions sous la forme de lames cristallines ou de flocons blancs. A la distillation sèche elle donne de l'acide stéarique et les produits de sa décomposition. Les acides et les bases la convertissent en acide stéarique et en glycérine, de la manière qui a été indiquée.

Le margarate acide (?) de glycérine, margarylate d'hydrate d'oxyde de glycyle, ou la margarine, s'obtient en abandonnant à l'évaporation spontanée le liquide éthéré d'où la stéarine s'est séparée. Les flocons qui se séparent sont débarrassés de l'oléine par la pression. La margarine fond à $+$ 48 degrés. Elle est beaucoup plus soluble dans l'éther que la stéarine; à $+$ 12 degrés elle n'exige que cinq parties de ce menstrue. Elle est presque aussi soluble dans l'alcool à la température ordinaire qu'à celle de l'ébullition. Du reste, elle se comporte tout-à-fait comme la stéarine.

2. *Acide oléique* (1). On l'obtient de l'oléate potassique qui s'est produit pendant la préparation du stéarate et du margarate potassiques, et qui est resté dans la dissolution; on l'isole au moyen d'un acide minéral, et on le lave en l'agitant à plusieurs reprises avec de l'eau chaude.

C'est un liquide oléagineux, d'un jaune clair, qui ne se prend qu'à quelques degrés au-dessous de zéro en une masse blanche, et forme des cristaux aciculaires. Il est très acide, avec une odeur et une saveur de rance. Sa pesanteur spécifique est de 0,898. Il ne se dissout pas dans l'eau, mais se dissout en toutes proportions dans l'alcool. On peut le distiller dans le vide sans qu'il subisse aucun changement.

Cent parties de cet acide contiennent, selon Varrentrap, 76,39 — 76,45 de carbone, 12,03 — 12,18 d'hydrogène et 11,58 — 11,37 d'oxygène. La formule est $C^{44} H^{78} O^4$, et le poids atomique 4249,84.

A la distillation, l'acide oléique se décompose en grande partie; il se forme de l'acide sébacique, de l'acide carbonique, du carbure d'hydrogène, et il reste du charbon. L'*acide sébacique*, $C^{10} H^{16} O^3$, ne se produit que par la distillation de l'acide oléique et de l'acide olini-

---

(1) Il ne faut pas le confondre avec l'acide olinique, qui n'existe que dans les huiles siccatives provenant du règne végétal.

que. Il affecte la forme de lamelles étroites, blanches et nacrées; sa
saveur est faiblement acide, il rougit peu le tournesol, entre en fusion à + 127 degrés, et se dissout difficilement dans l'eau froide.
Sous l'influence de l'acide nitrique, l'acide oléique se convertit en
un grand nombre d'acides différents, appelés subérique, pimélinique,
adipinique et lipinique. L'acide nitreux le transforme en acide élaï-
dinique et en un corps oléagineux rouge. Lorsqu'on le chauffe avec
de l'hydrate potassique, on observe un dégagement d'hydrogène, et
il se produit de l'acide acétique et de l'acide olidinique, avec une
petite quantité d'acide carbonique et d'acide oxalique.

L'acide oléique donne, avec l'acide sulfurique, une combinaison
analogue à celles que forment les acides stéarique et margarique, et
qui porte le nom d'*acide oléo-sulfurique*. Il chasse l'acide carbonique
de ses combinaisons avec les bases. Les oléates ne cristallisent pas aisément; ceux qui sont solubles représentent des corps mous, facilement fusibles, plus solubles dans l'alcool que dans l'eau. Les oléates
potassique et sodique, traités par une suffisante quantité d'eau, se
réduisent en bi-oléate et en base libre. L'oléate sodique existe dans
la bile, avec du stéarate sodique.

L'oléate de glycérine, appelé *oléine* ou *élaïne*, varie pour la fusibilité suivant les différentes graisses. L'oléine du saindoux est solide
à + 7 degrés; celle de la graisse humaine ne l'est qu'à — 4 degrés,
ce qui tient à son mélange avec des quantités diverses de stéarine,
dont on a de la peine à la débarrasser entièrement. On la purifie
autant que possible en exposant au froid les dissolutions éthérées ou
alcooliques de graisse dont la stéarine et la margarine se sont dé
posées. L'oléine est un liquide oléagineux; elle ne se solidifie qu'à une
basse température. Elle se dissout aisément dans l'alcool et l'éther,
n'est pas soluble dans l'eau, et brûle avec une flamme claire. Elle
dissout le phosphore, le camphre, les huiles essentielles, l'acide benzoïque et d'autres acides.

3. *Acide butyrique*. On obtient cet acide du beurre. On saponifie celui-ci par la potasse, on décompose la dissolution du savon
au moyen de l'acide sulfurique étendu, et on distille : l'acide butyrique passe, uni à de l'acide caprique et de l'acide caproïque, en
partie dissous dans l'eau, en partie nageant à la surface de ce liquide, tandis qu'il reste de l'acide margarique et de l'acide oléique,
avec de la glycérine. On sature le produit de la distillation avec de
la baryte, et on le fait sécher. La masse sèche se compose de buty-

rate, de caprate et de caproate barytiques. De ces trois sels, le premier est le plus soluble dans l'eau, dont il n'exige que 2,77 parties pour se dissoudre. On parvient donc à le séparer des deux autres en traitant le mélange à plusieurs reprises par de petites quantités d'eau. Alors on le décompose par le moyen de l'acide sulfurique ; l'acide butyrique se sépare, sous la forme d'un liquide oléagineux. Il a une odeur de beurre rance, une saveur piquante, et une pesanteur spécifique de 0,9765. Il est encore liquide à — 9 degrés, bout au-dessus de 100 degrés, et se volatilise sans éprouver de décomposition. Il brûle avec une flamme claire. L'eau, l'éther et l'alcool le dissolvent en toutes proportions. Les acides concentrés, notamment l'acide phosphorique, le séparent de sa dissolution aqueuse. L'acide butyrique anhydre est composé de $C^7 H^{12} O^3$; son hydrate, de $C^7 H^{12} O^3$ + Aq. Son poids atomique est de 909,922.

Le butyrate barytique, soumis à la distillation sèche, se décompose en gaz carbure hydrique, en acide carbonique, et en un liquide éthéré, le *butyrone*, $C^6 H^{12} O$, qui est limpide comme de l'eau, très coulant, d'une odeur éthérée agréable, et soluble tant dans l'alcool que dans l'éther.

Les butyrates, à l'état sec, n'ont pas d'odeur. Quand on verse dessus un acide plus fort, ils exhalent de suite l'odeur de l'acide butyrique. Tous, à ce qu'il paraît, sont solubles dans l'eau, et susceptibles de cristalliser. Le butyrate de glycérine, ou *butyrine*, est contenu dans le beurre, en combinaison avec de la stéarine, de la margarine, de l'oléine, de la caprine et de la caproïne. Lorsque du beurre fondu et purifié reste pendant quelques jours exposé à une température de + 19 degrés, la stéarine et la margarine se solidifient. On agite la partie liquide avec de l'alcool à 0,796, qui laisse l'oléine, et dissout les autres graisses. Jusqu'à présent on n'a pu parvenir à séparer ces dernières les unes des autres. Leur mélange, qui reste après la volatilisation de l'alcool, est une huile incolore, ayant l'odeur et la saveur du beurre, qui devient solide à zéro, et qui se dissout aisément dans l'alcool. La butyrine, exposée à l'air pendant long-temps, devient acide ou rance, parce qu'il y a de l'acide butyrique mis en liberté.

4. *Acide caproïque.* Nous venons de dire comment on obtient le caproate barytique, et comment on le sépare du butyrate de la même base. Après la séparation, il reste encore uni avec du caprate barytique. Mais, comme il est moins soluble que celui-ci, il se sé-

parc le premier par le refroidissement. On le décompose ensuite à l'aide de l'acide sulfurique.

L'acide caproïque ressemble beaucoup à l'acide butyrique, dont il diffère principalement par sa moindre solubilité dans l'eau. Il se compose de $C^{12} H^{8} O^{3}$ et d'un atome d'eau, qui l'abandonne quand il se combine avec des bases.

5. *Acide caprique.* On peut juger, d'après ce qui précède, quel est le procédé qu'il faut employer pour obtenir cet acide.

A une basse température, il est solide, sous forme d'aiguilles déliées. A + 21 degrés, il a besoin de mille parties d'eau pour se dissoudre.

Très probablement cet acide et le précédent existent dans le beurre à l'état de combinaison avec de la glycérine, constituant ainsi de la *caprine* et de la *caproïne*.

6. *Acide cérébrique* et *acide oléophosphorique.* D'après les recherches de Frémy (1), outre de l'oléine et de la cholestérine, la substance cérébrale contient de l'acide cérébrique, et de plus un autre acide gras, l'acide oléophosphorique, tous deux ordinairement à l'état de savon, c'est-à-dire à l'état de sel sodique.

On prépare l'*acide cérébrique* en faisant digérer, avec une grande quantité d'éther, le résidu de l'extrait éthéré du cerveau. Il se précipite une substance blanche, qu'on sépare par la décantation. Cette substance se convertit à l'air en une masse semblable à de la cire. Elle est composée d'acide cérébrique, avec du phosphate calcique ou sodique, de l'oléophosphate sodique ou calcique, et de l'albumine. On traite le précipité par de l'alcool chaud, légèrement aiguisé d'acide sulfurique. Il se forme du sulfate calcique et du sulfate sodique, qu'on sépare, ainsi que l'albumine, par la filtration : les acides gras restent dissous, et se précipitent par le refroidissement. L'éther redissout l'acide oléophosphorique, et laisse l'acide cérébrique. On purifie celui-ci en le faisant, à plusieurs reprises, bouillir dans de l'éther et cristalliser.

L'acide cérébrique pur est blanc, et en petits grains cristallins. Il se dissout complétement dans l'alcool chaud ; presque insoluble dans l'éther froid, il est assez soluble dans ce menstrue à l'aide de la chaleur. Il se gonfle dans l'eau chaude, comme l'amidon, sans se dissoudre. Il entre en fusion à une haute température. Quand il brûle, il répand une odeur caractéristique, et laisse un charbon dif-

(1) *Annales de chimie*, 1841, août.

ficile à incinérer, qui est sensiblement acide. L'acide sulfurique le noircit, et l'acide nitrique ne le décompose qu'avec lenteur.

Cet acide contient du nitrogène et du phosphore. Cent parties sont formées de carbone 66,7, hydrogène 10,6, nitrogène 2,3, phosphore 0,9, oxygène 19,5. Il se combine avec toutes les bases. Lorsqu'on verse de la potasse, de la soude ou de l'ammoniaque dans sa dissolution alcoolique, un obtient un précipité insoluble dans l'alcool. Il se combine directement avec la chaux, la baryte et la strontiane. Le cérébrate barytique contient 7,8 d'acide sur cent parties de baryte.

L'*acide oléophosphorique*, qu'on met en évidence par le procédé qui vient d'être décrit, est fréquemment encore combiné avec de la soude. On le sépare de cet alcali par un acide, et on fait digérer la masse dans de l'alcool chaud ; l'acide oléophosphorique se précipite par le refroidissement. On le débarrasse de l'oléine mélangée par l'alcool anhydre, et de la cholestérine par l'alcool et l'éther, dans lesquels cette substance se dissout plus facilement que lui. Cependant il retient toujours des traces de cholestérine et d'acide cérébrique.

Amené au plus grand degré possible de pureté, l'acide oléophosphorique est jaune, comme l'oléine, visqueux, insoluble dans l'eau et l'alcool froid, très soluble dans l'alcool chaud et l'éther. Il se gonfle un peu dans l'eau bouillante. Mis en contact avec de la potasse, de la soude, de l'ammoniaque, il donne des combinaisons savonneuses, qui, sous tous les rapports, ressemblent à l'extrait éthéré du cerveau. Il brûle à l'air, et laisse un charbon fortement acide, dans lequel on reconnaît la présence de l'acide phosphorique. L'acide oléophosphorique a la propriété de se convertir, quand on le fait bouillir long-temps dans de l'eau ou de l'alcool, en une huile liquide, qui est de l'oléine pure. Le liquide réagit ensuite fortement à la manière des acides, en raison de l'acide phosphorique libre qu'il contient. Cette décomposition s'accomplit très rapidement lorsque l'eau ou l'alcool dont on se sert est faiblement acide. Elle a lieu aussi, mais lentement, à la température ordinaire. Du reste, l'acide oléophosphorique n'est point un mélange d'oléine et d'acide phosphorique, puisqu'il est totalement insoluble à froid dans l'alcool absolu. La putréfaction est encore du nombre des circonstances qui amènent sa décomposition. La matière cérébrale fraîche contient de l'acide oléophosphorique ; abandonnée à elle-même pendant quelque temps, elle donne de l'oléine et de l'acide phosphorique libre. L'acide nitrique fumant décompose l'acide oléophosphorique : il se produit de l'acide phosphoreux, qui reste dissous, et un acide gras, qui surnage la liqueur. La quantité de phosphore déterminée par ce procédé s'élève de 1,9 à 2 pour cent. Les alcalis décomposent l'acide oléophosphorique, en produisant des phosphates, des oléates et de la glycérine.

Quoique l'acide oléophosphorique ne puisse pas être obtenu par l'action de l'acide phosphorique sur l'oléine, Frémy croit cependant très probable qu'il résulte d'une combinaison entre ces deux substances, combinaison analogue à celle de l'oléine avec l'acide sulfurique.

L'acide cérébrique appartient certainement aux acides gras par sa solubilité dans l'alcool et l'éther ; mais il en diffère d'une manière essentielle par sa fusibilité à une haute température, et par l'espèce d'hydrate qu'il produit avec l'eau. S'il constitue réellement un principe immédiat simple, ce dont on peut encore douter, le nitrogène qui entre dans sa composition obligerait de l'éloigner des graisses.

Parmi les principes constituants des corps gras dont nous venons de donner la description, ceux qui jouent le rôle de base ne se rencontrent jamais à l'état d'isolement, et il est rare d'y trouver ceux qui jouent le rôle d'acide. L'acide butyrique existe libre dans l'urine, selon Berzelius ; dans le suc gastrique, et quelquefois dans la transpiration cutanée, d'après Gmelin. Lecanu donne les acides margarique et oléique comme se rencontrant à l'état de liberté dans le sang. Quelques acides gras, ainsi que nous l'avons dit, s'offrent dans la bile et la matière cérébrale, en combinaison avec de la soude. Mais bien plus fréquemment ces acides sont unis à de la glycérine, et, dans ce cas, diversement mêlés en outre les uns avec les autres.

Un mélange de stéarine, de margarine et d'oléine est contenu dans les cellules de ce qu'on nomme le tissu adipeux ; la moelle des os a la même composition. Les quantités relatives de ces trois substances varient beaucoup chez les animaux, et de là vient la différence qu'on remarque entre les graisses, sous le rapport de la consistance. Plus il y a d'oléine, plus la graisse est molle et liquide : les graisses dont elle fait la principale partie sont appelées *huiles* ; on nomme *graisses* proprement dites, celles de moyenne consistance, et les plus dures portent le nom de *suif*. C'est surtout la stéarine qui abonde dans le suif, et la margarine dans la graisse ou saindoux. La graisse humaine appartient aux graisses proprement dites ; elle ne se solidifie qu'à + 17 degrés et au-dessous. La consistance paraît aussi ne pas être partout la même chez un même sujet : la graisse des reins est tout-à-fait solide à + 17 degrés, tandis que celle du tissu sous-cutané est encore fluide à + 15 degrés (Chevreul). La graisse du cochon, qui est un peu moins ferme que celle de l'homme, contient soixante-deux parties d'oléine et trente-huit de margarine et de stéarine.

La graisse fait en outre partie constituante, essentielle ou accidentelle, d'un grand nombre de tissus et de liquides. Elle entre pour une grande part dans la composition du cerveau, surtout l'oléine et l'acide cérébrique. Il y a des circonstances où elle s'amasse dans les cellules des cartilages. On en trouve constamment dans le chyle, le pus, le sang, la bile, le lait ; celui-ci, outre les graisses ordinaires, renferme encore de la butyrine, de la caprine, de la caproïne. D'autres liquides sécrétés entraînent avec eux de petites quantités de graisse ; c'est ce qui arrive même à l'urine. Toutes les combinaisons de protéine qu'on extrait des liquides animaux contiennent une certaine proportion de graisse, qu'on leur enlève au moyen de l'éther et de l'alcool bouillant. Il est permis de douter que cette graisse soit jamais à l'état de combinaison chimique. Dans le chyle et le lait, elle est renfermée dans des cellules ayant la forme de petites vésicules ; dans le pus, elle paraît former les noyaux des corpuscules purulents. D'ailleurs, on y trouve toujours des gouttelettes de graisse, plus ou moins grosses, qu'avec le secours du microscope on distingue du liquide et aussi des cellules ou vésicules adipeuses. Ces gouttes sont plates, tandis que les vésicules sont rondes ; de là vient que les premières, quoique la substance qui les constitue soit la même que celle qui entre dans les vésicules, ont en apparence un pouvoir réfringent bien plus grand et des contours plus obscurs. En outre, les gouttes ont un volume moins uniforme que les cellules, et elles peuvent se réunir ensemble quand elles viennent à se toucher.

Quelques unes des graisses animales, et précisément les plus répandues, se rencontrent aussi dans le règne végétal. Le beurre de cacao contient de la stéarine ; l'huile de palme et celle de laurier, de la margarine ; les huiles de lin, de noix, de chenevis, d'œillette et beaucoup d'autres, de l'oléine.

———————

DEUXIÈME PARTIE.

DES FORMES DIVERSES QU'AFFECTENT LES SUBSTANCES QUI ENTRENT DANS LA COMPOSITION DU CORPS HUMAIN.

Introduction.

Le corps humain se compose d'un certain nombre d'organes. Chacun de ces organes, quand on le considère à part, peut être réduit en parties qui n'ont point d'analogie ensemble. Mais on ne tarde pas à s'apercevoir que ces parties se répètent dans différents organes, soit parce qu'elles font réellement corps ensemble, et représentent un tout continu, comme les nerfs, les vaisseaux, les couches de tissu cellulaire, soit parce qu'elles se ressemblent quant à certains caractères que nous considérons comme essentiels, et ne diffèrent qu'à l'égard de propriétés moins importantes, telles que la forme, le volume, et autres semblables.

La science qui s'occupe de rechercher les parties similaires dans des organes différents, de les comparer ensemble, et de leur assigner des caractères qui conviennent à toutes, porte le nom d'*anatomie générale* ou d'*histologie*. Les parties qui constituent les organes sont appelées *tissus*.

Développement de l'histologie.

L'histologie est aussi ancienne que la science de la structure du corps en général; car les plus anciens observateurs eux-mêmes avaient vu que des os, des tendons, des vaisseaux, etc., reparaissent dans toutes les régions, avec les mêmes propriétés; et les médecins des âges les plus reculés supposaient l'identité de certaines parties différentes, quant à la forme et à la situation relative, lorsqu'ils traçaient, par exemple, pour le traitement d'une fracture, des préceptes généraux applicables à tous les os. Mais il n'y avait alors aucun système histologique, et l'on ne connaissait pas non plus les principes en vertu desquels telles et telles parties étaient regardées comme de même nature. Fallope, à qui nous sommes redevables du premier ouvrage sur l'anatomie générale (1), établit, à la vérité, des règles pour servir à la classification des tissus; ainsi il les divise, par exemple, d'après leur origine, en parties qui procèdent du sang et en parties

____

(1) *Lectiones de partibus similaribus humani corporis ex diversis exemplaribus.* Nuremberg, 1775.

qui tirent leur source de la semence, ou, d'après leur forme, en tissus froids et chauds, humides et secs; mais il ne poursuit pas une
seule de ces divisions, et se contente de passer en revue, l'un
après l'autre, un certain nombre de tissus, dont il développe la
texture et les usages. Avant et depuis lui, la science a possédé une
multitude d'observations éparses sur la structure intime de certains organes et systèmes, notamment sur la répartition des petits vaisseaux sanguins; mais il faut descendre au commencement
de notre siècle pour trouver l'histologie réduite en corps de doctrine, et présentée sous la forme scientifique qu'elle a gardée presque jusqu'à nos jours, et qui a exercé l'influence la plus décisive
sur la physiologie et la médecine. Le créateur de cette forme, et,
à proprement parler, le créateur de l'anatomie générale, fut Bichat.

La manière dont Bichat a envisagé l'histologie avait été préparée
immédiatement par les découvertes de Haller. Haller attribuait une
force spéciale, l'irritabilité, à celles des fibres animales qui se
raccourcissent par l'effet du contact des corps extérieurs : plus l'irritabilité est grande, plus le raccourcissement est considérable. Il
appelait sensibles les fibres qui, à l'occasion d'un attouchement,
transmettent une impression à l'âme (1). Lui, et presque tous les
physiologistes de son époque étudièrent surtout les parties et les tissus du corps par rapport à leur nature sensible et irritable. Mais il
ressortit de là qu'aux fibres organisées vivantes appartiennent des
forces déterminées, qui sont mises en jeu par les influences extérieures les plus variées, et à l'aide desquelles les fibres organiques
se distinguent tant de tous les corps inorganiques, que les unes des
autres. On conçut l'idée d'une énergie physiologique des tissus,
et l'on reconnut que les opérations physiologiques particulières sont
les effets de matières animales spéciales, irritables, réagissant d'une
manière propre à chacune. Les réflexions de Pinel sur l'analogie
des phénomènes pathologiques dans les membranes des différents
organes influèrent beaucoup aussi sur Bichat, comme lui-même
le reconnaît. « Qu'importe, disait ce grand médecin, que l'arach-
» noïde, la plèvre, le péritoine, résident dans différentes régions
» du corps, puisque ces membranes ont des conformités générales
» dans leur structure? N'éprouvent-elles pas des lésions analogues
» dans l'état de phlegmasie, et ne doivent-elles pas être réunies

____

(1) *Mémoire sur la nature sensible et irritable des parties du corps animal.*
Lausanne, 1756, t. I, p. 7.

» dans le même ordre, en formant seulement des genres diffé-
» rents (1) ? » C'était une pensée aussi hardie que féconde de
rapprocher les maladies de la muqueuse stomacale du catarrhe de la
membrane pituitaire et de la blennorrhagie urétrale. Pinel posa par
là les premières bases de la classification naturelle des maladies d'a-
près leurs caractères anatomiques, classification dont notre époque
est si fière ; mais il rendit doublement service à l'histologie en
intéressant les médecins à ses progrès, et en leur enseignant à pro-
fiter, pour la distinction des tissus, de la manière dont ceux-ci se
comportent dans l'état morbide. Enfin, on ne doit point omettre de
signaler la part que les progrès déjà si marqués des sciences physiques prirent aux œuvres de Bichat. Lui-même fait remarquer,
pour la blâmer, combien la méthode suivie par les physiologistes
diffère de celle qu'adoptent les physiciens : le physicien voit partout des phénomènes de pesanteur, d'élasticité, etc.; le chimiste
rapporte tous ceux dont il est témoin à l'affinité ; mais les physiologistes n'ont point encore remonté des phénomènes aux propriétés
de la matière qui en sont la source. En conséquence, rechercher les
propriétés organiques et vitales des matières animales, est la première chose à faire en physiologie.

Les divers tissus sont donc, dans le sens de Bichat, autant de
matières différentes, douées de forces particulières, par le concours
desquelles les organes sont formés, et des propriétés desquelles dépend l'action de ces organes, à peu près comme le jeu d'une machine est la conséquence de l'élasticité du métal et de la pesanteur
de l'eau. Il décrit chaque tissu d'après ses caractères physiques et
chimiques, ses propriétés vitales et ses métamorphoses maladives.
Les matériaux nécessaires pour remplir ce cadre lui furent fournis
presque uniquement par ses propres recherches, ses vivisections, ses
ouvertures de cadavres, ses décompositions des tissus à l'aide de l'instrument tranchant, de la macération et des réactifs chimiques.

En France, où Bichat propagea lui-même sa doctrine par l'ensei-
gnement public, et où sa mort, suite d'excès de tous genres, causa
une émotion générale, ses opinions ne tardèrent pas à jeter de profondes racines. Elles furent connues en Allemagne par la traduction
que Pfaff publia de l'Anatomie générale ; mais elles ne commencè-
rent réellement à y vivre que quand Walther les eut animées en

____

(1) *Nosographie philosophique*, 6ᵉ édition, Paris, 1818, introduction, p. xvii.
— La première édition parut en 1798.

quelque sorte de l'esprit de la philosophie qui régnait alors dans les contrées d'outre-Rhin.

Cependant le système de Bichat resta en arrière du but dont l'auteur avait si nettement la conscience, et qu'il faisait tant d'efforts pour atteindre. Les tissus qu'il regarde comme simples, et qu'en leur qualité d'éléments des corps organiques il compare à l'hydrogène, au carbone, au nitrogène, etc., sont les suivants :

1. Le tissu cellulaire.
2. Le tissu nerveux de la vie animale.
3. Le tissu nerveux de la vie organique.
4. Le tissu des artères.
5. Le tissu des veines.
6. Le tissu des vaisseaux exhalants.
7. Le tissu des vaisseaux inhalants et de leurs glandes.
8. Le tissu osseux.
9. Le tissu médullaire.
10. Le tissu cartilagineux.
11. Le tissu fibreux.
12. Le tissu fibro-cartilagineux.
13. Le tissu musculaire de la vie animale.
14. Le tissu musculaire de la vie organique.
15. Le tissu des membranes muqueuses.
16. Le tissu séreux.
17. Le tissu des membranes synoviales.
18. Le tissu glandulaire.
19. Le tissu cutané.
20. Le tissu épidermique.
21. Le tissu pileux.

Parmi ces tissus, il n'y en a que fort peu qui soient simples et homogènes. La plupart sont des organes, les uns composés, comme les artères, les veines, les lymphatiques, les membranes séreuses et le membranes muqueuses, de plusieurs tuniques douées d'une structure différente et de propriétés vitales diverses, les autres résultants d'éléments particuliers mêlés avec du tissu cellu'aire et des vaisseaux. Des organes d'une formation évidemment spécifique sont omis, comme les ligaments jaunes, le cristallin, la cornée transparente. Des tissus de même nature se trouvent répartis dans deux ou trois classes. Plusieurs de ces défauts ne tardèrent pas à être aperçus, et les histologistes qui succédèrent à Bichat supprimèrent certains tissus, par exemple celui des vaisseaux exhalants, en réunirent d'autres sous une appellation commune, en ajoutèrent de nouveaux, comme le système érectile de Richerand, le tissu élastique de Cloquet. On essaya aussi de grouper les tissus; par exemple, de les diviser en généraux et simples (Meckel), ou en simples et composés (Rudolphi, R. Wagner), ou en simples, complexes et composés (E.-H. Weber) (1). Tous ces systèmes étaient des modifications de celui de Bichat; mais leurs auteurs abandonnèrent peu à peu le principe qui avait servi de point de départ au fondateur, et quoique plusieurs disposassent les matériaux dans un ordre plus heureux, cependant il était impossible qu'avec les moyens insuffisants qu'on mettait en usage, on pût arriver à une classification rigoureuse. Ce n'est ni l'apparence extérieure, ni la manière chimique de se comporter, qui peuvent fournir des caractères essentiels propres à distinguer les tissus. La fonction physiologique est importante sans doute; mais des doutes planent à son égard pour beaucoup de tissus, et il est même bien plus souvent arrivé d'admettre identité de fonction parce qu'il y avait analogie de structure avec d'autres tissus connus, que de conclure d'une connaissance réelle de la fonction, l'identité morphologique de deux tissus. Ainsi, par exemple, on refusa la contractilité à la tunique moyenne des artères, parce qu'on attacha un grand poids à une ressemblance superficielle entre cette tunique et le tissu élastique, au lieu qu'une étude approfondie de ses rapports physiologiques aurait conduit à la rapprocher des muscles de la vie organique. La connaissance proprement dite de la structure des tissus, sur laquelle doit se fonder toute bonne classification, n'est possible qu'en ayant recours à de forts grossissements; car certains organes paraissent homogènes à l'œil nu, qui sont réellement composés ou de fibres ou de granulations,

(1) Heusinger a donné une énumération complète jusqu'à son temps des systèmes histologiques (*System der Histologie*, t. I, 1822, p. 28-46). Il faut ajouter, pour les temps postérieurs, Blainville (*Journal de physique*, t. XCIV, p. 151), M.-J. WEBER (*Die Zergliederungskunst des menschlichen Kœrpers*, Bonn, 1826, t. I), Béclard (*Elem. d'anatomie générale*, 2e édit., Paris, 1827), D. Craigie (*Elements of general and pathological Anatomy*, London, 1828, in-8°), S. Schultze (*Lehrbuch der vergleichenden Anatomie*, 1828), E.-H. Weber (*Anatomie*, t. I, 1830), Krause (*Handbuch der menschlichen Anatomie*, t. I, 1833, p. 13-91), R. Wagner (*Lehrbuch der vergleichenden Anatomie*, 1834, p. 54), F. Arnold (*Physiologie des Menschen*, t. I, 1836, p. 109). V. Bruns (*Lehrbuch der allgemeinen Anatomie, Braunschweig*, 1841, in-8°).

ou des unes et des autres, tandis que d'autres organes qui sont formés d'éléments totalement différents, se ressemblent à l'égard de leurs qualités purement physiques. Les recherches qui vont suivre fourniront surabondamment des preuves à l'appui de cette assertion.

A la vérité, le microscope était déjà en usage depuis une longue série d'années ; mais il demeurait confiné entre les mains d'un petit nombre de personnes, qui suivaient une route à part. Ce fut d'abord la joie naïve d'apercevoir les merveilles dérobées à l'œil nu, qui poussa Leeuwenhoek, Ledermuller et Gleichen à observer. Le premier raconte souvent, dans ses Lettres, comment l'idée lui est venue, un beau matin, d'examiner telle ou telle matière, aujourd'hui le tartre de ses dents, demain le dépôt de son vin. Cette première période de curiosité enfantine, tous ceux en possession de qui tombe un microscope la parcourent à leur tour. Fréquemment aussi Leeuwenhoek fut conduit par une découverte à une série d'observations méthodiques, et souvent il fit les plus heureuses applications de son instrument à des fonctions physiologiques, par exemple à la circulation du sang et à la génération ; mais il n'eut jamais la pensée de comparer ensemble les éléments de divers organes. C'est par suite uniquement de son bon plaisir qu'il décrivit les fibres tantôt comme des tendons, tantôt comme des muscles ou des vaisseaux, et les cellules comme des granulations, des vésicules ou des écailles. A la fin du siècle précédent, d'excellentes observations microscopiques de quelques liquides ont été faites en Angleterre, en Hollande et en Italie ; il faut citer surtout à cet égard Hewson, Muys et Fontana ; mais ce fut seulement en 1816 que Treviranus entreprit de résoudre les tissus en leurs éléments simples, reconnaissables au microscope, c'est-à-dire en parties de forme légitime, par rapport auxquelles on voit clairement que ce ne sont pas des fragments accidentels, et dont chacune possède les propriétés du tout. C'est ce qu'on appela les parties élémentaires. Treviranus, et la plupart des observateurs avec lui, en admirent de trois sortes : 1° matière homogène ou amorphe ; 2° cylindres ou fibres ; 3° globules. A la place des tissus du système de Bichat, figurèrent alors çà et là les parties élémentaires. On trouve quelquefois dans les ouvrages histologiques les expressions de tissu musculaire, tissu osseux, tissu vasculaire, etc., remplacées par celles de fibre musculaire, fibre osseuse, fibre vasculaire. Mais c'était le temps où l'on aimait mieux bâtir des systèmes que chercher des faits, et où, parmi les observations existantes, on choisissait, non pas les plus certaines, mais les plus appropriées. Une anatomie générale était-elle possible tant que les idées les plus erronées régnaient à l'égard de la structure intime du plus répandu de tous les tissus, de celui qui entre dans la composition de presque toutes les parties, le tissu cellulaire, que la plupart considéraient comme un mucus amorphe, indéterminé, mais susceptible des développements les plus variés? Il fallait commencer par étudier ce tissu, et depuis qu'il a été décrit presque simultanément (1834), et à peu près de la même manière, par Krause, Lauth et Jordan, nous voyons les découvertes se succéder avec tant de rapidité, que l'ardeur d'observer ne laisse pour ainsi dire pas aujourd'hui le temps d'établir un système. Puissent les choses demeurer en cet état pendant quelques années encore! Nous avons bien des matériaux à recueillir avant qu'il devienne nécessaire, qu'il soit même prudent, de les coordonner, de les classer. Seulement il faut ne pas perdre le but de vue, et avancer toujours, soutenu par l'espoir d'y atteindre. En effet, il devient chaque jour de plus en plus clair que les mêmes tissus président à la même fonction dans tous les organes, que les divers phénomènes physiologiques se rattachent à des parties élémentaires morphologiquement et chimiquement différentes, et qu'une époque viendra où l'on pourra, comme le voulait Bichat, réduire l'organisme à un certain nombre de tissus simples, dont le nom rappellera l'idée d'une action vitale déterminée, de même qu'à un corps inorganique se trouve liée celle d'une pesanteur spécifique, de la friabilité, de l'élasticité, etc.

Mais les études microscopiques ont porté d'autres fruits encore. L'esprit humain a toujours été tenté de ramener les différentes formes de la création à un petit nombre de parties primitives simples. C'est à cette tendance innée que durent naissance les systèmes d'Épicure et de Leibnitz, qui tous deux imaginèrent leurs atomes, leurs monades, sans consulter l'observation, et sans avoir le moindre espoir qu'elle confirmât jamais leurs vues. Poussés sciemment, ou à leur insu, par le même instinct, plusieurs modernes ont essayé, en s'armant du microscope, de réduire le corps en particules de forme similaire. Les premières qui s'offrirent, avant qu'on eût appris à se défier de l'instrument, furent des illusions d'optique, les filaments onduleux et les globules qu'en certaines circonstances on aperçoit dans tout objet transparent. Oken regardait les animalcules infusoires et spermatiques comme étant les véritables monades. Suivant lui, les organismes supérieurs, animaux et végétaux, seraient composés d'êtres animés plus petits, qui n'auraient renoncé à leur indépendance que pour un certain laps de temps. Dœllinger et son école construisaient le corps avec des globules du sang, mis en mouvement dans des fissures sans parois de la substance, susceptibles de se réunir à cette dernière, pour ensuite s'en séparer de nouveau, et auxquels C. Mayer (1) alla même jusqu'à attribuer une vie particulière, la sensibilité et le mouvement spontané. Heusinger expliquait de la manière suivante comment des fibres et des tubes peuvent provenir de particules élémentaires sphériques : la sphère est l'expression d'une lutte égale entre la contraction et l'expansion; c'est pour cela que tous les organismes, toutes les parties organiques, ont été primitivement des globules; lorsque les forces éprouvent une plus grande tension, on voit la vésicule émaner du globule, qui souvent n'a que l'apparence de l'homogénéité ; là où des globules et de la masse amorphe se rencontrent dans l'organisme, ils se disposent en séries, d'après les lois de la chimie (?), et forment des fibres; quand ce sont des vésicules qui se placent à la suite les unes des autres, on a des canaux, des vaisseaux (2). On voit que cette théorie se rapproche singulièrement de la vérité, quoique les faits allégués pour lui servir de preuve soient, les uns inexacts, et les autres mal interprétés ; car Heusinger range, par exemple, au nombre des vésicules simples, non seulement les follicules adipeux et muqueux, mais encore les membranes séreuses, et il regarde les valvules des lymphatiques comme des traces de l'ancienne séparation des vésicules qui se sont réunies pour donner naissance à ces vaisseaux.

Ce que Raspail dit de la formation des molécules ou atomes organiques, de leur configuration et des forces qui les animent, repose déjà sur un meilleur fond. Au moment de sa formation, la molécule organique, réduite encore à sa plus simple expression chimique, résulte d'une combinaison d'hydrogène et de carbone ; elle est liquide et oléagineuse, et jouit déjà de la faculté d'aspiration; placée dans l'air atmosphérique, elle absorbe surtout l'oxygène, et comme toutes les molécules liquides, elle prend la forme sphérique dès qu'elle se trouve en suspension dans de l'eau. En même temps qu'elle absorbe les gaz atmosphériques, elle tend à se combiner avec des bases inorganiques. Une fois que cette combi-

----

(1) *Supplemente zur Lehre vom Kreislaufe*, 2e cahier; Bonn, 1836, p. 41.
— *Die Metamorphose der Monaden*, Bonn, 1840.
(2) Heusinger, *Histologie*, t. I, p. 112.

naison est devenue intime, la sphère se compose : 1° d'une enveloppe vésiculaire perméable à certains gaz et à certains liquides, susceptible de se développer et de croître; 2° d'un liquide qui continue à s'organiser dans son sein. La vésicule est alors un organe doué de la faculté de se reproduire à l'infini, et organisant d'après son type le liquide qui la remplit et l'anime (1). Toutes les fois qu'on a sous les yeux la paroi d'une cellule simple, à l'état frais, il est impossible, à quelque grossissement que ce soit, d'y découvrir la moindre structure, c'est-à-dire qu'elle semble homogène; mais l'analogie porte à croire que cette membrane, si simple en apparence, est composée de globules primitifs, rangés en spirale autour de l'axe idéal de la cellule (2). Il faut donc admettre, de toute nécessité (3), que la paroi de la cellule maternelle résulte de globules de même nature et de même aptitude au développement, en sorte qu'on peut concevoir une cellule comme formée et pour ainsi dire pavée par des globules se touchant tous par six points de leur équateur, et dont l'axe se confond avec le rayon de la sphère dont leur réunion dessine l'enveloppe. Ces globules sont tous égaux, tous doués d'une égale aptitude au développement; mais il ne se développe que ceux qui se rencontrent aux points d'intersection de deux spires marchant en sens inverse l'une de l'autre (4). Raspail compare aux cristaux ces cellules, atomes de la création organique, et donne à l'organisation le nom de cristallisation en vésicules, cristallisation vésiculaire. La cellule organique est un cristal qui absorbe des gaz et des liquides, pour les convertir en organes internes; elle croît par des organes de même structure et de même aptitude enfantés dans son sein, tandis que le cristal inorganique ne s'accroît qu'en surface, à l'aide de juxta-positions successives, et bout à bout (5). Dès que les éléments chimiques sont réunis sous cette forme de cellules, ils ont acquis des forces particulières, et constituent un règne à part, le règne organique. Donnez-moi une vésicule capable d'absorber, s'écrie l'auteur, en parodiant Archimède, et je vous ferai un organisme.

Raspail cite en preuve de sa théorie les cellules de l'amidon dans

(1) *Nouveau système de chimie organique*, Paris, 1838, t. III, p. 667.
(2) *Ibid.*, t. II, p. 229.
(3) *Ibid.*, t. III, p. 669.
(4) *Ibid.*, t. III, p. 671.
(5) *Ibid.*, t. I, p. 402.

le règne végétal, et celles de la graisse dans le règne animal. Il a
étudié à fond ces tissus, qui sont effectivement les plus propres à
faire naître l'idée que les végétaux et les animaux se ressemblent sous
le point de vue de leurs parties élémentaires. Comme il était déjà démontré, à l'égard des tissus tubuleux et fibreux des végétaux,
qu'ils proviennent de cellules prolongées ou confondues ensemble,
Raspail adopta aussi ces vues pour les fibres animales. Dutro-
che (1) arriva aux mêmes résultats par la comparaison de la structure intime des tissus animaux et de celle des tissus végétaux. Il reconnut que les éléments des glandes salivaires et de la substance
grise du cerveau sont des utricules, dont ceux de la matière cérébrale offrent, sur leurs parois, une foule de ponctuations opaques, d'une excessive petitesse, qu'il compara mal à propos aux
nombreuses ponctuations des cellules végétales. Il conclut, en outre,
que les globules qui composent par leur agglomération la plupart
des organes des animaux sont de petites vésicules membraneuses
contenant un liquide. Cette considération lui fit rejeter l'ancienne
distinction établie entre les solides et les liquides du corps : les solides sont les agrégats de globules ayant une certaine solidité ; les
liquides, comme le sang, sont également des agrégats de globules,
mais dissociés ; et il existe, chez les animaux, certaines parties
composantes dans lesquelles les globules sont si faiblement as-
sociés, qu'on ne sait si l'on doit les prendre pour des liquides ou pour des solides. Il n'y a qu'un seul solide organique, c'est
la membrane de l'utricule ou de la cellule ; le contenu de cette dernière peut bien devenir solide aussi, mais la vie n'existe, au moins
avec un certain degré d'activité, que là où les substances contenues
sont liquides ; le contenu solide des cellules vieillies est même généralement devenu étranger à la vie. Les fibres musculaires, et les
autres fibres animales, ne sont que des cellules fort allongées,
comme on en trouve dans les végétaux. La nature suit donc un plan
uniforme dans la structure intime de tous les êtres organisés, tant
animaux que végétaux. Les uns et les autres sont des agglomérations
d'utricules, tantôt globuleuses, tantôt allongées. Les utricules élémentaires, comme les nomme Dutrochet, se ressemblent générale-
lement tous, et ne diffèrent que par la nature des liquides qu'ils

____

(1) *Mémoires pour servir à l'histoire anatomique des végétaux et des animaux*, t. II, p. 468.

contiennent. Cependant la différence des liquides en atteste une dans la nature intime de la membrane qui forme l'utricule élémentaire, car c'est cette membrane qui sécrète le liquide contenu dans l'intérieur de la cavité qu'elle forme.

Ni Raspail ni Dutrochet n'ont essayé d'établir les lois du développement organique qu'ils exposent avec tant de hardiesse, et, on doit l'avouer, avec une si belle simplicité, pour les divers tissus animaux. Les observations manquaient pour cela : aussi la théorie est-elle demeurée frappée de stérilité, et elle a passé inaperçue. D'ailleurs ni l'un ni l'autre n'a vu, ou du moins n'a signalé un organe qui joue un rôle fort important dans le développement des cellules, je veux dire le noyau.

Dès 1831, R. Brown avait découvert le noyau dans les cellules végétales ; mais il était réservé à Schleiden d'en assigner les usages. Schleiden démontra que l'utricule, arrondi ou ovale, qui gît dans la paroi de la vésicule, est en quelque sorte l'organe plastique de cette dernière, attendu qu'il commence par arriver au complément de son propre développement, et qu'alors la cellule elle-même, qui repose d'abord sur lui comme sur un verre de montre, prend naissance et s'agrandit peu à peu. Les anciens observateurs connaissaient déjà des vésicules microscopiques, appartenant à l'organisme animal, qui étaient ainsi munies d'une tache ou d'un noyau, savoir, les corpuscules du sang. Mais, durant les dernières années qui viennent de s'écouler, des éléments semblables ont été découverts dans un grand nombre d'autres liquides et tissus, dans la lymphe, le mucus, le pus et l'humeur de Morgagni, dans les épidermes, le pigment noir, les cartilages et les organes centraux du système nerveux, dans les glandes et même dans des productions pathologiques. La vésicule proligère elle-même, aux dépens du contenu de laquelle l'animal se développe, a été reconnue pour une cellule munie d'un noyau. Quelques écrivains soupçonnèrent l'analogie de ces cellules les unes avec les autres, et plusieurs, comme Purkinje (1), Valentin (2), Turpin (3), appelèrent aussi l'attention sur l'affinité qui existe entre elles et les cellules végétales. La préexistence du noyau et la croissance graduelle de la cellule autour de lui ont été démontrées, dès avant l'apparition du travail de Schleiden, par Valentin dans

(1) Raschkow, *Meletemata*, p. 12.
(2) *Verlauf und Enden der Nerven*, p. 46.
(3) *Ann. des Sc. natur.*, 2ᵉ série, t. VII, p. 207.

les utricules pigmentaires, par E.-H. Schultz dans les corpuscules du sang, par R. Wagner dans l'œuf, par moi dans les cellules des épidermes. La formation de jeunes cellules dans les anciennes avait été observée par Armand de Quatrefages (1) et Dumortier (2), sur des embryons de lymnées. Valentin avait même trouvé dans les muscles et la substance du cristallin des exemples de fibres développées aux dépens de vésicules ou granulations. Mais ce fut Schwann qui, le premier, avança la proposition que les cellules à noyau sont la base de toute formation, animale comme végétale. Il développa cette proposition dans un ouvrage spécial (3), et elle fut reçue avec d'autant plus de faveur, qu'elle donnait la clef d'une foule de faits connus, et indiquait la direction qu'on devait donner à de nouvelles recherches conduites en vue d'un plan uniforme. Schwann lui-même examina d'après ce principe le développement de la plupart des tissus, en profitant des observations qu'on possédait déjà, et s'efforçant de remplir les lacunes par ses propres recherches. Quoiqu'il reste encore, dans les détails, bien des doutes à lever, que plus d'une assertion ait besoin d'être rectifiée, et qu'il semble que les cellules à noyau ne soient qu'une espèce ou une forme secondaire de parties élémentaires organiques, cependant nos contemporains devront toujours se montrer reconnaissants de l'influence qu'a exercée le travail de Schwann.

Les idées les plus obscures continuaient de régner, dans les traités de physiologie, sur la nutrition des organes, et sur les forces par lesquelles sont accomplis l'accroissement, la sécrétion, la régénération. On se figurait ces opérations sous la dépendance tantôt du système nerveux, tantôt des vaisseaux sanguins, quoique depuis longtemps on eût dû être conduit à d'autres pensées en voyant le germe produire, avec une substance homogène, non seulement les organes, mais encore leurs nerfs et leurs vaisseaux sanguins. C'est un des principaux mérites de Schwann d'avoir fait voir que la présence des vaisseaux n'établit pas une différence essentielle dans l'accroissement, qu'elle détermine seulement quelques modifications qu'on explique par la répartition des liquides nourriciers et la facilité plus ou moins grande acquise ainsi au renouvellement des matériaux, tandis que, d'un autre côté, l'étude des fonctions du système ner-

1 *Annales des sciences naturelles*, 2ᵉ série, t. II, p. 114.
2 *Ibid.*, t. VIII, p. 129.
3 *Mikroskopische Untersuchungen*, 1839. — *Vorläufige Mittheilungen*; dans Froriep, *Neue Notizen*, 1838, nos 91, 103, 112.

veux conduisait à une appréciation plus exacte du rôle que ce système joue dans la circulation du sang, et par là dans la nutrition. Je discuterai ce point de doctrine dans les chapitres consacrés à l'examen des systèmes vasculaire et nerveux.

Nous sommes arrivés à ce résultat, que l'organisme se compose d'un certain nombre de parties élémentaires, monades ou atomes organiques, qui, dominés et retenus ensemble par une puissance soustraite à nos moyens d'investigation, s'arrangent et se développent conformément à un type. Ces monades sont douées de forces particulières ; car il leur suffit d'une source commune, le jaune ou le sang, pour former et nourrir toutes les cellules, chacune dans son espèce. L'anatomie générale, pour être la science des parties élémentaires efficaces du corps, devrait donc aujourd'hui partir de ces monades, commencer par en étudier la structure, la formation, les forces, les propriétés chimiques et physiques, puis en faire naître les tissus, qui ne sont autre chose que des agrégats d'une multitude de particules élémentaires homogènes. Un système rationnel d'histologie devrait prendre pour base de ses divisions les métamorphoses des cellules, de manière à former des groupes de tissus, suivant, par exemple, que les cellules restent discrètes, ou se disposent en séries à la suite les unes des autres, ou se ramifient en étoiles, ou se divisent en fibres, etc. Mais les faits ne sont encore ni assez nombreux ni assez concluants pour que nous puissions suivre avec certitude cette méthode, et les essais qu'on a tentés jusqu'à présent n'engagent guère à les imiter (1). C'est pourquoi je préfère passer en revue l'un après

---

(1) Schwann divise les tissus en cinq classes : 1o *cellules indépendantes isolées* : corpuscules de la lymphe, du sang, du mucus et du pus, etc.; 2o *cellules indépendantes réunies en tissus cohérents* : il range ici l'épiderme et les autres productions dites cornées, le pigment noir et le cristallin ; mais on trouve des cellules confondues en fibres dans les poils, les plumes, les onglons et le cristallin, et de plus il y a des cellules pigmentaires ramifiées qui communiquent ensemble ; 3o *cellules dont il n'y a que les parois qui soient confondues ensemble* : cartilage, os et dents ; mais les parois des cellules ne sont pas confondues dans les cartilages spongieux, et l'os dentaire se compose en grande partie de cellules disposées les unes à la suite des autres en ligne droite, comme les fibres des poils ; 4o *cellules fibreuses* : tissus cellulaire, tissu tendineux, tissu élastique ; ici, les cellules doivent, suivant l'auteur, se diviser en faisceaux de fibres ; les tissus cellulaire et tendineux, qui d'ailleurs ne sont point différents entre eux, ne peuvent absolument pas être réunis au tissu élastique, sous le point de vue du développement ; 5o *cellules dans lesquelles les parois et les cavités sont confondues ensemble* : muscles, nerfs, vaisseaux

l'autre les tissus et les organes, tels qu'on les distingue depuis long-temps, anatomiquement et physiologiquement, en m'attachant à décrire leur structure intime et leurs propriétés vitales, et me contentant de signaler, par forme d'incident, l'affinité existante entre leurs parties élémentaires. L'ordre de succession des chapitres était une chose fort indifférente; cependant j'ai cherché autant que possible à éviter les anticipations et à commencer par les tissus dont la connaissance me semblait devoir être utile pour les recherches ultérieures. Une première section renfermera tout ce qu'il est possible d'observer ou de conjecturer sur le développement et la vie des cellules en général.

Emploi du microscope.

L'anatomie générale est principalement microscopique aujourd'hui; c'est pourquoi il ne sera pas hors de propos d'entrer dans quelques détails sur l'usage du microscope.

Les anciens observateurs se servaient de lentilles simples ou lou-

---

capillaires. Nous devons objecter contre cette dernière classe que les muscles dits de la vie organique ne diffèrent pas du tissu cellulaire, eu égard à leur développement, et qu'en réalité le tissu cellulaire et les muscles organiques passent de l'un à l'autre par des gradations insensibles; les muscles de la vie animale, au contraire, et les nerfs, paraissent être, comme je le développerai plus tard, des organes compliqués, dont l'enveloppe n'est probablement pas la même chose que la paroi primitive de la cellule. Schwann traite de la graisse avec le tissu cellulaire, et des ganglions avec les nerfs, quoique ces parties soient tout-à-fait différentes, sous le rapport morphologique. Il ne parle point des glandes, non plus que de beaucoup d'autres organes particuliers. Valentin (R. WAGNER, *Lehrbuch der Physiologie*, t. I, p. 133) a proposé une autre classification, et établi un plus grand nombre d'espèces; nous ne pourrions émettre un jugement sur son travail qu'en descendant dans des détails qui nous entraîneraient beaucoup trop loin. Cette classification présente des défauts analogues à ceux qu'on reproche au système de Schwann, dont elle reproduit même plusieurs. Valentin range aussi tous les tissus cornés parmi les tissus à cellules discrètes; il groupe ensemble le tissu cellulaire, le tissu élastique et les fibres musculaires, etc. Gerber (*Allgemeine Anatomie*, p. 18) a donné un aperçu, sous forme de table, des parties élémentaires animales, mais en ayant trop peu d'égard à leur mode de développement, et s'attachant trop à de légères différences dans la forme des tissus développés. Ainsi il distingue des filaments plats, des filaments creux et des filaments ronds, comprenant parmi ces derniers le tissu cellulaire, les fibres musculaires et les fibres des fibro-cartilages, tandis qu'il rapporte à la classe des filaments creux les nerfs et les canalicules des dents.

pes, même pour de forts grossissements. Aujourd'hui on n'emploie plus les loupes à grand foyer que pour examiner les tissus composés, par exemple les vaisseaux sanguins, les villosités intestinales, les glandes simples, etc. ; pour l'étude des parties élémentaires, et partout où des grossissements considérables deviennent nécessaires, on a recours au microscope composé, non parce qu'il grossit davantage, mais parce qu'il permet de contempler un champ plus étendu et de laisser affluer plus de lumière. Les simples lentilles procurent de très forts grossissements, et ce qui prouve qu'elles suffisent parfaitement sous ce rapport, c'est qu'avec celles dont Leeuwenhoek se servait, il parvenait à voir, dans les parties qu'il examinait et qu'il savait préparer, tout autant de choses, souvent même plus, que les modernes n'en aperçoivent avec leurs excellents instruments composés. Mais, plus une lentille grossit, plus il faut qu'elle soit convexe, et plus elle est convexe, plus l'aberration de sphéricité est considérable, c'est-à-dire le trouble provenant de ce que la surface des corps sphériques ne rassemble pas les rayons lumineux exactement en un foyer, comme font les surfaces elliptiques, mais les écarte d'autant plus du foyer qu'ils tombent plus près du bord. On ne peut donc se servir que d'une petite partie de la lentille, de celle qui avoisine l'axe, et de là résultent deux inconvénients : le premier consiste en ce qu'on ne peut voir nettement à la fois qu'une très petite partie du corps qu'on se propose d'observer ; l'autre tient à ce qu'il n'y a qu'une petite partie du cône lumineux émané de chaque point visible qui soit rassemblée au foyer, de sorte que la masse totale de la lumière est faible. Personne n'ignore d'ailleurs que plus la lentille est convexe et plus sa distance focale diminue, plus aussi on est obligé de la rapprocher de l'objet qu'on veut examiner ; il s'ensuit que la quantité de lumière qui tombe entre la lentille et l'objet est bornée, et qu'il devient presque indispensable d'éclairer les objets par-dessous, ce qui n'est praticable que pour ceux qui sont transparents.

On obvie déjà jusqu'à un certain point à ces inconvénients en unissant ensemble plusieurs lentilles faibles, ce qui permet d'atteindre, pour ainsi dire d'une manière successive, le grossissement dont on a besoin. Les instruments de cette espèce portent le nom de loupes composées, lorsque les lentilles, montées à la manière des loupes simples, sont adaptées les unes au-dessus des autres et mobiles sur un axe commun. Quand les lentilles sont vissées les unes au-dessus des autres, mais fixées à un pied auquel on peut adapter un objectif, elles constituent un microscope simple. Les loupes composées et le microscope simple ne diffèrent que par la monture.

Le microscope composé est disposé de telle manière, que l'image grossie et renversée qu'un objet situé au foyer de la loupe projette en quelque sorte dans l'air, à une distance déterminée derrière celle-ci, soit vue de nouveau à l'aide d'une loupe. Les parties essentielles de l'instrument sont donc une lentille tournée du côté de l'objet, l'*objectif*, et une seconde correspondante à l'œil, l'*oculaire*. Cette dernière grossit une seconde fois l'image renversée que la première a produite. Pour les maintenir à une juste distance l'une de l'autre, et en même temps écarter toute lumière étrangère, qui nuirait à la netteté de l'image, on fixe les deux lentilles aux extrémités d'un tube intérieurement noirci. L'objectif peut être simple, ou, comme une loupe composée, consister en plusieurs lentilles. L'oculaire se compose aussi la plupart du temps de deux lentilles qui sont vissées à un court tuyau. Le tube ou corps du microscope est assujetti à une tige, qui supporte également le porte-objet. Le tube, ou le porte-objet, ou tous deux à la fois, sont mobiles sur la tige, à diverses hauteurs de laquelle on les fixe au moyen d'une vis de pression, afin de pouvoir placer l'objet à la distance focale requise. Au-dessous du porte-objet, qui présente une ouverture ronde dans son milieu, se trouve un miroir, ordinairement plan d'un côté et concave de l'autre, à l'aide duquel on fait arriver la lumière de bas en haut à travers l'objet qu'on se propose d'examiner. Il me paraît superflu d'entrer dans de plus grands détails sur le mécanisme de l'instrument.

Le grossissement que procure un microscope composé dépend de l'action combinée de l'objectif et de l'oculaire. On peut donc obtenir le même grossissement avec un objectif faible, accompagné d'un oculaire plus fort, et avec un objectif fort joint à un oculaire plus faible. La disposition à préférer dépend de l'usage auquel on destine l'instrument. Quand il s'agit d'objets anatomiques qu'on veut couvrir d'un liquide, ou faire nager dans ce liquide, qu'on cherche même souvent à déchirer sous le microscope avec des instruments très acérés, il est bon d'avoir une distance focale aussi grande que possible ; c'est pour cela qu'on associe volontiers de faibles objectifs à de forts oculaires. Dans les microscopes de Schick, l'oculaire n° 1 donne presque les mêmes grossissements avec les lentilles 4, 5 et 6,

que l'oculaire n° 2 avec les lentilles 3, 4 et 5. Mais la raison qui
vient d'être indiquée me fait donner la préférence à cette dernière
combinaison. Le choix du grossissement, en général, dépend de l'objet qu'on se propose d'examiner. La plupart des objets histologiques
sont suffisamment visibles à un grossissement de trois cents diamètres, et ce qu'on n'aperçoit pas bien à un grossissement de quatre
cents diamètres devient rarement plus clair avec des lentilles plus
fortes. Il ne faut pas oublier que les grossissements plus considérables ne s'obtiennent jamais qu'aux dépens de l'intensité de la lumière, et bien rarement l'avantage qu'ils procurent est compensé par
l'inconvénient qui résulte de la diminution de la lumière.

Le point principal dans les travaux microscopiques est le maniement
de la lumière. On éclaire les objets, soit de bas en haut, en les faisant
traverser par la lumière réfléchie au moyen du miroir, soit de haut
en bas, par la lumière qui tombe sur l'objectif, et qu'on peut également concentrer à l'aide de réflecteurs ou de prismes, afin de la diriger sur un seul point. Les objets opaques ne peuvent être examinés
qu'à la lumière incidente; mais, pour ceux qui sont transparents, on
peut employer ou la lumière incidente, ou la lumière transmise.
Chacun de ces modes a ses avantages particuliers, et quand la chose
est praticable, il faut les employer tous deux. Avec la lumière incidente, les couleurs des objets sont plus prononcées; on a moins de
peine aussi à comprendre les formes, parce que nous sommes accou-
tumés à ce mode d'éclairage pour les objets qui nous entourent dans
la vie usuelle, et qu'avec son secours on parvient aisément, pour
ainsi dire sans s'en rendre compte, à conclure les formes de la manière dont la lumière et les ombres sont réparties. Quant à voir avec
le secours de la lumière transmise, il faut acquérir l'habitude de juger des formes d'après la disposition des ombres. C'est ce qui fait
qu'on a besoin de beaucoup d'expérience pour employer le microscope, d'autant plus que, précisément lorsqu'il s'agit de forts
grossissements, la lumière incidente, que nous recommandons en
toute autre occasion comme point de comparaison, ne saurait être
employée, la distance focale étant trop petite pour le permettre. Dans
la vie ordinaire, un enfant ne trouve aucune difficulté à distinguer une
surface convexe d'une surface concave; pour y réussir, au microscope,
il faut de la réflexion et du calcul, et quand nous avons reconnu que,
dans le cas d'une convexité, l'ombre est tournée du côté opposé à
la lumière, tandis que l'inverse a lieu dans celui d'une concavité, il

nous faut encore faire entrer en ligne de compte le renversement de l'image par le microscope. Cet exemple doit suffire. On peut employer, dans les observations microscopiques, la lumière du jour ou celle d'une lampe. La première mérite généralement la préférence, parce qu'elle ne fatigue pas autant les yeux, du moins si j'en juge d'après moi-même. La lumière directe du soleil a été proscrite depuis long-temps, et avec raison : toutes les illusions auxquelles exposent l'inflexion et l'interférence de la lumière, se produisent d'autant plus aisément que l'éclairage a plus d'intensité. Les objets paraissent alors entourés de bandes colorées, ce qui annonce déjà une dispersion de la lumière. Une autre circonstance encore détourne les observateurs prudents de recourir aux rayons solaires, c'est que, sous leur influence, les préparations organiques et inorganiques les plus diversifiées offrent toutes la même image de filaments, de globules, etc. Si les particules sont en mouvement, on aperçoit une vibration vague, dont on peut faire tout ce qu'on veut, et sur laquelle C.-H. Schultz avait établi, il y a vingt ans, une physiologie du sang (1). La lumière solaire ne peut être employée que pour les objets qui demandent à être éclairés de haut en bas, et lorsqu'on n'attache pas une grande importance à connaître la forme des particules. Ainsi, on ne saurait trop la recommander pour éclairer des injections de vaisseaux ou de glandes, attendu qu'alors les grains métalliques se dessinent d'une manière très sûre par l'éclat dont ils brillent au soleil. Mais, dans la grande majorité des cas, la lumière même diffuse, au milieu d'un ciel dégagé de nuages, est trop forte, et demande à être modérée. On emploie à cet effet diverses inclinaisons du miroir, que l'expérience seule peut enseigner, ou bien l'ombre projetée par la main, moyen que je ne saurais trop préconiser, ou enfin des diaphragmes, disques noirs percés d'ouvertures plus ou moins grandes, qu'on place sous le porte-objet. On ne tarde pas à s'apercevoir que les contours, invisibles ou à peine discernables quand la lumière tombe en plein sur l'objet, deviennent sensibles dès qu'elle a été ainsi limitée ; on apprend aussi à placer l'ouverture du diaphragme tantôt au centre, tantôt d'un côté ou de l'autre, afin de faire arriver la lumière de différents côtés, et de rendre les ombres ou plus longues ou plus courtes.

(1) *Der Lebensprocess im Blute*, Berlin, 1822.

Illusions optiques.

J'ai parlé tout-à-l'heure des illusions optiques qui sont occasionnées par les phénomènes de l'inflexion et de l'interférence. Ces phénomènes dépendent de l'action mutuelle qu'exercent l'un sur l'autre deux rayons lumineux qui, se rencontrant comme deux ondes, tantôt se renforcent, et tantôt s'anéantissent; ils tiennent aussi à ce que, quand un rayon de lumière passe au bord d'un corps solide, ou traverse une fente étroite, il éprouve une déviation, et se décompose simultanément en rayons de réfrangibilité différente. Il ne m'est pas possible de m'appesantir ici sur ce sujet; cependant je ne saurais me dispenser de rapporter les expériences suivantes, qu'indique E.-H. Weber (1), et qui fournissent un exemple convaincant des illusions dont je parle ici. Lorsqu'on tient tout près de l'œil deux doigts rapprochés l'un de l'autre, et qu'on regarde le soleil ou une bougie à travers la fente étroite qu'ils laissent entre eux, on voit leur intervalle formé d'une infinité de couches parallèles, alternativement claires et obscures. Si l'on rapproche les bouts de trois doigts, et qu'on regarde la lumière à travers le petit espace triangulaire qui reste béant, on aperçoit une foule de points obscurs et clairs, qui ressemblent souvent à des globules éclairés. On conçoit sans peine, d'après cela, combien les occasions d'interférence se multiplient lorsqu'on opère sur de petits objets microscopiques, surtout si la lumière est forte, ou l'objet inégal et un peu trop épais ou très divisé : on voit apparaître des stries, des globules, des lignes onduleuses, qui, pour peu qu'on ait le désir de trouver des particules élémentaires homogènes, peuvent fréquemment être prises pour telles. A cette source se rapportent les cylindres serpentants de Monro (2), de Fontana (3), de Mascagni (4), et les globules que Milne Edwards (5), et, dans ces derniers temps encore, F. Arnold (6) ont représentés comme les derniers principes consti-

(1) HILDEBRANDT, *Anatomie*, t. I, p. 132.

(2) *Bemerkungen ueber die Structur und Verrichtungen des Nervensystems*, 1787, tab. XI, fig. 4 ; tab. XII, fig. 2, 7, 10, 13.

(3) *Traité du venin de la vipère*, Florence, 1781, 2 vol. in-4o, tab. VIII-X.

(4) *Prodromo della grande anatomia*, Milano, 1821, 4 vol. in-8o, en beaucoup d'endroits.

(5) *Mémoire sur la structure élémentaire des principaux tissus organiques des animaux*, Paris, 1823, et *Annales des sc. natur.*, 1826, p. 362.

(6) *Physiologie*, t. I, tab. III-X.

tuants de tous les tissus. Dans les figures données par les deux derniers de ces écrivains, les tissus ne diffèrent que par la disposition des globules, qui tantôt sont épars d'une manière uniforme, tantôt sont rangés en lignes ou en cercles, de sorte qu'on reconnaît que des fibres ou des contours de vésicules ont été vus, mais que l'observateur les a considérés à tort comme formés de globules.

Une autre cause d'erreur, dans les forts grossissements, tient à ce que les corps d'une certaine épaisseur, globules ou vésicules, ne peuvent jamais être placés en entier sous le foyer; qu'en conséquence lorsque, par exemple, la partie la plus élevée du centre d'un globule se trouve à la juste distance focale, les bords paraissent vagues et diffus. Il peut donc résulter de là qu'une vésicule simple soit prise pour une vésicule composée, pour un globule consistant en un noyau et une enveloppe, ou qu'un cylindre semble avoir une écorce différente de la substance centrale. Au reste, les lentilles ordinaires ne sont pas si parfaitement précises qu'elles ne fassent voir clairement à la fois que les points situés absolument dans un même plan, de sorte que, quand on leur suppose cette précision, on tombe dans la faute inverse, et que, par exemple, on croit renfermées les unes dans les autres des vésicules qui sont situées les unes au-dessus des autres. On se garantit jusqu'à un certain point de cette erreur en faisant usage d'oculaires aplanatiques. Les lentilles aplanatiques sont des verres biconvexes, dont les deux courbures appartiennent à des rayons de longueur différente, ou bien aussi ce sont des verres plans-convexes. On a trouvé que des lentilles dans lesquelles le diamètre d'une des deux courbes était à celui de l'autre $= 1 : 6$, ou dont une des surfaces était tout-à-fait plane, étaient beaucoup plus achromatiques, et donnaient aussi une réunion plus complète des rayons en foyer, que les lentilles biconvexes ordinaires, à demi-diamètres des courbures égaux, et qu'elles pouvaient remplacer les lentilles achromatiques composées de flint-glass et de crown-glass.

Diverses autres illusions sont possibles quand le sens de la vue n'est pas en mesure d'être contrôlé par celui du toucher. Il est impossible de les prévoir toutes; mais il y a un moyen d'y échapper, c'est d'examiner le même objet fréquemment, et dans des conditions aussi différentes que possible. Un observateur français décrivit, il y a quelque temps, une espèce particulière de globules du lait, et ne tarda pas à retirer sa découverte, parce qu'il avait vu des vésicules dans le verre. Il croit rendre un service à ceux qui se livrent aux mêmes recherches que lui, en saisissant cette occasion de leur recommander la plus grande circonspection à l'égard des verres ; il aurait mieux fait de les inviter à ne pas publier leurs observations avec trop d'empressement. Je ne parlerai ici que d'une seule particularité qui souvent gêne beaucoup les débutants : ce sont les phénomènes visuels subjectifs, les mouches volantes, qui, la plupart du temps, ont la forme de filaments et de globules pâles, et qui ressemblent à certains objets microscopiques, au point de pouvoir devenir une source d'illusions. Je recommande, pour distinguer les globules subjectifs, un moyen bien simple, auquel arriveront sans doute d'eux-mêmes ceux qui auront contracté quelque habitude ; ce moyen consiste à changer brusquement, mais très peu, le foyer dans les cas douteux ; les images objectives disparaissent, et les subjectives restent, tout aussi distinctes qu'auparavant.

Au reste, on a singulièrement exagéré le danger des illusions, et par là fait tomber le microscope dans un discrédit qu'il ne mérite pas. La plupart des erreurs auxquelles il a conduit n'étaient pas des illusions d'optique, mais des erreurs de jugement, des interprétations fausses de choses bien vues. On aperçoit des fibres avec la lentille ; celui qui les croit des fibres musculaires n'est pas plus la dupe d'une illusion d'optique que celui qui prend un peuplier pour un sapin. Qu'on jette les yeux sur les figures 1, 7 et 12 de notre première planche, on y voit des lignes réticulées, circonscrivant des espaces polygones. Les lignes sont les limites de cellules adossées. Mais on les a prises souvent pour un réseau de vaisseaux capillaires, et ce n'est pas le microscope qu'il faut accuser d'une pareille erreur. Celui qui ne connaît pas l'instument, et ne cherche pas à le connaître, se console en alléguant l'incertitude des observations microscopiques, qui ressort du défaut d'accord entre les observateurs. Mais, à un petit nombre d'exceptions près, les contestations ont toujours plus porté sur l'explication que sur l'image. J'ai fait suivre chaque chapitre d'un exposé historique des découvertes relatives au sujet dont il traite, dans la vue principalement de montrer combien les bonnes observations recueillies en des temps divers, par des observateurs différents, et avec les instruments les plus variés, font concordance entre elles, eu égard aux faits. Je dis les *bonnes* observations, et en prononçant ce mot, j'exclus celles qui n'ont été entreprises que pour venir à l'appui de certaines opinions préconçues, comme aussi le petit nombre de celles dont les auteurs ont donné dans les véritables illusions d'optique que j'ai signalées plus haut. L'histoire des globules du sang, de la fibre musculaire, et de la fibre nerveuse, objets dont on s'est tant occupé, est précisément ce qui parle le plus haut en faveur de la proposition que je viens d'établir. A la vérité, il faut savoir bien préparer et traiter convenablement les tissus; lorsqu'on n'a pas ce talent, le microscope donne une image fidèle, sans doute, mais qui n'est pas celle des parties dans leur état frais et spécial, qui les représente altérées par la putréfaction, par des influences chimiques, etc., et alors c'est encore une erreur du jugement, lorsque, après avoir vu des nerfs, par exemple, on conclut de l'aspect des fibres détruites à celui qu'elles doivent avoir dans le corps vivant.

Au nombre des erreurs de jugement se rangent enfin les cas assez communs où des mouvements de molécules, sous le microscope, sont regardés à tort comme des mouvements animaux, qui conduisent à prendre des parties élémentaires pour des animalcules infusoires. Sous ce rapport, le mouvement moléculaire découvert par Brown a acquis une grande célébrité. On sait qu'il appartient à toutes les molécules très petites tenues en suspension dans des liquides, et qu'il peut surtout être très bien observé sur les granulations du pigment noir. Sans nul doute, il est produit par les courants que l'évaporation des liquides provoque à la surface, car il diminue à mesure qu'on restreint cette évaporation en couvrant la liqueur avec un verre, de l'huile ou autres choses semblables. Ce mouvement consiste en un va-et-vient des molécules, qui rarement changent beaucoup de place ; cependant elles parcourent souvent aussi des espaces assez étendus, mais jamais avec rapidité et en ligne droite, toujours avec lenteur et en décrivant des courbes. Les granulations aplaties, en l'exécutant, tournent vers le haut, tantôt leur côté étroit, et tantôt leur côté large ; les corpuscules cylindriques, les fibres courtes, les bâtonnets ou trabécules se courbent en replis serpentiformes, les diverses parties de leur longueur se trouvant en quelque sorte dans des ondes différentes. Cette circonstance contribue encore à accroître l'apparence d'un mouvement spontané. On peut se faire une idée du phénomène sur les bâtonnets déliés de la membrane de Jacob chez l'homme et chez les mammifères. L'apparence d'un déplacement spontané peut aussi naître par les courants qui ont lieu quand on mêle ensemble des liqueurs différentes, ou lorsque des parties solides se dissolvent dans des liquides ; ces courants cessent dès que l'équilibre chimique est rétabli. La position inclinée du porte-objet peut également donner lieu à cette erreur ; mais alors personne ne sera long-temps dupe. Enfin, elle peut tenir à la présence de fragments d'une membrane vibratile, et même à de véritables animalcules infusoires, qui se cachent dans la masse, ou qui échappent à l'œil en raison de leur petitesse. Ainsi, dans les matières en putréfaction, les granulations du sang, celles du mucus, et autres corpuscules semblables, sont souvent de véritables montagnes eu égard aux petits vibrions et aux monades qui circulent en masse tout autour.

Préparation des objets.

Avant toutes choses, il est nécessaire, surtout quand on fait usage de fortes lentilles, d'obtenir des surfaces planes, afin que les particules situées hors du foyer, et qui parfois aussi miroitent, n'exercent pas d'influence perturbatrice. A cette fin, on couvre la préparation d'un liquide ou d'une mince plaque de verre. Une autre condition est que les objets qu'on se propose d'examiner couvrent le porte-objet en couche aussi mince que possible, tant pour permettre le passage à une quantité suffisante de lumière, qu'afin de pouvoir compter les parties élémentaires isolées, et d'en voir nettement les contours. Lorsqu'on prend le parti de ne regarder comme fibres ou comme globules élémentaires que ce qui se montre réellement sous cette forme, après qu'on est parvenu à l'isoler, on est à peu près certain d'éviter les illusions d'optique. Quand les parties élémentaires nagent librement dans des liquides, par exemple, dans du sang ou dans du lait, ou qu'elles se disgrègent aisément, comme dans les épithélium minces, la préparation ne présente aucune difficulté ; tout au plus est-il nécessaire d'ajouter une petite quantité de liquide, afin de mieux étaler les globules. Ce n'est pas sans avoir subi plus d'un échec qu'on a fini par apprendre que le choix du liquide destiné à remplir cet office n'est point une chose indifférente. L'eau pure se présente la première ; mais beaucoup de parties élémentaires qui représentent des cellules pleines d'un liquide, ont des parois perméables : lorsqu'on les plonge dans l'eau, elles l'absorbent, se gonflent, et non seulement changent ainsi de forme, mais encore peuvent crever et se détruire entièrement. Avec de pareilles cellules, il est donc indispensable d'employer un moyen de dilution qui , à l'instar des liquides animaux , tienne déjà en dissolution des substances neutres. On peut recourir à l'eau sucrée ou à des dissolutions , soit de sel marin , soit d'autres sels neutres , mais sans jamais perdre de vue que les cellules changent également de forme. Quand le liquide dans lequel on les examine est plus concentré que les humeurs du corps , elles abandonnent alors une partie de leur contenu à l'eau, s'affaissent et se rident, comme il est facile d'en acquérir la démonstration sur les corpuscules du sang. Ce qu'il y a de mieux , c'est d'employer les liquides organiques eux-mêmes , l'albumine étendue, le sérum du sang, la salive , l'humeur aqueuse , le liquide du corps vitré, etc. Mais on n'oubliera pas que la salive exerce souvent une influence nuisible par l'acide qu'elle contient, et que le sérum du sang, quand il est resté quelque temps à l'air, s'étant concentré par le fait de l'évaporation , agit alors de la même manière qu'une dissolution saline trop chargée. Ce n'est pas uniquement par endosmose , mais d'une autre manière encore , qu'on ne connaît pas suffisamment, que l'eau change certaines substances animales , par exemple les fibres nerveuses , les bâtonnets de la membrane de Jacob , les animalcules spermatiques. Après la mort , toutes ces substances ne conservent pas leur véritable forme , si ce n'est dans des circonstances favorables particulières. Il faut donc les examiner à l'état frais , et le plus promptement possible. Un petit lambeau du corps vitré est ce dont je me sers le plus volontiers pour couvrir la substance nerveuse et la membrane de Jacob , dans l'unique vue d'empêcher qu'elles subissent une dessiccation trop rapide.

Au reste, il va sans dire que l'emploi des véhicules altérants ne doit pas être rejeté d'une manière absolue, que, loin de là même, il est parfois très instructif, pourvu qu'on sache quelle altération en a été la conséquence. Ainsi l'eau pure est quelquefois indispensable pour procurer de la transparence aux vésicules , et en rendre visibles le contenu et les noyaux. Dans d'autres cas, il convient d'avoir recours à la coagulation pour condenser des objets trop clairs et transparents , par exemple les fibres du cristallin , celles de la zone ciliaire, etc. ; on emploie à cet effet, soit l'alcool, soit l'acide chlorhydrique ou nitrique , ces deux derniers à l'état de dilution.

Lorsqu'il est question de tissus durs , tels que les os et les dents, on s'en procure par l'usure les lamelles assez minces pour être soumises à l'observation ; quant aux cartilages, aux ongles et aux tissus de consistance analogue, on peut, à l'aide d'un couteau bien affilé, les réduire en disques de minceur suffisante. Il est plus difficile de traiter les substances molles, comme les nerfs, les muscles, le tissu cellulaire, les glandes et autres semblables. Le choix du lieu d'où on les tire a déjà beaucoup d'importance. Ainsi on trouve dans les valvules du cerveau les fibres cérébrales, et dans les nerfs ciliaires situés entre la choroïde et la sclérotique, les fibres nerveuses, en couches tellement peu épaisses, qu'à peine est-il nécessaire de recourir à aucune préparation. Pour examiner le tissu musculaire, on peut prendre les muscles de l'œil d'un petit mammifère ; pour les capillaires sanguins, la rétine, dont il est facile d'enlever la substance nerveuse molle à l'aide d'un filet d'eau. On réduit les tissus fibreux en faisceaux, et même on isole les fibres en les déchirant au moyen de deux aiguilles, soit à l'œil nu, soit à la loupe. Mais, quand on veut se procurer des coupes transversales de ces tissus, ou de petites particules d'une substance molle et non fibreuse, il faut employer des procédés d'induration. Purkinje s'est servi du vinaigre de bois et d'une dissolution concentrée de carbonate potassique, qui rendent les membranes animales si dures, qu'on parvient aisément ensuite à en couper de très minces lamelles. Hannover recommande l'acide chromique étendu, qu'il a vu Jacobson employer pour durcir les tissus animaux. Raspail (1) fait sécher des morceaux de substance végétale molle, après les avoir imbibés d'une dissolution de gomme, afin qu'ils ne se retirent pas ; Wasmann a employé ce procédé avec succès pour l'examen de la membrane muqueuse stomacale. Dans beaucoup de circonstances, il suffit de laisser sécher des lambeaux de tissus ou d'organes abandonnés à eux-mêmes : seulement les morceaux ne doivent pas être trop minces, parce qu'alors ils se brisent aisément après la dessiccation, pendant laquelle on se garde bien aussi de les tenir tendus, ce qui, pour des raisons faciles à comprendre, y fait naître des fissures, des déchirures. Après avoir rendu des morceaux de peau, de cornée transparente, de muscles, durs comme du bois, j'en ai obtenu, plutôt en raclant qu'en taillant, de petits copeaux, qui, ramollis dans l'eau, montraient inaltérés les éléments spéciaux de ces tissus. Pour se procurer des tranches minces de cerveau ou de moelle épinière à l'état frais, et des autres tissus de consistance analogue, Valentin a proposé (2) un instrument particulier, qu'il nomme

(1) *Nouveau système de chimie organique*, Paris, 1838, t. I, p. 465.
(2) *Repertorium*, 1839, p. 30.

double-couteau ; cet instrument est formé de deux lames bien affilées, qu'on peut rapprocher à volonté au moyen d'un coulisseau ; plus on remonte ce dernier, plus l'espace entre les deux lames se rétrécit.

Quelque désirable qu'il soit de pouvoir soumettre à la dissection les objets parvenus au degré de grossissement sous lequel le microscope nous les fait apercevoir, ce vœu est fort difficile à remplir. L'une des difficultés consiste en ce que le microscope représente les objets, et par conséquent aussi les instruments, dans une situation renversée, de manière que, dans les commencements, on ne manque jamais d'exécuter des mouvements inverses de ceux qu'on voudrait produire ; mais avec de l'attention et de l'habitude on pare à cet inconvénient. Une autre difficulté tient à la grossièreté des instruments, qui, grossis par le microscope, ressemblent, eu égard aux objets, plutôt à des massues et à des haches, qu'à des aiguilles et des scalpels. Nordmann (1) propose d'employer, comme instrument microtomique, les épines du *Cactus flagelliformis*, qu'on doit fendre dans le sens de leur longueur ; après quoi, au moyen d'un rasoir, on effile obliquement de chaque côté leurs extrémités terminées en pointe. Enfin, lorsque les lentilles sont fortes et la distance focale courte, les instruments ne peuvent être portés sur l'objet à préparer que dans une direction très inclinée et presque horizontale, de sorte qu'ils couvrent toujours une grande surface. Tous ces motifs réunis font qu'on doit se borner presque uniquement à déchirer les préparations, ou à les écarter par une pression méthodique, à les aplatir, et enfin à les écraser, ou, suivant les circonstances, à les faire éclater. Pour cela on se sert de lames minces en verre ou en mica, qu'on applique dessus. Aux microscopes de Berlin sont annexés, d'après l'indication d'Ehrenberg, des compresseurs consistant en une boîte de laiton, susceptible d'être ouverte ou fermée à l'aide d'une vis. A la partie inférieure se trouve un verre rond, épais, et par-dessus celui-ci un autre verre également rond, mais plus mince, offrant tous deux une échancrure dans laquelle s'adapte un montant qui fait saillie au bord de la boîte. L'objet est placé entre les deux verres, et on le comprime en serrant la vis qui rapproche la partie supérieure de la boîte. Cet appareil ne vaut rien, parce que presque toujours le verre qu'on applique sur l'objet l'écrase déjà par son

____

(1) *Mikrographische Beitrœge zur Naturgeschichte der wirbellosen Thiere*, cah. I, 1832, p. 32.

seul poids, quand celui-ci est mou, et qu'on ne peut par conséquent observer le moment de l'écrasement, qui précisément est le
point important. C'était donc rendre un grand service que d'imaginer
un instrument qui permît de rapprocher peu à peu, et pendant l'observation même, le verre supérieur, destiné à comprimer, du verre
inférieur, ayant office de porter l'objet. Purkinje a le premier indiqué, sous le nom d'*écraseur microtomique* (1), un instrument
de ce genre, qui a seulement le défaut d'être compliqué inutilement
et trop massif. Schiek, de Berlin, fabrique des appareils plus simples
et fort convenables, dont je crois inutile de donner la description,
qui m'entraînerait trop loin ; ces appareils sont d'un prix très mo-
déré, et ils ne tarderont certainement pas à devenir d'un usage général.

Expériences chimiques.

Les expériences de chimie microscopique exigent aussi une certaine habitude, et encore plus de patience. Naturellement il ne peut
s'agir ici que de simples réactions, que de savoir si un tissu se dissout ou non dans tel ou tel menstrue, s'il s'y gonfle, s'il y devient
plus pâle ou plus foncé en couleur, s'il s'y coagule, etc. Quelquefois,
il suffit de commencer par traiter chimiquement la substance qu'on
se propose d'examiner, et ensuite de la porter sous le microscope.
Mais, dans beaucoup de cas, il est indispensable d'observer dès le
principe les changements auxquels le réactif donne lieu, surtout
lorsqu'on désire savoir si certains éléments se dissolvent en totalité
ou en partie ; alors on ajoute l'agent chimique à la préparation étalée
sur le porte-objet. Si l'on opère sans précaution, un mouvement si vif
a lieu pendant le mélange, que tout disparaît à l'œil pour quelque
temps, et que le but de l'expérience se trouve manqué. Il vaut mieux
couvrir la préparation d'un petit verre, sur le bord duquel on place
une goutte du réactif, qui pénètre peu à peu entre les deux verres.
Comme ce moyen exige souvent beaucoup de temps, et que fréquemment aussi il échoue, je me sers d'un fil fin, dont j'introduis un
bout dans la liqueur que contient le porte-objet, que je couvre d'une
mince plaque de verre ; je fais alors tomber, sur l'autre bout du fil,
une goutte du réactif, qui, en vertu de la capillarité, monte, lentement à la vérité, mais certainement, vers la liqueur que je désire

____

(1) MULLER, *Archiv*, 1834, p. 385, pl. VIII, fig. 1-6.

examiner. Cependant, même avec cette méthode, il y a parfois des
points épargnés, probablement à cause de la forte adhésion de la pièce
aux verres, et l'on est obligé de répéter souvent l'expérience, quand
on veut que les résultats méritent confiance. Si l'on ajoute la difficulté de déterminer la quantité des substances à employer, et la
propriété dont les combinaisons de protéine jouissent de tantôt se
précipiter et tantôt se redissoudre dans divers réactifs, suivant que
ceux-ci sont en proportion plus ou moins considérable, on concevra
pourquoi la partie chimique de nos recherches est encore si imparfaite. La plupart des faits connus jusqu'à ce jour ont peu de valeur,
à cause de la manière dont les observations ont été exécutées; c'est
pour cela que je me suis presque borné aux expériences avec l'a-
cide acétique, qui d'ailleurs ont plus d'importance qu'aucune autre,
en raison de la différence qu'on remarque dans la manière dont cet
acide se comporte avec les cellules et avec leurs noyaux. Un travail
comparatif bien fait sur les réactions des autres menstrues avec les
différents tissus, remplirait une lacune qu'on regrette de voir dans
l'histologie.

Micromètre.

Plus les espèces de fibres et de vésicules s'accumulent dans l'organisme animal, plus il devient nécessaire, pour les distinguer, de
joindre aux autres caractères ceux qu'on peut tirer de leur grandeur
proportionnelle. Les anciens observateurs se contentaient, sous ce
rapport, d'indications approximatives; ils comparaient les objets microscopiques aux poils, aux grains de sable, aux corpuscules du
sang. Aujourd'hui il faut en donner la mesure absolue. Les micromètres, appareils dont on se sert pour déterminer le diamètre de
ces petits objets, sont de deux sortes, les micromètres en verre et
les micromètres à vis.

Les micromètres en verre sont des tables de verre, sur lesquelles,
au moyen d'une machine à diviser, on a gravé les unes à la suite des
autres des lignes très fines, aussi rapprochées que possible, mais laissant entre elles des distances égales. Ordinairement on y joint une
seconde série de lignes, qui coupent les premières à angle droit, de
manière à produire des champs carrés. Alors il ne s'agit plus que de
voir combien un objet microscopique occupe de champs, ou combien un champ contient de ces objets. Pour cela, on place la préparation sur la plaque du micromètre, ou mieux cette plaque sur l'o-

culaire, de manière qu'elle n'est grossie que par la lentille de ce dernier, et qu'on regarde l'objet à travers le réseau des lignes.

Lorsqu'on se sert du micromètre à vis, on amène l'objet qu'on veut mesurer sous un fil tendu en travers de l'oculaire, au moyen d'une vis à pas très rapprochés, ayant, en place de tête, un grand disque rond dont le bord est divisé en degrés ; cette vis tourne sur un nonius fixe, et l'on a ainsi un moyen de calculer combien de tours ou de portions d'un tour elle a été obligée de faire jusqu'à ce que l'objet ait passé le fil de l'oculaire. Lorsqu'un tour de vis fait marcher le porte-objet, et avec lui l'objet, d'un dixième de ligne par exemple, et que la tête de cette vis est partagée en cent degrés, si la vis avance d'un degré, l'objet a parcouru un millième de ligne.

Il est difficile de décider lequel de ces instruments mérite la préférence. En principe, le micromètre à vis est plus exact, car le micromètre en verre laisse toujours quelque chose à l'estimation, et par conséquent à l'arbitraire. Cependant on est parvenu à rapprocher tellement les divisions des instruments de ce dernier genre, qu'ils suffisent parfaitement dans la plupart des cas. J'ai adopté, pour les mesures qui seront données dans le cours de cet ouvrage, un micromètre à vis, qui, avec le nonius, indique jusqu'à un dix-millième de ligne (mesure de Paris). Pour plus de sûreté, j'ai soin de faire aller et venir l'objet, et de ne prendre pour mesures que celles dans lesquelles ce corps revient chaque fois exactement au même point qu'il occupait au commencement de l'expérience. Du reste, la grandeur des parties élémentaires est souvent sujette à des variations considérables, ce qui fait qu'il est bon, après avoir cherché à mesurer les *maxima* et les *minima*, de tirer une moyenne d'un certain nombre d'observations. J'ai employé, à titre d'essai, une autre méthode, fort usitée autrefois, qui consiste à dessiner l'objet dans sa grandeur apparente, de manière que le dessin et l'objet se couvrent parfaitement, lorsque tous deux se trouvent à une égale distance de l'œil, et qu'un des yeux regarde à travers le microscope, tandis que l'autre contemple le dessin à côté. Le dessin donne la grandeur apparente de l'objet au grossissement dont on se sert, et que l'on doit connaître ; on trouve ensuite la grandeur réelle au moyen d'une simple division. Toutes les figures contenues dans les planches ont été dessinées de cette manière, et font par conséquent connaître la grosseur apparente des objets aux grossissements indiqués. Le grossissement que procure une lentille se calcule, comme on sait, d'après sa dis-

tance focale , en admettant que la distance à laquelle on voit nettement un objet à l'œil nu est de huit pouces. Le diamètre apparent
d'un corps croît dans la même proportion que ce corps peut être
rapproché de l'œil ou de la lentille ; il est donc grossi de huit fois
par une lentille d'un pouce de foyer, de quatre-vingt-seize fois par
une lentille d'une ligne de foyer, etc. A cette occasion , je dois encore rappeler que , dans les anciens ouvrages , les grossissements ne
sont pas indiqués en diamètres , mais en surfaces , et que la surface
est égale au carré du diamètre.

SECTION PREMIÈRE.

DES FORMES ET DES PROPRIÉTÉS DES PARTIES ÉLÉMENTAIRES DU CORPS ANIMAL EN GÉNÉRAL.

Les matériaux nécessaires pour écrire l'histoire des parties élémentaires du corps animal sont fournis par les observations recueillies sur la structure et le développement des tissus particuliers.
A mesure que ces observations se perfectionnent et acquièrent plus
de certitude, il devient plus facile d'extraire ce qu'elles ont de commun , et l'on court moins risque de se tromper en exécutant ce travail. L'abstraction ne marche pas d'une manière aussi sûre dans une
science qui laisse encore tant à désirer , et dont , parmi les données
acquises , il s'en trouve si peu qui soient à l'abri de toute contesta-
tion. La méthode qu'on a suivie jusqu'à présent dans l'étude du sujet dont nous allons nous occuper, et le manque de matériaux,
obligent quelquefois de recourir à des comparaisons avec les tissus
végétaux. J'espère échapper aux inconvénients qui pourraient résulter d'une trop grande précipitation à tirer parti des faits , en ayant
soin , à chaque proposition générale , d'énoncer exactement les observations sur lesquelles elle repose.

Nous allons prendre pour point de départ les parties qui sont le
mieux connues, les cellules élémentaires achevées, après quoi nous
examinerons d'un côté leur origine, et d'un autre côté leur développe-
pement ultérieur.

Dans la plupart des tissus végétaux et animaux , on rencontre
pendant la vie entière , ou à une certaine époque de leur développe-

ment, des corpuscules microscopiques, d'une forme particulière et très caractéristique, qu'on a coutume de désigner sous les noms d *cellules élémentaires*, *cellules primitives*, *cellules à noyau* (*cellulæ nucleatæ*). Ce sont des vésicules (1) qui consistent en une membrane délicate, emprisonnant un contenu liquide, quelquefois un peu grenu. Dans leur paroi se trouve un corps plus petit, et de couleur plus foncée (2), qu'on appele *noyau de la cellule* (*nucleus*), et que Schleiden nomme *cystoblaste*. Ce corps présente, en général, une ou deux taches, rarement plus, qui sont presque régulièrement arrondies (3), et qu'on nomme *nucléoles* (*nucleoli*), ou corpuscules de noyaux. Le noyau de cellule a une grosseur st une forme à peu près constantes ; il est arrondi ou ovale, d'un diamètre de 0,002 à 0,004 ligne, la plupart du temps un peu aplati, incolore ou d'un jaune rougeâtre, lisse, finement granulé, ou aussi composé de petites granulations, comme une framboise (4), auquel cas les nucléoles ne sont point visibles. Il paraît quelquefois formé lui-même d'une enveloppe membraneuse et d'un liquide enfermé ; du moins peut-il, dans certaines circonstances, se convertir en une vésicule adipeuse.

Dans les premiers temps surtout de leur formation, ou durant leur jeunesse, si l'on peut s'exprimer ainsi, la plupart des cellules élémentaires se dissolvent dans l'acide acétique, laissant pour résidu les noyaux, dont cette particularité établit d'une manière positive le caractère d'indépendance. Mais le noyau et le nucléole ne diffèrent pas chimiquement l'un de l'autre, que l'on sache ; on ne peut pas détruire les noyaux sans anéantir en même temps les nucléoles, et c'est ce qui fait que nous sommes encore incertains de savoir si les nucléoles sont des taches, des lacunes, ou des globules, des vésicules contenues dans l'intérieur ou dans la paroi du noyau. Suivant Schwann (5), ils sont excentriques dans les cellules rondes, et, dans les cellules creuses, ils se trouvent à la surface interne de la paroi du noyau. Schleiden prétend que, che les végétaux, ils peuvent être eux-mêmes des vésicules creuses.

(1) *Voyez* pl. I, fig. 1 ; pl. II, fig. 2 ; pl. IV, fig. I, E ; pl. V, fig. 4, B, 15, 22, B.

(2) *Voyez* pl. I, fig. 1, *b*.

(3) *Voyez* pl. I, fig. 1, *e*.

(4) *Voyez* pl. I, fig. 7.

(5) *Mikroskopische Untersuchungen*, p. 206.

Les cellules sont situées dans une substance amorphe, appelée *cystoblastème* par Schwann. Elles nagent dans cette substance lorsqu'elle est liquide, et y sont pour ainsi dire empâtées quand elle est molle ou solide. Le cystoblastème, dans lequel les cellules sont plus ou moins serrées les unes contre les autres, joue le rôle de substance intercellulaire, et il est en même temps le moyen d'union des cellules.

CHAPITRE PREMIER.

De la formation des cellules élémentaires.

Pour étudier la manière dont les cellules se forment, il faut suivre, ou le développement de l'œuf et des divers tissus qui se produisent aux dépens du germe, ou la régénération de ces tissus chez l'adulte. Les tissus qui conviennent le mieux pour cela sont ceux qui se reproduisent constamment et normalement dans un sens déterminé, comme les productions cornées. On tire aussi quelque lumière des actes de l'organisation qui s'accomplissent dans les exsudations plastiques, notamment après l'inflammation.

Chez les végétaux, d'après les recherches de Schleiden (1), les cellules se produisent généralement de la manière suivante. Autour de granulations isolées, bien délimitées, c'est-à-dire autour des nucléoles, se disposent des coagulations granuleuses qui représentent le cystoblastème; puis, sur le cystoblastème ainsi développé, s'élève une petite vésicule transparente, qui représente d'abord un segment aplati de sphère, se distend peu à peu davantage, et fait saillie au-delà du bord du noyau, jusqu'à ce que celui-ci ne paraisse plus que comme un petit corps renfermé dans une des parois latérales.

Schwann (2) regarde aussi cette marche comme étant celle que suivent ordinairement les cellules animales. Il se forme d'abord un nucléole, autour duquel se dépose une couche de substance généralement à grains fins, mais qui n'est pas encore bien limitée à l'extérieur. Comme il s'accumule toujours de nouvelles molécules entre les molécules déjà existantes de cette couche, et cela seulement à une distance déterminée du nucléole, la couche se limite en dehors, et il se produit un noyau terminé par

(1) MULLER, *Archiv*, 1838, p. 137.
(2) *Loc. cit.*, p. 207.

des surfaces plus ou moins nettes. Si le dépôt est plus considérable
à la partie extérieure de la couche, le noyau devient creux, sa surface se condense davantage, et elle peut s'endurcir en une membrane. Quant à la formation des noyaux qui ont plus d'un nucléole,
elle dépend, suivant Schwann, de ce que les couches qui se produisent autour de deux nucléoles voisins se confondent ensemble
avant d'être arrivées à acquérir extérieurement des limites bien
tranchées. La même opération se répète dans la formation de la cellule autour du noyau. Sur la surface extérieure de celui-ci se dépose une couche de substance qui est différente du cystoblastème
enveloppant, n'offre point encore d'abord de limites bien tranchées,
mais en acquiert peu à peu à l'extérieur par les progrès continuels
du dépôt. Ici également, il peut arriver que deux noyaux soient enveloppés à la fois par la substance qui se transforme en cellule, et
qu'ainsi il se forme des cellules contenant plus d'un noyau. Quand
la couche est épaisse, sa portion extérieure se consolide peu à peu
en membrane, ou du moins devient plus compacte que sa portion
intérieure. La membrane celluleuse devenue solide se distend peu à
peu, elle s'éloigne du noyau, et l'espace compris entre elle et celui-ci s'emplit de liquide.

Formation du noyau des cellules.

A l'égard de la formation du noyau, les opinions de Schwann,
abstraction faite de l'analogie supposée avec les plantes, se fondent sur deux observations incertaines. R. Wagner (1) a représenté le développement des œufs dans l'ovaire de l'*Agrion virgo*;
il résulterait de là que la tache proligère se produit d'abord, puis autour d'elle la vésicule proligère, enfin autour de celle-ci le jaune,
avec sa membrane vitelline. Si, avec Schwann, on prend l'œuf entier pour une cellule (2), la vésicule proligère (3) pour le noyau,
et la tache (4) pour le nucléole, la préexistence de ce dernier serait
prouvée. Mais cette interprétation laisse place encore à bien des
doutes. Elle repose en partie sur ce qu'elle devrait prouver, savoir
sur l'opinion que la formation du nucléole précède celle du noyau.
Or, beaucoup de motifs qui ne pourront être développés que dans

(1) *Abhandlungen des baierischen Akademie*, t. II, p. 531, pl. II, fig. 1.
(2) *Voyez* pl. V, fig. 23.
(3) *Ibid.*, e.
(4) *Ibid.*, f.

les descriptions spéciales, autorisent à penser plutôt que la vésicule proligère correspond à la cellule, et la tache au noyau, dans lequel, comme il arrive souvent, le nucléole manque ou n'est point visible. Quant à la seconde observation, Schwann la rapporte dans les termes suivants : « e (1) paraît être un noyau de cellule de carti-» lage en train de se former. On aperçoit un petit corpuscule rond, » autour duquel se trouve un peu de substance finement grenue, » tandis que le reste du cystoblastème du cartilage est homogène. » Cette substance grenue se perd peu à peu en dehors. » J'ai vu aussi une fois quelque chose d'analogue dans l'intérieur d'une cellule de cartilage, et j'en donne la figure (2). La production de cellules de cartilage dans l'intérieur de cellules déjà formées étant une fois accordée, les granules n et o pourraient être de nouveaux nucléoles, et la ligne circulaire autour de o le contour d'un nouveau noyau. Cependant un dépôt de graisse avait commencé à s'opérer dans ce cartilage, de sorte que le cystoblaste de la cellule-mère elle-même (m) semblait converti en une cellule adipeuse, d'où il suit que n et o pourraient bien aussi être des molécules de graisse accidentellement déposées.

D'autres observations rendent douteux que la substance granuleuse de laquelle procède le noyau de la cellule, ne puisse pas se précipiter ailleurs qu'au pourtour d'un nucléole. On trouve, comme je l'ai déjà dit, des noyaux qui semblent composés entièrement et uniformément d'une grande quantité de petites granulations; ils se rencontrent surtout fréquemment dans les glandes (3) et dans les corpuscules du sang des animaux vertébrés inférieurs (4), parfois aussi dans l'épiderme (5) et dans des tumeurs (6). Les contours extérieurs de ces noyaux s'aplanissent plus tard, et la masse grenue semble se condenser en membrane à la surface, tandis que le contenu devient de plus en plus clair, sans qu'il apparaisse de nucléoles. Cependant il se pourrait ici que ces derniers existassent d'abord, mais cachés par la masse des granulations, et que plus tard ils disparussent, comme il arrive presque régulièrement dans les

(1) *Voyez* pl. III, fig. 1.
(2) *Voyez* pl. V, fig. 6, A, o.
(3) *Voyez* pl. V, fig. 18.
(4) BAUMGÆRTNER, *Nerven und Blut*, p. 45, pl. VIII, fig. 10. — R. WAGNER, *Icon. physiol.*, tab. XIII, fig. 3, 7.
(5) VALENTIN, *Repertorium*, 1836, pl. II, fig. 34.
(6) MULLER, *Bau der krankhaften Geschwuelste*, pl. III, fig. 5.

noyaux de l'épiderme. Reichert (1) élève également des doutes contre la théorie de Schwann sur la préexistence des nucléoles, se fondant sur ce que ces derniers ne sont pas visibles dans les noyaux de cellules des premiers linéaments de l'embryon, et n'apparaissent que plus tard, par les progrès du développement. C'est pourquoi il conjecture que leur production est le résultat d'une métamorphose particulière et consécutive du noyau. A la vérité, comme on le verra plus tard, il n'est pas certain que ce que Reichert regarde comme le noyau, dans les cellules des premiers linéaments, y corresponde réellement.

Des faits en nombre assez considérable peuvent être allégués en faveur d'un tout autre mode de développement du noyau des cellules. La plupart de ces faits ont été observés à l'occasion de la formation nouvelle qui s'accomplit par suite d'un travail pathologique, l'inflammation. Qu'une partie vienne à s'enflammer, par quelque cause que ce soit, la portion liquide du sang s'amasse, en plus grande quantité que dans la nutrition normale, au-delà de la limite des vaisseaux sanguins, et s'accumule à la surface de membranes, soit au-dessous de leur épiderme, soit dans les interstices du parenchyme, qui grandissent peu à peu, à mesure que le liquide continue d'y affluer, et peuvent finir par se réunir en une seule cavité. Dans le premier cas, il se produit des vésicules ou des pustules; dans le second cas, un abcès. Le liquide accumulé reçoit, suivant son degré de consistance, le nom de pus ou de sérosité; on l'appelle lymphe plastique, exsudation plastique, quand sa fibrine est coagulée, et que la partie liquide a été résorbée, ou qu'elle a disparu d'une autre manière quelconque. Mais la consistance ne dépend pas seulement de la quantité des substances dissoutes dans le sang, ou de la précipitation d'une fibrine amorphe; elle tient aussi à la présence de corpuscules microscopiques, qui ont été décrits depuis long-temps sous le nom de corpuscules du pus, et qui, comme l'ont appris des observations récentes, ne sont autre chose que des cellules élémentaires en train de se transformer en ceux des tissus que l'organisme régénère dans l'endroit lésé. La sérosité dans laquelle ces corpuscules nagent est liquide; la fibrine coagulée est un cystoblastème solide.

Les corpuscules du pus ont une enveloppe que l'acide acétique rend d'abord transparente, et qu'ensuite il dissout. Au dedans de cette

____

(1) *Entwickelungsleben*, p. 28.

enveloppe se trouve un noyau , qui, après l'action de l'acide acétique,
paraît rarement simple, et presque toujours composé de deux à quatre petits noyaux (1). Dans les corpuscules frais du pus, le noyau
est simple, la plupart du temps pourvu d'une tache centrale ; tantôt
il est visible dès le commencement même, tantôt il ne se montre qu'a-
près que les corpuscules sont demeurés quelque temps dans l'eau.
Si on laisse agir l'eau ou l'acide acétique étendu pendant long-temps,
et avec lenteur, le noyau simple se contente de pâlir dans certaines
cellules, tandis que dans d'autres il se déchire sur le bord, de manière à prendre la forme, tantôt d'un cœur, tantôt d'un biscuit ou
d'un trèfle ; quelquefois même la déchirure dépasse de beaucoup les
limites du bord, et va jusqu'à diviser complétement un noyau simple
en deux ou trois, rarement en quatre plus petits. Jusqu'au moment
de la scission totale, chacun des segments parcourt les autres formes l'une après l'autre, lorsque l'action de l'acide acétique s'exerce
avec lenteur (2). Les granules dans lesquels les cystoblastes finissent
par se résoudre, ont un diamètre de 0,001 à 0,002 ligne, avec des
contours bien marqués et obscurs ; ils sont un peu aplatis et même
excavés, ce qui les fait paraître annulaires.

Les corpuscules du pus dont le noyau n'a pas été attaqué par
l'acide acétique ressemblent parfaitement aux cellules élémentaires
d'où se produisent l'épiderme et autres tissus animaux. Comme il y
a passage insensible de ces cellules aux corpuscules du pus à
noyau multiple, la question se présentait de savoir si les cellules
élémentaires, celles, par exemple, de l'épiderme, se transforment
en corpuscules du pus par une sorte de résolution et de décomposition,
ou si, au contraire, les corpuscules à noyaux fissiles sont un premier degré de développement des cellules élémentaires ordinaires.
Plusieurs motifs se sont réunis pour me décider en faveur de la seconde hypothèse (3) ; j'ai admis que le noyau des cellules élémentaires est composé de noyaux plus petits, qui, plus ils sont jeunes,
plus ils sont faiblement unis ensemble, plus ils peuvent aisément
être séparés les uns des autres par l'eau et l'acide acétique, de

(1) GUETERBOCK, *De pure et granulatione*, p. 7. — VOGEL, *Vom Eiter*,
p. 26.

(2) *Comp.* pl. V, fig. 22, A—E. — Cette figure représente des corpuscules
du mucus ; mais ceux-ci se comportent, au microscope, absolument de
même que les corpuscules du pus.

(3) *Schleim und Eiter*, p. 18.

même que deux corps collés ensemble sont d'autant moins difficiles à désunir que la colle est plus fraîche. Une observation de
Vogel, dont l'ouvrage a paru en même temps que le mien, est venue
convertir cette conjecture en certitude (1). Déjà Gueterbock, et
beaucoup d'autres après lui, avaient découvert dans le pus, outre
les corpuscules purulents ordinaires, des granulations plus petites,
correspondantes, pour la forme et le volume, à celles qui résultent
de la décomposition du noyau des corpuscules du pus. Ce sont
là, suivant Vogel, les premières parties microscopiques qui apparaissent dans le liquide, d'abord clair comme l'eau, que verse la surface
de la plaie : on les voit dispersées dans l'exsudation plastique coagulée ; leur nombre augmente peu à peu ; quelques unes d'entre
elles sont plus grosses que les autres. Peu à peu on voit une de ces
granulations de couleur obscure, et deux ou trois réunies ensemble,
qui sont entourées d'une auréole délicate et transparente ; plus tard
encore apparaissent des corpuscules plus gros, d'un diamètre de
0,003 ligne, dans lesquels on ne distingue plus que confusément un
noyau foncé, au milieu d'une enveloppe demi transparente et plus
claire : enfin le liquide offre des corpuscules de pus bien formés. Vogel a fait ces importantes observations sur des ampoules que les cantharides avaient provoquées, et sur une plaie béante pratiquée à
la peau d'un lapin.

Des cellules élémentaires qui, chez l'adulte, se régénèrent dans
les conditions normales, doivent être rapprochés ici les corpuscules appelés muqueux, dans lesquels nous avons reconnu les mêmes
formes et les mêmes transitions que dans les corpuscules du pus. Ils
remplissent les extrémités les plus déliées des glandes mucipares,
salivaires, lacrimales et autres. On sait par Wasmann (2) que le
noyau des cellules contenues dans les glandes gastriques est décomposé par l'eau et l'acide acétique de la même manière que celui des
corpuscules du mucus. Les corpuscules de la lymphe (3), qu'on
rencontre aussi dans le sang, et qui, sans le moindre doute, se
transforment en corpuscules du sang, ne diffèrent de ceux du pus
que par leur volume moins considérable. En outre, la lymphe et
le chyle, comme le liquide épanché dans les premiers moments par
une plaie, contiennent d'abord, à l'état d'isolement, les petits

(1) *Loc. cit.*, p. 152.
(2) *De digestione*, p. 11.
(3) *Voyez* pl. IV, fig. 1, E.

noyaux qui, plus tard, constituent les cystoblastes par leur coalition. J'ai trouvé de plus, quoique rarement, des cystoblastes scissiles dans les couches récentes d'épithélium (1). Enfin Valentin (2) en a rencontré aussi, chez l'embryon, dans les cellules d'où naissent les tissus musculaire et nerveux, et Schwann 3) en a même figuré un provenant d'un muscle d'embryon de cochon. Comment, avec ce mode d'origine des cystoblastes, s'expliquer la formation du nucléole? On ne peut hasarder que des conjonctures à cet égard. Lorsqu'on réfléchit à leur situation et à leur nombre comparé à celui des granulations par la fusion ou coalition desquelles se forment les noyaux des cellules, on se trouve conduit à penser qu'ils sont produits par l'accumulation, dans les interstices, d'une substance différente de celle des autres cystoblastes.

Formation de la cellule.

Le développement de la cellule autour du noyau débute dès avant que la fusion des granulations en cystoblastes ait commencé. C'est ce qui ressort, et de l'observation que je viens de rapporter d'après Vogel, et de celles que j'ai faites moi-même sur les corpuscules du sang. Quand le noyau est devenu solide, la cellule continue de croître, elle acquiert plus de consistance, et se remplit de son contenu spécifique. Ce n'est qu'exceptionnellement qu'on trouve dans le mucus de grandes cellules analogues à celles de la couche superficielle de l'épithélium, et dont les noyaux se divisent encore par l'action de l'acide acétique (4). Schwann dit que la cellule se dépose d'abord à la surface du noyau, sous la forme d'une couche de substance composée de fines granulations et dépourvue de limites précises, et qu'elle ne devient vésicule que plus tard, par l'effet d'une condensation opérée à sa surface. Cette hypothèse est très probabble, mais on ne peut point encore la regarder, à proprement parler, comme un résultat de l'observation. Schwann lui-même se fonde sur une figure de cellules de cartilage (5), dans laquelle, en d, le noyau d'un grande cellule est entouré de très petits points sans limites déterminées. On ne pourrait considérer ces

(1) *Voyez* pl. I, fig. 7, *a*.
(2) MULLER, *Archiv*, 1840, p. 202, 219.
(3) *Mikroskopische Untersuchungen*, tab. III, fig. 13.
(4) HENLE, *Schleim und Mucus*, p. 18.
(5) *Voyez* pl. III, fig. 1.

petits points comme le commencement d'une nouvelle cellule,
qu'autant qu'on accorderait que, dans le cartilage, il y a formation de nouvelles cellules au dedans des anciennes. Or, telle n'est
pas l'opinion de Schwann. Les seuls faits, jusqu'à un certain point
certains, que je puisse citer, sont fournis par l'histoire du développement des corpuscules du sang, et par la comparaison des diverses
cellules pigmentaires les unes avec les autres. Des corpuscules
du sang, non à maturité, de la forme de ceux dont je donne la
figure (1), et dans lesquels une substance agglutinante quelconque
ne fait que retenir lâchement les granulations autour du noyau,
semblent passer à la forme *f* par condensation à la périphérie, jusqu'à ce qu'enfin les granulations disparaissent tout-à-fait, et que le
contenu de la cellule se colore d'une manière uniforme. Dans les cellules pigmentaires de l'uvée, les petits corpuscules du pigment paraissent être retenus ensemble par une substance ferme, et non par une
membrane extérieure, tandis que quelquefois, dans les cellules
pigmentaires de la choroïde, ils se trouvent libres au milieu d'un
liquide enveloppé par la membrane de la cellule, et montrent même
un mouvement moléculaire.

Au reste, il est vraisemblable que la cellule animale naît, comme
la cellule végétale, sur un côté du noyau, de sorte que celui-ci n'est
d'abord qu'appliqué extérieurement à la cellule, ou couvert par
elle comme par un verre de montre. J'ai figuré une pareille cellule,
provenant du cristallin de l'homme (2). Hallmann (3) en a trouvé
de semblables dans le contenu des testicules, chez les raies.

Les faits exposés jusqu'ici ont cela de commun que le noyau, de
quelque manière qu'il naisse, préexiste à la cellule, et que de lui
part la production de cette dernière. Passons maintenant à une série
de formations celluleuses dans lesquelles le noyau semble ne jouer
aucun rôle, ou prendre naissance consécutivement dans l'intérieur
de la cellule.

D'abord, comme il y a des noyaux sans nucléoles, de même aussi
il existe des cellules sans noyau. Dans les cryptogames, et même,
dans beaucoup de cas, chez les végétaux supérieurs, la formation de
nouvelles cellules s'accomplit sans la moindre trace de cystoblastes (4).

(1) Pl. IV, fig. I, E, *d.*
(2) Pl. II, fig. II, C.
(3) Muller, *Archiv*, 1840, p. 471, tab. XV, fig. 2, *a, e.*
(4) Mayen, dans Wiegmann, *Archiv*, 1839, t. II, p. 19.

Schwann n'a pas vu de noyau, chez les poissons, dans les cellules de la corde dorsale, qui sont renfermées, comme une génération nouvelle, dans la plus grande (1). Dans quelques cas rares, on apercevait un très petit corpuscule à la face interne de la jeune cellule ; mais il est incertain que ce tubercule puisse se développer en noyau. On n'a également point encore trouvé de noyau aux cellules dans lesquelles naissent les animalcules spermatiques. Ce qu'on a le plus examiné, ce sont les cellules du jaune et de la membrane proligère ; mais il est difficile de concilier les opinions qui ont été émises à leur égard. Schwann (2) distingue, dans le jaune de l'œuf de poule, deux sortes de globules, les globules vitellins proprement dits et les globules de la cavité vitelline, que l'on rencontre en outre dans le canal allant à la membrane proligère, et dans le *cumulus* de la couche proligère. Les globules vitellins proprement dits se composent de granulations de grosseur diverse, qui ressemblent aux globules du lait ; mais, dans l'eau, ils se disgrègent, en sorte que leurs granulations deviennent libres ; celles-ci semblent être retenues par une membrane, car lorsqu'on soumet les globules à l'action du compresseur, ils se déchirent tout-à-coup d'un côté, tandis que les autres bords demeurent lisses. Schwann n'a pas pu trouver de noyau, ni rien d'analogue, et Reichert (3) l'a cherché vainement aussi dans les œufs de grenouille et de poule. Plein de confiance dans l'application générale des lois établies par Schwann, il admet que le noyau existait primitivement, et qu'il a disparu après la formation complète de la cellule. Les observations de Bergmann sur la formation des globules vitellins chez la grenouille et la salamandre (4) s'élèvent positivement contre cette hypothèse. Suivant ce physiologiste, le jaune est d'abord composé de granulations uniformément placées les unes à côté des autres, qui se séparent d'abord en quelques grands groupes, puis en d'autres de plus en plus petits ; les derniers groupes sont les globules vitellins, qui ne représentent par conséquent que des amas de petites granulations retenues ensemble par une masse plus consistante, et dépourvus d'abord de membrane enveloppante, qui ne se produit que plus tard. La seconde espèce des globules de Schwann, ceux de la cavité vitelline, sont plus petits que les globules vitellins pro-

---

(1) *Mikroskopische Untersuchungen*, p. 15.
(2) *Loc. cit.*, p. 57.
(3) *Entwickelungsleben*, p. 6, 93.
(4) MULLER, *Archiv*, 1811, p. 92.

prement dits, parfaitement ronds, clairs, avec des bords arrondis, et
présentent, à la face interne de leur paroi, un globule plus petit, également sphérique, qui ressemble à une goutte de graisse. Dans les
jaunes qui sont encore jeunes, l'eau détruit sur-le-champ les globules de la cavité vitelline ; ils crèvent, avec une secousse qui se fait
apercevoir dans le globule intérieur et plus foncé ; ces globules internes
restent, ainsi qu'un peu de substances à grains très fins. Schwann re-
fuse de décider si les globules foncés, ou globules nucléaires, comme il
les appelle, tiennent lieu du noyau de cellule ; Reichert (1) leur attribue cette signification, et la manière dont quelques uns des globules
de la cavité du jaune se transforment ultérieurement, est favorable à
son hypothèse. En effet, on aperçoit, dans l'intérieur de la cellule, un
précipité à grains gros ou fins, qui s'opère d'abord autour du globule
nucléaire, et qui bientôt prend plus d'extension, le globule lui-même,
quoique caché par ce précipité, conservant cependant toujours son
indépendance. Dans d'autres cas, la cellule entière se remplit peu à
peu de globules ayant la même grosseur et la même apparence de
gouttes de graisse que les globules nucléaires, bien qu'il soit impossible de les considérer tous comme des noyaux. A cet égard il faut
encore faire remarquer qu'il y a des degrés intermédiaires entre les
globules vitellins proprement dits et les globules de la cavité du
jaune. On trouve des globules vitellins proprement dits qui, parmi
leurs petites granulations, en contiennent une ou plusieurs plus
grosses, analogues aux globules nucléaires, et des globules de la cavité du jaune qui sont remplis d'une quantité plus ou moins considérable de ces petites granulations. Par conséquent il est possible
qu'une forme passe à l'autre ; alors les globules vitellins proprement
dits seraient à coup sûr la forme primitive, car ils sont plus anciens
que les autres ; la cavité du jaune, avec ses cellules, se forme d'a-
bord, et la substance vitelline proprement dite se dépose, couche
par couche, autour d'elle (2). Les changements des cellules de
la cavité vitelline s'effectueraient ensuite dans un ordre précisément
inverse de celui qu'indique Reichert, c'est-à-dire que les globules
seraient d'abord pleins, et que peu à peu ils se videraient, jusqu'à ce
qu'il n'y restât plus que le globule nucléaire. En effet, Reichert n'a
suffisamment établi la succession des diverses formes ni sous le rapport de l'espace, ni sous celui du temps. D'ailleurs, ce que Bi-

____

(1) Loc. cit., p. 90.
(2) Schwann, loc. cit.

schoff (1) a observé sur les œufs fécondés de mammifères, s'accorde plutôt avec la marche que je crois devoir admettre. Il a trouvé des grumeaux de granulations vitellines, dépourvus d'enveloppe, qui s'entouraient plus tard d'une membrane, après quoi les granulations se disposaient en anneaux. Je présume que les granulations vitellines s'appliquaient partout aux parois de la vésicule, et ne laissaient libre que le milieu, ou plutôt que les granulations disparaissaient peu à peu dans l'intérieur des cellules, et qu'il ne restait que celles de la périphérie. L'apparence d'anneaux doit se produire au microscope lorsque des granulations sont étalées uniformément sur une surface sphérique, parce qu'il n'y a jamais qu'un plan traversant la sphère qui se trouve dans le foyer. Suivant Bischoff, chaque granulation vitelline devient plus tard un noyau de cellule. Je reviendrai encore une fois sur ce point.

Des corps analogues aux globules vitellins se rencontrent aussi dans le pus et dans d'autres exsudations plastiques. Ce sont de grosses sphères obscures, des agglomérations d'une multitude de sphères d'une dimension moindre, qui ressemblent aux plus petits globules de graisse. Ces corps sont deux à trois fois aussi gros que les corpuscules du pus. Gluge (2) les a le premier décrits avec exactitude, sous le nom de globules inflammatoires composés; mais il prétend à tort que les corpuscules qui les produisent par leur réunion sont les noyaux des globules du sang. Ce qui déjà frappe cette opinion d'erreur, c'est que, parmi les corpuscules du sang des mammifères et de l'homme, il n'y en a qu'un très petit nombre qui contiennent encore des noyaux. Valentin (3) et J. Muller (4) ont figuré des globules de la même espèce, provenant, les premiers d'un goître, les autres de tumeurs cancéreuses. Hecht (5) a confirmé la présence des globules inflammatoires dans les reins, chez les personnes atteintes de la maladie de Bright. Gruby (6) les a signalés dans beaucoup d'espèces de pus et de mucus puriforme. Gerber (7) les a trouvés dans des kystes morbides et dans le mucus. Le colostrum et

(1) R. WAGNER, *Physiologie*, p. 99.
(2) *Untersuchungen zur Pathologie*, p. 12, tab. I, fig. I, 2.
(3) *Repertorium*, 1837, tab. I, fig. 18, *d*.
(4) *Bau der krankhaften Geschwuelste*, tab. I, fig. 12 ; tab. II, fig. 2.
(5) *De renibus in morbo Brightii degeneratis*, Berlin, 1839, p. 16. — P. Rayer, *Traité des maladies des Reins*, Paris, 1839, t. I, p. 14 et suiv.
(6) *Observat. microscop.*, p. 19, 34, 38, 43, 46, 47, fig. 20, 22, 47-49, 62, 72, 78, 80.
(7) *Allgemeine Anatomie*, fig. 9, *c* ; fig. 25.

le lait, pendant les premiers temps qui suivent l'accouchement (1),
renferment des globules de même forme absolument. Tous ces globules manquent d'enveloppe ; les corpuscules sont retenus par une
substance albumineuse, que l'acide acétique dissout, après quoi ils se
dispersent d'eux-mêmes, ou à la moindre pression. Mais une pellicule peut se former autour de ces agglomérats ; car, avec eux, on
trouve toujours, du moins dans les exsudations, des globules de
même grosseur et de même composition, qui ont bien évidemment
une enveloppe. En outre, on remarque fréquemment, dans les globules inflammatoires et dans ceux du colostrum, une grosse vésicule
adipeuse, qui semble tenir lieu de noyau (2), et souvent même il y
en a plusieurs. Enfin, il est possible que les globules inflammatoires
donnent naissance aux grandes cellules, pourvues d'un noyau régulier et d'un contenu grenu, que j'ai observées dans des tubercules et
dans des reins frappés de la maladie de Bright (3), que Hecht (4) et
Rayer (5) ont également trouvées dans les reins.

Les transitions, que nous ne faisons que conjecturer dans ces productions pathologiques, ont été suivies par C.-H. Schultz dans les
corpuscules du sang d'un embryon. Si l'histoire du développement
de ces corpuscules dans l'embryon de grenouille, dont il promet de
publier plus tard les détails, est exacte, il se forme d'abord des conglomérats sphériques de petits corpuscules bien délimités, qui plus
tard se montrent entourés d'une enveloppe propre. Les globules
disparaissent au centre de la sphère, et peu à peu aussi sur ses parois, où il n'en reste qu'un à trois, qui se confondent ensemble et représentent le noyau.

Granulations élémentaires.

Des observations sur le développement des cellules que nous
avons réunies ici, il suit que les premiers et les plus généraux éléments morphologiques des tissus animaux sont des granulations
d'un diamètre de 0,001 à 0,002 ligne, parfaitement délimitées, et
qui ressemblent à des globules de graisse. A la périphérie d'une granulation de ce genre s'applique peut-être la substance faiblement
granulée des cystoblastes, autour de laquelle se forme ensuite la cel-

(1) *Voyez* pl. V, fig. 21, D.
(2) *Voyez* pl. V, fig. 21, C.
(3) *Schleim und Eiter*, p. 60.
(4) *Loc. cit.*, p. 18.
(5) *Traité des maladies des reins*, Paris, 1840, t. II.

lule ; ou bien deux à quatre de ces granulations, ou même davantage,
se confondent ensemble, pour produire un noyau de cellule ; ou enfin elles se réunissent en plus grand nombre encore, et deviennent
sur-le-champ une cellule, dans laquelle un noyau ne se développe
jamais, ou n'apparaît que plus tard. Partout où de nouvelles formations doivent s'accomplir, on rencontre ces granulations ; nous en
trouvons dans le jaune, dans le lait, dans le chyle, dans la lymphe,
dans la portion la plus rétrécie de toutes les glandes, dans les épithélium lorsqu'une régénération rapide a lieu (1), dans les liquides
exsudés pathologiquement. Les métamorphoses qu'elles subissent
paraissent être la cause du développement ultérieur des éléments
morphologiques. Pendant qu'elles se réunissent plusieurs ensemble,
et qu'une de leurs petites agglomérations se fluidifie de dehors en
dedans ou de dedans en dehors, il se produit autour d'elles une
membrane, et c'est ainsi que le conglomérat devient une vésicule
ou une cellule. On pourrait désigner ces granulations sous le nom
de *granulations élémentaires;* mais on doit bien se rappeler en
même temps qu'un jour peut-être découvrira-t-on des différences
qui obligeront à les diviser en plusieurs espèces, de même qu'aujourd'hui déjà les granulations élémentaires qui constituent le noyau
scissile des corpuscules du pus et du mucus diffèrent des autres
par leur forme aplatie et la dépression qu'elles offrent dans leur milieu. Les globules gras de lait sont parfaitement sphériques, mais
les granulations élémentaires du jaune ont des formes très diversifiées ; elles sont ovales, coniques, cubiques, etc.

Autant qu'on a pu le constater jusqu'ici, les granulations élémentaires sont, pour la plupart, des vésicules consistant en une gouttelette de graisse qu'enveloppe une membrane. La graisse forme le
contenu de la vésicule ; on peut le démontrer chimiquement dans le
chyle et la lymphe, dans le lait et le jaune. Nous admettons l'existence d'une membrane qui l'entoure, parce que les moyens mécaniques ne déterminent pas les globules à se confondre ensemble, et
parce que ceux-ci se transforment peu à peu en vésicules adipeuses
d'un plus grand volume, dont l'enveloppe extérieure peut être
démontrée d'une manière positive. Ascherson (2) a conclu de la
teinte mate de la surface des granules vitellins du jaune d'œuf et

(1) *Voyez* pl. V, fig. 20, C, *a.*
(2) MULLER, *Archiv,* 1840, p. 49.

de quelques petits plis qu'on y remarque parfois, qu'ils étaient enveloppés d'une membrane.

Il nous reste encore à savoir comment l'enveloppe se comporte chimiquement. Tout porte à croire qu'elle consiste en une combinaison de protéine. L'enveloppe des globules du lait se dissout dans l'acide acétique, après quoi les gouttes de graisse se confondent ensemble et se dissolvent facilement aussi dans l'éther et l'alcool bouillant, à l'action desquels elles résistent assez opiniâtrément tant qu'elles conservent leurs enveloppes. Les détails dans lesquels nous allons entrer contribueront aussi à rendre probable que la membrane extérieure des granulations élémentaires se compose d'une substance albumineuse.

Conditions physiques de la formation des cellules.

Ascherson a fait l'importante découverte qu'aussitôt que de l'albumine entre en contact avec une graisse liquide, elle ne manque jamais de se coaguler en une membrane, et que par conséquent une goutte d'huile ne peut pas être un seul instant entourée d'un liquide albumineux sans qu'autour d'elle se produise une membrane vésiculaire ou une cellule. La manière la plus simple de produire ce phénomène consiste à mettre tout auprès l'une de l'autre une goutte d'huile et une goutte d'albumine, sur une plaque de verre, en les réunissant par leurs bords : le résultat est la formation presque instantanée d'une membrane délicate et élastique qui, par l'effet d'une sorte de contraction, ne tarde pas à se couvrir de nombreux plis, souvent fort élégants. Quand la production de cette pellicule a lieu avec lenteur, de manière qu'on puisse en suivre les phases au microscope, on voit d'abord paraître, au point de contact, de petites particules pâles, qui se rapprochent les unes des autres, et forment de petits amas irréguliers. Ces amas prennent souvent, par l'addition de nouvelles particules, la forme d'une sphère ou d'un disque ; ils se réunissent ensuite, par l'agrandissement continuel de leur pourtour, et produisent des lobes membraneux, qui sont granulés d'une manière presque imperceptible à la surface. Enfin, la réunion de ces lobes donne naissance à la membrane ; mais alors la granulation disparaît peu à peu, et souvent toute apparence de texture s'efface plus tard.

Lorsqu'on agite ou secoue ensemble de l'huile et de l'albumine, les gouttes d'huile ne restassent-elles qu'un seul instant plongées dans cette dernière, elles s'entourent d'une membrane, et constituent alors de véritables cellules adipeuses. Ascherson croit démontrer l'existence de la membrane par la forme fréquemment étrange de ces cellules artificielles ; il pense que c'est la membrane qui empêche les gouttes d'huile de reprendre la forme globuleuse, qu'elles ont perdue en pénétrant violemment dans un liquide visqueux. Je ne puis admettre cette hypothèse, car j'ai observé les mêmes formes variées, coniques, en poire, en cornue, lorsque je mêlais de l'huile avec de l'eau distillée. Je ne saurais non plus considérer comme une preuve de l'existence d'une membrane les bords obscurs que les gouttes d'huile acquièrent dans des liquides albumineux. Une même substance montre au microscope des bords ou clairs ou obscurs, suivant que les gouttes en sont sphériques ou aplaties. Or, dans l'eau pure, les gouttes d'huile sont bien, pour la plupart, aplaties et pourvues de contours clairs, et l'on pourrait conclure de là, avec Ascherson, que la membrane maintient leur forme globuleuse ; mais la différence dans la manière de se comporter s'explique tout simplement en considérant que, dans l'eau, les gouttes d'huile montent aisément à la surface, et s'y aplatissent, tandis que, dans l'albumine, elles restent au-dessous du niveau de la liqueur, par suite de la viscosité et de l'adhésion de cette dernière. L'argument le plus décisif pour la nature celluleuse des formations dont il s'agit me paraît être qu'elles peuvent changer de contenu par endosmose et exosmose. On sait que quand deux dissolutions de qualité chimique et de concentration diverses sont séparées par une membrane animale, il s'opère entre elles un échange tel que la plus concentrée enlève de l'eau à celle qui l'est le moins. Si les membranes animales sont des vésicules closes, l'eau qu'elles aspirent les rend turgides (endosmose), tandis qu'elles s'affaissent au contraire quand elles abandonnent plus ou moins de ce liquide (exosmose). Ascherson avait produit une quantité de cellules artificielles en secouant ensemble de l'albumine et de l'huile ; ces cellules étaient presque toutes allongées et ridées. Il étendit d'eau une goutte de l'émulsion ; les cellules devinrent turgides, et prirent une forme plus sphérique ; en même temps il parut en être sorti une multitude de gouttelettes d'huile, qui demeurèrent fixées à leur surface. Ayant versé de l'acide acétique dans l'eau, il vit les cellules se gonfler à tel point que la plupart crevèrent. Dans l'huile, au contraire, les plis de la membrane se multipliaient, et les cellules s'affaissaient. Je suis parfaitement de l'avis d'Ascherson lorsqu'il ramène la formation de la membrane *haptogène* (nom donné par lui à la couche d'albumine qui enveloppe la goutte d'huile) à une opération purement physique, à une sorte de condensation qui s'opère à la surface de deux liquides hétérogènes en contact l'un avec l'autre. Cette condensation a lieu dans beaucoup de circonstances, et c'est elle qui fait que des bulles d'air, des globules de mercure, etc., épars dans un liquide, ne se réunissent par sur-le-champ. Plus elle est considérable, plus les membranes deviennent résistantes. Elle s'effectue, à un degré très marqué, entre l'huile et l'albumine, ce qui peut tenir d'un côté à l'attraction mutuelle de ces deux substances, d'un autre côté à la propriété remarquable que possèdent l'albumine et en général les combinaisons de protéine, propriété que nous désignons sous le nom de coagulabilité. L'albumine, la caséine, la fibrine, déploient cette propriété en différentes circonstances et à un degré plus ou moins prononcé, abstraction faite de l'état auquel elles passent par l'effet de combinaisons chimiques. L'albumine ne se coagule que par la chaleur et par le contact de substances qui, comme l'alcool et la créosote, ne se rencontrent point dans l'organisme. La caséine se coagule par l'influence des acides organiques qui peuvent être contenus dans les liquides du corps. La fibrine le fait même spontanément et immanquablement. Si déjà l'albumine montre une si grande tendance à former des membranes, on doit attendre bien plus encore cet effet de la part de la caséine et de la fibrine. L'expérience n'est, à la vérité, pas facile à faire avec la fibrine ; mais, en ce qui concerne la caséine, il est au moins très vraisemblable que c'est elle qui fournit les enveloppes solides des globules du lait.

Les opérations physico-chimiques dont il vient d'être parlé expliquent parfaitement la formation des granulations élémentaires. De la graisse et des combinaisons de protéine sont apportées sans cesse à l'organisme animal par les aliments; il s'en trouve dans tous les liquides animaux, et, d'après la manière dont la graisse parvient de la cavité intestinale dans les vaisseaux, ou des vaisseaux dans le parenchyme, à travers les pores les plus ténus de membranes animales, les gouttelettes de cette substance doivent être sur-le-champ entourées d'enveloppes, de sorte qu'il leur faut un hasard tout particulier pour pouvoir se confondre en gouttes d'un certain volume, semblables à celles qu'on rencontre quelquefois dans le chyle, le pus et le lait. Peut-être s'occupera-t-on un jour de rechercher si le nombre des granulations élémentaires, et la régularité avec laquelle elles se forment, sont en rapport quelconque avec la quantité de l'albumine, et surtout de la fibrine, dans les liquides animaux. Qu'il soit seulement permis ici de faire remarquer que c'est principalement dans le pus de mauvaise nature, dans le pus dyscrasique, qu'on observe de larges gouttes de graisse, et qu'il est fort rare d'en rencontrer dans celui de bonne qualité.

Mais nous ne pousserons pas plus loin le parallèle entre la formation des cellules organiques et celle des cellules artificielles. Une goutte d'huile entourée d'albumine condensée n'est point une cellule animale; elle n'en diffère pas moins qu'un cadavre d'un corps plein de vie. Quoiqu'on puisse conclure des propriétés purement physiques dont certaines matières demeurent en possession après avoir été séparées de l'organisme, quelle doit être leur manière de se comporter pendant la vie, les transformations des substances et des éléments morphologiques produits avec ces substances n'en sont cependant pas moins sous l'influence d'une force qui s'éteint à la mort, et le hasard seul peut faire que des formes produites artificiellement, c'est-à-dire sous des conditions purement physiques, paraissent ressembler à celles que l'organisme crée en vertu d'une loi particulière qui lui est inhérente. Je ne pense donc pas qu'on puisse expliquer par des causes physiques pourquoi les granulations élémentaires ne se réunissent que deux à deux, ou quatre à quatre, ou en groupes d'un certain volume, pourquoi les corps qu'elles forment ne dépassent point une certaine grosseur, et pourquoi une formation nouvelle doit commencer autour de ces corps. Ascherson a tenté de déduire la formation des cellules à noyau du même principe que celle des granulations élémentaires. Il pense (1) que les cellules vivantes, formées d'albumine et de graisse, n'ont pas besoin d'exhaler les gouttes d'huile quand elles absorbent du sérum par endosmose, et que ces gouttes d'huile, pendant que la cellule s'emplit d'un autre liquide et s'agrandit, se mettent en contact avec la face interne de la paroi, de manière à déterminer la formation d'une nouvelle paroi cellulaire autour d'elles. Cette explication appelle déjà à son secours quelque chose que ne possèdent pas les cellules artificielles, savoir, l'aptitude à croître. Mais elle ne s'adapte pas non plus aux phénomènes visibles qui ont lieu pendant le développement des cellules à noyau. La cellule se produit, à ce qu'il paraît, par un précipité grenu autour du noyau, et le noyau n'est plus,

(1) *Loc. cit.*, p. 60.

la plupart du temps, une goutte d'huile quand la cellule se forme autour de lui. Sa substance semble aussi se convertir en une combinaison de protéine. Nous n'examinerons pas si c'est, comme le pense Raspail, par une simple absorption de nitrogène que la graisse se transforme en un corps de nature albumineuse.

J'ajouterai encore ici quelques phénomènes qu'on observe dans les humeurs séparées de l'organisme, et qui ont de l'analogie avec ceux de la formation des cellules, sans que la graisse y joue aucun rôle.

On sait que le sang, quand il se coagule, se sépare en cruor et en sérum, et que la fibrine emprisonne dans ses interstices du sérum et des globules. On pourrait dire qu'il forme des cellules dans lesquelles ce sérum et ces globules sont contenus. Les globules du sang ne sont point la cause qui fait que les particules de la fibrine laissent entre elles des interstices, car la fibrine coagulée offre la même apparence lors même que les globules ont eu le temps de se précipiter avant sa coagulation ; constamment alors on distingue, même à l'œil nu, un tissu réticulaire, dans les mailles duquel se trouve renfermé du sérum. Je ne puis pas décider si, dans le caillot frais, les mailles sont parfaitement closes, ou si elles communiquent les unes avec les autres ; mais lorsque le caillot demeure quelque temps dans l'intérieur des vaisseaux ou des canaux du corps vivant, on voit partout, et surtout à la surface, d'assez grosses vésicules closes, rondes ou ovales, qui contiennent un liquide ; quelques unes de ces cellules font même tant de saillie qu'elles semblent ne tenir qu'à un pédicule. J'ai observé ce développement d'espaces pleins de sérum sur des polypes du cœur, sur de fausses membranes croupales, sur des exsudations dans la cavité de l'intestin et de la matrice, et je ne doute pas que les vésicules d'un grand nombre d'hydatides et de môles hydatidiques ne soient autre chose que des cellules de fibrine qui ont pris de l'accroissement. Ici donc l'acte de la formation des cellules se fonderait sur ce que, pendant la coagulation d'un liquide contenant un mélange de fibrine et d'albumine, le sérum liquide se rait emprisonné dans des cavités du caillot, dont les parois se condenseraient et se distendraient par les progrès de la coagulation, et qui s'agrandiraient plus tard soit par endosmose, soit par réunion d'un certain nombre d'espaces les uns avec les autres.

Avec le secours du microscope, on remarque des métamorphoses analogues dans une substance demi-liquide qui exsude du corps mourant des infusoires, et de fragments frais de celui d'animaux supérieurs et inférieurs. Dujardin a décrit cette substance sous le nom de *sarcode* (1). Elle est très claire et transparente, avec des contours extrêmement déliés, qu'on n'aperçoit qu'au moyen d'une lumière tempérée. Elle forme d'abord de grandes taches irrégulières, dont les limites extérieures sont cependant composées fréquemment de lignes courbes, comme si plusieurs gouttes circulaires s'étaient confondues en partie ensemble. Souvent il se détache quelques globules, ou bien la masse entière prend la forme d'un ou plusieurs gros globules (2). Il naît alors, dans l'intérieur de ceux-ci, de petits globules isolés, qui peu à peu grandissent et se multiplient, et qui, quand ils ont acquis une certaine grosseur, ressemblent à des vides sphériques ou à des espaces creux, parce que la substance dont ils se composent a un pouvoir réfringent moindre que celui de la substance des gros globules. A mesure que les vides, appelés par Dujardin *vacuoles*, s'agrandissent, le globule devient une sorte de grillage, qui semble enfin s'affaisser, et laisse un résidu peu considérable, faiblement grenu. La substance du sarcode diffère déjà optiquement de la graisse par son pouvoir réfringent moins prononcé ; l'alcool et l'acide nitrique la coagulent, la rendent blanche et opaque, ce qui la rapproche des combinaisons de protéine. La formation des vacuoles ne dépendrait-elle pas d'une séparation entre les parties solubles et les parties insolubles, semblable à celle que nous voyons s'opérer en grand dans la coagulation des liquides animaux? Le caillot de la lymphe est aussi plus volumineux dans le principe, et il ne se resserre que peu à peu, de sorte qu'une portion d'eau et d'albumine soluble continue d'abord de rester à l'état de combinaison chimique avec la fibrine, dont elle ne se sépare que plus tard, pour se joindre à l'eau enveloppante, et contribuer ainsi à accroître la quantité du sérum. Dujardin considère également la production des vacuoles comme la conséquence de la séparation de l'eau qui, pendant la vie, était unie à la substance animale. A la vérité, peu auparavant, il avait accordé que ces cavités sont remplies par le liquide entourant le globule, qui y a pénétré, et je ne puis passer sous silence une observation d'Ascherson (3) qui vient à l'appui de la dernière hypothèse, savoir, que, dans les gouttes d'huile en-

(1) *Annales des sciences naturelles*, 2ᵉ série, t. IV, p. 367.
(2) DUJARDIN, *loc. cit.*, pl. XI, fig. I., 2-6.
(3) MULLER, *Archiv*, 1840, p. 58.

tourées d'albumine, l'albumine pénètre sous la forme de gouttelettes qui ressemblent à des vides qu'Ascherson lui-même compare aux vacuoles de Dujardin.

Il faudra d'ultérieures recherches pour déterminer s'il se produit de la manière qui vient d'être décrite de véritables cellules élémentaires douées de l'aptitude à se développer ultérieurement en conformité d'un type.

Comparaison des cellules avec des cristaux.

J'ai déjà parlé, dans la première Partie, de l'hypothèse émise par Raspail et Schwann, suivant laquelle les cellules élémentaires seraient comparables aux cristaux des corps inorganiques, et n'en différeraient que parce que la substance de ces cristaux organiques serait susceptible d'imbibition, parce qu'elle recevrait les nouvelles molécules, destinées à s'accroître, entre les anciennes molécules déjà précipitées, tandis que les cristaux inorganiques ne croissent que par simple apposition. Schwann (1) part de la supposition que les nucléoles, les noyaux et les cellules, formés d'après le même type, sont des vésicules emboîtées les unes dans les autres, et il regarde les vésicules comme analogues aux couches des cristaux, avec cette différence, toutefois, que les couches ne se touchent pas, un liquide se trouvant épanché entre elles. Les cristaux croissent par un double mode d'apposition ; les molécules s'appliquent en partie les unes à côté des autres pour étendre la surface, en partie les unes au-dessus des autres pour augmenter le volume ou l'épaisseur. Mais l'accroissement en volume est limité par des causes qui nous sont inconnues, de sorte que, quand une lame a acquis une épaisseur déterminée, les molécules ne se confondent plus ensemble, mais procèdent à la formation d'une nouvelle couche. Si nous admettons, dit Schwann, que des corps susceptibles d'imbibition puissent cristalliser, une formation de couches aura également lieu chez eux, et la combinaison aussi intime que possible des molécules ne s'effectuera que dans chaque couche. Or, comme les nouvelles molécules peuvent se déposer entre celles qui existent déjà, la couche s'étendra et se séparera de la portion achevée du cristal, de sorte qu'entre elle et celui-ci naîtra un espace vide, qui s'emplira de liquide par imbibition. De cette manière, dans les corps susceptibles d'imbibition, nous obte-

____

(1) *Mikroskopische Untersuchungen*, p. 239.

nons, au lieu d'une nouvelle couche, une vésicule creuse. C'est de la concentration du liquide, du cystoblastème, comparé par Schwann à l'eau-mère, qu'il dépend que telle ou telle quantité de substance solide puisse se séparer, par voie de cristallisation, dans un laps de temps donné ; la quantité qui peut, dans cet intervalle, s'appliquer à la couche déjà formée, dépend de son aptitude à l'imbibition. S'il cristallise plus de substance solide qu'il ne peut s'en apposer à la couche déjà formée, une nouvelle couche doit se produire. Une fois formée, celle-ci s'étend rapidement en une vésicule, à la face interne de laquelle se trouve appliquée la première vésicule, avec ses corpuscules primitifs. Schwann regarde comme l'analogue, dans les cristaux, de l'extension d'une cellule en fibre, la transformation du cube en prisme, qui résulte également de ce que les nouvelles molécules se déposent en plus grande quantité d'un côté que de l'autre. Et parce que les cristaux s'associent fréquemment ensemble de manière à figurer des arborisations ou des fleurs, comme on le voit dans l'arbre de Diane ou sur les vitres pendant les gelées de l'hiver, Schwann se croit autorisé à dire que l'organisme n'est autre chose qu'une agrégation de cristaux de substances susceptibles d'imbibition.

A l'aide de cette hypothèse ingénieusement développée, Schwann cherche à prouver, contrairement aux explications téléologiques reçues en physiologie, que l'organisme n'a point pour fondement une force agissant d'après une idée déterminée, mais qu'il se produit en vertu des lois aveugles de la nécessité, par des forces qui ne se rattachent pas moins à l'existence de la matière que celles qu'on observe dans la nature inorganique. Ce n'est point ici le lieu d'examiner si une pareille théorie est réellement admissible ; mais bien des difficultés s'élèvent contre l'hypothèse des parties élémentaires organiques qui lui sert de soutien. Tout en accordant que les trois portions essentielles de la cellule élémentaire se produisent de la manière et suivant l'ordre de succession que Schwann se figure, cependant il existe une différence considérable, dont lui-même parle en passant, entre les couches d'un cristal et celles d'une cellule, puisque ces dernières, notamment le noyau et la cellule, ne se ressemblent pas sous le point de vue chimique. D'ailleurs, ainsi qu'on a pu le voir d'après les recherches dont j'ai précédemment indiqué les résultats, il est encore incertain que le noyau se produise jamais comme une vésicule autour du nucléole, et que la cellule se forme toujours comme une vésicule autour du noyau. Les choses se passent certainement d'une tout autre manière dans beaucoup de cas : le noyau se développe aux dépens de granulations, celles-ci se confondent ou se fluidifient, et l'opération est donc précisément inverse de celle qui a lieu dans la cristallisation. dans laquelle des corps solides ou dissous passent à l'état solide. Si maintenant on voulait admettre que la cellule et le noyau sont des formes secondaires, et si l'on prétendait considérer les granulations élémentaires comme les cristaux organiques, il y aurait à objecter que ces granulations elles-mêmes se composent déjà de deux substances unies, non pas chimiquement, mais seulement d'une manière mécanique, l'enveloppe albumineuse et la gouttelette de graisse incluse. L'analogie entre les cellules et les cristaux se réduit donc à ce que les uns et les autres sont des corps de figure déterminée, qui se déposent d'un liquide ; les autres traits de ressemblance sont accidentels, ou tiennent à certaines lois générales de l'attraction, qui déploient leur influence tant dans la cristallisation que dans la formation des cellules et dans beaucoup d'autres circonstances encore.

Multiplication des cellules.

Les cellules des tissus dits cornés, épiderme, poils, ongles, etc., dont l'histoire, plus facile à étudier que celle des autres, à cause de la régénération continuelle qu'ils éprouvent chez l'adulte, est par cela même mieux connue; ces cellules se développent isolées, chacune à part, sur la surface du derme, et croissent ensuite chacune de son côté. De même, dans l'exsudation qui est la conséquence de l'inflammation franche d'une partie molle, les cellules se produisent indépendamment les unes des autres, et la plupart du temps aussi elles se convertissent en cicatrice, indépendamment de la surface riche en vaisseaux qui fournit le cystoblastème. Dans une plaie, par exemple, elles se transforment d'abord en tissu cellulaire, puis plus tard en épiderme, quoique les vaisseaux d'où le plasma du sang s'épanche appartiennent à un muscle, à une glande, à la cornée transparente, ou à tout autre tissu. Si, dans ce cas, les cellules déjà formées ont de l'influence sur celles qui naissent, elles ne l'exercent qu'en vertu de leur totalité, c'est-à-dire comme organisme ; la force qui agit dans l'organisme, comme tout, et qui lui donne une forme correspondante à un type quelconque, est donc aussi la seule qui détermine ce que les cellules nouvelles doivent devenir.

Dans d'autres cas, la formation des cellules nouvelles part évidemment des cellules déjà existantes. De même que dans la génération, la nouvelle cellule fait d'abord partie de l'ancienne; les anciennes cellules disparaissent, comme les individus d'une espèce, pour faire place à la nouvelle génération, et il s'opère en même temps une multiplication, parce que, de chaque cellule-mère il se développe un plus ou moins grand nombre de cellules nouvelles.

Cette multiplication a lieu de plusieurs manières.

Génération surculaire ou exogène.

1° *Par des rejetons*, qui se forment extérieurement sur la cellule-mère, dont ils sont en quelque sorte des excroissances. Ce cas s'observe chez les végétaux inférieurs, par exemple les champignons de la levure, que j'ai décrits précédemment. On peut lui donner le nom de *génération exogène*. Il n'a été observé ni dans les cellules des végétaux supérieurs ni dans celles des animaux.

Génération endogène.

2° *Par génération endogène*, de nouvelles cellules naissant du contenu d'une cellule-mère, et dans son intérieur. Le contenu de la cellule-mère est le cystoblastème de celles qu'elle produit. Suivant Schleiden (1), ce mode de formation de cellules, que l'on connaissait déjà depuis long-temps pour le pollen, est le seul qui ait lieu chez les végétaux phanérogames. Après que, dans le germe, qui lui-même est une cellule et s'est formé dans une cellule, se sont produites les premières cellules, ordinairement en nombre peu considérable, celles-ci s'étendent avec rapidité jusqu'au point de remplir la cellule-mère, qui n'a plus aucun rapport avec une membrane enveloppante. Mais sur-le-champ naissent aussi, dans l'intérieur de chacune de ces cellules, plusieurs cystoblastes autour desquels se forment de nouvelles cellules, par l'effet de l'extension desquelles les cellules-mères cessent également d'être visibles et sont résorbées, etc.

Il n'est plus douteux qu'une génération de cellules dans des cellules ait lieu aussi dans l'organisme animal; mais beaucoup de cas particuliers sont encore équivoques, et l'on est surtout fort souvent indécis de savoir comment les cellules qui contiennent la nouvelle génération ont pris naissance, si ce sont de simples cellules élémen-

(1 MULLER, *Archiv*, 1838, p. 161.

taires, seulement amplifiées, possédant ou au moins ayant possédé
un noyau, ou bien si elles ne sont pas déjà composées elles-mêmes,
c'est-à-dire si ce ne sont pas des membranes closes et vésiculiformes
produites par des cellules élémentaires confondues ensemble. Dans
ce dernier cas, leur rapport avec les cellules incluses ne différerait
pas de celui du derme avec les cellules de l'épiderme, et l'on ne
pourrait pas plus les nommer cellules-mères qu'on ne serait en droit
de considérer une membrane séreuse, le péricarde, par exemple,
comme une cellule-mère, eu égard à l'épithélium qui le revêt.

Les preuves les plus concluantes d'une génération endogène de
cellules nous sont fournies par le premier développement de l'embryon aux dépens des granulations vitellines. A. de Quatrefages (1)
résume ainsi ses recherches sur le développement du linnée et du
planorbe; il paraît d'abord trois ou quatre globules; ceux-ci en
renferment d'autres, qui croissent à leur tour, distendent les premiers, et ainsi de suite, jusqu'à ce qu'il se soit formé une masse
homogène de cellules, qui montre déjà presque complétement la
forme du petit mollusque. Dumortier, qui a suivi le développement
du *Limnæus ovalis* (2) a trouvé dans les cellules primitives de l'intérieur de l'embryon, des cellules secondaires qui s'étaient formées aux dépens des matières organisables contenues en elles. Les
cellules primitives se déchirent, selon lui, pour faire place aux secondaires. Il en compte environ huit dans chaque cellule-mère (3).
Reichert a décrit d'une manière détaillée, chez les grenouilles et le
poulet, la production de jeunes cellules dans les cellules du jaune (4).
Dans les cellules vitellines grenues de la grenouille, que j'ai dit
précédemment naître de granulations élémentaires, on remarque
peu à peu, du centre du jaune vers la périphérie, deux ou trois taches
plus foncées, et dans le contenu écrasé, on aperçoit, parmi les
petites granulations élémentaires, deux ou trois globules plus gros,
jaunâtres, d'un aspect granulé, parfois entourés d'une masse claire.

(1) *Annales des sciences naturelles*, 2ᵉ série, t. II, p. 115.
(2) *Ibid.*, t. VIII, p. 146.
(3) Une observation de Pouchet se trouve en contradiction avec ces assertions (*Annales des sciences naturelles*, 2ᵉ série, t. X, p. 63). Pouchet prétend que le jaune des linnées se compose d'abord de six cellules, d'un diamètre de 0,04 à 0,05 millim., et qu'ensuite de nouvelles cellules se forment
dans les interstices de ces cellules primitives, par conséquent dans les conduits intercellulaires.
(4) *Entwickelungsleben*, p. 6, 68.

Ces taches deviennent de plus en plus prononcées au voisinage du *cumulus*, et dans ce dernier lui-même elles sont séparées l'une de l'autre. Chacune est alors un petit amas de granulations, contenant un globule jaunâtre, plus gros, le noyau. Comme les granulations disparaissent insensiblement de la périphérie vers le centre, la membrane extérieure et le noyau se dessinent de plus en plus, et les amas de granulations deviennent les cellules à noyau caractéristiques que Schwann a déjà figurées d'après la membrane proligère de l'œuf soumis à l'incubation (1). Les mêmes degrés de développement se voient aussi, les uns à côté des autres, chez le poulet, dans les cellules de la cicatricule. Suivant Bischoff (2), dans l'œuf de la chienne, chaque granulation vitelline deviendrait le noyau d'une nouvelle cellule, après que toutes se sont rangées régulièrement sur la paroi interne de la cellule vitelline.

La formation endogène des cellules est démontrée, suivant Reichert, dans le développement du foie, et elle a été rendue probable dans celui des vaisseaux et du sang par les travaux de Schwann, de Valentin et de Reichert, ainsi que nous le ferons voir en détail, lorsque le moment en sera venu. Si les vaisseaux capillaires naissent, comme le pense Schwann, à l'état de cellules closes, qui émettent des branches par le moyen desquelles elles s'ouvrent les unes dans les autres, les corpuscules du sang et les cellules épithéliales des petits vaisseaux devraient être considérés comme une génération nouvelle développée dans l'intérieur de la cellule-mère.

L'étude microscopique des productions morbides nous a également fait connaître un grand nombre de cas non douteux de multiplication endogène des cellules. Dès avant la publication des travaux de Schleiden, Valentin (3) avait figuré, parmi les éléments microscopiques du carcinôme, une cellule qui en renferme deux autres pourvues chacune d'un noyau. J. Muller a trouvé de jeunes cellules, emprisonnées par des cellules-mères, dans le sarcôme médullaire, les carcinômes articulaires, simples et réticulaires, et surtout l'enchondrome (4).

Parmi les tissus normaux de l'adulte, les cartilages (5) et quel-

<hr>

(1) *Mikroskopische Untersuchungen*, tab. II, fig. 6.

(2) R. Wagner, *Physiologie*, t. I, p. 100.

(3) *Repertorium*, 1837, tab. I, fig. II.

(4) *Bau der krankhaften Geschwuelste*, tab. I, fig. 14 ; tab. II, fig. 2, 3, *b*, 5, 14 ; tab. III, fig. 4.

(5) *Voyez* pl. V, fig. 6, 7.

ques glandes paraissent croître de la même manière. Les granulations de mucus qui forment le contenu des canaux glandulaires les plus déliés et des grains glanduleux, sont des cellules à noyaux qu'on ne saurait méconnaître. Il est très vraisemblable, en outre, que les dernières vésicules terminales des glandes acineuses sont des globules clos avant qu'elles s'ouvrent dans le conduit excréteur (1). Il ne reste donc plus qu'à rechercher si ces globules, dans lesquels je n'ai point encore aperçu de noyau, sont toujours des cellules élémentaires simples et amplifiées. La production des utricules en cul-de-sac des glandes stomacales par des cellules élémentaires confondues ensemble devient évidente, sans qu'on ait besoin de le démontrer, lorsqu'on jette les yeux sur les figures (2). Si les canalicules du testicule devaient naissance à des parois de cellules confondues, il y aurait un double emboîtement dans cet organe, attendu que les gros globules qui naissent au temps de la formation du sperme contiennent à leur tour des cellules plus petites.

Je n'omettrai pas de dire que Schwann a quelquefois rencontré aussi des cellules pleines d'autres jeunes cellules, dans le cristallin (3), dans les ganglions (4) et dans l'épiderme des têtards de grenouilles (5). Ces dernières provenaient peut-être des glandes de la peau.

Schwann regarde également la capsule du cristallin et le chorion comme des enveloppes celluleuses simples, parce qu'à l'état de développement complet tous deux sont dépourvus de structure. En conséquence, les cellules d'où se développent les fibres du cristallin sont pour lui des cellules secondaires, ainsi que celles du jaune, de la membrane proligère et de l'embryon même : j'ai déjà dit que, suivant lui, la vésicule proligère représente le noyau de la cellule de l'œuf. J'avoue que cette interprétation me paraît encore fort douteuse. Nous voyons souvent des couches de cellules se confondre en membranes qui, après la résorption des noyaux, paraissent complétement dépourvues de structure. Ce qui rend très probable que ce cas est celui de la capsule cristalline, c'est qu'une membrane qui lui ressemble beaucoup, celle de Demours, passe sur

(1) *Comp.* pl. V, fig. 14, D.
(2) *Comp.* les fig. 16 et 17 de la pl. V.
(3) *Mikroskopische Untersuchungen*, p. 100.
(4) *Loc. cit.*, p. 183.
(5) *Loc. cit.*, p. 83.

la face postérieure de la cornée, où elle ne peut ni faire partie d'une cellule ni être née comme cellule. Quant à ce qui concerne le chorion, les recherches de Barry sur la formation de l'œuf chez les oiseaux et les mammifères (1), ne sont pas favorables à l'hypothèse de Schwann. Suivant Barry, c'est la vésicule proligère qui paraît la première; elle est entourée de gouttelettes d'huile, qui se convertissent plus tard en cellules; autour de cette masse de cellules se forme une membrane sans structure, la membrane de la vésicule de Graaf, dans l'intérieur de laquelle apparaissent la substance du jaune autour de la vésicule proligère, et enfin le chorion autour du jaune.

J'ai réuni ici tous les cas dans lesquels une génération endogène de cellules a lieu, ou du moins est présumée, sans m'inquiéter de savoir si les jeunes cellules ressemblent ou non aux anciennes, parce qu'il ne s'agissait que de démontrer le principe de la formation des cellules. En effet, le mot génération, pris à la rigueur, n'impliquerait autre chose que la formation de cellules homogènes, comme dans les cartilages, les tumeurs, etc. Celle des cellules d'épithélium, celle aussi des globules du mucus et du sang dans des cellules vasculaires et glandulaires, pourraient être distinguées sous le titre de génération hétérogène.

Multiplication par cloisonnement.

3° Il s'opère encore, chez les végétaux, une multiplication des cellules par *cloisonnement*, due à des cloisons transversales et longitudinales, qui s'élèvent de la paroi de la cellule, dans la cavité de laquelle elles s'avancent jusqu'à ce qu'enfin elles se rencontrent (2). On ne connaît aucun exemple de ce mode chez les animaux. Nous pourrions, avec Schwann, considérer la formation par sillonnement de cellules dans le jaune comme une opération analogue, s'il nous était permis de ne voir dans le jaune qu'une cellule simple. En effet, les sillons, d'abord superficiels, mais qui s'approfondissent de plus en plus, partagent d'abord le jaune en deux moitiés, dont chacune est ensuite divisée en deux autres portions par un second sillon coupant le premier à angle droit; puis naissent, en diagonale, de nou-

(1) *Philosoph. transact.*, 1838, P. II, p. 309.
(2) Comparez MEYEN, *Pflanzenphysiologie*, t. II, p. 340, 344. — WIEGMANN, *Archiv*, 1838, t. II, p. 22. — F.-V. Raspail, *Nouveau système de physiologie végétale et de botanique*, Paris, 1837, t. I, p. 218.

veaux sillons plus ou moins nombreux, plus ou moins réguliers, jusqu'à ce que le jaune soit totalement converti en une sphère moriforme, composée de petits corpuscules arrondis. D'après les observations de Bergmann, dont j'ai déjà rendu compte, ce phénomène tient à ce que les granulations élémentaires qui constituent le jaune se séparent peu à peu en groupes toujours décroissants, qui sont retenus ensemble, non par des membranes enveloppantes, mais seulement par une substance visqueuse. La séparation des groupes consisterait donc uniquement en une résorption ou fluidification, par places, de la substance unissante. Mais, dans tous les cas, ces sillonnements du jaune méritent la plus grande attention, et en les étudiant avec plus de soin qu'on n'a fait jusqu'à présent, on arrivera peut-être à des données importantes sur les lois du développement des parties élémentaires. Ce qui semble déjà l'annoncer, c'est la généralité du phénomène : on l'a observé touchant les jaunes de grenouille (1), de poisson (2), de mollusques (3) et de méduses (4) ; et tout porte à croire, d'après la conjecture plausible de Bergmann, que si on ne l'a point aperçu chez les animaux supérieurs, c'est uniquement parce qu'il y demeure borné au point peu étendu d'où part le développement de l'embryon.

Influence des tissus spécifiques.

Surculation, génération intérieure et cloisonnement sont donc, autant que nous sachions, les trois modes suivant lesquels une cellule ou une masse de cellules peut se multiplier aux dépens d'un cystoblastème indifférent. Mais il se rencontre des cas où, par une cause encore inexpliquée, les cellules mûres agissent de manière que le cystoblastème se transforme en cellules, et enfin en tissus de la même espèce. J'ai parlé, au commencement de ce chapitre, de la régénération, en particulier de la cicatrisation des plaies, où la force inhérente à l'organisme, comme tout, est l'unique cause qui fait que les cellules d'un cystoblastème exsudé produisent des tissus spécifiques

(1) BAER, dans MULLER, *Archiv*, 1834, p. 481.

(2) RUSCONI, dans MULLER, *Archiv*, 1840, p. 185.

(3) SARS, dans WIEGMANN, *Archiv*, 1840, t. I, p. 199, chez les *Tritonia*, *Aeolidia*, *Doris* et *Aplysia*. — VANBENEDEN, *l'Institut*, n° 375, chez l'*Aplysia*.

(4) SIEBOLD, *Beitrage zur Naturgeschichte der wirbellosen Thiere*. Dantzick, 1830, p. 21; chez la *Medusa aurita*.

sur des points déterminés. Il me reste ici à examiner l'influence que les tissus spécifiques exercent sur la métamorphose des cellules élémentaires de l'exsudation.

Cette influence ne se prononce nulle part d'une manière plus sensible que dans la régénération du tissu osseux. Après une fracture, les vaisseaux de l'os, du périoste et du tissu cellulaire environnant, épanchent du sang dans la cavité de la plaie; ce sang se décolore, puis devient une masse gélatiniforme. Mais sa métamorphose en cartilage, et plus tard en os, part toujours des fragments. De même aussi il se produit de nouvel os autour d'esquilles déplacées, pourvu qu'elles tiennent encore au périoste, et qu'elles reçoivent des vaisseaux sanguins (1). Ici donc du tissu osseux peut naître dans un lieu où il n'y en a pas d'ordinaire, non seulement en dehors de la loi qui détermine primordialement la forme de l'organisme, mais même à l'encontre de cette loi. Comme les cellules du cartilage paraissent se multiplier par génération endogène, même chez l'adulte, on pourrait présumer qu'un acte générateur de ce genre commence aux cellules des bouts de la fracture, et qu'ainsi l'os croît en quelque sorte dans l'exsudation; mais on n'aurait point encore expliqué par là pourquoi la formation nouvelle, et par conséquent aussi l'influence qui part du tissu mûr, a une limite déterminée, au-delà de laquelle elle ne s'étend point. Si les deux fragments sont trop éloignés l'un de l'autre, il ne se produit de l'os que jusqu'à une certaine distance, après quoi c'est du tissu cellulaire qui se forme, vient remplir le vide existant entre les masses de cal qui ont poussé des deux moignons, et donne lieu à de fausses articulations.

Des phénomènes analogues s'accomplissent aussi dans d'autres tissus, où il n'arrive jamais à de jeunes cellules de naître dans les anciennes. Les nerfs eux-mêmes, après avoir été coupés en travers, poussent de la masse nerveuse à chaque bout, et se réunissent parfaitement, sans cicatrice, lorsque les substances nerveuses nouvelles peuvent arriver à se toucher; mais si la distance entre les deux bouts est trop considérable, il se produit entre eux du tissu cellulaire, qui les unit, et qui se convertit en une cicatrice. Ce paraît être une loi générale que les tissus spécifiques consomment peu de

(1) MIESCHER, *De inflammatione ossium*, *Berolini*, 1836, p. 92. — P. Flourens, *Recherches sur le développement des os*, Annales de la chirurgie, Paris, 1841, t. III, p. 257 et suiv... — L. Mandl, *Anatomie microscopique*, Xe livraison, in-fol., figures.

plasma du sang épanché, ou de cystoblastème, pour la production de tissus homogènes, tandis que de grandes quantités de ce plasma se transforment en une substance hétérogène quelconque, le plus ordinairement en tissu cellulaire, ou même sont expulsées du corps. Voilà pourquoi des congestions légères et répétées amènent une hypertrophie simple, par exemple des muscles, de l'épiderme, au lieu que des congestions plus fortes entraînent des dégénérescences, l'induration, la suppuration (1).

CHAPITRE II.

Du développement ultérieur et de la métamorphose des cellules élémentaires.

Après avoir suivi les cellules élémentaires jusqu'à leur origine, nous avons à examiner les changements qu'elles subissent dans le cours ultérieur de leur développement, et le résultat final de leur conversion en tissus spécifiques. Nous prenons ici pour point de départ de la métamorphose le moment où la vésicule est achevée autour du noyau, où l'on peut y distinguer nettement une membrane délimitante et un contenu ; mais nous devons faire remarquer en même temps qu'il lui arrive souvent de commencer plus tôt, quand le noyau n'est encore entouré que d'un simple grumeau de substance granuleuse, et que, dans certains cas même, la membrane extérieure ne se développe peut-être pas complétement.

Changements de forme.

Dans les sucs nourriciers, et dans beaucoup de tissus, les cellules conservent leur indépendance, demeurent isolées, faciles à reconnaître, et ne changent qu'en égard à leur forme, à leur contenu, à leur constitution chimique. L'épiderme, quelques espèces de pigment, la graisse, sont des tissus de ce genre. Les cellules élémentaires s'étendent, ou dans tous les sens, ou suivant quelques unes de leurs dimensions seulement. Elles peuvent atteindre un volume proportionnellement très considérable. Ainsi, par exemple, dans le nombre des cellules adipeuses, il s'en trouve quelques unes ayant 0,04 à 0,05 ligne de diamètre, tandis que le diamètre des jeunes cellules élémentaires qui entourent immédiatement le noyau est à peine de 0,004. Un des phénomènes les plus ordinaires, tant

____

(1) Comp. mes *Pathologi che Untersuchungen*, p. 153.

dans le règne animal que dans le règne végétal, consiste en ce que les cellules qui croissent serrées les unes aux autres, s'aplatissent mutuellement; elles deviennent polygones (1); les plates sont souvent pentagones et hexagones d'une manière fort régulière (2). Si l'extension s'accomplit davantage dans un sens que dans l'autre, il résulte de là les formes les plus diversifiées. On peut, dans les cellules étalées à plat, distinguer deux formes principales, suivant qu'elles s'étendent en surface, cas auquel le diamètre vertical peut se rapetisser considérablement, ou que leur accroissement suit une direction perpendiculaire à la surface. Dans le premier cas, il se produit de petites plaques et de petites écailles, qui ont beaucoup de largeur, avec une épaisseur à peine mensurable; dans le second, il se forme de petits corps cylindriques, prismatiques, cunéiformes ou coniques. Au nombre des cellules plates se rangent les éléments de l'épithélium pavimenteux (3), du pigment granuleux (4), et aussi les globules du sang (5); les différentes espèces de cellules verticales, auxquelles on peut appliquer l'épithète générale de prisma tiques, se rencontrent dans l'épithélium de transition, l'épithélium cylindrique et l'épithélium vibratile (6). Les cellules plates ont des contours arrondis ou anguleux (7); elles sont tout-à-fait irrégulières dans l'épiderme (8), rhomboïdales dans l'épithélium des vaisseaux et de certaines membranes séreuses (9). Dans les tissus fibreux, par exemple, la tunique musculeuse de l'intestin et des artères, elles se convertissent en fibres très longues, étroites, proportion gardée, et pointues aux deux extrémités (10), qui peuvent acquérir une longueur de 0,02 ligne et plus. Une métamorphose particulière de certaines cellules consiste en ce qu'elles envoient, ou d'un seul côté, ou vers plusieurs côtés à la fois, des prolongements qui ressemblent à de petits poils ou à de petites épines, ou qui même s'étendent en très longues fibres. Nous avons des exemples de prolon-

(1) *Voy.* pl. I, fig. 7.
(2) Pl. I, fig. 12.
(3) Pl. I, fig. 1-7.
(4) Pl. I, fig. 12, 13.
(5) Pl. IV, fig. 1.
(6) Pl. I, fig. 8-10.
(7) Pl. I, fig. 1, 5.
(8) Pl. I, fig. 16.
(9) Pl. I, fig. 2.
(10) Pl. IV. fig. 2, B.

gements de ce genre dans les cils de l'épithélium vibratile (1), qui reposent, comme des franges, sur la large surface terminale libre des petits cônes ; les épines des cellules de l'épiderme des plexus choroïdes (2), qui sortent des angles de la face adhérente ; les excroissances irrégulières des cellules pigmentaires aplaties de la *lamina fusca* (3). Il est certain, pour ce qui concerne ces dernières, qu'en raison des granulations du pigment qui les remplissent, la cavité de la cellule s'étend au moins jusqu'à une certaine distance dans leur intérieur. Les cellules de l'épiderme des graminées offrent, sur le bord, des dents, qui font que ces cellules aplaties semblent comme engrenées les unes dans les autres (4) ; mais, chez les animaux, on ne trouve de dents qu'aux fibres composées de cellules confondues ensemble.

Les métamorphoses du noyau de la cellule seront exposées plus loin en détail ; cependant je crois devoir dire ici, par anticipation, qu'il disparaît souvent dans les cellules qui demeurent isolées (épiderme, globules du sang), mais que fréquemment il persiste, et que, dans les cellules rangées d'une manière régulière, il occupe aussi une place déterminée. Ainsi, par exemple, dans les cellules pigmentaires de la choroïde, on le trouve au milieu de la face antérieure, celle qui regarde le cristallin.

Changements du contenu.

Parallèlement aux changements de forme, il s'en opère aussi dans la constitution chimique et le contenu des cellules. La plupart des jeunes cellules sont dissoutes par l'acide acétique ; parmi les adultes, il s'en trouve beaucoup que cet acide attaque difficilement, ou sur lesquelles même il n'exerce aucune action. Les cellules de l'épiderme fournissent un exemple frappant de métamorphose chimique. Le contenu, d'abord grenu, devient peu à peu liquide et clair ; dans d'autres cas, le contenu limpide se trouble de nouveau, ou dépose des corpuscules particuliers, comme les corpuscules pigmentaires dans les cellules des parties colorées du corps, les animalcules spermatiques dans les cellules du testicule. Il a déjà été question précédemment de la nouvelle génération qui se développe dans l'inté-

(1) Pl. I, fig. 10, *C, b.*
(2) Pl. I, fig. IV, *B, C, c.*
(3) Pl. I, fig. 13.
(4) Schwann, *Mikroskopische Untersuchungen*, tab. I, fig. 14.

rieur des cellules. De la graisse, de l'hématine, de la chlorophylle chez les végétaux (1), les sécrétions les plus diverses, se produisent dans des cellules, et, comme on peut quelquefois s'en assurer, par une métamorphose graduelle du contenu de ces dernières. Ainsi, les corpuscules du sang ne se colorent que peu à peu, et la graisse se montre d'abord en gouttelettes isolées, qui ne se réunissent que par les progrès de leur accumulation. De l'air vient aussi, quelquefois, par l'effet de la dessiccation, remplacer le contenu de la cellule, par exemple dans les plumes des oiseaux (2).

Formation des couches.

Nous avons encore à examiner avec quelque attention la part que la membrane extérieure prend aux changements de forme des cellules. Elle ne se comporte point d'une manière purement passive pendant l'accroissement de ces dernières, et ne se laisse pas distendre à peu près comme une vessie qu'on emplit d'eau. Ce qui suffit déjà pour le prouver, c'est qu'elle peut augmenter d'épaisseur. On s'en aperçoit clairement dans les petits cylindres de l'épiderme de l'intestin (3) et dans les cellules du cartilage (4). Chez les végétaux, les épaississements de la paroi des cellules affectent fréquemment la forme de fibres en spirale : on n'a encore rien trouvé de comparable à cela dans les cellules animales. Mais on a observé, tant chez les animaux que chez les végétaux (5), un dépôt stratifié de substance, qui fait que les parois augmentent d'épaisseur. Les cellules à parois épaissies par couches paraissent comme striées lorsqu'on les contemple au microscope ; dans celles de forme cylindrique ou polyédrique, les stries sont parallèles aux contours extérieurs; dans les globuleuses, elles forment des cercles concentriques. J'ai vu de ces stries sur des cylindres et de petites plaques de l'épiderme; Schwann (6) croit en avoir remarqué dans des cellules de cartilage. Des stries concentriques très prononcées se voient sur les grandes cellules, brillantes comme de la graisse, qu'on rencontre parfois dans

1 Meyen, *Pflanzenphysiologie*. t. I, p. 291.
2 Schwann, *loc. cit.*, p. 94.
3 Pl. I, fig. 8.
4 Pl. V, fig. 5, *A, k. B. a.*
5 Ils ont été vues, dans les plantes, par Mohl. *Voy.* Meyen, *Pflanzen-physiologie*, t. I. p. 25.
6 *Loc. cit.*, p. 22.

les produits de l'inflammation, notamment dans les crachats des personnes enrhumées. J'en ai décrit que j'avais observées dans le mucus produit par le coryza et le catarrhe pulmonaire (1). Gruby les a retrouvées dans l'expectoration de sujets atteints de tubercules (2). Lorsque l'épaississement de la paroi continue de faire des progrès, et qu'en même temps les cellules deviennent plates, la cavité finit par se remplir entièrement, on ne peut plus distinguer la paroi et le contenu l'un de l'autre, et la cellule devient une petite plaque solide, semblable à celles qui constituent les couches supérieures de l'épiderme.

Canaux poreux.

Qu'on se figure, sur une paroi de cellule, certains points, ou certains petits espaces circulaires, disposés de manière qu'il ne puisse pas se déposer de substance à leur face interne ; la première couche concentrique qui se produira offrira des interruptions aux endroits qui y correspondront. Si les mêmes interruptions se répètent sur les couches qui viennent après et sur toutes les suivantes, il en résultera, dans la paroi épaissie de la cellule, des canaux cylindriques, partant de la cavité centrale, et se terminant en cul-de-sac à la paroi externe. Un coup d'œil jeté sur la figure ci-contre, qui représente la coupe idéale d'une cellule ainsi épaissie, donnera une idée parfaitement exacte du phénomène. Ces canaux, qu'on rencontre dans beaucoup d'espèces de cellules végétales, notamment dans celles du bois des conifères, dans celles de la moelle du sureau, dans le parenchyme des *Cactus*, dans les concrétions des poires dites pierreuses, etc., ont reçu le nom de *canaux poreux* ou *ponctués*, et les taches plus foncées, correspondantes à leurs extrémités en cul-de-sac, qu'on aperçoit sur la surface des cellules, portent celui de *pores*, parce que, jusqu'à Mohl (3), la plupart des phytotomistes les ont prises pour des ouvertures de la paroi des cellules.

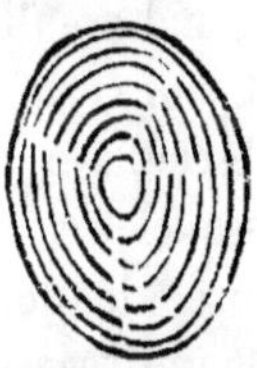

(1) *Schleim und Eiter*, p. 23.

(2) *Observ. microscopicæ ad morphologiam pathologicam*, p. 27, pl. **V**, fig. 89-92.

(3) MOHL., *Ueber die Poren des Pflanzenzellgewebes*, Tubingue, 1828, p. 12. — *Comp.* MEYEN, *Pflanzenphysiologie*, t. I, p. 32. — WIEGMANN, *Archiv*, 1838, t. II, p. 39. — VALENTIN, *Repertorium*, t. I, p. 78. — UNGER, dans *Annalen des Wiener Museums*, t. II, p. 38. — TURPIN, *Acad. de Paris*, 1838, p. 51. — Raspail, *Physiologie végétale*, Paris, 1837, t. I, p, 281.

Les canaux poreux peuvent aussi ne commencer qu'à la seconde
ou à la troisième couche, ou plus loin ; ils peuvent se confondre
partiellement ensemble , et de là résultent, lorsqu'on part de la
cavité de la cellule , des conduits bifurqués, dont Meyen a donné
plusieurs figures (1). Il y a beaucoup de cas où la cavité de la cellule et les canaux poreux renferment de l'air ; alors la petite tache
qui se remarque à la surface de la paroi de la cellule offre les contours
obscurs caractéristiques d'une bulle d'air. Mais ils peuvent aussi être
pleins de dépôts liquides et solides ; c'est dans leur intérieur que
se dépose la masse grenue , constituant les concrétions des poires dites pierreuses, et qui fait qu'au microscope ils paraissent
obscurs , ou blancs à la lumière incidente. Je crois que cette forme
de cellules ponctuées existe aussi dans le corps animal ; et quoique
le nombre des observations qui s'y rapportent soit peu considérable
encore , je ne crains pas d'affirmer hautement cette possibilité. Dans
la cellule de cartilage, provenant de l'épiglotte de l'homme, que j'ai
fait représenter dans mes planches (2) , je considère a comme la
cavité cellulaire , d'où partent les canaux poreux ramifiés, qui se
terminent à quelque distance de la surface ; b est peut-être le reste
du cystoblastème. Je n'ai pas vu de semblables cellules dans beaucoup
de cartilages, mais je les ai observées quelquefois en grand nombre
et avec une parfaite clarté. Or , comme je tiens le fait pour certain,
je crois pouvoir m'en servir pour interpréter une observation de
Valentin sur l'écrevisse (3). Au-dessous du dermato-squelette , ou
squelette cutané, se trouve une lamelle cartilagineuse (le nouveau test ?) , sur la surface externe de laquelle , celle qui regarde
le côté intérieur de l'enveloppe , Valentin aperçoit une organisation
particulière : « On voit, dit-il, des cellules hexagones, très rapprochées les unes des autres, offrant précisément le même aspect que le
tissu cellulaire parenchymateux des végétaux. Dans ces cellules on
remarque des points obscurs , rangés en lignes. Mais si l'on parvient
à préparer une tranche perpendiculaire, faite en travers, et très
mince , on reconnaît que ces points sont les issues de canalicules
disposés verticalement, qui contiennent une masse obscure, parfaitement opaque et solide. Si l'on fait agir de l'acide chlorhydrique
concentré , on voit sortir de chaque canalicule une bulle d'air, dont

(1) *Pflanzenphysiologie*, t. I, pl. V, fig. 7, 11.
(2) *Voy.* pl. V, fig. 8.
(3) *Repertorium*, t. I, p. 124.

le contenu obscur se dissout, et dont la lumière devient claire et re-
connaissable. En un mot, on acquiert la conviction que les canalicules sont, à proprement parler, les organes dans lesquels le carbonate calcaire est contenu et déposé. » Valentin n'a rien remarqué
de plus touchant le rapport des canalicules aux cellules sur lesquelles
se voient, sous la forme de points noirs, leurs orifices extérieurs,
qui ne sont peut-être qu'apparents. Je regrette que la saison ne me
permette pas, cette année, de constater, par des observations directes, si ce sont réellement des conduits poreux. Je reviendrai plus
tard sur les conduits poreux anastomosés de cellules confondues ensemble.

Disparition et déhiscence des cellules.

Après avoir suivi les cellules élémentaires dans leur accroissement,
nous devons parler de leur destruction et de leur disparition, soit
totales, soit partielles.

Les cellules de la lymphe, qui peu à peu s'emplissent de matière
colorante rouge, en passant à l'état de corpuscules du sang, diminuent évidemment de volume pendant cette métamorphose. Dans
le sang, après la résorption du noyau, leur membrane s'amincit,
devient d'autant plus facile à détruire par les agents chimiques
qu'elles-mêmes sont plus anciennes, et finit par se dissoudre en
totalité. Les cellules qui naissent dans les glandes, et qu'on appelle granulations du mucus lorsqu'elles sont accidentellement éva-
cuées au-dehors avec une sécrétion liquide, parcourent des phases
analogues, autant du moins qu'il est permis de le conjecturer jusqu'ici.

La destruction partielle des cellules a pour conséquence qu'elles
crèvent, et que, par la déchirure qui s'y opère, elles entrent en libre
communication, soit avec la surface du corps, soit avec d'autres
cellules, ou avec les cavités comprises entre les cellules et qu'on appelle conduits intercellulaires. On peut, avec Carus (1), donner le
nom de *déhiscence* à ce phénomène, quoique Carus n'entende
point par là, à proprement parler, l'éclatement de parties élémentaires, mais celui d'organes composés et de membranes complexes.
La déhiscence s'observe spécialement dans les glandes simples et
composées, lorsque leur tunique propre est réellement une membrane de cellule, de manière toutefois que les cellules des glandes

1 Müller, *Archiv*. 1835. p. 321.

simples s'ouvrent à la surface du corps, et celles des glandes composées dans des conduits intercellulaires, ou les unes dans les autres, point sur lequel je reviendrai plus loin. L'anatomie végétale nous fournit aussi des exemples plus certains du phénomène. Les glandes simples et non pédicellées des plantes se composent d'une cellule isolée, dont la paroi extérieure s'est allongée en un petit poil, légèrement renflé à l'extrémité. La partie supérieure de ce renflement se détache sous la forme d'un petit disque circulaire, et laisse une sorte de coupe pédiculée, qui contient la substance sécrétée (1). L'écoulement de la gomme et de la résine des végétaux tient à ce que quelques unes des cellules ou quelques uns des conduits intercellulaires dans lesquels la substance sécrétée est accumulée, se déchirent, et laissent écouler leur contenu (2).

Cellules complexes.

Je dois encore signaler, comme métamorphose spéciale de cellules isolées, le cas qui arrive dans les globules ganglionnaires (suivant Valentin), et peut-être aussi dans l'œuf. Les cellules parachevées, qui sont ensevelies dans une masse granuleuse molle, attirent à elles, jusqu'à un certain point, une couche de cette masse, et s'enveloppent ainsi dans une sphère qui, de son côté, peut être revêtue d'une membrane à sa surface, et même couverte d'une couche de cellules simulant une espèce d'épithélium (3). La cellule élémentaire, avec son noyau, se comporte alors, par rapport à la sphère entière, comme un noyau eu égard au nucléole, dont elle ne diffère que par son volume et sa composition chimique, notamment sa solubilité dans l'acide acétique. Je donnerai l'épithète de *complexes* à ces cellules, et je trouverai plus tard l'occasion d'appeler l'attention sur une manière analogue de se comporter qu'on observe dans certains cylindres composés de cellules élémentaires.

Fusion des cellules.

Je crois avoir signalé tous les phénomènes qui jusqu'ici se sont offerts à nous dans des cellules isolées, indépendantes. On a vu, en dernier lieu, que ces cellules, pour se mettre en communication avec le monde extérieur, avec les espaces intercellulaires et

1. MEYEN, *Pflanzenphysiologie*, t. II, p. 465.
2) MEYEN, *loc. cit.*, t. II, p. 487. — Raspail, *Nouveau système de chimie organique*, Paris, 1838, t. III, p. 2. 429.
3. *Voy.* pl. IV. fig. 7, *A. B.*

avec les cellules voisines, sont assujetties à une destruction partielle, effet peut-être de la résorption d'une partie de la paroi, après quoi les bords de la déchirure se confondent avec la substance voisine. Ceci nous conduit à une seconde série de métamorphoses, qui toutes ont cela de commun ensemble que *les cellules perdent leur indépendance, attendu que les parois de celles qui sont adossées les unes contre les autres se confondent*, et que souvent alors, par déhiscence des parois confondues, les cavités s'ouvrent les unes dans les autres. Les tissus qui doivent leur origine aux cellules unies de cette manière, prennent différents aspects suivant la forme et la disposition des cellules, suivant aussi qu'avant la fusion les cellules avaient ou non leurs parois et leurs cavités distinctes. On peut rapporter aux groupes suivants les formes connues jusqu'à ce jour.

1° *Les parties élémentaires qui doivent se confondre ensemble sont de véritables cellules ; elles se composent d'une paroi plus ou moins épaissie et d'une cavité remplie de liquide.*

I. *Les parois épaissies des cellules se confondent, dans des tissus parenchymateux, avec toutes les cellules voisines et avec la substance intercellulaire plus ou moins abondante, les cavités demeurant séparées.* C'est d'après ce principe que se développent très probablement les vrais cartilages, ceux qui sont destinés à s'ossifier, et par conséquent aussi les os, avec la substance osseuse (cément) des dents. Dans les cartilages fibreux (1), les cellules sont isolées au milieu de la substance intercellulaire fibreuse. Les vrais cartilages renferment, dans une base homogène, des cavités arrondies, dont les unes sont revêtues d'une membrane, et les autres ne consistent qu'en de simples vides : nous faisons abstraction, pour le moment, des noyaux et des jeunes cellules renfermés dans ces vides. Les vides sont des cavités de cellules : la base homogène est formée, ou seulement de substance intercellulaire, ou de substance intercellulaire et de parois cellulaires épaissies, adhérentes avec cette substance au point de ne pouvoir en être séparées : cette dernière disposition est la plus admissible pour les cas où il n'y a point de membrane tapissant la cavité (2) ; elle devient presque certaine lorsqu'on peut démontrer que des cavités partent des canaux poreux qui parcourent la base homogène. Les canaux poreux n'ont point encore été trouvés dans les cartilages avant l'ossification, ce qui peut tenir à la diffi-

(1) Pl. V, fig. 7.
2 SCHWANN, *Mikroskopische Untersuchungen*, tab. I, fig. 5-

culté de l'observation ; ils sont également invisibles dans le cartilage des os , après que les sels calcaires en ont été extraits par un acide. Mais leur existence devient évidente lorsqu'on examine de petites plaques osseuses polies : là on voit partir des corpuscules osseux (1) pleins de précipités calcaires pulvérulents, et qui ne sont autre chose que les cavités creusées dans les cartilages, de petits tubes très déliés, ramifiés un grand nombre de fois, charriant de la chaux, qui présentent tout-à-fait le caractère des canaux poreux , et qui surtout ont la plus grande analogie avec ceux que j'ai dit précédemment se rencontrer dans les concrétions des poires dites pierreuses. La ressemblance des canalicules des os avec des conduits poreux a frappé aussi Schwann (2) ; cet observateur hésitait à les regarder comme des formations analogues, ou à considérer les corpuscules osseux comme des cellules entières et les canalicules comme des élongations branchues de ces cavités dans la substance intercellulaire, semblables à celles qu'offrent les cellules pigmentaires. Ce qui l'a principalement déterminé à admettre ce dernier rapprochement, c'est qu'il arrive quelquefois à un canalicule d'aller d'un corpuscule osseux à un autre, ce qui, dans son opinion, ne peut avoir lieu pour les conduits poreux. Sans doute, il est rare que, chez les végétaux, deux conduits poreux émanés de cellules différentes s'ouvrent l'un dans l'autre ; cependant Turpin l'a observé dans les concrétions des poires pierreuses (3) , et il a remarqué qu'alors les cellules adhéraient ensemble de manière qu'on ne pouvait les séparer. Au reste, les conduits poreux de cellules voisines sont très fréquemment placés l'un au-dessus de l'autre (4) , et quand bien même les minces parois comprises entre eux ne seraient pas percées, elles pourraient néanmoins , dans des canaux d'une grande ténuité , ne donner lieu qu'à une interruption trop peu prononcée pour frapper l'œil.

Si les conduits poreux percent réellement d'une cellule dans d'autres , nous avons là une transition à la forme suivante.

(1) Pl. V, fig. 9, g, c ; fig. 10.

(2) Loc. cit., p. 84, 115.

(3) Mém. de l'Acad. des sciences de Paris, 1838, pl. II, fig. 6, a ; pl. III, fig. 4, a. — Turpin donne le nom de corps cristallins aux cellules, celui d'ombilic à leur cavité, et celui de rides aux canalicules qui partent de la cavité. Meyen a déjà donné l'interprétation exacte de cette observation dans WIEGMANN, Archiv, 1839, t. II, p. 24. — Comparez Raspail , Physiologie végétale, t. I, p. 211.

(4) MEYEN, Pflanzenphysiologie, t. I, pl. I, fig. 4-11.

II. *Les cavités des cellules communiquent librement ensemble après que les points adossés de deux parois de cellules se sont confondus, et que la portion ainsi confondue a été résorbée ou s'est perforée.* D'après la situation et la forme des cellules, nous distinguons ici les formes suivantes.

A. Les cellules sont généralement placées en long à la suite les unes des autres, et quand leurs parois transversales disparaissent, elles se convertissent en un tube continu. Ceci a lieu, par exemple, dans les glandes en cul-de-sac de l'estomac (1). Exceptionnellement il peut arriver, en pareil cas, que deux cellules se trouvent l'une à côté de l'autre, et qu'elles se confondent également par la résorption de leurs parois adossées. Peut-être aussi doit-on ranger ici les canalicules des reins et les testicules, si toutefois leur membrane propre, qui n'a pas de texture apparente, est une simple membrane de cellule. Les axes des faisceaux compliqués dont nous donnerons plus loin la description, des poils, des nerfs et des muscles, se développent d'après le même principe.

B. Les cellules sont disposées en groupes qui ressemblent à des grappes de raisin, et elles se soudent aussi de manière qu'il ne reste de chacune que la moitié, ou même moins encore. Les restes d'un grand nombre de cellules sont alors placés autour d'une cavité commune, dont ils constituent des espèces de culs-de-sac plus ou moins profonds (2). C'est ainsi que je me figure la formation des lobules des glandes acineuses, toujours en supposant que les vésicules originelles, dont on voit une encore libre en D, sont des cellules élémentaires agrandies. Le foie fait exception, car ses cellules à noyau (3) paraissent ne s'unir que rarement deux à deux. Je serais tenté de comparer les cellules de cet organe, non pas tant aux cellules-mères d'autres glandes qu'aux corpuscules de mucus accumulés dans ces dernières, et cela par des motifs qui ressortiront clairement lorsque j'en serai arrivé à la description spéciale.

C. Des cellules partent, en rayonnant, des prolongements creux qui s'ouvrent les uns dans les autres. C'est ce qui a lieu pour les cellules pigmentaires étoilées de la *lamina fusca* (4), et aussi, suivant

(1) Pl. V, fig. 16 et 17.
(2) Pl. V, fig. 14.
(3) Pl. V, fig. 15.
(4) Pl. I, fig. 13, *A*.

la conjecture de Schwann, pour les vaisseaux capillaires (1). Les corps des cellules diminuant peu à peu, tandis que les prolongements s'élargissent toujours, il résulte de là un réseau uniforme de tubes, un système capillaire.

2° Les parties élémentaires qui se confondent ensemble sont des plaques solides, sans distinction de paroi et de cavité. Mais on est souvent dans le doute de savoir si, avant leur union, ces plaques ont parcouru les phases du développement des cellules, si elles ont commencé par être des vésicules, comme les squames de l'épiderme, ou si plutôt la perte de leur indépendance ne les a pas frappées pour ainsi dire dans leur jeunesse, avant qu'elles eussent eu le temps de devenir des cellules véritables. En admettant ce dernier cas, on ne saurait non plus décider si les plaques ont jamais été bien séparées et tout-à-fait indépendantes, ou si plutôt leur fusion n'a pas débuté, du moins dans certaines directions, dès avant que la substance celluleuse se fût délimitée autour de leurs cystoblastes. Si cette dernière circonstance a lieu, et nous verrons plus loin, en décrivant les métamorphoses du noyau, qu'elle est vraisemblable, il faudrait apporter une modification à la loi établie par Schwann, que tous les tissus se développent de cellules élémentaires. Cette loi reposerait sur un malentendu, qui a régné si long-temps et qui règne même encore aujourd'hui dans l'exposition de l'anatomie comparée et de l'histoire du développement, lorsqu'on dit, par exemple, que l'os A d'un animal inférieur ou d'un embryon doit naissance à la fusion des os A et B d'un animal supérieur ou de l'animal adulte, au lieu de dire qu'il contient ces derniers non encore séparés l'un de l'autre. Lorsque nous nous servons ici du mot fusion, nous entendons seulement exprimer la marche que notre esprit a suivie fortuitement en partant de la forme supérieure et parachevée. Au reste, pour la commodité du langage, nous nous en tiendrons encore, jusqu'à nouvel ordre, à l'idée de cellules d'abord séparées et ensuite confondues ensemble.

1. Les plaques, étendues en manière de membranes, et ne constituant qu'une seule couche, sont disposées à côté les unes des autres, de sorte qu'après la fusion elles forment une membrane continue ayant la limpidité de l'eau. Les noyaux disparaissent fréquemment; alors les membranes sont tout-à-fait dépourvues

____

(1) Voyez-en la représentation fictive dans Schwann, *loc. cit.*, tab. IV, fig. 12.

de structure, et elles ont un aspect hyalin, à moins qu'il ne commence à se produire en elles une formation de fibres déliées, dont nous ne tarderons pas à nous occuper plus au long. L'épithélium pavimenteux des vaisseaux se transforme, par cet acte, en une membrane d'apparence vitrée (1). Il est probable que la capsule cristalline (2), la membrane de Demours et la membrane vitelline se forment ainsi; l'expansion celluleuse qui couvre, en manière d'épithélium, celle du nerf optique et celle du nerf auditif, paraît également se convertir en une membrane vitrée simple. Enfin je rapporte ici la gaîne externe des tubes nerveux et des faisceaux musculaires de la vie animale.

II. *Les plaques se disposent en long à la suite les unes des autres, et forment des fibres plus ou moins plates.* Les fibres ainsi produites ont assez constamment une largeur de 0,002 à 0,003 ligne, par conséquent celle de la plus petite cellule; quelquefois leur épaisseur est à peine mesurable, et jamais elle ne dépasse le quart de la largeur. Des fibres de cette espèce existent dans le tissu de la cornée transparente, dans celui de la capsule cristalline, dans le tissu cellulaire, dans la tunique musculeuse des vaisseaux et des viscères, dans le nerf grand sympathique, dans l'os dentaire et l'émail, enfin dans la substance corticale des poils (3).

Je m'empresse de dire qu'il se développe des fibres déliées dans les membranes qui résultent de plaques confondues ensemble. Le même phénomène a lieu dans les fibres formées de plaques, en sorte que chacune d'elles peut être subdivisée en un certain nombre de fibrilles plus déliées. Ces fibrilles, d'un diamètre de 0,0004 à 0,0008 ligne, affectent à peu près la même direction dans les membranes; mais souvent elles sont interrompues, fréquemment aussi elles sont bifurquées et anastomosées ensemble (4). Elles ne naissent pas de cellules ou de noyaux; mais, à ce qu'il paraît, proviennent immédiatement de très petites granulations, déposées immédiatement, et qui s'arrangent en ligne à la suite les unes des autres. Elles ne se dissolvent point dans l'acide acétique. La membrane sur laquelle elles se sont précipitées peut être résorbée en totalité ou du moins dans les interstices des fibres, et alors il ne reste qu'un

(1) Pl. I, fig. 2.
(2) Comme l'admet aussi Valentin R. WAGNER, *Physiologie*, t. I, p. 136.
(3) Pl. II, fig. 1, 3; pl. IV, fig. 2, 6; pl. V, fig. 11.
(4) Pl. III, fig. 11.

réseau de fibrilles (1), comme on le voit fréquemment à la face interne des vaisseaux. Un fait digne de remarque, c'est qu'en même temps que les fibres, il apparaît aussi, dans les membranes, des ouvertures arrondies et irrégulières, plus ou moins grandes (2), qui annoncent un commencement de résorption dans les interstices des fibres ; cependant j'ai vu aussi des vides de la même espèce dans la couche interne de la gaîne radiculaire des poils (3), sans formation de fibres.

L'aspect des membranes striées et perforées, et la marche de leur formation, telle que je viens de la décrire, rappellent les vaisseaux en spirale des végétaux (4) ; les ramifications des fibres spirales, les ouvertures dans la membrane sur laquelle elles reposent, et la résorption finale de cette dernière dans les tubes en spirale réticulés, fenêtrés et déroulables, constituent surtout des analogies bien dignes d'être notées. Mais les fibres en spirale des végétaux se trouvent dans l'intérieur d'une cellule, tandis que les fibres animales qui viennent d'être décrites sont situées sur une membrane composée ; les premières décrivent des anneaux autour de la cavité de la cellule, et les autres sont disposées en long, du moins dans les vaisseaux ; car, dans la gaîne des faisceaux nerveux et musculaires, elles semblent affecter aussi une marche circulaire.

Lorsque les fibres provenant de cellules alignées à la suite les unes des autres se divisent en fibrilles plus petites, ce qui est très ordinaire dans celles de la cornée transparente, du tissu cellulaire, des muscles de la vie organique et du nerf grand sympathique, les fibres sont toujours parallèles les unes aux autres, disposées en long, et non ramifiées (5). Je désignerai constamment ces filaments déliés et secondaires sous le nom de *fibrilles* ; si on les appellait fibres, il faudrait nommer faisceaux les cordons dont elles sont des parties. La division d'une fibre en fibrilles s'effectue par simple résorption de la substance interposée entre les fibrilles, ou bien, comme dans les membranes, les fibrilles se déposent dès le principe sur la fibre originaire, en manière d'épaississements, et alors seulement la substance de la fibre disparaît entre elles. Le premier mode me paraît

(1) Pl. III, fig. 12.
(2) Pl. III, fig. 11, *a*, *b*, *c*.
(3) Pl. I, fig. 15.
(4) MEYEN, *Pflanzenphysiologie*, t. I, p. 117.
(5) Pl. II, fig. 1 ; pl. IV, fig. 2, *A* ; fig. 6, *A*.

le plus vraisemblable, parce que les fibrilles des fibres se dissolvent dans l'acide acétique, comme les fibres elles-mêmes, ce qui n'arrive point aux dépôts secondaires.

3° Parmi les métamorphoses de cellules isolées je range enfin le cas où la cellule parachevée redevient le noyau d'une formation secondaire. Je désigne ces parties élémentaires sous le nom de cellules complexes, et je renvoie, pour ce qui les concerne, aux formations analogues qui résultent de cellules confondues ensemble. Tels sont les fibres primitives des nerfs, les faisceaux primitifs des muscles de la vie animale, et les poils, auxquels on peut en conséquence appliquer la dénomination de *fibres complexes* ou de *faisceaux complexes*. Ces productions ont toutes, soit constamment, soit au moins à l'époque de leur premier développement, 1° un axe cylindrique, ou un peu aplati, de cellules disposées à la suite les unes des autres (1); 2° une substance corticale propre, liquide dans les nerfs, fibreuse dans les muscles, et formée, dans les poils (2), de fibres, qui sont elles-mêmes nées de cellules; 3° enfin une gaîne extérieure, touchant l'origine de laquelle il règne encore des doutes. Ainsi l'axe des faisceaux complexes correspond à la cellule proprement dite dans l'intérieur des globules ganglionnaires (3); la couche corticale est l'analogue de la substance extérieure et grenue de ces globules, et, de même que dans les globules ganglionnaires, l'enveloppe des fibres nerveuses (4) et des poils (5) se recouvre encore d'une couche de cellules épithéliales. J'ai trouvé aussi quelquefois, dans le tissu cellulaire, de pareils faisceaux, dans lesquels, après que les fibrilles avaient été rendues transparentes par l'acide acétique, on voyait apparaître un axe central obscur, formé de granulations.

Situation du noyau.

Jusqu'ici j'ai parlé le moins possible des cystoblastess, afin de réunir sous un même point de vue tout ce qui s'y rapporte. D'abord il est nécessaire de déterminer avec plus de précision que nous ne l'avons encore fait, leur situation, eu égard à la cellule. Chez les vé

(1) Pl. I, fig. 16, *a*.
(2) Pl. I, fig. 16, *b*.
(3) Pl. IV, fig. 7, *B*, *b*.
(4) Pl. IV, fig. 5, *H*.
(5) Pl. I, fig. 16, *c*.

gétaux, au dire de Schleiden (1), le cystoblaste est toujours renfermé dans la paroi de la cellule, de tel e sorte que cette paroi se divise en deux lamelles, qui passent sur lui, l'une en dehors, et l'autre en dedans. Chez les animaux aussi le noyau est généralement appliqué à la paroi de la cellule ; cependant il y a quelques exceptions. Dans les cellules de l'épithélium à cylindres et de l'épithélium vibratile, il doit se trouver à l'intérieur, puisqu'il paraît central lorsqu'on contemple les cylindres par leurs faces terminales (2) ; de même, dans les globules ganglionnaires, le corpuscule obscur qui correspond au noyau (3) est placé exactement au centre de la cellule (en *b*). Lorsque le noyau affecte une situation excentrique dans la paroi, on ne parvient pas aisément à déterminer s'il en occupe la face interne, ou la face externe, ou l'épaisseur. Suivant Schwann (4), la membrane de la cellule l'enveloppe de toutes parts dans les cellules adipeuses, quand cette membrane est épaisse. Schwann n'a point observé qu'il y eût une lamelle de la paroi de la cellule qui passât sur la face interne du noyau ; il a vu, dans la grande majorité des cas, celui-ci tout-à-fait libre, à la face interne de la membrane, collé sur elle, parfois seulement plongé dans son épaisseur (5). Il m'a paru aussi occuper la face interne de la paroi dans les corpuscules du sang, dans ceux du mucus, et dans les cellules épithéliales, quoique je ne l'aie jamais vu, comme Schultz, tomber dans la cavité des globules du sang, et y rouler librement. Mais, dans d'autres cas, j'ai remarqué avec assez de précision qu'il n'était placé qu'à l'extérieur de la cellule, logé là dans une petite fossette : c'est ce que m'ont offert, par exemple, les cellules du pigment (6) et du cristallin (7).

Disparition du noyau.

En examinant les cellules de l'épithélium, j'ai reconnu que, dans les commencements, le noyau croît encore en même temps que la cellule, et s'aplatit. Plus tard, la cellule marche bien plus rapide-

(1) MULLER, *Archiv*, 1838, p. 148.
(2) Pl. I, fig. 9.
(3) Pl. IV, fig. 7, *B, c.*
(4) *Mikroskopische Untersuchungen*, p. 140.
(5) *Ibid.*, p. 210.
(6) Pl. I, fig. 12, *C.*
(7) Pl. II, fig. 2, *C.*

ment que lui ; alors il reste tel qu'il était sans subir aucun changement, ou il se dissout, ou il continue de se développer, comme la
cellule, d'après un type particulier. Il disparaît dans les cellules
isolées du sang, de l'épiderme, et surtout de l'ongle, presque toujours aussi dans les cellules adipeuses. Parmi les tissus provenant
de cellules confondues, les fibres du cristallin (1), celles de l'émail
dentaire, et celles des cartilages destinés à s'ossifier, n'offrent bientôt plus aucune trace de noyau ; les cellules-mères semblent en être
également dépourvues dans les vrais cartilages permanents ; dans les
glandes acineuses et tubuleuses, les membranes que nous regardons
comme des parois de cellules-mères ne contiennent ordinairement
pas de noyau.

Métamorphose du noyau.

Il n'est pas rare que le contenu du noyau subisse, comme celui
de la cellule, une transformation chimique : on voit apparaître surtout dans le cystoblaste des cartilages (2) des gouttelettes d'huile isolées, qui plus tard se réunissent ensemble.

Le noyau des cellules végétales a terminé son rôle quand le développement de la cellule est achevé. Il ne se conserve que dans quelques espèces de tissu cellulaire qui, comme s'exprime Schleiden,
s'arrêtent à un degré inférieur de formation. Le même observateur a
remarqué que la formation de dépôts secondaires ne commence jamais qu'après la résorption du noyau (3). Schwann regarde également le rôle du cystoblaste comme terminé quand la cellule est
devenue complète, et pense que la règle est qu'il disparaisse. Mes
recherches m'obligent à lui assigner un autre usage plus important.
Non seulement il persiste, en général, dans toutes les fibres composées de cellules, à l'exception de celles qui ont été nommées tout-
à-l'heure (celles du cristallin et de l'émail), mais encore il se transforme également en une sorte particulière de fibres, entre lesquelles
et celles des cellules existe un rapport remarquable.

D'abord les noyaux deviennent ovales (4), puis ils s'allongent et
se rétrécissent de plus en plus, et se convertissent en stries minces
et obscures, qui reposent sur les cellules correspondantes, tantôt

(1) Pl. II, fig. 3.
(2) Pl. V, fig. 6, fig. 7, *D*.
(3) MULLER, *Archiv*, 1838, p. 146.
(4) Pl. I, fig. 2, *a* ; pl. III, fig. 14, *c* ; pl. IV, fig. 2, *A*, *a* ; fig. 6.

droites, tantôt courbées à angle ou en demi-cercle, tantôt enfin décrivant des flexions onduleuses lorsqu'elles ont une certaine longueur (1). Les nucléoles ont alors disparu. Les contours bien marqués de ces stries font qu'elles sautent de suite aux yeux dans les tissus fibreux, et qu'on les prend fréquemment pour les cellules allongées elles-mêmes, auquel cas on néglige la substance intermédiaire, ou on la prend pour de la substance intercellulaire. C'est seulement à cette époque que commence parfois la résorption des noyaux; ceux-ci se résolvent en une série de petits points, qui deviennent de plus en plus pâles et petits (2). On trouve de ces séries de petits points dans tous les tissus fibreux, et, ce qui va sans dire, ils y sont d'autant plus nombreux que les noyaux subissent un développement ultérieur moins considérable : il y en a plus que partout ailleurs dans la cornée transparente et les muscles de la vie organique. Dans le cas contraire, les noyaux allongés se mettent peu à peu en communication avec les autres, par des filaments qu'ils s'envoient mutuellement, et qui, d'abord déliés et pâles, acquièrent graduellement la force et la solidité des corpuscules foncés d'où ils étaient partis. Le développement des noyaux en fibres et la situation de ces dernières mettent hors de doute que partout ici les noyaux se trouvaient seulement à l'extérieur des cellules; effectivement on parvient quelquefois, dans les premiers temps, à les séparer des cellules, sans détruire ces dernières, par l'action de l'acide acétique étendu, dans lequel ils nagent ensuite librement.

Nous pouvons rapporter les *fibres de noyaux* à deux types différents. Je donne ce nom aux fibres qui doivent leur origine à la fusion de noyaux prolongés, et désormais j'appellerai *fibres de cellules* celles dont la formation est due à des cellules, ou les faisceaux de fibrilles dans lesquels se divisent les fibres de cellules. Lorsque cette scission a eu lieu, une fibre de noyau appartient à chaque faisceau de fibrilles. Les fibres de noyaux sont toujours beaucoup plus grêles que les fibres de cellules; elles ont souvent le même diamètre que les fibrilles de celles-ci. La différence des deux types qu'elles affectent dépend de la situation primitive des noyaux, suivant qu'ils reposent sur la surface de la fibre de noyau plate ou sur son bord, et la situation du noyau varie à son tour d'après la forme des fibres de cellules. Les noyaux ont sur leur surface

____

(1) Pl. I, fig. 14, *l*, *m*; fig. 16, *d*, *d*; pl. II, fig. 6, *c*; pl. III, fig. 9, *d*, *e*.
(2) Pl. II, fig. 1, *b*, *b*; pl. III, fig. 14, *a*; pl. IV, fig. 2, *E*, *d*.

des fibres de noyau tout-à-fait aplaties, et sur leurs bords des fibres de cellules qui se rapprochent de la forme cylindrique. A cette dernière espèce se rapportent les fibres du tissu cellulaire, celles de la cornée transparente et celles de l'os dentaire.

Lorsque les noyaux se trouvent aux bords des fibres de cellules, ils sont placés ou derrière les uns les autres, du même côté, ou alternativement des deux côtés. Dans le premier cas, leurs prolongements sont simplement disposés à côté les uns des autres, et les fibres de noyau marchent à côté de chaque faisceau, parallèlement à lui, de manière qu'il s'en trouve toujours une entre deux fibres de cellules, ou entre deux faisceaux de fibrilles. Cette alternation de fibres de cellules et de fibres de noyaux a lieu d'une manière très régulière dans l'os dentaire (1), parfois aussi dans les lamelles minces du tissu cellulaire, surtout dans les tendons et les ligaments. Dans le tissu cellulaire, où les fibres de cellules elles-mêmes sont divisées en fibrilles d'une ténuité égale à celle des fibres de noyaux, ces dernières se distinguent par leurs bords obscurs, leurs flexions onduleuses et leur insolubilité dans l'acide acétique (2). Mais elles peuvent aussi, dans le tissu cellulaire, comme dans l'os dentaire, émettre des branches latérales, et par là se produisent, du moins en partie, ce qu'on appelle les fibres élastiques du tissu cellulaire et les canalicules ramifiés de l'os dentaire, tels que Retzius les a figurés (3). Le dépôt de sels calcaires qui s'effectue dans ces canalicules fournit la preuve que les fibres de noyaux peuvent être creuses. J'ignore si elles le sont aussi dans d'autres cas.

Quand les noyaux sont placés aux bords des faisceaux et alternants, ils croissent à l'encontre l'un de l'autre, de telle sorte que chacun d'eux envoie un prolongement au côté antérieur et un autre au côté postérieur de la fibre de cellule, prolongement dont l'un s'étend en bas et l'autre en haut. Le prolongement ascendant d'un noyau rencontre le prolongement descendant de celui qui le précède immédiatement sur l'une des faces de la fibre de cellule; son prolongement descendant se confond avec l'ascendant de celui qui suit

(1) Pl. V, fig. 11.
(2) Pl. II, fig. 8.
(3) Muller, *Archiv*, 1837, pl. XXII, fig. 1, *b*; fig. 2.

immédiatement, sur l'autre face de la fibre ; il se produit par là une spirale qui enveloppe la fibre de cellule ou ses fibrilles par des tours plus ou moins serrés. Ces sortes de fibres de noyaux contournées en spirale ne sont point rares dans le tissu cellulaire. Sur certains points, que j'indiquerai dans la description spéciale, on les rencontre d'une manière presque régulière ; hors de là, elles se présentent sans ordre, mêlées avec les fibres de noyaux droites, et j'ai souvent vu une fibre de noyau marcher d'abord en ligne droite sur un faisceau de fibrilles de tissu cellulaire, puis faire une couple de tours de spirale, et ensuite reprendre sa direction droite, ce qui dépend uniquement de la position accidentelle du noyau lors de la première formation de la cellule. J'ai fait représenter d'après nature (1) les fibres de noyaux du tissu cellulaire, tant droites que spirales, en train de se former.

Il paraît que les fibres de noyaux contournées en spirale peuvent, comme les fibres spirales des végétaux, se scinder, puis se réunir en anneaux isolés ; car j'ai vu quelquefois des anneaux entiers, au lieu de tours de spire, autour des faisceaux du tissu cellulaire.

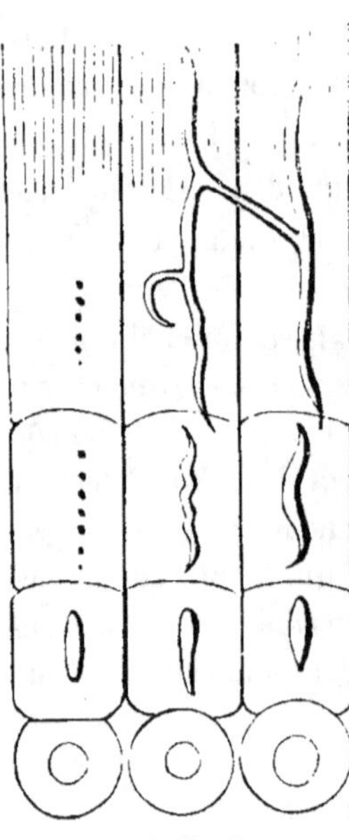

Les fibres de noyaux de la seconde espèce, celles qui sont disposées à la suite les unes des autres sur les surfaces des fibres de cellules aplaties, se font remarquer par leur tendance à émettre des branches latérales, et à se réunir, par le moyen de ces branches, en un réseau qui couvre la couche des fibres de cellules, et qui, dans le cas d'un développement bien régulier, doit se trouver compris entre deux couches de fibres de cellules. Les branches latérales sont plus ou moins longues et fréquemment contournées : il leur arrive souvent de se détacher de la fibre de cellule, et en général les parties de cette couche des fibres de noyaux tiennent plus les unes aux autres que la couche elle-même ne tient aux fibres de cellules. On peut suivre le

(1) Pl. II, fig. 6.

développement de cette espèce de fibres de noyaux dans les tuniques des vaisseaux et la membrane musculaire des intestins. Elles
sont plus fortes que partout ailleurs dans la tunique à fibres longitudinales des veines (1), assez prononcées, avec de nombreuses
anastomoses, dans la tunique moyenne des artères (2). Dans les
muscles de la vie organique, on ne parvient à les démontrer, liées
les unes avec les autres, qu'après avoir dissous les fibres de cellules
par le moyen de l'acide acétique (3) : on en voit aussi des fragments
qui marchent, comme des arêtes ou des ourlets, sur les faisceaux
musculaires (4). Il est plus que probable que les noyaux peuvent
également s'allonger en fibres dans les membranes composées de
cellules aplaties. Sur les faisceaux complexes des muscles soumis à
la volonté, dont la gaîne extérieure paraît consister en cellules confondues, on voit, au moins très souvent, les corpuscules obscurs et
onduleux, que nous avons appris à connaître comme des degrés intermédiaires entre les noyaux et les fibres, et parfois aussi on aperçoit
des fibres extrêmement déliées, onduleuses, qui sont insolubles dans
l'acide acétique.

L'insolubilité des fibres de noyaux dans l'acide acétique mérite
d'autant plus d'être signalée comme particularité caractéristique,
qu'à cet égard il y a accord entre elles et les noyaux eux-mêmes,
ce qui reporte en quelque sorte à leur origine. De même, les fibres
de cellules sont, comme les cellules d'où elles procèdent, solubles
presque toutes dans l'acide acétique. Cependant il existe des exceptions sous ce rapport; et comme les fibres isolées de certains tissus,
par exemple à l'épiderme, deviennent cornées, et alors insolubles
dans l'acide acétique, de même les fibres formées de cellules, par
exemple dans les poils, se convertissent aussi en corne. La manière
de se comporter avec l'acide acétique n'est donc point un caractère
sûr, et il y a des fibres insolubles dans ce menstrue à l'égard desquelles, n'ayant pas suivi leur développement, je suis obligé de laisser indécise la question de savoir si elles ont dû naissance à des
noyaux ou à des cellules. J'entends parler surtout des fibres de
la *lamina fusca* (5), de celles de la zone ciliaire (6), et d'autres sem-

(1) Pl. III, fig. 13.
(2) Pl. III, fig. 14-15.
(3) Pl. IV, fig. 3.
(4) Pl. IV, fig. 2, *D*, *b*.
(5) Pl. II, fig. 9.
(6) Pl. II, fig. 4.

Hables, qu'on rencontre surtout fréquemment, chez les grenouilles, entre les faisceaux du tissu cellulaire, dans le péritoine, ainsi qu'à la surface des muscles et des nerfs. Ces fibres, de forme très variable, sont beaucoup plus pâles que les fibres ordinaires de noyaux, ce qui fait qu'on est souvent forcé de recourir à des moyens particuliers pour les rendre visibles. Elles sont bifurquées, et souvent étoilées, se trouvent isolées les unes des autres, et se croisent en toutes sortes de directions. Là où plusieurs d'entre elles s'écartent en divers sens, on rencontre fréquemment de petits renflements (1), qui conduisent à conjecturer qu'il existait primitivement, en cet endroit, un globule ou une petite plaque, ayant servi de point de départ aux fibres. Schwann a figuré, d'après le tissu cellulaire de l'embryon, des cellules à noyau qui se prolongent en fibres, soit d'un côté seulement, soit des deux côtés en même temps, ou même de plusieurs côtés à la fois (2). Peut-être les fibres dont je viens de donner la description se développent-elles de ces fibres; car je ne puis admettre, du moins d'après mes observations, qu'elles soient les commencements des faisceaux du tissu cellulaire proprement dit. Au reste, il faut encore prendre en considération une troisième possibilité, celle que ces fibres ne naissent ni de noyaux, ni de cellules, mais soient des dépôts secondaires, semblables à ceux que j'ai décrits précédemment sur la membrane interne des vaisseaux, et à ceux que j'indiquerai bientôt dans la substance intercellulaire.

Une difficulté que je ne connais, pour le moment, aucun moyen de résoudre, consiste en ce qu'on trouve, notamment dans le tissu cellulaire, de gros faisceaux qui sont entourés de fibres spirales, et qui se composent, à leur tour, d'autres faisceaux ayant des fibres de noyaux en spirale ou droites (3). De ces fibres spirales, les externes ou les internes sont des formations secondaires. Ou la fibre spirale externe (*dd*) est une vraie fibre de noyau, et alors il faudrait que de nouvelles cellules à noyaux se fussent développées plus tard dans l'intérieur d'une fibre de cellule ; ou bien la fibre qui embrasse une masse de fibres de cellules primitives a été produite plus tard, et alors des fibres spirales naîtraient aussi de noyaux dont les cellules ne se fondraient point en fibres.

C'est pour la commodité du langage, comme je l'ai fait remar-

(1) Pl. II, fig. 4, *a*.
(2) *Mikroskopische Untersuchungen*, tab. III, fig. 6, 8.
(3) Pl. II, fig. 6.

quer précédemment, qu'en traçant l'exposé qu'on vient de lire j'ai parlé comme si les fibres de cellules plates et les membranes provenaient de cellules discrètes qui se seraient confondues ensemble. Maintenant que j'ai fait connaître les métamorphoses des cellules et des noyaux, l'acte de leur développement peut, sans la moindre difficulté, être décrit d'une autre manière, qui, pour beaucoup de cas au moins, semble correspondre davantage à la nature.

Les tissus dont il s'agit ici se composent presque tous de couches membraniformes, qui paraissent se déposer successivement les unes sur les autres, de même que, par exemple dans les vaisseaux, la tunique musculaire s'épaissit évidemment par de nouvelles formations de couches entourant celles qui existent déjà. Chaque couche n'est d'abord qu'une masse de cystoblastème dépourvue de structure ; des noyaux se produisent en elle. Sépare-t-on violemment ces noyaux les uns des autres, il reste adhérent à beaucoup d'entre eux un enduit de masse irrégulière, molle et gélatiniforme, qui n'est point une cellule, mais de laquelle il peut s'en former une, comme il arrive, en général, à la face interne des gros vaisseaux. Dans d'autres cas, la couche entière du cystoblastème peut former une membrane simple et privée de structure, dans laquelle sont logés les noyaux de cellules, ronds, ovales ou allongés. Ce phénomène a lieu aussi dans la membrane interne des vaisseaux et dans la substance corticale des poils. Enfin, lorsque les noyaux de cellules sont rangés en ligne, et qu'ils se prolongent dans une direction déterminée les uns vers les autres, chaque série de noyaux, pour ainsi dire, s'approprie une languette de cystoblastème ; alors seulement commence la séparation de la couche en fibres, et de telle manière que la série de noyaux se trouve placée dans le milieu de la languette de cystoblastème ou à son côté. Au commencement, par exemple dans le tissu cellulaire de l'embryon, les noyaux ovales sont situés immédiatement derrière les uns les autres ; ensuite chacun d'eux s'étend des deux côtés, et en même temps la fibre de cellule croît aussi, entre les anciennes, par addition de nouvelles particules. De distance en distance, peut-être quand les prolongements des noyaux n'arrivent point à se rencontrer, la fibre de cellule s'allonge également ment en pointe d'un seul côté, ou des deux côtés, et apparaît alors comme une cellule indépendante fort allongée (1). Les métamor-

(1) Pl. IV, fig. 2, *B*.

phoses ultérieures des fibres de cellules et de noyaux ressortent des faits qui ont été communiqués précédemment.

Le tissu des tuniques vasculaires est celui sur lequel on peut le mieux suivre ces opérations. J'en ai décrit le développement dans un chapitre spécial, auquel je renvoie le lecteur. Ici je me contenterai d'appeler encore l'attention sur un fait remarquable, savoir, que de la couche du cystoblastème se développent, à la face interne des vaisseaux, presque toutes les diverses formes connues, tantôt un épithélium pavimenteux, régulier, tantôt une membrane à fibres de noyaux ramifiées, ici une membrane dans laquelle des fibres déliées se déposent après la disparition des noyaux (1), là enfin des fibres de cellules régulières, avec leurs noyaux, semblables à celles des muscles de la vie organique.

Histoire des fibres de noyaux.

Je vais, pour n'avoir plus à y revenir dans la suite, passer ici en revue les diverses interprétations et dénominations qu'ont reçues les parties que j'appelle fibres de noyaux.

J'ai déjà dit que les fibres de noyaux rameuses du tissu cellulaire et des tuniques vasculaires avaient été confondues avec les fibres élastiques. Les fibres à renflements noueux que Schwann a vues dans le mésentère des grenouilles, et qu'il a prises pour des fibres nerveuses (2), me paraissent aussi n'être autre chose que des fibres de noyaux. Les noyaux isolés ont été regardés tantôt comme des noyaux de cellules d'épithélium, tantôt comme des cellules épithéliales elles-mêmes. Valentin a le premier introduit une dénomination générale, sous laquelle assurément il a compris avec les fibres de noyaux beaucoup d'autres formations différentes (3). Il parle d'un *épithélium horizontalement disposé en filaments*, dans lequel les cellules métamorphosées sont rangées en lignes longitudinales. Le noyau est grenu, obscur, et la paroi l'entoure de tous côtés, sous la forme d'une bandelette très étroite, qui se continue immédiatement avec la substance unissante. Cet épithélium se trouve non seulement sur les membranes libres, mais encore sur tous les vaisseaux et sur tous les nerfs, jusqu'à leurs ramifications les plus déliées, et même sur les divisions secondaires de ces parties ; autour de chaque amas

____

(1) Pl. III, fig. 11.
(2) *Medicin. Vereinszeitung*, 1837, n° 169.
(3) *Repertorium*, 1838, p. 309.

distinct de globules ganglionnaires, autour de chaque gaîne de globule ganglionnaire, il est disposé en cercle ou en arcade; autour de chaque faisceau distinct d'un nerf, il l'est en lignes longitudinales; chaque faisceau du tissu cellulaire en est entouré. Beaucoup des tissus dont il s'agit ici sont de véritable épithélium pavimenteux. L'épithélium horizontalement disposé en fibres de l'exochorion du fœtus de brebis (1) et des nerfs (2) est composé de fibres de cellules, avec des noyaux, dont les unes sont simplement allongées, et dont les autres sont unies ensemble par des filaments plus grêles. La bordure claire que Valentin dit avoir aperçue aux renflements, et dont il considère comme un prolongement les filets destinés à joindre ces derniers, me semble ne pouvoir être que le résultat d'une erreur, dont l'origine, dans un cas où l'observation offre tant de difficultés, peut dépendre aussi de ce que Schwann, et beaucoup d'autres d'après lui, regardaient le prolongement des cellules en petites fibres isolées comme une chose ordinaire, et faisaient particulièrement naître de cette manière les fibres du tissu cellulaire. Mais je dois faire remarquer que ce phénomène semble n'avoir lieu que rarement dans les cellules, quelque fréquemment qu'il arrive aux noyaux de s'allonger en fibres déliées et de représenter des corpuscules fusiformes, terminés en pointe à leurs deux extrémités. Des cellules allongées en filaments grêles ne se voient, du moins autant que je sache jusqu'à présent, que dans le pigment de la *lamina fusca*, puis, d'après l'observation précitée de Schwann, dans le tissu cellulaire, où leur interprétation n'est pas encore bien claire, et dans certaines tumeurs (3). Dans ces dernières, elles ne dépassent pas, selon Muller, un degré embryonnaire, et ne se disposent point en fibres à la suite les unes des autres. Mais il peut très facilement arriver qu'on regarde des fibres de cellules déliées, plates et d'une largeur uniforme, avec un noyau, comme des cellules allongées en filaments grêles, parce qu'en général, à l'endroit où se trouve le noyau, les fibres tournent vers le haut leur surface large et plus loin leur bord étroit.

Pappenheim (4) adopte la dénomination de Valentin; mais, dans le cours de son travail, il change plusieurs fois d'opinion relative-

(1) *Ibid.*, tab. I, fig. 1.

(2) MULLER, *Archiv*, 1839, tab. VI.

(3) VALENTIN, *Repertorium*, 1837, p. 280. — J. MULLER, *Bau der Krankhaften Geschwuelste*, p. 8.

(4) *Zur Kenntniss der Verdauung*, 1839.

ment à l'idée qu'on doit se faire de l'épithélium horizontalement disposé en filaments. Dans un endroit (1), ce sont des rhombes, unis par des filaments que leur ténuité rend incommensurables. Ailleurs (2), dans une phrase fort entortillée, il semble admettre, si je comprends bien, que les renflements sont formés par des noyaux, et les jonctions entre ces renflements par des parties de la cellule plate qui n'apparaissent sous la forme de filaments que parce qu'elles tournent leur bord vers le haut. Dans une citation incidentelle de recherches faites par lui sur la tunique musculeuse de l'estomac chez l'embryon (3), Pappenheim parle de fibres uniformes, larges de 0,001 ligne, et il mentionne aussi, de distance en distance, des corps ovales, allongés à leurs extrémités, insolubles dans l'acide acétique, pourvus assez souvent d'un corpuscule sensiblement plus foncé, et parfois encore de masse punctiforme. Il reconnaît l'identité de ces corps avec les gros corpuscules nucléiformes des fibres musculaires soumises à la volonté, et les regarde comme les noyaux des cellules d'où sont provenues les gaînes des faisceaux primitifs. Mais on conçoit difficilement, d'après tout ce qui précède, comment Pappenheim peut se croire en droit de donner la description qu'on vient de lire pour l'expression d'une particularité caractéristique des fibres musculaires de la vie organique. Il émet ailleurs (4) une opinion qui se rapproche beaucoup de la mienne, en disant que l'épithélium disposé en filaments n'est pas, comme on l'a admis jusqu'à présent, un produit de noyaux disparaissant par les progrès de l'accroissement, mais celui de noyaux qui persistent, pourvus de nucléoles, et dont les cellules subissent un sort différent aux diverses phases de la vie. Mais

(1) *Loc. cit.*, p. 13.

(2) *Loc. cit.*, p. 111. — « Il existe, dit-il, des cellules spéciales au noyau » desquelles cet épithélium semble apparaître, chez l'adulte, probablement » dans toutes les parties animales membraneuses, tantôt sans préparation » préalable, tantôt après une addition d'acide acétique ou de potasse caus- » tique étendue, sous forme de corps, ou rhomboïdaux ou ovales, souvent par » des filaments, qui fréquemment, peut-être même toujours, sont les bords » de cellules plates, tournées dans le sens de leur diamètre longitudinal. » A l'appui de l'interprétation que je donne de ces phrases peu claires, je citerai un autre passage *loc. cit.*, p. 115, où l'auteur s'exprime en ces termes : «Si » l'observation venait à justifier la conjecture que j'ai émise précédemment, » savoir, que l'épithélium filiforme des membranes est formé par les noyaux » de cellules, » etc.

(3) *Loc. cit.*, p. 147, note.

(4) *Loc. cit.*, p. 165.

on trouve ailleurs (1) que le tissu cellulaire de la membrane muqueuse de l'estomac est abondamment pourvu d'épithélium disposé en filaments, c'est-à-dire de cellules qui s'allongent en filaments tubuleux, souvent aplatis, avec un noyau et un nucléole. Enfin, dans l'explication des figures qui représentent l'épithélium filiforme, il dit que, d'après des observations faites depuis, les noyaux ne sont qu'apposés sur les filaments plats.

Purkinje et Rosenthal (2) appellent *formatio granulosa* des granulations ovales, ou aussi terminées en pointe, qui ont été découvertes, avec le secours de l'acide acétique, dans les muscles, les nerfs, les vaisseaux, les membranes et le tissu cellulaire. Il paraissait bien y avoir, çà et là, des filets unissants entre les granulations, mais ces filets n'existaient point partout. Quant aux granulations, elles ont toujours des noyaux, savoir, les oblongues deux ou trois, les rondes et les ovales un gros et un petit (nucléoles?). Rosenthal reconnaît l'identité de la *formatio granulosa* avec l'épithélium filamenteux de Valentin; mais il croit devoir bannir cette dernière dénomination, parce que l'épithélium ne se trouve jamais qu'à la surface de membranes, et qu'il résulte de cellules pressées les unes contre les autres, ce qui n'a pas lieu pour la *formatio granulosa*. En terminant, il identifie la *formatio granulosa* avec les cellules élémentaires de Schwann; il la regarde comme une preuve que la régénération des tissus chez l'adulte s'accomplit d'après les mêmes lois que la première formation chez l'embryon. Les granulations, d'abord rondes, deviennent elliptiques, puis de plus en plus longues et minces, et finissent par se convertir en la substance particulière des tissus.

Mes recherches sur cet objet ont été faites durant l'hiver de 1839 à 1840, et communiquées, au commencement de l'année 1840, à la Société d'histoire naturelle de Berlin (3). Je donnai alors aux fibres provenant des noyaux le nom d'interstitielles et d'enveloppantes, tiré de leur situation. Dans les premiers mois de 1840, parut l'ouvrage de Gerber, où des cellules allongées fusiformes et disposées bout à bout sont encore décrites sous le nom de substance celluleuse variqueuse 4), mais où se trouve néanmoins le passage suivant (5) :

(1) *Loc. cit.*, p. 181.
(2) *De formatione granulosa*, p. 4, 25.
(3) En ce qui concernait les vaisseaux et les nerfs, elles ont été publiées dans Casper, *Wochenschrift*, n° 21.
(4) *Allgemeine Anatomie*, p. 125.
(5) *Ibid.*, p. 70.

« Lorsque les cellules dégénèrent en filaments, elles deviennent fu-
» siformes, et produisent par leur réunion linéaire les fibres cellu-
» leuses, dans l'intérieur desquelles les noyaux sont quelquefois unis
» ensemble de la même manière par des filaments internucléaux ;
» peut-être ces filaments de noyaux existent-ils aussi à nu. » Ce en
quoi je ne puis partager l'opinion de Gerber, c'est quand il dit que
les cellules elles-mêmes deviennent toujours fusiformes, et que les
fibres de noyaux se trouvent toujours dans l'intérieur des fibres de
cellules. Du reste, les dénominations employées par Gerber m'ont
paru trop convenables pour ne pas les préférer à toutes les autres.

CHAPITRE III.

Des fonctions des cellules élémentaires.

Quand on voit un grand nombre et peut-être la totalité des formations organiques, les unes être composées, les autres se développer de
parties similaires, c'est-à-dire de cellules élémentaires, on ne peut
s'empêcher d'espérer que les mystères qui enveloppent les phénomènes de la vie, dans les organismes compliqués, seront dévoilés par
l'étude de ces parties constituantes simples ; car, comme l'organisme
est maintenu et qu'il agit par les forces dont ses organes sont doués,
et que l'activité des organes dépend de l'action réciproque des tissus,
l'énergie des tissus ne peut être, en dernière analyse, que la somme
des énergies dont les diverses particules sont douées chacune.

Expliquer un fait physiologique, c'est, pour tout exprimer d'un
seul mot, en déduire la nécessité des lois physiques et chimiques de
la nature. Sans contredit, ces lois ne nous apprennent rien touchant
les causes premières, mais elles rendent possible de réunir une
multitude de particularités sous un même point de vue, de concevoir en partant d'une supposition ; et c'est un triomphe pour la
science physique d'avoir démontré que deux forces, en apparence
différentes, comme, par exemple, le magnétisme et l'électricité,
sont des modifications d'une seule et même force. Quand nous en
venons à être forcés d'avouer qu'un acte de la vie ne peut être conçu
d'après les propriétés de la matière, alors nous reconnaissons, en
dehors des forces qui agissent dans la nature morte, une force qui
domine la matière, et nous donnons à cette force le nom de force
vitale, ou tout autre à volonté. Eu égard à la forme, la force vitale
est une tout aussi bonne explication que l'attraction, mais c'est une

force de plus ; et notre esprit, qui aspire à l'unité, admet cette hypothèse avec répugnance.

Si, avec ces espérances et ces prétentions, nous tournons nos regards vers les cellules élémentaires, nous voyons l'abîme entre la nature morte et la nature vivante s'agrandir plutôt que se combler. Déjà, pour ce qui concerne le développement des cellules elles-mêmes, il nous a été impossible de comprendre la combinaison et la fusion des granulations élémentaires en nombre et sous une forme si bien déterminés : combien plus encore il doit l'être de concevoir la métamorphose, l'association et la fusion des cellules !

Endosmose.

Cependant il y a un phénomène physique qui peut avoir part aux changements de forme et de composition des vésicules organiques. Je veux parler de l'endosmose, à des considérations spéciales sur laquelle il me paraît être à propos de me livrer ici.

Dutrochet définit ce phénomène de la manière suivante (1) : « Deux » liquides hétérogènes et miscibles étant séparés par une cloison » membraneuse, il s'établit à travers les conduits capillaires de » cette cloison deux courants, dirigés en sens inverse et inégaux » en intensité. Celui des deux liquides qui reçoit de son antagoniste » plus qu'il ne lui donne, accroît graduellement son propre volume » d'une quantité égale à l'excès de ce qu'il reçoit sur ce qu'il donne. » Les premières expériences de Dutrochet avaient été faites de manière que le liquide qui augmentait la masse se trouvait renfermé dans une vessie : aussi donna-t-il d'abord le nom d'endosmose au courant dirigé du dehors au dedans, et celui d'exosmose au courant dirigé du dedans au-dehors, exprimant par le premier de ces mots l'idée d'une entrée et par le second celui d'une sortie. Aujourd'hui il appelle endosmose le courant fort et exosmose le courant faible, de sorte que, dans cette nouvelle acception, l'endosmose peut tout aussi bien se diriger du dedans au dehors que dans le sens inverse. L'endosmomètre, réservoir sans fond, bouché inférieurement par une vessie ou par toute autre substance qu'on se propose d'examiner, et terminé supérieurement par un tube gradué, est le moyen le plus simple à l'aide duquel on puisse se convaincre de l'existence de ces

____

(1) *Mémoires pour servir à l'histoire anatomique et physiologique des animaux et des végétaux*, Paris, 1837, t. I, p. 10 et suiv.

courants. Lorsqu'on emplit l'endosmomètre d'une solution de sel commun, et qu'ensuite on le plonge dans de l'eau pure, le niveau du liquide ne tarde pas à s'élever dans l'instrument, tandis qu'une partie du sel passe à l'eau ambiante; si, au contraire, on met de l'eau pure dans l'endosmomètre, et qu'on le plonge dans de l'eau salée, le niveau du liquide s'abaisse au-dessous de celui de la liqueur ambiante, et ce liquide se charge d'une partie du sel extérieur. La miscibilité des deux liquides hétérogènes est une condition indispensable pour l'existence de l'endosmose, qu'on n'observe pas lorsqu'on met en rapport deux liquides non susceptibles de se mêler ensemble, comme l'huile et l'eau. Mais la cloison séparatrice des deux liquides hétérogènes joue un rôle très important dans la production du phénomène, et cela en vertu de sa nature chimique particulière. Une membrane mince de caoutchouc ne permet pas d'endosmose entre une solution de sucre ou de gomme et l'eau, mais bien entre l'alcool et ce dernier liquide; le courant d'alcool, qui est ici le plus fort, se dirige vers l'eau, tandis que si l'on opère avec une membrane animale, c'est l'inverse qui a lieu, le plus fort courant étant celui de l'eau vers l'alcool. Comme le caoutchouc est imperméable à l'eau seule, ce dernier liquide n'a pu traverser la cloison de gomme élastique qu'en se mêlant avec l'alcool qui occupait les interstices moléculaires de cette substance. Parmi les substances minérales, le grès est absolument incapable de produire le phénomène de l'endosmose; le carbonate de chaux y est peu propre; mais il se prononce très fortement à travers des lamelles de terre de pipe. Ceci montre en même temps la différence qu'il y a entre la transsudation par endosmose et la filtration à travers les pores grossiers des corps; car le grès est très poreux, et il laisse passer abondamment les liquides en vertu de leur pesanteur, sans permettre cependant ni leur mélange ni leur ascension.

En général, l'endosmose se dirige du milieu le moins dense vers celui qui l'est le plus, de l'eau pure ou des dissolutions étendues vers les dissolutions concentrées, et elle a lieu avec d'autant plus de force et de rapidité que la différence de concentration est plus grande. Cependant il y a aussi des exceptions. L'alcool, quoique moins dense que l'eau, se comporte néanmoins à son égard comme une dissolution saline. Quand de l'eau et une dissolution d'acide oxalique agissent l'une sur l'autre, la dissolution acide forme le plus fort courant, et l'eau augmente de volume. Tous les acides miné-

raux et végétaux ont cela de particulier que quand on les emploie
concentrés, l'endosmose marche de l'eau vers l'acide, tandis qu'elle
suit une direction inverse lorsque ce dernier est étendu. Entre les
deux états, il y a un point où nulle endosmose ne s'opère, c'est-à-
dire où ni l'un ni l'autre des liquides n'augmente de quantité, bien
que l'acide se répartisse dans tous les deux. Si à une dissolution de
sucre, qui d'ailleurs attire l'eau vivement, on ajoute une quantité
d'acide oxalique égale à celle du sucre, l'endosmose se renverse;
elle a lieu de l'eau sucrée vers l'eau pure, de sorte que l'acide oxalique entraîne pour ainsi dire de force la dissolution du sucre avec
lui. Ici encore se montre l'importance de la cloison, puisque des
acides végétaux d'une certaine densité donnent lieu à une endosmose vers l'eau avec une membrane animale, et à une endosmose
vers l'acide avec une membrane végétale. Lorsque du sulfide hydrique entre en contact avec les membranes animales, l'endosmose
cesse.

L'accroissement de la température augmente la quantité du liquide qui s'introduit par endosmose dans un temps donné.

L'endosmose ne se règle exclusivement ni d'après la densité des
liquides, ni d'après leur viscosité, ni d'après leur aptitude à monter
dans des tubes capillaires. C'est une espèce d'attraction chimique,
peut-être électro-chimique, et toujours le plus fort courant part
du milieu qui a le plus d'affinité pour la substance du diaphragme.
D'après l'expérience connue de Sœmmerring, l'alcool se concentre
dans une vessie d'animal, parce que l'eau s'évapore plus rapidement
que lui à travers les pores de cette vessie; il s'affaiblit, au contraire,
dans une poche en caoutchouc, qui le laisse échapper et retient
l'eau. Les pores de la vessie se laissent donc traverser plus aisément
par l'eau, et ceux de la poche en caoutchouc par l'alcool. La raison
de cette différence tient évidemment à la plus grande affinité chimique de l'eau pour les substances animales, et de l'alcool pour la
résine, affinité en vertu de laquelle l'endosmose va de l'eau à l'alcool à travers une membrane animale, et de l'alcool à l'eau à travers
une paroi en caoutchouc. La différente manière dont les solutions
acides plus ou moins fortes se comportent sous le point de vue de
l'endosmose dépend aussi probablement de ce que la solution faible
a plus d'affinité que l'eau pour les membranes animales, tandis que
la solution concentrée en a moins.

Un fait qui mérite une attention particulière est le rhythme ou l'intermittence dans les phénomènes de l'endosmose. Sœmmerring a vu de l'alcool conservé dans une vessie devenir par intervalles plus fort, puis plus faible, et cela plusieurs fois de suite alternativement, aussi long-temps qu'il pouvait s'évaporer quelque chose. Il oscillait entre quatre-vingt-six et quatre-vingt-quatorze degrés (1). Dutrochet a observé que de très petits fragments de feuilles d'or, mis dans l'endosmomètre avec de l'acide nitrique concentré, étaient lancés par intervalles et avec vivacité de bas en haut dans l'acide, et qu'ensuite ils redescendaient lentement : le mouvement ne pouvait provenir que de l'impulsion de l'eau, qui pénétrait par une irruption subite dans l'acide, et traversait par endosmose les canaux capillaires de la membrane, canaux sur lesquels était appuyé le petit fragment de feuille d'or, et qui avaient subitement livré passage au courant d'endosmose, qui ne les parcourait point pendant l'instant d'avant. Ce phénomène n'a pas été offert par d'autres substances que l'acide nitrique.

Suivant les expériences de Foderà (2), les gaz s'échangent aussi mutuellement à travers des membranes animales, et il règne probablement à cet égard la même loi que pour l'endosmose des liquides. Foderà introduisit dans la cavité abdominale de lapins des lambeaux d'intestin clos et remplis de gaz délétères; les gaz manifestèrent leur action vénéneuse; ils disparurent de l'anse intestinale, et y furent remplacés par des gaz d'autre nature.

Je viens de faire connaître les traits fondamentaux d'un phénomène dont l'application à la physiologie est encore nouvelle, dont l'influence sur cette science est incalculable. Assurément les parties élémentaires des animaux et des végétaux se trouvent dans un état très approprié à l'endosmose; beaucoup d'entre elles sont des vésicules ou des tubes produits par des vésicules confondues ensemble, remplis d'une substance liquide, et entourés de liquides ou de fluides élastiques; les liquides sont pour la plupart des dissolutions aqueuses; les combinaisons de protéine, qui forment vraisemblablement les membranes, ont une grande affinité pour l'eau, dans laquelle elles se ramollissent, comme le caoutchouc dans l'alcool, si elles ne s'y dissolvent pas. C'est précisément par l'observation de cellules élémentaires végétales que Dutrochet a été mis sur la voie de ses découvertes, et nous aurons fréquemment occasion, dans la partie spé-

<hr>

1 *Denkschristen der Muench. Akad.*, t. VII, p. 253.
2 *Rech. exp. sur l'absorpt. et l'exhalation*, Paris, 1824, p. 12.

ciale de cet ouvrage, de montrer les phénomènes de l'endosmose dans des cellules élémentaires, par exemple dans le sang, dans le mucus, dans le cristallin. Des cellules qui sont plates au milieu des liquides concentrés du corps, se gonflent dans l'eau, même jusqu'au point de crever; elles abandonnent à celle-ci une partie de leur contenu, et s'affaissent de nouveau lorsque le liquide ambiant est plus concentré. L'exhalation du liquide hors des vaisseaux, pour imbiber la substance, et la résorption de liquides que les mêmes vaisseaux enlèvent au parenchyme, ont déjà été, en réalité, rapportées à l'endosmose, et nous verrons que plus on compare de près les deux phénomènes, le physique et le physiologique, plus on découvre d'analogie entre eux.

Mais l'accroissement et la métamorphose typiques des cellules peuvent-ils être conçus comme des effets de la seule endosmose? Assurément non. Une sphère ne peut, par endosmose, devenir un cône, un prisme, ou pousser des branches. L'endosmose n'est qu'une condition *sine quâ non*, en vertu de laquelle la cellule attire à elle le suc nourricier, et l'admet dans son intérieur; mais elle n'est pas la cause du développement proprement dit de cette cellule.

Cause des changements chimiques.

Les changements chimiques que subissent les cellules, et les causes de la diversité de leur constitution chimique, ne sont pas moins énigmatiques. A proprement parler, comme le dit Dutrochet (1), toutes les cellules sont des organes sécrétoires; toutes enlèvent aux liquides du corps des substances différentes : ce qui distingue celles des véritables glandes, c'est seulement qu'elles versent leur contenu sur la surface du corps, tandis que le contenu d'autres cellules reste un certain temps dans leur intérieur, afin de remplir un rôle particulier pour l'exercice des phénomènes vitaux; après quoi, il est restitué au sang. Deux opinions se balancent encore relativement à l'acte de la sécrétion, c'est-à-dire à l'élimination de certains matériaux du sang. Suivant l'une, les glandes ne font qu'attirer les matières déjà existantes dans le sang; suivant l'autre, elles forment de nouvelles matières : ce qui se réduit à demander si les produits des sécrétions préexistent dans le sang, ou s'ils sont formés de toutes pièces par les organes sécrétoires. Les deux théories se sont posées en

(1) *Mémoires anatom. et phys. sur les végétaux et les animaux*, Paris, 1837, t. II, p. 470.

face l'une de l'autre, dans les noms de solidisme et d'humorisme. Car si les cellules ne font qu'enlever au sang des substances préexistantes, celles-ci doivent se former dans le sang lui-même, de sorte qu'alors les cellules ne sont actives que dans un sens restreint, ou, pour s'exprimer en termes plus généraux, que l'activité appartient aux humeurs. Au contraire, si les cellules préparent les sécrétions, le sang devient une substance passive, homogène.

Schwann n'est pas un solidiste pur en physiologie. A ses yeux, le cystoblastème n'a qu'un rôle absolument passif dans les phénomènes *métaboliques*, nom sous lequel il désigne les métamorphoses chimiques qui accompagnent le développement des cellules (1). Aux cellules seules appartient le pouvoir de lui faire subir des métamorphoses chimiques (force métabolique), et, dans la cellule elle-même, cette faculté n'appartient qu'à l'enveloppe et au noyau. Schwann se fonde sur la fermentation : le mélange fermentescible, comparable au cystoblastème, est inerte, et persiste sans changement jusqu'à l'addition du ferment. Mais, ainsi que je l'ai déjà fait remarquer dans la première Partie, Schwann exagère beaucoup trop le rôle du ferment dans l'acte de la fermentation. Le ferment n'est qu'une sorte d'excitant, qui fait que le sucre se décompose en raison de ses affinités naturelles. L'acide carbonique remplirait le même office, suivant Dœbereiner ; et si cette dernière assertion a besoin encore d'être confirmée, il ne manque pas d'exemples analogues attestant que des substances organiques subissent des changements chimiques, sans le concours de cellules, par l'influence de la chaleur, ou d'un acide, quelquefois même d'une manière purement spontanée. Si une semblable métamorphose est possible hors du corps par la seule action des éléments les uns sur les autres, on ne saurait révoquer en doute sa possibilité dans l'intérieur de l'organisme. Et que penser de la preuve alléguée à l'appui de la proposition que les substances qui se trouvent dans les cellules ont dû être formées par celles-ci? Si, laissant de côté les combinaisons de la protéine, les matières extractiformes et les graisses, qui sont généralement répandues, nous examinons les sécrétions spécifiques, il est certain, à l'égard du principe constituant essentiel de l'urine, que ce principe préexiste dans le sang, et le fait est vraisemblable à un très haut degré pour ce qui concerne les matériaux immédiats

----

(1) *Mikroskopische Untersuchungen*, p. 234.

reconnaissables de la bile. Cette opinion est déjà dominante en pathologie, et les métastases de sécrétion, qu'on attribuait autrefois à la résorption des substances sécrétées par les glandes et à leur retour dans le sang, s'expliquent aujourd'hui d'une manière plus naturelle par la suspension des sécrétions et la rétention des substances dans le sang. L'hématine ne se trouve point à l'état de liberté dans le sang, mais peut-être uniquement parce que les globules s'emparent d'elle sur-le-champ, et conséquemment par la même raison qui fait qu'on rencontre peu ou point d'urée dans le sang. Il n'y a qu'un petit nombre de substances qu'on sache bien positivement se former hors du sang, dans les cellules, comme la matière cornée et la substance qui donne de la colle. Dans la corne, les cellules ne se métamorphosent qu'après la fusion de la paroi et du contenu; elle ne peut donc pas être produite par une force dévolue à la seule paroi des cellules.

A l'égard des matières extractiformes proprement dites, on objectera qu'elles se trouvent bien toutes formées dans le foie, les reins et autres organes, mais qu'elles se produisent, durant l'acte de la nutrition, par la force métabolique d'autres cellules, et qu'ainsi elles parviennent dans le sang. C'est là une hypothèse qu'on ne peut ni démontrer ni renverser. Il y a même quelque chose de vraisemblable à ce que des matières qui doivent, en définitive, être repoussées du corps, ne soient jusqu'à un certain point que le *caput mortuum* du renouvellement continuel de la substance des organes, que ce qui reste après que chaque cellule a enlevé sa part du suc nourricier général. Mais nous nous trouvons précisément dans le même cas avec d'autres produits sécrétoires d'un ordre plus élevé, comme on a coutume de les appeler. Durant la grossesse, et plus abondamment encore après la délivrance, il se développe dans les mamelles de la femme des cellules qui contiennent de la caséine, de la graisse et du sucre de lait. Ce ne sont pas les cellules de la glande mammaire qui préparent ces substances aux dépens du sang, car tant que la glande demeure dans l'inaction, ou après qu'elle a cessé d'agir, les matériaux du lait restent dans le sang, et sont déposés ailleurs. Ils existaient dans le sang avant d'être dans les cellules de la glande mammaire. Comment y étaient-ils venus? Était-ce par d'autres cellules? En raisonnant ainsi, nous en viendrions à dire que le corps entier, moins la glande mammaire, a la faculté de sécréter du lait. Et en dernier lieu je demanderai si la formation d'une substance aux dépens du sang devient plus facile à comprendre lorsqu'on admet que le sang commence par produire des membranes particulières, qui ensuite préparent cette substance.

Ajoutons encore que plusieurs matières organiques, qu'on regarde comme les produits de certaines glandes, ne sont pas produites en général dans le corps, mais viennent du dehors. La matière verte de la bile des animaux n'est peut-être pas autre chose que la chlorophylle des végétaux; le sucre que les reins sécrètent dans le diabète provient très probablement des aliments végétaux, par un déplacement des principes constituants de l'amidon, semblable à celui que les acides étendus déterminent hors du corps (1). L'albumine et la graisse passent des plantes dans le corps animal. Les plantes doivent assurément produire de la matière organique aux dépens des éléments. La connaissance imparfaite que nous avons de leurs sucs ne nous permet pas de dire si cette production est effectuée par les parois des cellules, ou par la substance intercellulaire, ou dans l'intérieur des cellules. Suivant Meyen, les cellules des tubercules de dahlia contiennent une huile colorée, qu'elles sécrètent dans leur intérieur et déposent ensuite au-dehors dans le conduit intercellulaire élargi (2). Je me contente de citer ce fait, sans en tirer aucune conclusion, parce qu'on peut l'interpréter de plusieurs manières.

L'existence d'une force métabolique des cellules, dans le sens que Schwann attribue au mot, est douteuse. Les cellules peuvent changer, elles et leur contenu, mais il se peut que la paroi et le contenu y prennent également part tous deux. Ils attirent des matériaux du cystoblastème; mais ces matériaux existent tout formés, du moins en grande partie, dans le cystoblastème, et ils y sont produits par des forces particulières dont il est doué, forces dont l'existence est annoncée aussi par cette circonstance que des cellules se développent au sein de la substance homogène. L'action chimique des cellules consiste plutôt, à ce qu'il paraît, dans la faculté d'attirer certains principes constituants du cystoblastème. Comme cette attraction a lieu par endosmose, nous devons conclure qu'il existe, entre les parois des cellules, des différences originelles, qui font que telle substance est admise à y pénétrer, et telle autre repoussée. En

(1) *Comp.* Muller, *Archiv*, 1839, p. LXXXIX.
(2) *Pflanzenphysiologie*, t. II, p. 486.

dernière instance, la constitution chimique des parois des cellules dépend à son tour du cystoblastème, qui s'est précipité et solidifié autour du noyau.

Mouvements dans les cellules élémentaires.

Nous arrivons à une série de phénomènes remarquables, sur la cause desquels il est permis à peine d'émettre des conjectures : ce sont les mouvements qu'on observe dans les cellules elles-mêmes et dans leur contenu.

On ne connaît rien de certain sur les déplacements de cellules élémentaires, à moins qu'on ne veuille regarder les infusoires les plus inférieurs comme des cellules simples. Schultz prétend avoir observé les phénomènes de contraction et d'expansion dans les globules du sang; mais il n'a vu que leur gonflement et leur affaissement par exosmose. Quant au mouvement des cils vibratiles, à leurs alternatives de flexion et d'extension, il dépend d'une action des cellules élémentaires sur lesquelles ces poils sont implantés, et ne persiste pas long-temps dans les cellules isolées.

Les végétaux fournissent des exemples nombreux de mouvement du contenu des cellules (1). Le mouvement se manifeste par les granulations renfermées dans les cellules, mais qui d'ailleurs sont en elles-mêmes complétement passives, et demeurent immobiles après leur écoulement au-dehors. Ce qu'on connaît le mieux sous ce rapport, c'est la circulation des globules du suc cellulaire dans les utricules des *Chara*. La rapidité et la direction du courant varient dans les diverses cellules d'une même plante, dont chacune, par conséquent, semble avoir en elle la cause du mouvement. Qu'on vienne à piquer une cellule avec une aiguille, ce mouvement s'arrête pour toujours; la lésion de cellules voisines, la compression et une irritation mécanique, ne le suspendent que pendant quelque temps, après quoi il se rétablit peu à peu, malgré même la persistance de la cause, comme s'il avait fini par s'y accoutumer. Les sels et acides forts, l'eau de chaux, l'alcool, l'opium, anéantissent la circulation; des doses plus faibles l'arrêtent, mais elle reprend ensuite. Le galvanisme la suspend à l'instant même; cependant elle recommence au bout de quelque temps, malgré la continuité d'action de la pile. Dans les *Chara,* la direction des courants est parfai-

(1) MEYEN, *Pflanzenphysiologie*, t. II, p. 218.

tement indiquée par les petits corps verdâtres qui, disposés en chapelets, garnissent la paroi interne de la cellule. Ces corpuscules forment des bandes, qui marchent parallèlement à l'axe longitudinal dans les jeunes cellules, et qui le coupent à angle aigu dans les anciennes. Les courants dans l'intérieur des utricules suivent la direction des bandes. Suivant Schleiden (1), le cystoblaste a des rapports avec la rotation dans d'autres cellules; les petits courants en partent et y reviennent toujours, et lui-même ne se trouve jamais hors du courant.

Dutrochet (2) a conclu d'une série d'expériences, dans tous les cas intéressantes, que la circulation du suc dans les cellules des *Chara* est déterminée par la même force que celle qui produit les mouvements connus du camphre sur l'eau, et que cette force est l'électricité. Il en résulte une répulsion mutuelle de l'eau et du camphre. Dutrochet compare à de petits morceaux de camphre les globules verts fixés aux parois des utricules de *Chara*; ils restent en repos parce qu'ils sont fixés, tandis qu'ils communiquent un mouvement d'autant plus vif au suc cellulaire. Les mêmes circonstances qui influent sur le mouvement de ce suc changent aussi celui du camphre dans l'eau; le frottement du vase, l'immersion d'un corps étranger, l'abaissement de la température, suspendent ce dernier, mais seulement pour quelque temps, après lequel il se rétablit, malgré la persistance de la cause perturbatrice; la même chose arrive quand on mêle à l'eau des substances telles que des acides, des sels, de l'opium (3).

Un mouvement pareil au courant qui a lieu dans les cellules du *Chara* n'a été observé jusqu'ici dans aucune cellule animale. Cependant je vais citer deux exemples d'un phénomène analogue chez les animaux, qui n'a peut-être de commun avec le précédent que de présenter les mêmes difficultés à l'explication. En examinant ce qu'on appelle les vésicules testiculaires de la sangsue, on voit les globules composés, qui nagent dans le contenu liquide, se mouvoir constamment, et avec assez de rapidité, de manière à décrire un cercle le long des parois; ce mouvement devient plus lent après

(1) MULLER, *Archiv*, 1838, p. 147.

(2) *Comptes-rendus*, 1841, no 1-3; *Mémoires*, t. II, p. 560.

(3) *Comp.* RASPAIL., *Nouveau système de chimie organique*, t. III, p. 100, *Nouveau système de physiologie végétale*, t. I, p. 267.

la mort, et ne tarde pas à s'arrêter (1). Siebold a trouvé dans quelques bivalves, au voisinage du ganglion central, et de chaque côté, un petit réservoir dans lequel un petit globule clair, suspendu librement au milieu d'un liquide, se mouvait continuellement autour de son axe, ou, quand il était aplati, exécutait un mouvement de va-et-vient (2). Nous n'avons pu, ni Siebold dans l'intérieur de ce réservoir, ni moi dans les utricules précités de la sangsue, découvrir aucun cil vibratile; les globules demeuraient en repos dès qu'on venait à piquer leur réservoir. Cependant il est encore permis de douter que ce réservoir soit une cellule simple, et la chose est même invraisemblable en ce qui concerne les vésicules testiculaires de la sangsue, à cause de leur volume et de leur communication libre avec le conduit excréteur.

Je mentionnerai enfin les mouvements énigmatiques des filaments déliés, engendrés dans des cellules, qu'on connaît sous le nom d'animalcules spermatiques. Ces mouvements ne dépendent pas des cellules, non plus que du liquide, car les filaments les exécutent même après avoir été tirés de leur réservoir, et ce n'est même qu'alors qu'ils deviennent marqués. Ils ont absolument le caractère de la spontanéité, et personne n'avait hésité à attribuer aux spermatozoaires, comme aux infusoires, une vie animale indépendante, jusqu'au moment où il fut connu que ce sont des principes constituants généraux et nécessaires de la semence, non seulement chez les animaux, mais encore chez les végétaux.

CHAPITRE IV.

De la substance intercellulaire.

Il y a des tissus dans lesquels les cellules et les fibres sont serrées les unes contre les autres, et même s'engrènent par des dentelures, de sorte qu'au premier aperçu on ne découvre aucune trace de substance unissante. Cependant on peut conjecturer et même prouver qu'il en existe réellement une. Effectivement beaucoup de menstrues dissolvent cette substance sans attaquer les cellules, ou du moins n'agissent sur celles-ci qu'avec bien plus de lenteur. Je citerai pour exemples les petites squames et les fibres des tissus dits cornés, dont

(1) *Voy.* mon mémoire sur le branchiobdelle, dans MULLER, *Archiv.* 1835, p. 588.
(2) *Ibid.*, 1838, p. 50.

l'acide sulfurique opère sur-le-champ la séparation. La macération et l'ébullition dans l'eau produisent le même effet sur les tissus mous, et dissolvent la matière visqueuse qui retient les faisceaux et les fibres collés ensemble, souvent avec une étonnante solidité. C'est une opinion encore généralement répandue, mais erronée, que les faisceaux élémentaires d'un tissu ou de différents tissus, comme ceux des muscles entre eux, ou ceux des muscles et des tendons, sont retenus unis par du tissu cellulaire, car 1° les faisceaux renfermés dans une gaîne celluleuse ne se séparent pas, alors même qu'on détruit la gaîne; 2° les faisceaux de tissu cellulaire sont souvent disposés de manière à ne pouvoir pas remplir l'usage qu'on leur attribue.

Le moyen de jonction est une substance intercellulaire qui, dans les cas dont nous venons de parler, n'existe qu'au minimum. On peut la démontrer à part, lorsque les cellules ou les fibres sont écartées les unes des autres et laissent de grands vides entre elles. Elle est tantôt liquide, tantôt solide, car le véhicule liquide de cellules, par conséquent le liquide du sang, de la lymphe, etc., n'est autre chose qu'une substance intercellulaire. On ne peut pas, comme l'a déjà dit Dutrochet, tirer une ligne de démarcation rigoureuse entre les liquides, le tissu et la substance intercellulaire, qui, liquide dans le sang, peut se solidifier à chaque instant par coagulation. On trouve aussi la substance intercellulaire solide à des degrés très diversifiés de dureté. Relativement aux phénomènes qu'elle offre, quand on l'examine au microscope, elle se présente sous les formes suivantes :

1° Limpide comme de l'eau, hyaline, dans les vrais cartilages (1), dans l'épithélium à cylindres, et partout où elle n'existe qu'en petite quantité.

3° Grenue. Suivant Schwann (2) elle est formée de grains fins dans le tissu cellulaire et dans le tuyau des plumes.

3° Fibreuse. Elle affecte très souvent cette forme dans les cartilages. Les fibres sont raboteuses, granulées, insolubles dans l'acide acétique, et, vues dans l'eau, elles ont une teinte jaunâtre. Elles sont grêles, droites et parallèles dans les véritables cartilages, plus larges, plus foncées, plusieurs fois ramifiées dans les fibro-carti-

---

(1) Pl. V, fig. 6, *C.*
(2) *Mikroskopische Untersuchungen*, p. 200.

lages (1). Rarement, et seulement dans les cartilages de cette dernière espèce, on parvient à en isoler une dans une petite étendue (2). Les fibres du tissu élastique (3) sont peut-être des fibres de noyaux, mais peut-être aussi seulement des fibres de substance intercellulaire qui se sont développées davantage, et qui ont refoulé les cellules dans les interstices desquelles elles s'étaient produites. Je serais tenté de placer également ici les fibres que J. Muller a vues dans le carcinôme alvéolaire (4) : l'auteur présume qu'elles proviennent de cellules disposées bout à bout; mais, dans l'explication de la figure, il accorde qu'elles peuvent très bien aussi devoir naissance à un tissu développé entre les couches des cellules : d'après leur forme, cette dernière hypothèse me semble plus probable.

Sous le point de vue chimique, la substance intercellulaire se comporte presque toujours comme les cellules auxquelles elle sert de base; cependant, ainsi que j'en ai déjà fait la remarque, les dissolvants l'attaquent avec plus de facilité. De là vient que, même dans les cartilages, les cellules résistent plus long-temps qu'elle à l'ébullition.

Les phytotomistes sont encore partagés relativement à la question de savoir si la substance intercellulaire est un tissu indépendant, ou si elle ne provient que de l'adhésion de parois épaissies de cellules. Mohl surtout s'est prononcé pour la première de ces deux hypothèses, qui attribue un rôle plus important à la substance intercellulaire (5). S'il était permis de tirer des formations animales quelques conclusions applicables à celles du règne végétal, cette hypothèse serait assurément exacte. A la vérité, il arrive aussi dans certains tissus animaux, notamment dans les cartilages, que la paroi des cellules et la substance intercellulaire se confondent ensemble; mais la plupart du temps les cellules ont leur membrane propre, qui est mince, délicate, et tout-à-fait distincte de la substance intercellulaire. L'épithélium à cylindres nous montre souvent que cette substance n'est pas simplement une gelée de remplissage, qu'elle contribue aussi à donner la forme; car les cylindres sont garnis d'une matière homogène et hyaline, non seulement sur les côtés, mais encore à leur surface libre, de manière que c'est à proprement parler la couche

(1) Pl. V, fig. 7.
(2) Il y en a une représentée en *a* de la figure précédente.
(3) Pl. II, fig. 10, 11.
(4) *Bau und Formen der Geschwulste*, tab. II, fig. 4.
(5) MEYEN, *Pflanzenphysiologie*, t. I, p. 160.

de substance intercellulaire qui détermine la forme de la surface. Mais cette substance est aussi la matière primitive ; il y a identité entre elle et le cystoblastème ; le cystoblastème est la matière dans laquelle et aux dépens de laquelle se développent les cellules, et ce qui reste de cette matière après l'achèvement et la métamorphose des cellules constitue la substance intercellulaire.

On nomme *conduits intercellulaires* des vides entre les cellules, qui sont limités de tous côtés par les parois de cellules adossées, et qui contiennent de l'air ou un liquide. Ces vides peuvent devoir naissance, soit à la résorption ou de cellules ou de la substance intercellulaire, soit à un écartement de cellules. Les glandes vésiculaires des végétaux sont d'abord des masses compactes de cellules, pleines du liquide sécrété ; plus tard, les cellules s'écartant dans le milieu de la glande, il se forme une cavité qui va toujours en s'agrandissant avec l'âge, et qui s'emplit de la sécrétion, que les cellules glandulaires déposent aussi à l'extérieur (1). Chez les végétaux, les conduits intercellulaires forment un système de tubes ramifiés dans tout l'organisme, et principalement destiné à la respiration ; quelques uns, cependant, de ces tubes sont des réservoirs de sécrétion, notamment pour les produits résineux et gommeux. Quoique, d'après l'idée qu'on se forme de leur production, ils ne puissent pas avoir de parois propres, cependant on trouve des plantes chez lesquelles ils sont limités par une couche de petites cellules différentes des autres (2), qu'on peut isoler et considérer comme leur paroi.

Dans le corps des animaux, les supérieurs au moins, cette disposition est de règle. La délimitation des conduits intercellulaires forme même, la plupart du temps, une couche multiple de cellules d'autant plus puissante que la cavité est plus ample ; les couches extérieures de cellules dégénèrent en fibres, et de là résultent des sacs et des canaux à parois membraneuses et charnues. Les cavités que je nomme faux sacs séreux (3) et les chambres de l'œil sont des conduits intercellulaires sans parois propres. Les vrais sacs séreux sont des espaces intercellulaires entourés d'une simple couche de cellules. Dans les autres conduits intercellulaires, le système vasculaire, les canaux ouverts au-dehors et les conduits excréteurs des glandes, les parois se sont élevées à une parfaite indépendance.

---

(1) MEYEN, *loc. cit.*, t. II, p. 482.
(2) MEYEN, *loc. cit.*, t. I, p. 519.
(3) *Voyez* le chapitre consacré à la description du tissu cellulaire.

Les conduits intercellulaires dans lesquels le suc nutritif circule représentent un système clos de tubes ramifiés ; les autres conduits intercellulaires ramifiés s'ouvrent au-dehors ; cependant ils paraissent être clos pendant les premières périodes de la vie, et ne s'ouvrir à la surface que plus tard, par déhiscence. Les glandes composées ne doivent pas naissance, comme on le supposait autrefois, à ce que le conduit excréteur pousse des branches et des rameaux, à la manière d'un arbre et à partir de la surface sur laquelle il s'ouvre ; mais ses ramifications les plus déliées se produisent, comme conduits intercellulaires, dans une masse compacte de cellules, et n'entrent qu'ensuite en communication avec le tronc.

Si notre interprétation des réseaux capillaires et des extrémités les plus déliées des glandes est exacte, si ce sont réellement des cellules-mères confondues, et que les corpuscules du sang et du mucus soient la jeune génération endogène, il faut admettre que des cellules peuvent s'ouvrir dans des conduits intercellulaires, et les parois des cellules se confondre avec celles de ces conduits.

CHAPITRE V.

De l'organisme.

Du contenu d'une cellule ou d'une masse en apparence homogène de granulations, il se construit sous nos yeux un corps dans lequel les cellules, se multipliant et se différenciant peu à peu, s'arrangent suivant un ordre légitime les unes à l'égard des autres, et sont douées de forces particulières. Chacune sert au tout, chacune est dominée par le tout, et chacune n'a le pouvoir d'agir que parce qu'elle tient au tout. La somme des cellules est l'*organisme*, et l'organisme possède la *vie* aussi long-temps que les parties agissent au service et dans l'intérêt du tout. Je puis regarder comme une chose prouvée par les recherches précédentes, que le contenu des cellules et la substance intercellulaire prennent part à la vie et aux fonctions de l'organisme.

Qu'est-ce qui retient les parties de l'organisme unies en un seul tout, et quelle est la cause du développement typique de chacune d'elles ? Je n'ose pas sonder ici les profondeurs de ce dernier problème de notre science, et je regarde ma tâche comme remplie si je suis parvenu à accroître un peu et à mettre en ordre les matériaux propres à établir une physiologie générale.

Poussé cependant par les espérances que les modernes ont conçues de ramener le développement et les phénomènes vitaux de l'organisme à des lois physiques, par les efforts mêmes qu'ils ont tentés pour arriver à ce but, je me crois autorisé à dire quelques mots de la différence entre la force qui agit dans l'organisme et celles de la nature morte. Elle se distingue déjà de ces dernières par la complication des éléments qui naissent sous son influence, par son aptitude à se multiplier ou s'étendre à une masse de matière de plus en plus considérable sans rien perdre de son intensité, mais avant tout par sa persistance au milieu du renouvellement continuel des matériaux de l'organisme. Les parties élémentaires morphologiques ne servent à ce dernier que pendant un certain laps de temps, après lequel elles sont éliminées ou dissoutes, et si elles ne meurent pas en totalité ou d'une manière appréciable, du moins ne subsistent-elles pas sans une rénovation continuelle de leur substance. La force inhérente à l'organisme n'est donc point uniquement la somme ou le produit des forces des diverses parties qui le constituent, car elle survit à ces parties. On ne doit pas non plus se la représenter comme une force qu'un atome transmet à un autre, ainsi qu'à son successeur, à peu près de même que la chaleur et l'électricité passent d'une substance à une autre ; car le renouvellement s'opère à des moments déterminés, jusqu'à un certain point indépendants du dehors ; il se termine au milieu des circonstances qui avaient semblé jusqu'alors le favoriser, en être même la cause ; il a lieu aussi plus ou moins complétement suivant le type originel, alors même que des accidents externes ont anéanti en partie la matière qu'on voudrait se figurer être le support ou le translateur de la force. La salamandre à laquelle on ampute un membre ne se contente pas d'accomplir ses autres fonctions comme si rien ne lui était arrivé ; elle reproduit encore son membre. Mais cette force n'agit pas uniquement sur les parties élémentaires d'un organisme ; son action s'étend au-delà des organismes individuels ; les organismes sont périssables dans l'espèce, comme les parties élémentaires le sont dans l'organisme ; et de même que, dans l'organisme, les parties élémentaires se régénèrent d'après le type primordial, et jusqu'à un certain point d'une manière indépendante de celles qui existent déjà, de même aussi la forme de l'individu engendré n'est point exclusivement déterminée par les organismes procréateurs : des parents mutilés font des enfants au corps desquels il ne manque rien.

Ce qui forme et maintient l'organisme, ce qu'on a appelé force vitale, puissance organisatrice, *nisus formativus*, etc., n'est donc point une force dans le sens des physiciens, une force qui existe nécessairement par le fait de l'existence de la matière, et qui soit indissolublement liée à cette matière. Ce quelque chose ne périt pas avec les individus, mais se montre primordialement et si constamment différent dans les différentes espèces ou du moins dans les divers genres d'êtres animés, qu'on ne peut pas considérer les formations spécifiques comme émanées du conflit entre un principe organisateur simple et général et les agents variés de la création privée de vie. Je crois donc ne pouvoir mieux désigner ce principe agissant dans l'organisme qu'en l'appelant *idée de l'espèce*, et mon intention est d'exprimer par là ce qui le caractérise, savoir, d'un côté la spontanéité et son indépendance de la matière, d'un autre côté sa nature concrète. L'idée de l'espèce est en quelque sorte la forme préfixe sous laquelle croît le germe qui se développe en organisme.

On ne saurait se passer d'explications téléologiques en physiologie, parce que nous ne pouvons concevoir les actes de la nutrition et de la génération qu'en vue du but dans lequel ils s'accomplissent. La crue des cheveux, des ongles, etc., est typiquement limitée; il y a donc un certain laps de temps pendant lequel se produisent, dans le bulbe des cheveux, dans la racine des ongles, de nouvelles cellules qui repoussent les anciennes au-dehors, après quoi un repos s'établit; mais qu'on coupe le bout des cheveux et des ongles, et la reproduction des nouvelles cellules ne s'arrête plus. Peut-on, dans les faits de ce genre, dont il serait facile de multiplier le nombre, voir autre chose qu'une tendance de l'organisme à représenter la forme que l'idée de l'espèce lui retrace?

Seulement il faut se garder de l'abus des explications téléologiques, qui règne depuis des siècles dans notre science. Quand nous reconnaissons dans l'organisme une force agissant en vue d'un but déterminé, nous ne sommes que trop portés à juger cette force d'après notre savoir borné; nous nous flattons bientôt d'avoir surpris ses intentions, ou nous lui attribuons un arbitraire qui nous épargne la peine de suivre la marche de ses idées de proposition en proposition. L'idée de la réaction, telle qu'elle est encore admise aujourd'hui en physiologie, peut servir de preuve à l'appui de ce que j'avance. L'organisme cherche à se maintenir en face du monde extérieur, et il sait écarter les influences nuisibles qui ont pénétré dans son intérieur; mais supposer que, *pour arriver à cette fin*, il allume la fièvre ou pousse le sang vers le point irrité, ou sente de la douleur, c'est admettre une explication qui ne peut se maintenir qu'aussi long-temps qu'on veut bien s'en contenter.

L'idée de l'espèce tend à un but, mais elle y tend nécessairement. En face de la nature privée de vie, l'organisme est lui-même son propre principe déterminant, il se développe avec spontanéité ; mais considéré en lui-même, ce développement est nécessaire, les conditions en existent dès l'origine, et déjà dans le germe. Dans le conflit entre les forces qui régissent l'organisme et les forces physico-chimiques, les résultats sont donc tout aussi nécessaires que ceux du conflit de ces dernières forces les unes avec les autres. La différence consiste en ce que deux corps morts qui agissent l'un sur l'autre changent leur état actuel et persistent dans le nouvel état, tandis que quand la substance organique vient à être altérée, son développement ultérieur change aussi, et l'idée de l'espèce se trouve en quelque sorte détournée de sa route. Si le monde extérieur n'offrait à l'organisme autre chose que les matières qu'il est destiné à convertir en sa propre substance, cet organisme croîtrait et périrait sans que certaines de ses aptitudes se fussent développées, mais dans un état de perfection et d'harmonie idéales ; au lieu que, se trouvant placé, par la nécessité du renouvellement typique de ses parties constituantes, en conflit avec le monde extérieur, il devient par cela même accessible à une multitude d'agents dont il ne peut pas toujours contre-balancer l'influence perturbatrice. Alors, si l'on peut s'exprimer ainsi, le matériel sur lequel opère l'idée de l'espèce change ; ses rapports avec la création privée de vie deviennent différents. Déjà le germe, produit de l'organisme émané de la forme idéale, contient la raison suffisante d'une réaction anormale et du nouveau développement anormal, de sorte qu'en dernière analyse, le conflit entre l'idée de l'espèce et les forces de la nature inorganique donne naissance aux diversités individuelles, aux idiosyncrasies, aux prédispositions maladives, aux maladies.

La physiologie doit chercher à reconnaître jusqu'à quel point les phénomènes et les réactions de la vie dépendent de l'organisation primordiale et de la tendance à atteindre un but posé dès le principe, jusqu'à quel point aussi ils se lient à l'influence du monde extérieur sur la substance vivante. Ce but est difficile à atteindre, mais il suffira déjà que la physiologie sente la nécessité d'y tendre, pour qu'elle prenne une allure plus digne.

SECTION DEUXIÈME.

DE LA STRUCTURE ET DES FONCTIONS DES DIVERS TISSUS EN PARTICULIER.

CHAPITRE PREMIER.

De l'épiderme et de l'épithélium.

Toutes les surfaces libres du corps sont couvertes d'une couche plus ou moins épaisse de cellules élémentaires isolées, représentant un tissu qu'on désigne sous le nom général d'*épiderme*. Cet enduit n'existe pas seulement sur la peau extérieure, y compris tous les prolongements qu'elle envoie à l'intérieur et jusqu'aux moindres ramifications de ces prolongements ; on le trouve aussi sur les parois des cavités closes du corps, qu'elles soient vides, comme les grands sacs séreux, les ventricules cérébraux, ou qu'elles renferment un liquide, comme les capsules synoviales, le cœur, les vaisseaux sanguins et les vaisseaux lymphatiques. Il n'y a d'exception que pour les parois latérales et postérieures des chambres de l'œil, et pour les parois des cavités d'une certaine étendue qu'on rencontre çà et là dans le tissu cellulaire, où elles ont reçu le nom de bourses muqueuses, de gaînes des tendons. Par contre, on observe aussi sur divers points, entre des tissus et des organes profonds, notamment chez le fœtus, par exemple sur la limite du germe dentaire, de la corde dorsale, et chez l'adulte entre les tuniques de l'œil, des couches de cellules isolées qui n'appartiennent pas au système de l'épiderme, si l'on veut entendre par ce dernier mot un tissu de cellules étalé en forme de membrane et ayant une de ses surfaces libre.

Il est facile de détacher de la peau une couche dont l'ablation ne cause ni hémorrhagie ni douleurs ; qui, par conséquent, n'a ni vaisseaux ni nerfs. Cette couche se sépare d'elle-même, après la mort, par la macération et l'action d'un liquide bouillant. Il lui arrive souvent aussi, pendant la vie, d'être soulevée, sous forme de vésicules ou d'ampoules, par du pus ou de la sérosité qui s'amasse au-dessous d'elle. Cette couche porte le nom d'*épiderme* proprement dit. Dans les mêmes circonstances on démontre aussi, au commencement de quelques membranes muqueuses, celles surtout de la cavité buccale et de l'œsophage, à l'entrée du nez, à celle du vagin, l'existence d'une couche privée de nerfs et de vaisseaux sanguins, qui a de l'analogie avec l'épiderme. Comme cette couche se rencontre, chez les animaux, sur certains points des membranes muqueuses où l'on ne pourrait la constater chez l'homme, par exemple dans l'estomac du cheval et des oiseaux granivores, beaucoup d'écrivains ont émis l'opinion que toutes les membranes muqueuses possèdent un épiderme, auquel on a donné le nom d'*épithélium*, pour le distinguer de celui de la peau. L'analogie en a fait aussi admettre un, par quelques personnes, sur les membranes séreuses et à la face interne des vaisseaux. La preuve de son existence ne pouvait être fournie que par l'observation microscopique, qui devait également rectifier les erreurs dans lesquelles on était tombé relativement à la structure et au rôle physiologique de l'épiderme. Ce dernier manquant de vaisseaux et de nerfs, beaucoup de physiologistes l'ont cru inorganisé; ils l'ont regardé comme un mucus dépourvu de toute structure, divisé par couches, et endurci, servant seulement d'enveloppe protectrice aux parties organiques situées au-dessous de lui. La peau riche en vaisseaux sur laquelle il s'étale fut regardée comme l'organe destiné à le sécréter. Mais l'épiderme a une structure particulière et complexe; ses éléments ne sont pas conformés de la même manière dans toutes les régions de la peau, ils croissent et changent de nature chimique; d'où il suit que l'épiderme se forme, à l'instar de tous les tissus organiques, sous l'influence de l'organisme entier, en vertu de lois spéciales, et que la peau fournit seulement, de ses vaisseaux, les matériaux plastiques, la condition *sine quâ non*, de sa production. Voilà pourquoi il croît par couches superposées, pourquoi aussi il cesse de croître et meurt lorsque la peau tombe dans un état de maladie tel que le sang ne puisse plus y circuler. L'épiderme n'est donc pas simplement une enveloppe protectrice de la peau ; comme toutes les autres cellules organiques, les siennes, en se nourrissant du sang, peuvent remplir certaines destinations par rapport au tout, servir, par exemple, à la sécrétion, à l'absorption, et même, ainsi que nous le ferons voir, au mouvement.

Structure de l'épiderme.

Les éléments les plus simples de l'épiderme sont des cellules pourvues d'un noyau, mais qui n'ont, ni partout ni dans tous les temps, la même forme, non plus que la même composition chimique. Ce qu'il y a de plus constant, c'est le noyau (1). Il est arrondi ou ovale,

____

(1) Pl. I, fig. 1, *b*; 3, *c*; 4 *B*. et *C*, *a*; 8, *c*, et en d'autres endroits.

d'un diamètre de 0,003 à 0,002 ligne (1) , plus ou moins aplati, la plupart du temps incolore , quelquefois cependant d'un rouge pâle, comme les globules du sang , et généralement muni d'un ou deux petits nucléoles punctiformes , d'un diamètre de 0,0002 à 0,0008 ligne. Outre ces granulations , qui se dénotent par leurs contours obscurs, il y en a aussi, dans le noyau, d'autres plus petites et plus pâles , en nombre variable, et irrégulièrement réparties. Assez fréquemment le bord du noyau est sensiblement obscur , comme renflé , et alors on remarque, en dedans de lui, une seconde ligne concentrique , mais plus claire , en sorte que le tout ressemble à un disque dont

(1) Voici la mesure des noyaux des cellules d'épithélium dans diverses régions du corps. Je donne les deux diamètres pour ceux qui sont ovales.

Épiderme du gland de la verge, couche profonde	0,0020 — 0,0022 / 0,0040
— de la plante du pied, couche profonde	0,0012 — 0,0018 / 0,0026
— de la conjonctive, couche profonde	0,0023 — 0,0032
— de la langue, couche superficielle	0,0020 — 0,0042
— — couche moyenne	0,0020 — 0,0027
— — couche profonde	0,0013 — 0,0022
— de la bouche, couche supérieure	0,0011 — 0,0016 / 0,0030 — 0,0050
— du vagin, couche supérieure	0,0040
Épithélium de la trachée	0,0016
— de la matrice	0,0027 — 0,0036 / 0,0018
— de la matrice (ovales)	0,0045
— du canal nasal	0,0027 — 0,0032
— des conduits lacrymaux	0,0020 — 0,0030
— des conduits salivaires	0,0024
— des glandes mammaires	0,0022
— de la plèvre, du péritoine	0,0040 / 0,0025
— — — (ovales)	0,0030
— de l'arachnoïde (ovales), le plus grand diamètre	0,0050
— des plexus choroïdes	0,0025
— des ventricules cérébraux	0,0030

le pourtour serait plus élevé que le centre (1). Le noyau est insoluble dans l'acide acétique, l'ammoniaque caustique et le carbonate ammoniacal; mais il se dissout dans la potasse caustique et le carbonate potassique.

La cellule est presque toujours incolore et hyaline; cependant on y remarque souvent aussi de petits points. Il n'est pas facile de décider d'après l'aspect si elle est creuse et remplie d'un liquide, par conséquent si c'est une véritable cellule, ou une sphère pleine. Si elle était creuse, et que la paroi de la cellule eût assez d'épaisseur, on devrait distinguer le contour de cette dernière sous la forme de deux cercles concentriques, dont la distance de l'un à l'autre égalerait l'épaisseur de la paroi. Mais, comme on ne voit rien de semblable, il faut conclure de là ou qu'il n'existe pas de cavité dans l'intérieur, ou que la membrane de la cellule est assez mince pour se dessiner sous la forme d'une simple ligne. Ce dernier cas est le plus probable, en raison de l'analogie, et quand les cellules sont jeunes, on parvient à en faire éclater la paroi, ce qui est suivi de l'épanchement d'un liquide lymphatique (2), et parfois de la sortie du noyau (3). Lorsque la cellule est ronde et suffisamment grosse, on voit que le noyau est excentrique et situé dans sa paroi. Dans les cellules plates, il fait ordinairement saillie des deux côtés. La grandeur et la forme des cellules varient beaucoup. Tantôt leur pourtour extérieur entoure de très près le noyau, comme ferait un cercle concentrique, tantôt il en dépasse six à sept fois le diamètre. On peut, d'après la forme de la cellule, admettre trois espèces différentes d'épidermes.

1° La cellule répète, en général, les contours du noyau, ayant seulement plus ou moins d'ampleur, de sorte qu'elle s'y applique exactement, ou qu'elle forme une vaste vésicule autour de lui. J'appelle *épithélium pavimenteux*, ou *épithélium en pavé*, celui qui résulte de cellules semblables. C'est la forme la plus répandue, et en même temps la seule qui, par une métamorphose chimique particulière des cellules, et par l'accumulation de couches nombreuses, acquière assez d'épaisseur et de solidité pour justifier en quelque sorte l'opinion suivant laquelle l'épiderme représente une enveloppe protectrice.

(1) Pl. I, fig. 5, 8.
(2) PURKINJE, dans RASCHKOW, *Meletemata*, p. 12.
3 VOGEL, *Eiter und Eiterung*, p. 89.

2° Les cellules ont une forme cylindrique ou conique ; elles dirigent leur extrémité la plus mince vers la membrane muqueuse, de sorte qu'elles se trouvent placées les unes à côté des autres comme des fibres. Le noyau est presque toujours situé entre la base et le sommet du cône, dans le milieu. Les cellules de cette sorte constituent l'*épithélium à cylindres*.

3° L'*épithélium vibratile* se compose de cellules tout-à-fait semblables aux précédentes, cylindriques ou coniques, dont les éléments sont seulement distingués par des cils qu'ils portent sur l'extrémité libre, laquelle est la plus large.

Au reste, ces formes ne sont pas séparées rigoureusement les unes des autres : il y a des degrés intermédiaires. Ainsi, par exemple, on trouve des cellules ovales dont le plus grand diamètre est perpendiculaire à la membrane muqueuse. Jamais une surface muqueuse n'offre tout-à-coup une forme auprès d'une autre ; toujours il y a transition graduelle, par des formes intermédiaires qui, lorsqu'elles occupent une certaine étendue, produisent ce qu'on peut appeler l'*épithélium de transition*. Mais ce n'est pas seulement entre les formes des cellules épidermiques qu'il y a transition ; on en remarque aussi une entre ces cellules et les éléments d'autres tissus, par exemple du tissu cellulaire, du tissu glandulaire, etc., comme j'aurai occasion de le faire voir par la suite.

La manière dont les cellules épidermiques se comportent avec les réactifs varie suivant leur âge, leur degré de développement, et le lieu qu'elles occupent ; je la ferai connaître lorsque je traiterai des diverses sortes d'épiderme.

Celle dont les cellules épidermiques sont unies en membranes cohérentes varie également selon leur forme. Dans l'épithélium pavimenteux, elles sont souvent adaptées exactement les unes aux autres ; alors elles s'aplatissent mutuellement, et deviennent polyèdres, comme les éléments de ce qu'on nomme le tissu cellulaire végétal. Dans ce cas, il ne reste pas d'interstices sensibles ; cependant il y a également ici de petites quantités d'une substance intercellulaire qui unit les cellules entre elles. Cette substance paraît se dissoudre par la macération dans l'acide acétique, l'acide sulfurique étendu, ou la dissolution de potasse caustique, car alors les cellules se disgrègent bien plus facilement. Elle est bien prononcée entre les cellules rondes en forme de pavé, celles de l'épithélium cylindrique, et celles de l'épithélium vibratile. Elle remplit les espaces compris entre les extrémités pointues des corpuscules coniques, celles qui regardent la peau, et, dans l'épithélium à cylindres lui-même, dépasse les larges extrémités libres de ses cylindres, en sorte que ceux-ci semblent pour ainsi dire engagés dans des cavités de la substance intercellulaire. Effectivement, lorsqu'on contemple un épithélium à cylindres par sa surface libre, on aperçoit des intervalles qui sont remplis d'une substance homogène (1). En l'examinant de côté, on voit une ligne non interrompue qui passe à peu de distance au-dessus des extrémités libres, et transversalement tronquées, des cellules coniques. Quelquefois même on réussit à enlever cette couche de substance intercellulaire, sous la forme d'une membrane cohérente. Alors sa surface extérieure est lisse, et l'interne est garnie de plis qui tiennent les uns aux autres comme les mailles d'un filet, et qui sont pourvus de quelques longs prolongements pointus partant des angles produits par leur réunion. Les plis et les prolongements sont pour ainsi dire le moule des espaces que les corpuscules coniques laissent entre eux.

Pour étudier les éléments de l'épithélium, là où sa délicatesse ne permet pas de le détacher en masse, la méthode la plus commode consiste à racler légèrement l'enduit mucilagineux des surfaces membraneuses avec un scalpel, et à l'examiner au microscope après l'avoir étendu d'eau. On obtient ainsi, suivant le degré de dilution, et suivant le mode de traitement, tantôt les éléments isolés, tantôt des fragments de membrane qui parfois ressemblent à un mucus amorphe, mais se développent, quand on les met dans l'eau, en petites pellicules susceptibles d'être aperçues même à l'œil nu. Certains points de la surface du corps sont constamment revêtus, pendant la vie, de cet enduit muqueux, c'est-à-dire de couches mortes d'épithélium; telle est, par exemple, la membrane muqueuse de la bouche, de l'entrée du nez, du vagin. Ailleurs, il est bon d'attendre un certain degré de macération, qui, en hiver, a lieu ordinairement deux ou trois jours après la mort. Au bout d'un laps de temps plus long, et même parfois bien avant ce terme, l'épithélium, surtout celui à cylindres et l'épithélium vibratile, se décompose à tel point qu'on ne peut plus reconnaître aisément les éléments. Cependant, comme cette méthode expose à une illusion, en ce que l'épithélium dissous par la macération peut couler d'un point à un autre situé plus bas,

____

(1) *Voy.* mes *Symbolæ ad. anat. villorum*, fig. 8.

il convient aussi de détacher les membranes sur des cadavres aussi frais que possible, de les ployer en deux, de manière que la surface libre soit tournée en dehors, et d'examiner le bord renversé au microscope. De cette manière on parvient, en outre, à mesurer l'épaisseur de l'épithélium et à la comparer sur différents points du corps. Quelques épithélium fournissent une occasion favorable à l'observation dans certains temps de la vie et dans les maladies, parce qu'ils se détachent spontanément en masse, comme il arrive, entre autres, à celui de l'intestin peu de temps après la naissance et à la suite des fièvres gastriques.

Épithélium pavimenteux.

La forme la plus simple de cet épithélium est celle qu'affecte celui qui tapisse et les parois internes de cavités dans lesquelles des viscères sont suspendus d'une manière mobile, et la surface externe des viscères libres dans ces cavités. Les surfaces libres et luisantes qu'on remarque sur ces divers points sont désignées sous le nom de *membranes séreuses*. Il ne pourra être question que plus tard de leur formation et de leurs usages. L'épithélium ne représente qu'une des couches qui les constituent, et la plus interne. Cet épithélium est constitué de la même manière absolument sur les membranes séreuses de la poitrine, de l'abdomen et du testicule, ainsi que sur la face postérieure de la cornée transparente. Si l'on ratisse un point quelconque, soit à la face interne des parois des cavités du corps, soit à la face externe des organes qui ont une membrane séreuse, on enlève très facilement avec le scalpel une matière ayant l'apparence du mucus, dans laquelle le microscope fait apercevoir, tantôt des cellules isolées, rondes et aplaties, tantôt des fragments de membranes offrant ces mêmes cellules engrenées les unes dans les autres, à la façon d'une mosaïque (1). Le noyau occupe généralement la paroi inférieure de la cellule, qui est pâle. Il est tantôt rond, tantôt ovale, et la plupart du temps grenu ; cependant on y aperçoit presque toujours un ou deux corpuscules, qui se distinguent des autres par leur volume et leur couleur plus foncée. Les cellules varient sous le rapport de la grosseur ; les plus petites se trouvent à la surface du cœur ; il y en a de plus grosses à la face interne du péricarde et de la plèvre ; les plus grandes sont situées à la paroi postérieure de la

(1) Pl. I. fig. I.

cornée transparente, sur le péritoine et la tunique vaginale du testicule, où elles atteignent un diamètre de 0,006 à 0,007 ligne. Tant qu'elles sont serrées les unes contre les autres, on a de la peine à les apercevoir, et l'on ne distingue bien que les noyaux ; mais, quand elles sont isolées, la pâleur de leur contour les dessine autour de ces derniers. Dans l'acide acétique étendu, elles se gonflent, et s'écartent du noyau ; alors on voit, même quand il y en a encore plusieurs réunies ensemble, leurs limites réciproques marquées par des lignes pâles, anguleuses, réticulées, laissant entre elles des espaces au centre de chacun desquels se trouve un noyau. Sur le bord renversé des membranes séreuses précitées, l'épithélium forme une couche grenue, très claire, qui égale le diamètre vertical des cellules, et qui a environ 0,007 à 0,0010 ligne d'épaisseur.

Peut-être existe-t-il un épithélium analogue à la face interne du labyrinthe membraneux, et spécialement des canaux demi-circulaires. Il est difficile de rien décider à cet égard, parce que les canaux sont couverts extérieurement de faisceaux de tissu cellulaire avec des noyaux et de vaisseaux capillaires qui ne permettent guère de voir la couche la plus intérieure à l'état d'isolement complet. Cependant je suis quelquefois parvenu à découvrir, sur des points où il existait une déchirure, des cellules rangées régulièrement les unes à côté des autres, qui semblaient avoir reposé sur la paroi interne. Pappenheim (1) décrit, sur les parois du labyrinthe membraneux, des couches de cellules, auxquelles il donne aussi, en quelques endroits, le nom d'épithélium. Mais, au milieu du désordre qui règne dans son ouvrage, il est impossible de reconnaître où ces couches doivent se trouver, et il semblerait même, d'après un autre passage (2), que la couche celluleuse est encore couverte de tissu cellulaire et de vaisseaux. Je n'ai vu, sur la paroi du labyrinthe osseux, que du tissu cellulaire (périoste), et point d'épiderme : Pappenheim y distingue périoste, membrane muqueuse et épithélium pavimenteux.

L'épiderme affecte la même forme qu'aux membranes séreuses sur quelques unes des membranes muqueuses, sous quelque nom que nous désignions, pour le moment, les canaux et cavités internes qui sont accessibles du dehors. En général, la surface des membranes muqueuses est d'autant plus délicate et ressemble d'autant plus à

(1) Gewebelehre des Gehörorgans, p. 42.
(2) Ibid., p. 46.

celle des membranes séreuses, que la membrane est elle-même plus mince. Ainsi, sur la membrane muqueuse de la caisse du tympan, dans les conduits excréteurs d'un grand nombre de glandes (glandes sudatoires, mucipares, lactifères), et même dans les canaux propres de ces derniers organes, l'épithélium, en tant qu'on peut le considérer comme tel, est formé d'une simple couche de cellules très petites et globuleuses.

Immédiatement après cette forme, la plus simple de toutes, vient l'épithélium des vaisseaux, qui tapisse le cœur, les artères, les veines et les lymphatiques, et qui ne se perd que dans les ramifications les plus déliées des capillaires. Très fréquemment il a la même structure que celui des membranes séreuses ; dans d'autres cas, les noyaux sont ovales, les cellules également tirées en long (1) et si plates que, placées sur le côté, elles ne paraissent que comme des fils très fins. Mais les limites des diverses cellules ne peuvent pas toujours être aperçues, et il paraît que l'épiderme peut manquer, ou plutôt se confondre avec la couche interne de la tunique fibreuse dont il sera question lorsque nous décrirons la structure des vaisseaux. Nous réservons également pour cette époque les détails ultérieurs que nous aurions à donner sur l'épithélium lui-même.

Les cellules qui revêtent les plexus choroïdes du cerveau (2) ont une forme très caractéristique. Elles sont polygones, se rapprochent de la forme ronde, et sont un peu courbées et aplaties dans les endroits où elles recouvrent les villosités du plexus. Elles sont jaunâtres, uniformément grenues, et d'un diamètre de 0,0085 ligne. Presque toutes envoient, de leurs angles, des prolongements courts, étroits, terminés en pointes et semblables à des épines (3), qui se dirigent de haut en bas, vers la couche de tissu cellulaire du plexus : seraient-ce là des filaments déchirés ? Ces cellules se font remarquer, en outre, par un ou deux petits globules parfaitement ronds (4), d'un diamètre de 0,001 à 0,002 ligne, qui sont situés dans leur paroi ou à leur surface. On doit bien distinguer ces globules du noyau de la cellule (5), qui est plus pâle, à plus gros grains, et toujours plus profond, quoique plus rapproché d'une paroi que

---

(1) Pl. I, fig. 2.
(2) Pl. I, fig. 4.
(3) Pl. I. fig. 4, *B*, *C*, *c*, *c*.
(4) Pl. I, fig. 4, *B*, *b*.
(5) Pl. I. fig. 4. *B*, *C*, *a*.

de l'autre. Ces globules manquent rarement; quelquefois, mais assez peu souvent, ils font saillie à la surface de la cellule : tantôt ils sont placés tout contre le noyau, et tantôt ils se trouvent à distance, ou même en face de lui. Dans les cellules cohérentes, c'est tantôt le noyau et tantôt le globule qui occupe le haut : quelquefois tous deux sont situés sur le côté. Les globules paraissent rougeâtres ou jaunâtres. La plupart du temps, ils sont tout-à-fait lisses : cependant, je les ai vus remplacés par de grandes taches grenues, atteignant même jusqu'aux dimensions du noyau proprement dit (1).

Sous le point de vue chimique, toutes les cellules épithéliales mentionnées jusqu'ici ont cela de commun, qu'elles se dissolvent dans l'acide acétique, avec peu de facilité cependant; l'acide a besoin d'être assez concentré, et d'agir sur elles pendant quelque temps. L'eau, même bouillante, ne les attaque point, non plus que l'éther, l'alcool, l'ammoniaque caustique, le carbonate ammoniacal, et les acides minéraux étendus. Elles sont dissoutes par la potasse caustique et le carbonate potassique.

Épithélium pavimenteux stratifié.

L'épithélium pavimenteux s'amasse, sur certains points, en plusieurs couches superposées, et acquiert souvent une épaisseur considérable. Pour cela, comme nous le ferons voir, il se forme, à la surface du derme, de nouvelles couches, qui repoussent au-dehors les anciennes; celles-ci continuent de vivre, même de croître, jusqu'à une certaine distance de la peau, après quoi elles périssent et tombent. Déjà à la face interne de la dure-mère et à la face externe de la pie-mère, l'épithélium, bien que d'une épaisseur à peine commensurable, est cependant formé de plusieurs couches; les externes, celles qui touchent à la superficie, sont plus grandes et plus plates que les autres, plus aplaties encore que dans les vaisseaux : souvent elles s'allongent de deux côtés en filaments, ce qui leur fait atteindre une longueur de 0,03 ligne. A la face interne des capsules synoviales et sur la surface des membranes appelées séreuses, la couche épithéliale acquiert une épaisseur de 0,006 à 0,008 ligne. Là on trouve plusieurs couches de cellules les unes au-dessus des autres : les plus extérieures sont plus larges, plus plates, et de forme irrégulière; le noyau n'est pas perceptible dans toutes. Les

(1) Pl. I, fig. 4, *C, b.*

cellules rondes de la membrane synoviale ont, terme moyen, 0,004 à 0,005 ligne de diamètre.

A la surface de quelques membranes muqueuses, l'épithélium devient si épais, par accumulation de couches, qu'on pourrait aisément le détacher par la macération, comme l'épiderme extérieur, et qu'une exsudation à la surface de la partie qui le supporte, le soulève sous la forme d'ampoules ou de pustules, sans le déchirer. Ici se rangent la conjonctive oculaire (mais non celle des paupières), la membrane muqueuse du nez, de la bouche, du pharynx, de la langue et de l'œsophage, jusqu'au cardia, celle des parties génitales externes de la femme, du vagin et du col de la matrice jusqu'au milieu de ce col, enfin l'entrée de l'urètre chez la femme. On trouve aussi plusieurs couches de cellules épithéliales sur la membrane muqueuse de la vessie, des uretères, et même du bassinet des reins : cependant les changements de ces cellules ne sont pas aussi prononcés ici que dans les points précités.

La conjonctive oculaire est la partie qui convient le mieux pour faire l'examen de cet épithélium, auquel je donnerai le nom d'*épithélium pavimenteux stratifié*; car nulle part ailleurs on ne voit la forme des couches profondes passer si graduellement à celle des couches supérieures. Les squames superficielles, celles qui sont sur le point de tomber, ou qu'on trouve, déjà détachées, dans la chassie, ont 0,0167 ligne de large; elles sont tout-à-fait plates, pourvues d'un noyau central, et d'ailleurs de forme très variée. Dans les couches situées immédiatement au-dessous de la surface libre, les cellules ont une forme plus régugulière, la plupart du temps polyédrique (1). Plus ensuite on se rapproche de la membrane muqueuse proprement dite, plus les cellules deviennent petites, sans que le noyau change; en même temps, elles prennent une forme ovale, conique ou arrondie, et entourent exactement le noyau . celui-ci et la cellule paraissent aussi proportionnellement plus pâles et plus épais, quoiqu'ils ne soient pas tout-à-fait sphériques. Dans les couches profondes, les noyaux sont d'un rougeâtre pâle; là ils ont 0,0023 à 0,00032 ligne de diamètre, et les cellules 0,0050. Sur la langue, j'ai trouvé les squames de la surface larges de 0,018 à 0,032, le diamètre des noyaux variant de 0,0020 à 0,0042; au voisinage de la peau, les cellules

____

(1) Pl. I, fig. 7, c.

avaient 0,009 à 0,014, et les noyaux 0,0020 à 0,0027; dans la couche la plus inférieure, les cellules avaient 0,0044, et les noyaux 0,0013 à 0,0022. Ainsi les noyaux et les cellules augmentent de volume de bas en haut, mais l'accroissement des cellules est proportionnellement plus rapide que celui des noyaux. Une coupe verticale de l'épithélium à couches, ou ce qui revient au même, le profil de l'épithélium ployé et comprimé (1), laisse apercevoir sur le bord libre, aussi loin que s'étendent les cellules plates, des bandes rapprochées et parallèles au bord, avec des noyaux plats; plus bas, les cellules et noyaux deviennent plus élevés et en même temps plus petits. On peut, par la pression, détacher les couches l'une après l'autre. Quelquefois il semble aussi que, dans les couches les plus inférieures, des noyaux privés de cellules enveloppantes soient à nu dans une substance grenue ou hyaline (2); ces noyaux sont difficiles à isoler, et quand on y parvient, on les trouve ou entièrement nus, ou entourés d'un amas irrégulier de substance hyaline (intercellulaire). J'ai rencontré encore des noyaux grenus et divisés en deux par une fissure (3).

À la gencive, derrière les dents, l'épithélium, abstraction faite des papilles nerveuses, qui pénètrent presque jusqu'à sa surface, a une épaisseur de 0,148 ligne. Cette épaisseur est de 0,092 au palais. Dans l'une et l'autre région on peut, de même qu'à la peau extérieure, en détacher avec l'instrument tranchant des couches minces, qui sont fermes comme du cartilage, lisses et hyalines. L'épithélium est également clair et limpide comme de l'eau sur la cornée transparente. Mais, peu après la mort, il devient blanc et trouble, soit par absorption des liquides, soit par coagulation, et alors il ressemble à une mucosité qui couvre l'œil. Lorsqu'on plonge l'œil dans l'eau chaude, l'épithélium se trouble également, après quoi on parvient sans peine à le séparer de la cornée, qui demeure claire (4). Les cellules repoussées de l'économie, qu'on peut enlever, par le raclage, des parois de la cavité buccale, et qui, lorsqu'elles tiennent encore plusieurs ensemble, ressemblent à des pellicules molles et visqueuses, sont tout-à-fait plates, irrégulières, molles, flexibles, et d'un diamètre de 0,018 à 0,033 ligne (5). Indépendamment du noyau, elles

(1) Pl. I, fig. 7.
(2) Pl. I, fig. 7, *b*.
(3) Pl. I, fig. 7, *a*.
(4) PETERS, dans MÜLLER, *Archiv*, 1837, p. xxx.
(5) Pl. I, fig. 5.

contiennent épars de petits points obscurs ; quelquefois aussi on distingue, sur toute leur surface, des bandes droites et parallèles, qui indiquent peut-être un dépôt stratiforme de la substance aux dépens de laquelle croît la cellule. Les cellules superficielles aplaties de l'épithélium disposé par couches superposées, ne se dissolvent pas dans l'acide acétique, non plus que dans les acides sulfurique et chlorhydrique étendus, et elles peuvent demeurer pendant plusieurs semaines dans l'eau sans éprouver le moindre changement. Le prétendu mucus de la salive, qui se compose en grande partie d'épithélium usé et rejeté, laisse, suivant Berzelius, du phosphate calcique à l'incinération.

Épiderme cutané.

La métamorphose que les cellules d'épithélium subissent à la surface extérieure du corps est plus remarquable encore. Tout près du derme se trouve une couche plus ou moins épaisse de cellules, qui ressemblent, microscopiquement et chimiquement, à celles de l'épithélium des membranes séreuses, avec cette différence que le noyau a une teinte rougeâtre pâle, et qu'il ressemblerait à un globule du sang si sa forme constamment ovale n'empêchait pas de l'y comparer. La cellule qui l'enveloppe est si petite qu'au premier aperçu la masse semble être composée uniquement de noyaux. Peut-être les cellules manquent-elles réellement dans la couche la plus inférieure. Les plus petites cellules ont 0,0035—0,005 ligne de diamètre à la plante du pied, 0,0025—0,0072 au gland ; elles sont molles, grenues, et approchent souvent de la forme globuleuse. Lorsque la peau est inégale et offre des saillies, celles-ci sont, dans toute leur étendue, garnies de cellules de ce genre, et quand les saillies sont très pressées les unes contre les autres, comme par exemple les papilles de la paume des mains et de la plante des pieds, l'espace qu'elles laissent entre elles est entièrement rempli de petites cellules. Plus en dehors, le diamètre des noyaux et celui des cellules augmentent, quelquefois peu à peu, comme je l'ai remarqué au gland, mais presque toujours d'une manière subite, de sorte qu'aux petites cellules succèdent de suite les squames qui sont propres aux couches voisines de la surface. Ces squames sont plates, dures, cassantes, de forme irrégulière ; elles ont un diamètre de 0,010 à 0,011 ligne, qui va même jusqu'à 0,016 (1) dans les couches tout-à-

(1) Pl. I, fig. 6.

fait extérieures. Le noyau est grenu, aplati, incolore. Dans les couches médianes ce noyau est partout bien visible. Il l'est aussi dans
les couches les plus superficielles de la peau du fœtus à terme, sur
le gland et à la face interne du prépuce. Mais, sur d'autres points,
il disparaît dans les couches externes, souvent sans qu'aucune trace
en reste, et parfois en laissant une tache presque insensible ; en même
temps, les cellules ou les squames deviennent sèches, et leurs bords
fort irréguliers, arrondis ou anguleux, quelquefois comme échancrés ou rongés. Il paraît que la pression à laquelle les téguments extérieurs sont exposés et l'influence de l'air prennent une certaine
part à la dernière métamorphose des cellules. À peine parvient-on
encore, dans les portions d'épiderme qui se sont détachées d'elles-
mêmes ou qu'on enlève par le raclage, à distinguer quelques traces
de la composition primitive ; mais celle-ci devient plus marquée
quand on les fait macérer dans l'acide acétique ou dans l'acide
sulfurique.

Les portions d'épiderme que l'organisme a repoussées sont blanches et opaques. L'épiderme devient également blanc, peut-être par
coagulation, lorsqu'on le fait bouillir dans l'eau. Traité par ce liquide
à froid, il se renfle et devient blanc, même sur un sujet vivant. Du
reste, l'épiderme vivant est incolore et translucide, quoiqu'il ne le
soit pas autant que l'épithélium stratifié des membranes muqueuses.
La couleur de la surface du corps ne provient pas de l'épiderme,
mais des parties sous-jacentes, dont la teinte perce à travers, modifiée d'ailleurs par lui. La couleur rougeâtre pâle qui caractérise
l'Européen tient à ce que l'épiderme tempère celle du derme abondamment imprégné de sang ; de là vient qu'elle est d'autant plus
foncée que le derme reçoit plus de sang et que l'épiderme est plus
mince, rouge aux joues et aux lèvres, tirant sur le bleuâtre au gland.
La rougeur devient plus brillante par l'effet d'une congestion active,
plus terne par celui de la stase du sang dans les veines. La teinte
brune et noirâtre de la peau dans certaines régions du corps de l'Européen, et surtout la totalité de celle d'autres races, se rattachent à
une couche particulière de pigment (1).

L'épiderme est peu élastique, se rompt aisément, et ne revient
point à son état primitif après avoir été distendu. Lorsqu'on l'arrache, il se replie sur lui-même ; il se divise aisément en lamelles,
qui se séparent, surtout à la paume de la main et à la plante du pied,

1 Prichard. *Histoire nat. de l'homme*, Paris, 1843, t. I, p. 102 et suiv.

par l'ébullition dans l'eau, et même à l'aide de l'instrument tranchant. E.-H. Weber (1) fait remarquer que quand on en détache une couche avec un couteau bien aiguisé, la tranche n'est point lisse, mais sillonnée comme la surface extérieure, et il conclut de là que l'épiderme a de la tendance à se diviser en lamelles, que l'instrument tranchant le fend plutôt qu'il ne le coupe. Il se détache aussi de lui-même en squames plus ou moins grandes. Les coupes verticales laissent également apercevoir, au microscope, la structure lamelleuse, car la tranche entière est parsemée de stries parallèles au bord supérieur ou au bord inférieur (2). L'épaisseur de l'épiderme humain est au moins d'un vingtième de ligne ; à la plante des pieds et à la paume des mains elle varie d'une demi-ligne à une ligne, suivant Krause.

La substance qui forme la masse principale de l'épiderme est connue sous le nom de matière cornée. John a trouvé dans 100 partie de cette substance :

Matière cornée.	93,0 — 95,0
Substance gélatiniforme	5,0
Graisse.	0,5
Sels, acides et oxydes.	1,0

Ces derniers sont de l'acide lactique, des lactate, phosphate et sulfate potassiques, des sulfate et phosphate calciques, un sel ammonique, et des traces de manganèse et de fer. L'épiderme est constamment imprégné et couvert de graisse. Il ne se putréfie pas, fond au feu, sans se tordre ni se boursoufler, et brûle avec une flamme claire. Dans la machine de Papin, il se convertit en une matière muqueuse. L'acide sulfurique concentré le dissout peu à peu ; mais, sur le vivant, quand son action dure peu, il ne fait que le brunir. L'acide chlorhydrique ne le décolore pas ; l'acide acétique lui enlève, avec le secours de la chaleur, une petite quantité de substance précipitable par le cyanure ferroso-potassique. L'acide nitrique le colore en jaune pendant la vie, et en dissout une partie, que ce même cyanure ne précipite point ensuite. Le suroxyde hydrique le colore en blanc grisâtre. Les alcalis caustiques le dissolvent aisément, même

____

(1) MECKEL, *Archiv*, 1827, p. 200. — C.-F. Burdach, *Traité de physiologie*, Paris, 1837, t. VII, p. 180.

(2) WENDT, *De epidermide*, fig. 3.

lorsqu'ils sont très étendus, ce qui toutefois, d'après Wendt, n'arrive qu'avec le concours d'une température assez élevée ; les acides font naître des précipités blancs dans la dissolution. Les carbonates alcalins le durcissent. Les sulfures alcalins lui font prendre une couleur brune et même noire. Après l'usage du nitrate argentique, même à l'intérieur, l'épiderme devient d'un blanc laiteux, puis d'un bleu grisâtre, semblable à celui du graphite, sous l'influence de la lumière ; la coloration produite par l'emploi interne prolongé de ce sel est, par cette raison, plus foncée dans les parties découvertes du corps, celles qui reçoivent le plus l'impression de la lumière. Le chlorure aurique lui donne une teinte purpurine, et le nitrate mercurique une couleur rouge-brun. Il contracte des combinaisons avec un grand nombre de matières colorantes végétales L'alcool et l'éther ne le dissolvent point. Le tannin ne se combine pas avec lui.

Si nous considérons l'épiderme dans son ensemble, comme une membrane, on y remarque un grand nombre de plis profonds et étroits, des sillons et des inégalités entre ces plis, enfin des ouvertures apparentes, ou des enfoncements, de quelques uns desquels sortent des poils, tandis que d'autres fournissent une sécrétion grasse, et que d'autres encore laissent, en certains moments, échapper la sueur sous forme de gouttelettes. Toutes ces inégalités et ouvertures ne font que correspondre à celles du derme que l'épiderme recouvre, de sorte que la description détaillée n'en sera donnée que quand il s'agira de la peau elle-même.

Réseau de Malpighi.

En revêtant les prolongements papilliformes du derme, l'épiderme acquiert lui-même une apparence villeuse, comme, par exemple, à la partie antérieure de la langue. Mais, sur d'autres points, spécialement à la paume des mains et à la plante des pieds, il a assez d'épaisseur pour ne faire que recevoir les papilles cylindracées du derme dans des enfoncements de sa face interne, tandis que sa face externe passe lisse sur ces mêmes papilles, ou du moins ne présente que des saillies insignifiantes. C'est ce qui arrive aussi à la langue des ruminants. Cette disposition est devenue, relativement à la structure de l'épiderme, la source d'une erreur qui n'est point encore entièrement détruite aujourd'hui. En effet, par la macération et la coction, il se sépare facilement, dans les régions semblables à celles qui viennent d'être désignées, en deux couches, l'une supé-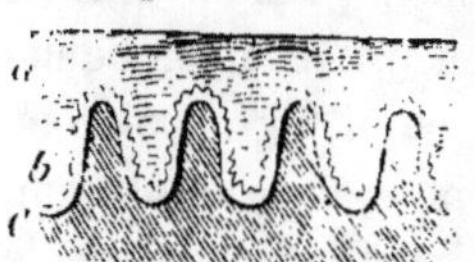rieure, formant un tout continu (*a*), qui, sur la coupe verticale, s'étend depuis le bord libre jusqu'au sommet des papilles, ou même un peu plus bas, l'autre inférieure (*b*), allant depuis le sommet des papilles jusqu'au derme (*b*). La couche supérieure est facile à détacher; l'inférieure reste appliquée au derme, et elle est parcourue par des canaux perpendiculaires que remplissent les papilles nerveuses (*c*) lorsque celles-ci restent adhérentes à la peau. Mais ordinairement, surtout quand on a détruit les liens de l'épiderme par la coction, les papilles nerveuses se déchirent à leur base, c'est-à-dire à la surface du derme; leur sommet reste uni à la couche supérieure de l'épiderme, et lorsqu'on enlève cette dernière, elles sortent des canaux de la couche inférieure. Celle-ci, vue de haut, paraît alors semblable à un crible ou à un réseau, et Malpighi l'a décrite ainsi (1), sous le nom de *corpus reticulare s. cribrosum*, comme une membrane à part, blanche chez les blancs, noire chez les nègres, qui entoure les canaux de la sueur et les papilles nerveuses. Après lui, elle a été appelée *rete Malpighii*, ou *mucus Malpighii, réseau muqueux*, parce qu'elle est plus molle que la couche externe. Albinus soutint (2) que les trous vus par Malpighi dans cette membrane étaient les résultats d'une mauvaise préparation, et que le réseau passe sans interruption sur les papilles nerveuses elles-mêmes; mais, en même temps, il déclara que le réseau de Malpighi et l'épiderme ne diffèrent pas essentiellement, qu'ils ne sont, dans la réalité, que des couches d'une seule et même membrane, couches dont l'interne est plus molle et plus colorée. Cette opinion a été adoptée par presque tous les modernes, et il est devenu d'un usage général d'appeler réseau de Malpighi la couche interne, non encore endurcie, de l'épiderme, celle qui se continue insensiblement avec l'épiderme proprement dit, et qui n'est colorée davantage que parce qu'elle se trouve plus imbibée de liquide. Mes recherches établissent aussi l'existence d'une couche intérieure plus molle : c'est une masse, plus ou moins épaisse, de petites cellules, non encore aplaties, et, à ce qu'il paraît, encore solubles dans l'acide acétique, qui revêt immédiatement le derme et

<hr>

(1) *Opp.*, t. II ; *Epist. anat.*, p. 15 ; *De ext. tact. organo*, p. 26.
(2) *Annot. acad.*, lib. I, cap. 3.

sans doute aussi ses saillies. C'est à cette couche, si l'on veut en distinguer deux, qu'il faut borner l'appellation usitée, quoique inconvenante, de réseau de Malpighi. Partout où il n'y a point de transition insensible, on la distingue aisément avec le secours du microscope. L'épiderme est strié, et le réseau grenu. L'épaisseur de ce dernier varie beaucoup, et n'est point en rapport déterminé avec celle de l'épiderme proprement dit ; car il forme une couche tantôt très mince, et tantôt plus épaisse même que l'épiderme (Wendt). Rarement, néanmoins, parvient-on à le détacher sous la forme d'une membrane à part, et il est nécessaire de faire remarquer qu'aux endroits précisément où l'on croyait pouvoir le démontrer, et dont on a tiré des conclusions applicables à tout le reste de la peau, d'autres éléments ont été regardés comme la couche primitive et molle de l'épiderme. Je citerai, par exemple, la langue des ruminants et la peau du nègre. Les cellules constituant, à l'épiderme de la langue, la couche inférieure qui reste et produit ainsi le réseau de Malpighi, diffèrent tout au plus un peu, pour la grosseur, de celles de la couche superficielle. Des cellules épithéliales non à maturité, nom sous lequel je désignerai les petites cellules des couches profondes, ne se trouvent qu'immédiatement sur la surface du derme, où elles forment une couche très mince. Mais les parties qu'on détache de la peau du nègre, et auxquelles on donne le nom de réseau muqueux, n'appartiennent même point à l'épiderme : c'est une couche de pigment, étalée entre ce dernier et le derme, et qui manque chez les races à peau blanche. L'épiderme du nègre n'est pas plus clair que son réseau de Malpighi, par la seule raison qu'il est plus sec ; il ne diffère même pas réellement de celui du blanc, après qu'on l'a dépouillé de tout pigment grenu (1).

(1) Il règne encore une grande dissidence d'opinions au sujet de ce point, qui semble cependant si facile à éclaircir. Malpighi (*loc. cit.*), Monro (*Works,* p. 707), Haller (*Element physiol.*, t. V, p. 19) et Bichat (*Anat. gén.*, t. IV, p. 452), disent l'épiderme du nègre incolore. Ruysch (*Curæ renovatæ*, nᵒ 59, 87), Cruikshank, Camper (*Demonstr. anat. path.* L., I, c. 1), Heusinger (*Abnorme Kohlen und Pigmentbildung*, p. 4), Breschet (*Annal. des sc. natur.*, 2ᵉ série, t. II, p. 344) et Flourens (*Ibid.*, t. VII, p. 160 ; t. IX, p. 240), l'ont trouvé gris ou légèrement noirâtre. Winslow (*Expos. anat.*, p. 488) et Albinus (*De sede et causa coloris Æthiopum*, p. 6), à l'avis desquels se range E.-H. Weber (HILDEBRANDT, *Anatomie*, t. I, p. 187), le comparent à une mince lamelle de corne noire. Leeuwenhoek (*Opp.*, t. III, p. 80), Santorini (*Obs. anat.*, p. 2) et Rudolphi (*Berlin. Akad.*, 1818-1815, p. 177), soutien-

Pendant long-temps ce fut un sujet de controverse que de savoir si l'épiderme est percé dans les points par lesquels on voit sortir
soit les poils, soit les sécrétions de la peau, ou bien s'il se prolonge
sur les follicules et glandes cutanées, et les tapisse. Dans toutes les
régions qui ont été désignées plus haut, on admettait jadis des
pores ; mais, après avoir détaché l'épiderme, on ne découvre rien
de semblable au microscope (1), et l'on ne peut non plus démontrer aucune ouverture à l'aide du mercure, que la pression ne fait
point transsuder (2). A la vérité, cette dernière circonstance ne paraît pas une preuve concluante, attendu que les ouvertures de la
peau pourraient être creusées obliquement, et que les trous mêmes
qu'on pratique à cette membrane ne tardent pas à s'oblitérer quand
on ne les tient pas tendus (3). Mais, au lieu d'ouvertures, Malpighi (4) et E.-H. Weber (5) ont aperçu de petites saillies arrondies,
tournées vers la peau, lorsqu'ils étaient parvenus à couper horizontalement des couches minces d'épiderme. Suivant Hempel (6) et
Eichhorn (7), quand on sépare avec précaution du derme l'épiderme détaché par la macération ou la coction, les prolongements
qu'il envoie dans les trous des poils se dessinent sous la forme de
petites gaînes coniques, qu'on réussit à retirer du derme, et qui,
si on ne les déchire pas, soulèvent le poil avec sa racine. Trew (8)
et Eichhorn (9) ont vu la même chose sur les canaux de la sueur :

nent qu'il est noir. L'épiderme du nègre ne se sépare jamais bien nettement
du réseau ; des taches plus ou moins larges, plus ou moins éparses, de
pigment, restent toujours attachées à sa face postérieure, notamment dans
les endroits où le dernier a une surface fort inégale. Suivant la quantité de
ce pigment adhérent, il paraît noir ou gris. Il faut recourir au microscope
pour découvrir des places qui soient parfaitement exemptes de pigment, et
là l'épiderme du nègre ne diffère pas de celui du blanc. Cependant on doit
convenir que des grossissements un peu forts ne permettent plus de distinguer des nuances de coloration.

(1) A. DE HUMBOLDT, *Gereizte Muskel-und Nervenfaser*, t. I, p. 156. — RU-
DOLPHI, *Berl. Akad.*, 1814-1815, p. 179. — J.-F. MECKEL, *Anatomie*, t. I.
— HEUSINGER, *Histologie*, t. II, p. 148.

(2) BÉCLARD,   *nat. génér.*, p. 263.

(3) EICHHORN, dans MECKEL, *Archiv*, 1826, p. 421.

(4) *Opp.*, t. II, *De ext. tact. organo*, p. 25.

(5) MECKEL, *Archiv*, 1827, p. 200.

(6) *Anfangsgruende der Anatomie*, t. I, p. 355.

(7) *Loc. cit.*

(8) LEDERMULLER, *Mikroskopische Ergœtzungen*, p. 108.

(9) *Loc. cit.*, p. 433.

des orifices infundibuliformes de ces conduits à la surface de la peau partent de courts filets élastiques, qui tiennent à l'épiderme détaché, et la peau laisse apercevoir les trous d'où ces filets sont sortis. Les filets s'enroulent sur eux-mêmes, et s'appliquent au-devant des ouvertures, de manière qu'on ne pourrait plus retrouver celles-ci. De même que les gaînes des poils, ils consistent uniquement en petites cellules, semblables à celles de la couche la plus inférieure de l'épiderme, c'est-à-dire à celles du réseau de Malpighi, et avec le secours du microscope on acquiert la conviction qu'ils sont des prolongements immédiats de ce réseau, qu'en conséquence ils sont les fourreaux épidermiques des canaux creusés dans le derme. Ainsi l'épiderme descend au moins dans les conduits excréteurs des glandes ; nous verrons ailleurs comment il se comporte dans ces dernières elles-mêmes.

Épithélium à cylindres.

Qu'on se représente la cellule épithéliale primitive, non plus ronde et embrassant étroitement le noyau, mais allongée dans une direction perpendiculaire à la surface de la peau, et croissant tant au-dessus qu'au-dessous du noyau, on aura la forme des cellules de l'épithélium à cylindres. Dans le corps humain, la cellule se développe toujours de telle sorte qu'elle s'allonge inférieurement en pointe, supérieurement en prisme terminé par une surface droite, ou plus rarement oblique, et que le noyau occupe à peu près le milieu de la hauteur du corpuscule. Il résulte de là que la cellule, considérée dans son ensemble, a la forme d'un cône dont le sommet regarde en bas. La surface terminale est plane ou un peu convexe, tantôt arrondie, tantôt polygone, à quatre, cinq ou six angles, suivant que le prisme lui-même est arrondi, ou que, dans la partie supérieure, qui est la plus large, il présente quatre, cinq ou six pans. Souvent le prisme offre encore tant d'ampleur à la région du noyau, que les bords de celui-ci ne peuvent pas atteindre ses contours latéraux, ou ne font qu'y toucher, et alors on voit aussi quelquefois, quand la cellule roule sur elle-même, que le noyau est situé dans sa paroi. Plus fréquemment, le noyau forme un renflement, au-dessus et au-dessous duquel la cellule paraît comme étranglée. Ce noyau est rond ou ovale. Dans ce dernier cas, son plus grand diamètre correspond au diamètre longitudinal de la cellule, ou le coupe à angle aigu. De même que les cellules épithéliales en forme de pavé, celles qui représentent des cylindres sont serrées les unes contre les autres, et alors leur pression réciproque les rend polygones, ou bien elles laissent entre elles de petits interstices que remplit une substance intercellulaire hyaline, dont les contours représentent sur la surface une sorte de système capillaire réticulé. J'ai déjà dit plus haut que cette substance intercellulaire peut même saillir au-dessus des extrémités tronquées des cônes. Si, après avoir détaché un lambeau d'épithélium à cylindres, on l'examine à plat, soit en dessus, soit en dessous, on ne le distingue pas au premier coup d'œil de l'épithélium pavimenteux (1). Le noyau, situé profondément, perce à travers les parties qui le recouvrent, et les bords de la surface terminale l'entourent comme le ferait une large cellule. Ce n'est qu'à la faveur de forts grossissements qu'on s'aperçoit qu'il faut changer de foyer pour voir distinctement tantôt la surface terminale, tantôt le noyau, et qu'en conséquence celui-ci se trouve logé à une plus grande profondeur dans la cellule, qu'il ne l'est dans l'épithélium pavimenteux. On n'acquiert une idée exacte de la forme des cellules épithéliales cylindriques que quand on les examine isolées, ou au moins couchées les unes à côté des autres et par le côté (2), ou lorsqu'on contemple la coupe verticale d'une membrane qui en est munie, ou enfin, ces coupes étant presque inexécutables, quand on comprime la membrane après l'avoir ployée de manière que l'épiderme en forme le bord. Examine-t-on ainsi de côté une série de cylindres qui tiennent ensemble, on voit leur partie supérieure, depuis le sommet tronqué jusqu'au noyau, former une sorte de couche transparente, offrant des stries perpendiculaires à la peau, mais fibreuse ; à cette couche claire et striée en succède une autre grenue et obscure, qui est formée par les noyaux des cellules, puis une troisième un peu plus claire et très peu sensiblement fibreuse, qui appartient aux extrémités pointues des cellules épithéliales.

Il est rare que les cellules de l'épithélium à cylindres soient parfaitement claires ; presque toujours elles ont leur surface entière parsemée de petits points obscurs ; parfois aussi une grande partie de leur extrémité supérieure, et la plus large, est claire, et les granulations ne débutent qu'immédiatement au-dessus du noyau, à une ligne de démarcation assez nettement marquée, de sorte qu'il

(1) Pl. I, fig. 9.
(2) Pl. I, fig. 8.

semble que la cavité des cellules commence seulement à la hauteur de cette limite, et que toute la portion claire supérieure soit la paroi épaissie des cellules. Dans certains cas, un espace clair entoure de tous côtés la masse grenue et obscure : alors on ne peut guère douter que la bordure claire ne corresponde à la paroi de la cellule.

Sous le rapport chimique, les cellules de l'épithélium à cylindres se comportent comme les cellules en forme de pavés des membranes séreuses, notamment en ce qui concerne l'acide acétique, dans lequel elles se dissolvent; après quoi les noyaux restent seuls. Tiedemann et Gmelin (1) ont obtenu de l'épithélium (mucus) de la vésicule biliaire, huit pour cent de cendre, consistant en phosphate et en carbonate calciques. L'acide acétique extrait du mucus intestinal une matière qui est précipitée par l'acide tannique et le cyanure ferroso-potassique.

L'épithélium à cylindres ne se rencontre, chez l'homme, que sur des membranes muqueuses, par exemple celle du canal intestinal, depuis le cardia jusqu'à l'anus, où il se termine d'une manière assez nette, et par un rebord dentelé du côté de l'épiderme (2); on en voit aussi sur celle des organes génitaux de l'homme, dans l'urètre, et dans le canal déférent, jusqu'aux conduits séminifères des testicules. Du canal intestinal il se prolonge, d'un côté dans le canal cholédoque, puis de là dans les conduits hépatique et cystique et la vésicule biliaire, d'un autre côté dans le canal de Wirsung, aussi loin qu'on a pu en suivre les ramifications. De l'urètre il s'étend aussi dans tous les canaux excréteurs qui s'ouvrent à la région du *veru-montanum*, ceux de la prostate, des vésicules séminales et des glandes de Cowper. L'épithélium qui tapisse les ramifications des canaux prostatiques est composé également

_____

(1) *Recherches sur la digestion*, trad. par A.-J.-L. Jourdan, t. I, p. 43.

(2) Il est très vraisemblable que l'épithélium à cylindres existe, non pas seulement sur le commencement et la fin de l'estomac, comme je l'ai dit ailleurs (*Symbolae*, p. 10), mais sur toute la surface de ce viscère. Wasmann (*De digestione*, p. 12) l'a du moins trouvé tel dans l'estomac du cochon. Il est probable que la couche supérieure était déjà dissoute dans l'estomac humain examiné par moi, et que j'aurai pris les cellules des glandes gastriques pour l'épithélium de la membrane muqueuse. La même chose paraît être arrivée à Pappenheim (*Verdauung*, p. 18) et à Todd (*Lond. med. Gazette*, 1839, p. 429), qui n'ont pas même rencontré l'épithélium à cylindres dans les points où je l'avais remarqué.

de cylindres, et l'épithélium pavimenteux ne commence que dans les cellules de cette glande. On en trouve encore à la face interne du canal de Sténon ; mais il cesse subitement à l'orifice du conduit, et on peut le suivre aussi loin que ce dernier lui-même dans l'intérieur de la glande. Les conduits des glandes lacrymales du veau en sont revêtus. Je n'ai pas pu les étudier chez l'homme.

Ce n'est pas seulement dans les conduits excréteurs des grosses glandes que cet épithélium se prolonge : tous les petits follicules simples de l'estomac et de l'intestin en sont également tapissés à l'intérieur. Bœhm (1) a vu, dans le choléra, quand l'épithélium du tube intestinal tout entier se détachait, celui des glandes de Lieberkuhn, qui est formé de cellules cylindriques, se séparer aussi. Wasmann (2) a observé les cellules épithéliales cylindriques dans les simples follicules tubuleux de la membrane muqueuse gastrique, chez le cochon. Mais nulle part on ne l'aperçoit si bien ni si facilement que dans les glandes cylindriques placées les unes à côté des autres, comme des sacs de farine, au gros intestin, de la surface libre duquel elles s'étendent jusqu'auprès de la tunique musculeuse. Immédiatement après la membrane propre de ces follicules, qui est dépourvue de structure, on trouve en dedans, c'est-à-dire vers la surface libre, une couche simple de cellules coniques, qui, lorsqu'on examine la coupe transversale ou l'orifice du follicule, paraissent disposées comme des rayons autour d'une ouverture circulaire. Les extrémités larges, exactement réunies en une ligne circulaire continue, limitent le canal de la glande, et les extrémités pointues s'élèvent au-dehors, en manière de rayons.

Les variétés de forme qui viennent d'être indiquées n'appartiennent point à des régions déterminées ; on les observe dans des cellules qui occupent une seule et même région. Du reste, dans presque toutes les membranes que j'ai énumérées, les cylindres d'épithélium se ressemblent, quant aux traits essentiels, et l'on ne remarque entre eux que des différences peu importantes, comme dans leur volume absolu ou le rapport de la largeur à la longueur. Dans l'intestin grêle de l'homme, leur longueur est de 0,0080 à 0,0090 ligne, et leur largeur, à la grosse extrémité, de 0,0017 à 0,0024. Ceux des conduits excréteurs des glandes muqueuses, du foie et du pancréas, sont aussi longs, mais plus étroits. A l'estomac, leur lar-

______

(1) *Die kranke Darmschleimhaut in der Cholera*, p. 66.
(2) *De digestione*, p. 8, fig. 1, 2.

geur égale à peine le dixième de leur longueur, tandis que, dans la
vésicule biliaire, ils sont plus courts et plus larges (0,007 de long,
sur 0,003 de large). Dans les glandes de Lieberkuhn, ils n'atteignent, suivant Bœhm, qu'environ le tiers de la grosseur de ceux
qui reposent sur les villosités de l'intestin grêle, et ils se terminent
par une pointe si courte que leur pourtour se rapproche beaucoup
d'un triangle équilatéral.

Les cellules épithéliales de la vésicule du fiel ont, chez l'homme,
une teinte verte, qui paraît devoir être attribuée uniquement à une
imbibition de la bile après la mort. Mais il ne m'a pas été plus possible
qu'autrefois (1) d'y apercevoir de noyaux, même en les traitant par
l'acide acétique. Peut-être en sont-elles pourvues à une époque moins
avancée du développement; c'est ce que je ne saurais déterminer.

L'épithélium à cylindres n'est qu'une modification de l'épithélium
pavimenteux. Ce qui le prouve, c'est que l'on passe de l'un à l'autre,
sur la même surface, d'une manière graduelle, et souvent par une série
de formes intermédiaires, auxquelles j'ai donné le nom d'*épithélium
de transition*. Sur un point où cette transition a lieu, comme, par
exemple, au cardia, l'épaisseur de l'épithélium pavimenteux diminue peu à peu, d'où il suit que les cellules profondes, qui sont plus
petites et plus arrondies, se rapprochent de la surface; on voit en
même temps le diamètre vertical l'emporter graduellement sur le
diamètre transversal. Dans la membrane muqueuse des organes géni-
to-urinaires de l'homme, l'épithélium de transition 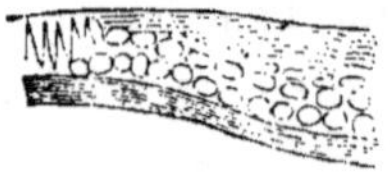
occupe tout l'espace compris depuis l'entrée de la
vessie jusqu'au bassinet des reins, faisant place,
du côté de l'urètre, à l'épithélium pavimenteux. Cependant on le
trouve indépendant aussi dans la membrane muqueuse des organes
génitaux de la femme, entre l'épithélium pavimenteux de l'urètre
d'une part et celui du bassinet d'autre part. Si l'on examine l'épithélium de la vessie ou des uretères avant que ses cellules soient
disgrégées, et sur le bord renversé de la membrane muqueuse, il ne
paraît pas, comme l'épithélium pavimenteux, strié parallèlement au
bord, ni, comme l'épithélium à cylindres, fibreux dans une direction perpendiculaire à ce bord, mais il se montre grenu, et tout au
plus offre-t-il des stries perpendiculaires au bord, dans une petite
étendue à partir de ce dernier. La plupart du temps aussi on aper-

____

1 *Symbolæ*, fig. 5.

çoit plusieurs couches de cellules les unes au-dessus des autres, tandis que, dans l'épithélium à cylindres, il n'y a jamais qu'une seule couche qui soit bien visible. Isolées, les cellules semblent avoir une forme cylindrique ou conique, mais parfois aussi arrondie, et en général irrégulière, étant souvent pointues aux deux bouts, et fréquemment aussi prolongées, à l'une de leurs extrémités, en un long et grêle filament.

L'épithélium à cylindres semble également apparaître d'abord, pendant son développement, sous la forme d'épithélium pavimenteux. Il est arrivé quelquefois que, parmi d'autres cellules parfaitement développées, certaines membranes, douées d'un épithélium à cylindres, m'en ont offert d'autres arrondies, qui n'étaient pourvues que d'un seul côté d'un prolongement court, ou pédicule. J'ai regardé ces dernières comme étant de l'épithélium à cylindres qui n'a pas encore atteint le terme de sa maturité (1). Dix jours après la naissance d'un jeune chat, époque à laquelle l'intestin subit d'ordinaire une mue très active, j'ai trouvé sur les villosités, au lieu de cylindres, des cellules pavimenteuses polyédriques, d'un diamètre de 0,003 ligne, réunies en épiderme. Sans doute elles se seraient développées plus tard en cylindres. Les glandes munies d'un épithélium à cylindres présentent aussi parfois des formes non développées, qui ressemblent à celles de l'épithélium de transition (2). De même, on rencontre fréquemment divers degrés transitoires dans l'épithélium qui se détache par l'effet d'une maladie. Ainsi, dans un cas que je place ici, bien qu'à la rigueur il se rapporte à l'épithélium vibratile (3), l'épiderme détaché de la trachée-artère m'a présenté, au milieu de gros cylindres vibratiles parfaitement formés, d'abord des corpuscules d'épithélium avec une cellule ovale ou cylindrique et un noyau plus petit que celui des cylindres vibratiles, ensuite, à une plus grande profondeur, des cellules grenues, arrondies, rangées en mosaïque les unes à côté des autres, d'un diamètre de 0,003 à 0,005 ligne, et dont les noyaux pouvaient être encore en partie fendus par l'acide acétique.

Maintenant si les cellules cylindriques se développent successivement de cellules rondes, comme il arrive aux cellules plates de l'épiderme,

1 *Symbolæ*, p. 18, fig. 1.
2 Pl. V, fig. 20.
3 *Ueber Schleim- und Eiterbildung*, p. 21.

et s'il y a des circonstances où de nouvelles couches se produisent sous les anciennes, la question se présente de savoir si l'on doit attribuer un réseau de Malpighi à l'épithélium à cylindres, de même qu'à l'épiderme, c'est-à-dire si *constamment* il existe une couche de jeunes cellules entre la membrane muqueuse et les cylindres parvenus à maturité. Les observations recueillies jusqu'à ce jour ne suffisent pas pour qu'on puisse donner une solution définitive du problème. Si les cellules épithéliales ne formaient qu'une couche simple immédiatement sur la membrane muqueuse, la moitié de la différence entre le diamètre transversal d'une villosité intestinale entière et le diamètre transversal d'une autre villosité dépouillée de son épiderme devrait être égale au diamètre longitudinal d'un cylindre d'épithélium. En répétant plusieurs fois les mesures (1), j'ai trouvé une différence de 0,004 à 0,005 ligne au profit du premier de ces diamètres, différence trop considérable pour qu'on puisse l'attribuer uniquement à un vice de la méthode, malgré l'impossibilité absolue d'arriver à des mesures d'une exactitude parfaite lorsqu'on opère sur des corps de forme ronde ; il resterait donc un espace d'à peu près la demi-longueur du cylindre d'épithélium entre la face externe de la membrane muqueuse et les extrémités pointues des cellules épithéliales, espace qui devrait être occupé ou par de la substance intercellulaire ou par des cellules épithéliales incomplètes. Valentin (2) semble admettre pour règle qu'à la surface des membranes vibratiles il existe plusieurs couches superposées de cellules à noyau, dont il n'y a jamais que la supérieure qui se développe de manière à acquérir la forme élargie et tronquée en travers, ce qui lui fait préférer au nom d'épithélium à cylindres celui d'épithélium disposé en filets verticaux. J'ai parfois vu aussi l'extrémité pointue d'une cellule cylindrique se renfler de nouveau derrière le noyau ordinaire, et le renflement contenir un second noyau ; quelquefois aussi je l'ai vue s'étirer en un long filament, qui avait été manifestement arraché, et à l'égard duquel je ne saurais dire avec quelles parties il s'était trouvé en connexion ; cependant ces dispositions sont si rares, proportion gardée, que je dois les regarder comme des anomalies. La règle est qu'au-dessous des fragments d'épithélium qu'on détache de membranes pourvues d'épithélium, soit à cylindres, soit vibratile, on ne trouve

1. *Symbolæ*, p. 19.
2. *Repertorium*, 1838, p. 309.

que des cellules coniques parfaitement développées , pourvu qu'on se garde bien de racler les points où l'on pourrait entraîner soit le contenu , soit l'épiderme de membranes muqueuses ; en examinant les follicules simples de l'estomac et du gros intestin, on peut même se convaincre positivement que les pointes des cellules épithéliales touchent la tunique propre de la glande , et que les interstices ne sont remplis que de substance intercellulaire privée de structure, ou entièrement composée de grains fins. Mais cette substance ne peut être appelée réseau de Malpighi, parce qu'elle s'étend jusqu'à la surface de la couche des cylindres développés, et passe même par-dessus. Peut-être l'épithélium à cylindres est-il dans le même cas que l'épithélium pavimenteux, c'est-à-dire qu'il offre des différences, représente tantôt une couche simple, tantôt des couches superposées, et se renouvelle constamment dans ces derniers points, tandis que, dans les autres, de nouvelles couches ne naissent sous l'ancienne qu'à certaines époques ou à la suite de maladies.

Épithélium vibratile.

Les cellules de l'épithélium vibratile ne diffèrent de celles de l'épithélium à cylindres que par la structure de l'extrémité supérieure, autant qu'on en peut juger d'après la vue. Leur forme est généralement conique ; cependant il y en a aussi de cylindriques et d'ovales. Chez les animaux inférieurs, par exemple chez l'huître , on les voit souvent garnies de stries parallèles , dans le sens de leur longueur, et chez l'homme même on trouve quelquefois des traces de ces stries , bien qu'elles n'y soient pas constantes. L'extrémité supérieure , tronquée transversalement, est la plupart du temps plus obscure que celle de l'épithélium à cylindres , et nettement séparée du reste de la masse de la cellule par une bande claire ; cependant le bord se dissout dans l'acide acétique avec la même facilité que la cellule entière. Ce que cette extrémité offre de plus remarquable , ce sont des poils courts, hyalins, terminés en pointe ou par un renflement, et dont le nombre varie , ainsi que la longueur. Chez l'homme et autres animaux vertébrés , chaque cylindre porte plusieurs poils ou cils , trois à huit, et peut-être plus ; chez les mollusques, il se trouve des cylindres qui n'en ont qu'un seul. Les cils d'un cylindre tantôt sont égaux en longueur , étendus et semblables alors à des franges , tantôt réunis en pinceau , dont les poils sont plus longs dans le milieu, plus courts et arqués sur les côtés; quelquefois ils vont en diminuant graduellement d'un côté à l'autre (1). Purkinje et Valentin ont fait des recherches exactes sur la forme de ces cils (2). Ils sont larges et plats chez les animaux vertébrés, toujours tronqués ou arrondis à leur extrémité libre chez l'homme et les animaux, un peu moins obtus chez les oiseaux, aplatis et pointus chez les reptiles et les poissons, cylindriques et pointus chez les animaux sans vertèbres. Suivant Purkinje (3), les cils des ventricules cérébraux font exception, en ce qu'ils sont pointus et flagelliformes. Après la mort, ils deviennent bientôt méconnaissables; cependant je les ai encore aperçus, sur divers cylindres, quatre à cinq jours après la cessation de la vie : ils ressemblent d'abord à de petits globules, et ensuite disparaissent complétement.

Chez l'homme, on trouve l'épithélium vibratile dans les régions suivantes :

1° Sur la membrane muqueuse de l'appareil respiratoire; il commence dans le nez, derrière une ligne fictive tirée tant sur la cloison que sur la paroi latérale des fosses nasales, depuis le bord antérieur libre des os nasaux jusqu'à l'épine nasale antérieure de l'os maxillaire supérieur. Arrivé à cette ligne, l'épithélium stratifié cesse; toutes les parties situées en dedans ou en arrière d'elle, la cloison, les cornets et le plancher entier de la cavité nasale, sont revêtues d'épithélium vibratile, ainsi que l'entrée des sinus frontaux, sphénoïdaux, ethmoïdaux et maxillaires, et ces cavités elles-mêmes dans toute leur étendue. L'épithélium vibratile se prolonge également dans le canal nasal et le sac lacrymal, jusqu'au cul-de-sac supérieur de ce dernier. Les conduits lacrymaux ont un épithélium pavimenteux. L'épithélium vibratile reparaît dans les plis supérieur et inférieur des paupières, ainsi que sur toute la face interne des deux paupières, jusqu'à leur bord tarsal. Des parois latérales du nez il se continue dans le cul-de-sac supérieur du pharynx, où il s'étend en arrière jusqu'à la région du bord inférieur de l'atlas, en devant sur la face postérieure de la base du voile du palais, latéralement sur le pourtour des trompes d'Eustache, dans

1 Pl. I, fig. 10.
2) *N. A. N. C.*, vol. XVII, P. II, p. 846.
3. MULLER, *Archiv*, 1836, p. 289.

l'intérieur desquelles il va presque jusqu'auprès de leur orifice tympanique (1).

De la cavité buccale, l'épiderme stratifié s'étend jusque sur la face inférieure de l'épiglotte. A la base de cette valvule, on retrouve l'épithélium vibratile, qui tapisse sans interruption la paroi antérieure du larynx, tandis qu'en arrière et sur les côtés, il ne commence qu'immédiatement au-dessus du bord des cordes vocales supérieures. De là il se continue vers le bas jusque dans les dernières ramifications des bronches.

2° Sur la membrane muqueuse des organes génitaux de la femme, depuis le milieu du col utérin jusqu'à la face externe de la portion frangée des trompes, en traversant la cavité de ces dernières et tout l'intérieur de la matrice.

3° Sur les parois du cerveau qui limitent ses ventricules. Purkinje (2) a suivi le mouvement vibratile, chez la brebis, depuis les ventricules latéraux, à travers le troisième ventricule, jusque dans l'entonnoir et les tubercules olfactifs, et par l'aqueduc de Sylvius jusque dans le quatrième ventricule. Valentin (3) en a démontré l'existence aussi chez l'homme. Ordinairement on ne peut plus apercevoir les cils après la mort ; cependant il m'est arrivé assez souvent de voir encore la couche de noyaux qui couvre les parois des ventricules, ce qui donne à penser qu'en cet endroit l'épithélium a une disposition analogue à celle qu'il présente chez les animaux. Les cylindres reposent immédiatement sur la substance cérébrale.

Les cellules de l'épithélium vibratile varient également beaucoup de grosseur et, jusqu'à un certain point, de forme, dans les diverses régions du corps où on les observe. Les cylindres sont fort longs et ont une configuration particulière dans les trompes de Fallope : ils s'amincissent tout-à-coup au-dessous du noyau, et s'étirent en de longs pédicules ; la plupart du temps, ils sont pourvus de noyaux ovales, plats. Leur longueur est, terme moyen, de 0,015 ligne ; leur largeur, à l'extrémité qui porte les cils, de 0,0025 ; la lon-

(1) Suivant Pappenheim (*Gewebelehre des Ohres*, p. 40), la portion de la membrane de la trompe d'Eustache qui revêt la partie cartilagineuse de cette dernière, n'offre pas d'épithélium vibratile, mais seulement celle qui tapisse la membrane tendineuse molle remplissant le vide de cette partie. Je ne conçois pas qu'on puisse émettre une assertion si dénuée de fondement à l'égard d'un objet qui présente tant de facilités à l'observation.

(2) MULLER, *Archiv*, 1836, p. 289.

(3) *Repertorium*, 1831, p. 158, 278.

gueur des cils de 0,0018. Les noyaux ont 0,0045 ligne dans leur plus grand diamètre, et 0,0018 dans le plus petit. Les cellules vibratiles de la matrice ont, terme moyen, 0,0095 ligne de long, et la forme ordinaire. Les cylindres vibratiles du nez ont 0,0137 (1), ceux du sac lacrymal 0,008, ceux des paupières 0,012, avec 0,003 de large à l'extrémité libre. Les cils sont extraordinairement fins aux paupières, ce qui fait que peu d'heures suffisent après la mort pour qu'on ait la plus grande peine à les reconnaître. Les plus petites cellules d'épithélium vibratile sont celles qu'on trouve dans le cerveau ; ce sont, chez les animaux, des corpuscules courts, presque cylindriques, un peu pointus cependant à leur extrémité adhérente, qui ne sont pas beaucoup plus longs que larges, et qui portent des cils très courts.

Il est facile de voir les éléments de l'épithélium vibratile lorsque, peu d'heures après la mort, ou après quelque temps de macération, on racle le mucus étalé à la surface de la membrane muqueuse vibratile, on l'étend d'eau, et on l'examine au microscope. Il n'est pas rare non plus de rencontrer des cylindres vibratiles isolés dans le mucus nasal et dans celui qui sort des bronches par exscréation. E.-H. Weber (2) a indiqué un moyen commode pour s'en procurer en tout temps sur le vivant. On introduit dans le nez la tige d'une plume dont la lamelle dure a été mise à nu et recourbée en forme de crochet ; ce crochet, promené doucement sur la cloison nasale, détache l'épiderme sous l'aspect d'un mucus qu'on étale avec le couteau sur une plaque de verre. Le mouvement vibratile dure quelquefois plus d'une demi-heure à la surface des cellules ainsi détachées.

Formation de l'épiderme.

La peau est le point de départ de l'accroissement de l'épiderme stratifié, dont il ne se produit de nouveau qu'à la surface de cette membrane. C'est ce que prouve l'expérience suivante d'E.-H. Weber (3). Cet anatomiste pratiqua quatre incisions perpendiculaires les unes aux autres à l'épiderme de l'extrémité d'un doigt, sépara ainsi un petit carré de cette membrane, ayant la grandeur de l'on-

1 0,0138 ligne, mesure de Paris. E.-H. WEBER, *De motu vibratorio in membrana mucosa narium hominis conspicuo*, dans PUSINELLI, *Diss. additamenta quædam ad pulsus normalis cognitionem.* Leipzick, 1838.

2 *Loc. cit.*

3 HILDEBRANDT, *Anatomie*, t. I, p. 491.

gle, et le souleva au moyen d'un scalpel bien acéré, sans dénuder
entièrement le derme, ni le léser en aucune façon ; le petit enfoncement quadrilatère qui résulta de là ne se combla pas, et les
surfaces de la coupe de l'épiderme ne subirent non plus aucun changement. Une pareille perte de substance ne se répare que par la desquamation insensible de l'épiderme voisin. Mais cette desquamation a
lieu continuellement dans l'épiderme. Si l'on ne s'en aperçoit pas
sur tous les points, on peut du moins la démontrer par le fait bien
connu de la disparition graduelle des portions de peau superficiel-
lement imprégnées d'une matière colorante, par la grande quantité
d'écailles épidermiques qui se rassemblent à la surface de l'eau quand
on prend un bain dans une baignoire, par le grand nombre de celles
qu'on trouve également amassées après qu'un membre est demeuré
enveloppé pendant long-temps, et surtout en considérant la masse
des cellules qui se détachent des membranes muqueuses, qui, par
exemple, abandonnent les parois de la cavité buccale et la surface de
la langue, pour se mêler avec la salive. Mais, de même que la desquamation s'effectue continuellement, de même aussi il se produit sans
cesse à la surface du derme de nouvelles couches, qui peu à peu deviennent extérieures. En suivant les différentes couches de l'épiderme stratifié, nous avons un moyen d'apprendre à connaître les
changements successifs que chaque ordre de cellules subit dans sa
progression du dedans en dehors. Nous concluons donc des faits
anatomiques énoncés plus haut, que les noyaux existent d'abord,
qu'autour d'eux se forme la cellule, que celle-ci commence par augmenter assez uniformément de volume, mais que, plus tard, croissant de préférence en largeur, elle s'aplatit simultanément, jusqu'à
ce qu'enfin elle devienne une squame d'épaisseur incommensurable ;
qu'en outre les noyaux grossissent également d'abord, mais dans une
moindre proportion, qu'ils deviennent en même temps plus pâles et
plus plats, et qu'enfin ils disparaissent totalement dans l'épiderme de la
peau extérieure. A mesure que ce développement s'accomplit, la qualité chimique de la membrane des cellules change. Cette membrane,
se convertissant en matière cornée, devient insoluble dans l'acide acétique. Son contenu, d'abord liquide, disparaît, probablement parce
qu'il se solidifie et contribue à fortifier la paroi de la cellule. L'examen de l'épiderme normal n'a fourni aucune lumière sur les premières périodes de la formation de cette membrane ; mais mes recherches sur sa régénération après l'inflammation, apprennent

qu'ici, comme dans beaucoup d'autres tissus, où la chose est démontrée, les noyaux des cellules proviennent de petites granulations distinctes, au nombre de deux à quatre (1). On en trouve encore quelquefois dans les jeunes couches (2), qui, par leur scission incomplète, annoncent que telle a été réellement leur origine. J'ai déjà cherché précédemment à faire voir que les cellules de l'épithélium à cylindres et de l'épithélium vibratile naissent également de cellules simples et arrondies. Valentin (3) présume que les cylindres vibratiles proviennent aussi de la fusion de deux cellules superposées, dont les parois intermédiaires ont disparu; et ce qui le porte à émettre cette conjecture, c'est que, d'après ses observations, on rencontre souvent deux noyaux dans un seul et même cylindre.

Il suit de la comparaison établie entre les diverses cellules épithéliales, qu'on ne peut chercher la cause de leur croissance ailleurs que dans les propriétés vitales des cellules elles-mêmes. Ruysch et Albinus (4) ont déjà prouvé qu'aucune influence du dehors, ni compression, ni évaporation, ni oxydation, n'est la cause du développement propre de l'épiderme; et cette démonstration, ils l'ont donnée en faisant voir que, chez des embryons d'un pouce de long, l'épiderme de la plante des pieds et de la paume des mains surpasse déjà celui des autres parties du corps en épaisseur. D'ailleurs, pour ce qui concerne l'épithélium à cylindres et l'épithélium vibratile, personne ne pourrait songer à de telles influences extérieures.

Ce n'est pas non plus le derme qui contient la cause en vertu de laquelle les cellules épidermiques se métamorphosent de telle ou telle manière. Il détermine seulement la forme générale de l'épiderme, qui en suit les élévations et les enfoncements, et qui par cette raison change d'aspect toutes les fois que le derme lui-même subit des dégénérescences. Après une perte de substance, au lieu des papilles nerveuses, des glandes, des follicules pileux, etc., il ne se reproduit qu'un tissu cellulaire dense, lisse, moins riche en vaisseaux, et c'est aussi pour cela que l'épiderme qui recouvre les cicatrices est lisse, luisant et blanc. Le seul point de vue sous lequel on soit fondé à dire que le derme est l'organe formateur de l'épiderme, c'est qu'au moyen de ses vaisseaux il fournit la substance aux dépens de

(1) *Ueber Schleim-und Eiterbildung*, p. 56.
(2) Pl. 1, fig. 7, a.
(3) MULLER, *Archiv*, 1840, p. 56.
(4) *Acad. adnotat.*, lib. I, cap. 5.

laquelle ce dernier se produit et croît. L'épiderme ne se nourrit que par imbibition du plasma du sang qui transsude à travers les parois des vaisseaux capillaires du derme. Lui-même n'a point de vaisseaux; c'est un fait à l'égard duquel tous les observateurs s'accordent, et quand par hasard on a cru en trouver, il est toujours facile de remonter à la source de l'erreur (1).

Nutrition de l'épiderme.

Comme le suc nourricier arrive à l'épiderme par sa face inférieure, c'est aussi du côté de cette face que s'accomplit son renouvellement. Mais ce n'est pas seulement la formation de nouvelles cellules qui tient à cette imbibition; le développement ultérieur et la nutrition des cellules déjà formées en dépendent également, et c'est là une raison de plus pour croire l'épiderme indépendant de sa matrice vasculaire. Si, dans les inflammations superficielles de cette dernière, il se produit une exsudation morbide entre le derme et l'épiderme, celui-ci meurt. Si l'exsudation est assez abondante pour frapper les yeux, l'épiderme se trouve soulevé par elle sous la forme d'ampoules ou de pustules, qui tantôt crèvent, et laissent échapper leur liquide, après quoi les lambeaux de l'épiderme se dessèchent, tantôt se convertissent, avec leur contenu, en croûtes, qui tombent lorsqu'elles sont sèches. Il suffit déjà d'une exsudation insensible pour frapper de mort l'épiderme, qui se régénère aux dépens de cette même exsudation; c'est ce qui explique la desquamation qu'on observe à la suite des phlegmasies érysipélateuses de la peau. D'un autre côté, des congestions légères et fréquemment répétées dans la couche-matrice, favorisent le développement de l'épiderme. De là vient qu'une vive irritation entraîne sa perte, tandis qu'une pression soutenue, mais peu considérable, l'épaissit au point de donner naissance à des cors. Non seulement il se produit de nouvel épiderme avec plus de rapidité, mais encore chaque couche de cellules dure plus long-temps, et supporte d'être éloignée à une plus grande distance du sol qui la nourrit. Il importe beaucoup, dans l'intérêt de la pathologie cuta-

---

(1) Dans ces derniers temps, Muller (*Archiv*, 1834, p. 30) a publié une observation de Schultze, d'après laquelle il existerait, au côté interne de l'épiderme, un réseau vasculaire, apercevable au microscope, que Schultz aurait démontré par des injections d'essence de térébenthine incolore et en plongeant le bras injecté dans de l'eau chaude. Ici les espaces réticulés entre les noyaux des cellules ont été pris pour un réseau capillaire.

née, de bien distinguer ces deux circonstances. Il y a une hypertrophie de la peau dans laquelle l'éjection des anciennes cellules et la production de cellules nouvelles s'accomplissent avec une égale rapidité, et toutes deux avec plus de promptitude que dans l'état de santé ; mais ici l'épiderme n'augmente pas d'épaisseur, par exemple, dans le pityriasis (1). Cette maladie peut s'accompagner d'une diminution de l'action vitale du derme, et la mort des couches extérieures être la première cause qui fait que de nouvelles se forment. Dans l'autre cas, il se produit de nouvelles couches sans que les anciennes meurent proportionnellement, de sorte que l'épaisseur de l'épiderme augmente. L'épaisseur de l'épiderme est égale au chemin que chaque cellule parcourt depuis sa première formation jusqu'à sa mort, ou, en d'autres termes, égale la distance jusqu'à laquelle une cellule épithéliale peut, sans périr, s'éloigner de sa matrice et par conséquent de son suc nourricier. Cette distance varie déjà, en raison du type de l'organisme, suivant les régions du corps ; mais elle peut être accrue par une exaltation de l'activité vitale de la couche-matrice, par une congestion. Au reste, dans la plupart des cas, les cors et autres épaississements de l'épiderme sont, non pas des hypertrophies pures, mais des dégénérescences, qui font que le tissu de l'épiderme devient plus ferme, acquiert plus de compacité, et forme aussi des fibres. Je laisse à l'anatomie pathologique le soin de poursuivre ces considérations.

Développement de l'épiderme.

Le temps et le mode de la première formation n'ont été étudiés qu'en ce qui concerne l'épiderme, et là même encore ne l'ont été que d'une manière fort incomplète. Suivant Wendt (2), ce qui se produit d'abord, c'est le derme, ou, comme il conviendrait peut-être mieux de dire, un tissu dans lequel le derme et l'épiderme ne sont point encore distincts l'un de l'autre. Par les progrès de l'âge, la partie supérieure se sépare de l'inférieure, et donne ainsi naissance à l'épiderme. Celui-ci, comme l'a observé Meckel, et comme le confirme Wendt, est déjà visible au second mois, et séparé du derme par une couche gélatineuse (*rete Malpighii*). Wendt n'a pas vu les filaments entre le derme et l'épiderme avant le quatrième mois de la vie embryonnaire. L'épiderme du fœtus est proportion-

---

1 P. Rayer, *Traité des mal. de la peau*, Paris, 1835, t. II, p. 160, pl. XI
2 *De epid. humana*, p. 28.

nellement plus épais que celui de l'adulte, peut-être parce que les couches inférieures de cellules se transforment encore en tissu cellulaire. Chez les jeunes embryons, les couches supérieures de l'épiderme de la cavité buccale se composent aussi, non pas de squames, mais de cellules polyédriques, analogues au tissu cellulaire végétal et pleines d'un liquide (1). La dernière métamorphose des cellules de l'épiderme des téguments extérieurs ne s'accomplit qu'après la naissance. A la vérité, la peau de l'embryon n'est pas une membrane muqueuse, et les cellules de son épiderme sont, comme celles de l'épiderme de l'adulte, très plates, irrégulières et la plupart du temps sans noyau. C'est ainsi qu'on les trouve en grande quantité dans le smegma, c'est-à-dire dans l'épaisse couche d'épiderme mort qui recouvre la surface du corps au moment de la naissance. Cependant ces squames sont molles et flexibles : elles ne sont que plus tard remplacées par des lamelles plus fermes, plus fragiles, moins transparentes, semblables à celles qui couvrent la peau de l'adulte. L'épithélium vibratile des organes génitaux femelles manque chez les enfants et les jeunes animaux. A la membrane muqueuse respiratoire, on le distingue déjà chez les embryons de cochon longs de deux pouces (2). Un fœtus presqu'à terme m'en a offert à la face inférieure de l'épiglotte, où l'on n'en rencontre jamais chez l'adulte.

Kœlliker (3) a publié l'observation suivante à l'égard du développement des cellules à cils dans l'oviducte du *Planorbis corneus*. Deux cellules arrachées de l'épithélium vibratile lui offrirent un prolongement cylindrique, long de 0,006 ligne et large de 0,0015, qui, vers le haut, allait un peu en se rétrécissant, et s'y terminait par un sommet obtus. Ce prolongement était agité d'un mouvement continuel; il ne cessait de se recourber et de s'étendre. Il paraissait être une excroissance immédiate de la cellule sur laquelle il reposait. Parmi les autres cellules de l'épithélium vibratile, il y en avait un grand nombre dont les cils partaient, en forme de pinceau, d'un prolongement très court. D'après cela, il semblerait que le prolongement, d'abord simple, se divise de haut en bas en un faisceau de cils.

(1) RASCHKOW, *Meletemata*, p. 12.

(2) PURKINJE et VALENTIN, *Motus vibrator.* p. 51, 52.

(3) *Beitræge*, p. 33, pl. 1, fig. 12, 1.

Mue.

Peut-être arrive-t-il une ou plusieurs fois, pendant le cours
de la vie embryonnaire, que l'épiderme formé meurt, et qu'il s'en
produit un autre à sa place (1). Ce qu'il y a de certain, c'est que,
durant les périodes suivantes de la vie, cette membrane se régénère
sur beaucoup de points, tantôt d'une manière continue, tantôt à des
intervalles plus ou moins rapprochés. J'ai déjà fait remarquer que
l'épiderme et l'épithélium stratifié des membranes muqueuses de
l'homme se régénèrent continuellement. Les membranes muqueuses
à épithélium pavimenteux stratifié sont constamment couvertes
d'une couche de cet épithélium mort, formant un enduit muqueux,
qui tantôt est entraîné par le frottement de substances étrangères,
par exemple, à la bouche, au pharynx et à l'œsophage, par celui
des aliments, ou que les produits de sécrétions liquides détachent
en s'écoulant, comme font les larmes à la conjonctive, la salive dans
la bouche, etc. Cependant, même à la peau extérieure, la desquamation paraît être plus forte en certains temps qu'en d'autres. Dans
l'estomac, l'épithélium est détruit à chaque digestion, avec la couche glandulaire superficielle, et il produit, tout autour du contenu
de ce viscère, une couche muqueuse, molle et grisâtre, qu'Eberle (2)
avait déjà tenté de considérer comme la membrane interne de l'estomac détachée. Sur d'autres points, le renouvellement de l'épiderme paraît n'avoir lieu qu'à certaines époques et à de plus longs
intervalles, de même que, chez beaucoup d'animaux, les reptiles
notamment, il s'accomplit d'une manière périodique. C'est ainsi,
par exemple, que le canal intestinal tout entier se dépouille pendant les premiers jours qui suivent la naissance. Il est rempli d'une
masse mucilagineuse blanche, que la seule contraction des muscles
sur des anses intestinales détachées du corps d'un animal récemment
mis à mort suffit pour exprimer : cette masse n'est composée que
de cylindres d'épithélium de l'intestin, encore unis en fragments
d'une certaine étendue, qui représentent ou des utricules creux
comme les doigts d'un gant, dont les villosités étaient couvertes, ou
de petits lambeaux membraneux criblés de trous. L'épithélium vibratile paraît se renouveler à chaque époque menstruelle, c'est-à-
dire de mois en mois, et après l'accouchement. Il est très difficile

(1) VALENTIN, *Entwickelungsgeschichte*, p. 274. — C.-F. Burdach, *Traité
de physiologie*, Paris, 1839, t. III, p. 279.
(2) *Physiologie der Verdauung*, p. 75.

de déterminer empiriquement si , dans l'état de santé , l'épiderme non stratifié se régénère peu à peu sur les surfaces qui viennent d'être désignées et sur les autres membranes qui en sont garnies ; mais il est certain qu'après avoir été détaché ou détruit , soit par une cause mécanique , soit par un travail morbide , il se reproduit dans un très court espace de temps. Ainsi , lorsqu'on voit une membrane muqueuse rejeter quelques portions d'épithélium, ce qui arrive à presque toutes, ces pertes peuvent dépendre d'une maladie ou d'une lésion limitée , qui serait alors la vraie cause de la production d'un nouvel épiderme. Du moins , les cellules de la surface des sacs séreux ne peuvent-elles être destinées à être rejetées au-dehors comme l'épiderme extérieur; il faudrait qu'elles fussent dissoutes , et remplacées par de nouvelles. Mais nous ne sommes en droit de présumer une régénération continuelle d'épiderme qu'autant que , sous les cellules existantes et mûres , nous apercevons les commencements d'une nouvelle génération , ce qui n'a pas lieu , comme je l'ai fait voir, pour l'épithélium à cylindres et l'épithélium vibratile de la plupart des membranes séreuses.

Usages de l'épiderme.

Les usages de l'épithélium dans le corps sont très multipliés. En sa qualité de mauvais conducteur du calorique , cette membrane contribue , ainsi que ses excroissances cornées , les poils et les plumes , à la conservation de la chaleur propre du corps. Elle garantit le derme , si riche en vaisseaux et en nerfs , de l'action des corps qui pourraient y porter quelque atteinte; car , après sa destruction, la sensibilité du derme est accrue à un degré considérable. Les poisons et les principes contagieux mis en contact avec la peau dans son état d'intégrité , n'exercent aucune action nuisible, ou du moins ne nuisent pas autant , à beaucoup près , qu'ils le font lorsqu'ils entrent en rapport avec ce même organe dénudé. Les vésicatoires , appliqués sur la plante des pieds ou la paume des mains, parties du corps où l'épiderme est le plus fort , n'y font pas naître d'ampoules, selon Bichat. Ce rôle protecteur diminue tout naturellement à mesure que l'épiderme devient plus fin. Au reste, le plus solide est pénétrable; il permet le passage de gaz, de liquides , et même de substances solides, lorsqu'on applique ces dernières en frictions , après les avoir bien divisées.

L'épiderme est tout aussi perméable de dedans en dehors que de dehors en dedans, et sous ce rapport il joue un rôle passif à l'égard des sécrétions. Plus il est mince, plus il se laisse aisément pénétrer par les iquides qui transsudent des vaisseaux sanguins ou qui sont sécrétés ; c'est pour cela qu'un épanchement considérable peut s'effectuer sur la surface des membranes séreuses et des membranes muqueuses à épiderme non stratifié, tandis qu'un liquide qui se rassemble rapidement ne pénètre pas l'épiderme, mais le soulève sous la forme d'ampoules, et finit par le déchirer. Mais on ne saurait contester que l'épiderme puisse prendre aussi une part active aux sécrétions, que ses cellules puissent même attirer du sang certaines substances et les rejeter à la surface du corps ; car, comme on le verra plus loin, la substance des organes sécrétoires n'est essentiellement formée non plus que de cellules, et d'après cela il est présumable que le parenchyme entier de certaines glandes se compose, en dernière analyse, des mêmes cellules que celles qui constituent l'épithélium de leurs conduits excréteurs. Cependant on ne doit pas perdre de vue que, dans certains points de l'économie, outre les cellules épithéliales, il s'en trouve d'autres encore pour des sécrétions spécifiques. Dans l'estomac, la couche épithéliale est rejetée dès le commencement de la digestion, et alors seulement apparaissent les cellules qui produisent le suc gastrique. Au testicule, les cellules dans lesquelles se développent les animalcules spermatiques sont situées en dedans de l'épithélium à cylindres. Je reviendrai sur ce point en traitant de l'anatomie des glandes.

Mouvement vibratile.

Un des faits physiologiques les plus remarquables est le mouvement spontané des cils qui garnissent la surface des cylindres de l'épithélium vibratile. Ce mouvement ne dépend pas de l'influence des nerfs, car les nerfs ne s'étendent pas jusqu'à l'épithélium vibratile. Il ne s'arrête pas non plus par l'application immédiate des narcotiques, ou par l'empoisonnement au moyen de ces substances (1). Il persiste souvent très long-temps sur des cellules complétement isolées (2), d'où résulte que sa cause et l'appareil tout entier qui le produit doivent être contenus dans chaque cellule. Les stries

1 PURKINJE et VALENTIN, *Motus vi vir.*, p. 83. — MULLER, *Archiv,* 185, p. 159.

2 Chez certains animaux sans vertèbres limaçons, il dure souvent plusieurs semaines dans quelques lambeaux abandonnés à la putréfaction.

longitudinales qu'on aperçoit quelquefois sur ces dernières pourraient faire naître l'idée que des espèces de fibres musculaires logées dans l'intérieur de la cellule sont la cause du mouvement. Cependant on ne connaît aucun exemple de muscles sans nerfs, et d'ailleurs les stries en question n'existent pas partout. Le principe du mouvement des cils est encore complétement inconnu.

Purkinje et Valentin (1) distinguent trois sortes de mouvements dans les cils : 1° un mouvement infundibuliforme, dans lequel la base du cil tourne autour d'un centre, comme la douille d'un entonnoir, et décrit le sommet d'un large cône : ce mouvement, quand il se ralentit, dégénère en oscillations ; 2° le poil entier décrit des flexions onduleuses, comme la queue des spermatozoaires ; 3° les poils se recourbent en crochet, de manière que la partie inférieure se meut peu ou point, et qu'il n'y a que la pointe qui s'infléchit, après quoi elle se redresse avec vivacité. Cette dernière sorte de mouvement est la seule que j'aie vue distinctement chez les animaux vertébrés. Au commencement, lorsqu'on contemple le bord renversé d'une membrane muqueuse qui vibre vivement, il fait l'effet d'une eau qui coule avec rapidité, d'un ruisseau. Si on observe le mouvement vibratile dans des canaux clos d'un petit calibre, ce dont l'occasion s'offre souvent chez les animaux inférieurs, par exemple dans les corps rubaniformes du ver de terre et de la branchiobdelle, on ne peut mieux le comparer qu'au flamboiement d'une bougie allumée. Plus tard, quand il devient un peu plus tranquille, il ressemble à l'ondulation d'un champ de blé ballotté par le vent. Au bout d'un laps de temps plus long encore, après que quelques cils ont déjà cessé de se mouvoir, on en voit d'autres se courber et se redresser simultanément ou à la suite les uns des autres. Ce phénomène a lieu d'abord d'une manière rhythmique et à de courts intervalles, puis à des intervalles plus longs, enfin sans aucun ordre, ou seulement de temps en temps ; parfois aussi une série ou des séries entières se reposent pendant quelque temps, après quoi elles reprennent leur mouvement. Pour mieux suivre ce dernier, on peut le ralentir à l'aide de moyens artificiels, en humectant la membrane muqueuse plissée, non pas avec de l'eau, mais avec de l'huile ou une dissolution de gomme, liquides qui, par leur té-

---

1 *Loc. cit.*, p. 60.

nacité, mettent obstacle au mouvement des cils, sans attaquer ces derniers eux-mêmes (1).

L'influence d'agents physiques et chimiques sur le mouvement vibratile a été examinée aussi par Purkinje et Valentin (2). Les ébranlements et les attouchements le rendent plus vif, et le raniment lorsque déjà il était éteint. Il cesse à une température de cinq degrés au-dessus de zéro, et, comme on le conçoit aisément, à une chaleur sous l'empire de laquelle les liquides animaux se coagulent. Le galvanisme ne lui nuit que d'une manière locale, et vraisemblablement par l'effet d'une décomposition chimique. Parmi les réactifs chimiques, les narcotiques sont sans influence, comme je l'ai déjà dit ; l'acide acétique, même très étendu, et les acides minéraux forts, l'anéantissent ; l'ammoniaque caustique, le nitrate potassique, et, parmi les sels métalliques, le chlorure mercurique, le nitrate argentique et le tartrate antimonico-potassique, ne lui sont pas moins nuisibles. L'alun, le sel ammoniac, le sel commun, l'éther et l'alcool, ne lui nuisent qu'autant qu'on les emploie assez concentrés. Le sérum du sang peut en prolonger beaucoup la durée. L'urine, le liquide vitellin, le blanc d'œuf, le lait, sont sans effet sur lui, ou lui sont favorables. La bile détruit instantanément l'activité des cils.

Le mouvement vibratile produit, dans le liquide au sein duquel les cils travaillent, un mouvement en sens opposé de la direction que ceux-ci prennent en se courbant, parce qu'en se redressant ils chassent la liqueur devant eux. On en acquiert la preuve lorsqu'on mêle à cette liqueur de petites particules, par exemple les corpuscules du pigment noir, et plus facilement encore à l'œil nu quand on étale une poudre colorée, celle par exemple du charbon, sur la surface vibrante. Opère-t-on sur la membrane vibrante du pharynx de la grenouille, cette poudre se meut assez rapidement de haut en bas, vers l'estomac. Les particules solides qui nagent dans le liquide entourant les cils sont attirées rapidement par le courant vers le bord vibrant, et amenées vers lui ou repoussées : certains lambeaux détachés d'une substance vibrante sont entraînés ou roulent sur eux-mêmes au moyen des cils. Quand tous les cils d'une surface vibrante se meuvent dans une direction déterminée et constante, ils peuvent donner lieu au mouvement de substances, tant liquides que solides,

1 *Loc. cit.*, p. 78.
2 *Loc. cit.*, p. 70.

dans les cavités et les canaux du corps. Or la direction du courant
semble effectivement être constante dans la plupart des cas. Suivant
Purkinje et Valentin (1), le mouvement imprimé à des corpuscules
par les cils a presque toujours lieu de l'intérieur vers l'issue des
membranes musculeuses. Les observations de Sharpey ont donné
aussi le même résultat (2). Sur le cornet inférieur d'un lapin, le
courant allait de dedans en dehors; dans les antres maxillaires, il
semblait se diriger vers l'orifice. Dans le pharynx de la grenouille,
au contraire, il marche de la symphyse de la mâchoire en arrière,
et au palais il suit également la direction d'avant en arrière. Aux
narines des lézards, les particules entrent par un bord de l'ouverture, et sortent par l'autre. Cependant il y a quelquefois des alternatives rhythmiques sous ce rapport. Purkinje et Valentin (3) ont
vu les branchies accessoires de l'anodonte vibrer pendant six à sept
minutes dans un sens, et, durant le même laps de temps, dans un
sens opposé. Lorsque la direction est constante, elle ne correspond
pas toujours à celle qu'on pourrait présumer d'après la fonction de
l'organe. Dans la trachée, elle devrait être de dedans en dehors,
pour favoriser l'excrétion, et, dans les parties génitales, de dehors
en dedans, pour favoriser l'introduction de la semence. Or Purkinje
et Valentin l'ont trouvée inverse dans les deux cas, de dehors en dedans dans la trachée d'une poule, de dedans en dehors dans les ovi-
ductes du même animal. Si les cils sont nécessaires au mouvement
des liquides, par exemple du mucus, on a de la peine à comprendre
pourquoi ils existent dans un système, et non dans un autre, ou
pourquoi le même organe les offre chez certains animaux, et non
chez certains autres : car, par exemple, les conduits hépatiques vibrent exceptionnellement chez les mollusques, et la conjonctive palpébrale ne vibre que chez l'homme. Il ne faut pas non plus perdre
de vue que, précisément lorsqu'il y a nécessité d'expulsion des liquides, et expulsion réelle, l'épithélium vibratile est le premier qui
se perde et qui soit repoussé du corps, comme dans le catarrhe. En -
fin on trouve cet épithélium sur des surfaces le long desquelles il n'y
a rien à mouvoir, du moins dans l'état de santé, dans les ventricules
cérébraux, dans des sacs séreux, etc. Toutes ces particularités doi-

____

1 N. A. N. C., t. XVII, P. II, p. 849.
2 Ann. des sc. natur., 2ᵉ série, Zoologie, t. III, p. 360.
3 Mouv. vibrat., p. 67.

vent nous faire conclure qu'il a d'autres usages à remplir que le rôle mécanique qui saute tout d'abord aux yeux.

Différences selon les classes du règne animal.

Les trois formes d'épiderme que j'ai décrites sont très répandues dans le règne animal, et paraissent n'y offrir que quelques différences peu sensibles dans la structure de leurs parties élémentaires. Ainsi le cystoblaste des cellules de l'épithélium pavimenteux semble être granulé, et composé de petits grains distincts, dans la peau du protée (1). Les cellules de l'épithélium vibratile ne sont pas toujours cylindriques : chez les grenouilles, par exemple, elles sont parfaitement sphériques, lisses sur un hémisphère, et garnies de cils sur l'autre.

Des différences plus importantes se remarquent dans l'extension relative des espèces d'épithélium chez les divers animaux. L'épithélium vibratile est surtout celui qui mérite attention à cet égard. Purkinje et Valentin ont déjà publié des détails fort étendus sur les membranes qui vibrent chez les animaux des classes supérieures et des classes inférieures. Parmi les nombreuses additions dont ce sujet s'est enrichi de tous côtés, je ne citerai qu'un seul fait, qui a de l'intérêt eu égard à l'histologie, savoir, la découverte de l'épithélium vibratile sur les membranes séreuses, le péricarde et le péritoine de plusieurs reptiles (2).

A la place de l'épiderme on trouve, chez certains animaux, diverses productions, tantôt cornées, tantôt osseuses, écailles, boucliers, test corné des insectes, etc. Parmi ces productions, il n'y en a jusqu'ici qu'un très petit nombre dont on ait examiné le tissu (3).

Histoire de l'épiderme.

Quoique, jusqu'aux temps les plus rapprochés de nous, l'épiderme ait été regardé presque généralement comme un produit sécrétoire inorganique du derme, et que les adversaires de cette hypothèse,

1 VALENTIN, *Repertorium*, t. I, pl. II, fig. 34.

2 C. MAYER, dans FRORIEP, *Notizen*, 1024.

3 *Voyez* sur les écailles des lépidoptères, Bernard Deschamps *Annales des sc. natur.*, 2ᵉ série, t. III, p. 111 ; sur celles des poissons, Mandl *Anat. microscopique*, liv. IV et V. — *Voyez* aussi Agassiz *Annales des sc. natur.*, 2ᵉ série, t. XIII, p. 58, Valentin *Repertorium*, 1840, p. 181, et Mayer (*Die Metamorphose der Monaden*, p. 16.

Rudolphi, Mojon, Wendt, aient tiré leurs arguments plutôt de faits
physiologiques que d'observations directes sur la structure de la
membrane, cependant la texture complexe de celle-ci a été décrite
à plusieurs reprises d'une manière plus ou moins complète. Leeuwenhoek (1) avait vu que l'épiderme extérieur se compose d'écailles
rangées les unes contre les autres, dont un grain de sable pourrait
couvrir deux cents à deux cent soixante et dix, et que ces écailles
sont repoussées de l'économie au bout d'un certain laps de temps (2) :
seulement, l'idée d'une analogie entre elles et les écailles des poissons
le conduisit à plusieurs assertions inexactes. Dans ses Lettres physiologiques (3), où il avait sous les yeux des couches profondes de
l'épiderme, il prend les cellules pour des vaisseaux coupés en travers, et les noyaux pour les ouvertures de ces vaisseaux, c'est-à-dire
pour des pores, au moyen desquels la sueur est amenée au-dehors.
De là vient qu'il évalue le nombre des pores à cent vingt sur un
dixième de pouce. Ces pores, dit-il, ne sont pas ordinairement ouverts, mais couverts de petites écailles, qu'on est obligé d'enlever
par le raclage, si l'on veut les apercevoir. Il a découvert dans le
mucus du vagin de petites squames, à l'égard desquelles il présume
qu'elles formaient la membrane interne de ce canal, et que c'est
le coït qui les a détachées (4). Leeuwenhoek avait déjà reconnu que les
squames de la cavité buccale ressemblaient à celles des téguments
extérieurs, qu'elles étaient seulement plus larges et plus molles (5).
Il avait également vu les cellules de l'épithélium à cylindres du canal intestinal, quoiqu'il en fasse un portrait inexact (6). Les interstices rétiformes qu'on aperçoit entre les surfaces terminales des
cylindres, lorsqu'on contemple l'épithélium de haut en bas, étaient
regardés par lui comme un réseau de vaisseaux très déliés. Il prétendait que les mailles de ce réseau renferment une matière qui
semble d'abord composée de globules, mais qu'ensuite on reconnaît
être formée de fibres, dont l'une des extrémités est couverte par le
prétendu réseau vasculaire, tandis que l'autre se trouve en rapport
avec la membrane que les anatomistes considèrent comme la tunique

1 *Opera*, t. III, p. 46.
2 *Ibid.*, t. III, p. 504.
3 *Ibid.*, t. II, p. 108.
4 *Ibid.*, t. I, p. 153, 155.
5 *Ibid.*, t. III, p. 51.
6 *Ibid.*, p. 51, 61.

interne de l'intestin ; par conséquent, la substance qu'on était dans l'usage d'appeler mucus intestinal, passait à ses yeux pour une membrane organique ; il l'appelait le muscle interne de l'intestin, parce qu'il en regardait les petits bâtonnets comme des fibres musculaires. A la vérité la figure qu'il donne (1) est fort inexacte. Les figures de l'épiderme ne sont guère meilleures dans Ledermuller (2), chez lequel on en remarque cependant une (3) qui indique bien le noyau des petites squames. Celles de Della Torre (4) ne valent pas beaucoup mieux. On trouve dans Fontana (5) une figure fort exacte des cellules épithéliales de la peau de l'anguille. L'auteur dit que les corpuscules du mucus cutané de ce poisson sont des vésicules renfermant un noyau rond, qui porte, dans son milieu, une tache ronde, de couleur foncée. Cependant il n'a pu parvenir à se faire une idée de leur véritable origine. Raspail (6) donne une très bonne figure de l'épiderme à un grossissement de cent diamètres : il en décrit (7) les éléments comme des cellules plates, contenant çà et là des globules. Mais, ses recherches ayant principalement pour but de réfuter les opinions émises par Fontana et Milne Edwards sur l'uniformité des éléments organiques, ce qu'il y a de légitime dans la forme primitive des cellules lui échappa. Dans un ouvrage postérieur, il donne une description exacte et une bonne figure des petites plaques de l'épithélium de la bouche (8). Delle Chiaje (9) croyait l'épiderme formé par des globules de sang desséchés et privés de fibrine, hypothèse qui, tout erronée qu'elle est, repose néanmoins sur une observation exacte. Les noyaux de cellules qui sont situés sur la face interne de l'épiderme, et surtout accumulés sur les saillies réticulées de cette face pénétrant dans les sillons creusés entre les papilles cutanées, étaient à ses yeux des globules du sang, erreur à laquelle pouvait aisément entraîner leur

1 *Ibid.*, fig. 7.

2 *Mikroskopische Ergoetzungen*, pl. LV.

(3 *Ibid.*, fig. 5, d.

4 *Nuove osservaz.*, 1776, pl. XIII, fig. 7.

5) *Du venin de la vipère*, t. II, p. 254, pl. I, fig. 8, 9, 10 et 11.

6 BRESCHET, *Répertoire général*, t. IV, P. II, 1827, pl. II, fig. 2, 3.

7 *Ibid.*, p. 156, 161.

8 *Ibid.*, t. VI, P. 4, 1828, p. 161, fig. 9-11 ; *Nouveau système de chimie organique*, t. II, p. 269, 270, 271, 461 et suiv., pl. XIII, fig. 6-8 ; pl. XVIII, fig. 5-7.

9 *Opuscoli fisico-medici. Epiderme umana*, Napoli, 1833, p. 113.

couleur rougeâtre ; il regardait les lignes de démarcation de chaque
cellule comme des fibres prenant leur point de départ aux globules
du sang ; c'est ce que prouvent clairement ses figures IV et V. Comme
il avait remarqué, dans les globules du sang, une tendance à s'ar-
ranger, par la dessiccation, en séries circulaires et entrelacées réti-
culairement, ces globules n'avaient plus besoin que de sortir des
vaisseaux pour devenir de l'épiderme par la dessiccation. Krause (1),
qui attribue à l'épiderme une texture celluleuse et à chaque cellule
un diamètre d'un soixante-dixième à un sept-cent-vingtième de
ligne, a probablement mesuré non seulement des cellules, mais encore des noyaux de cellules.

En 1834 parut un long traité de Breschet et Roussel de Vauzème
sur la peau (2), dans lequel, avec beaucoup de belles découvertes,
on trouve aussi de nombreuses erreurs, surtout en ce qui concerne
le tissu de l'épiderme. Les auteurs considèrent le réseau de Malpighi
et l'épiderme comme le produit sécrétoire de deux appareils glanduleux, situés dans l'épaisseur de la peau, et qu'ils nomment, l'un *appareil blennogène*, l'autre *appareil chromatogène*. Le premier, suivant eux, sécrète un mucus, ou une matière d'abord cornée, et le
second un pigment ; tous deux versent leurs produits entre les papilles de l'épiderme, où ils se mêlent et se dessèchent à la surface,
de même que la cire fondue se solidifie d'abord à la superficie. L'appareil blennogène est composé d'une glande et d'un conduit excréteur
qui s'ouvre dans les sillons du derme ; il sera question de ce conduit
lorsque nous parlerons de la peau. L'appareil chromatogène est représenté comme se trouvant à la partie extérieure du derme, dans la
profondeur des sillons ; il a une texture aréolaire, résistante, spon-
gieuse ; il est très riche en vaisseaux, et de sa surface partent de
nombreux conduits excréteurs très courts, qui aboutissent au fond
des sillons. Si l'on déchire ce tissu, on y trouve une infinité de petits
filaments d'où s'échappent des écailles ou corpuscules incolores en
très grande quantité. Évidemment ici les filaments de tissu cellulaire
de la couche supérieure du derme et les cellules inférieures de l'épiderme, les plus petites de toutes, ont été représentés comme ne formant qu'une seule couche cohérente. L'observation n'a pas pu donner
pour résultat que les cellules fussent contenues dans les filaments.
Breschet et Roussel de Vauzème ont vu aussi sur les conduits sudo-

(1) *Anatomie*, 1833, t. 1, p. 77.
(2) *Annales des sc. nat.*, 2e série, p. 167, 321.

rifères isolés les cellules délicates du réseau de Malpighi ; ils disent que la surface en est enduite de matière cornée comme imbriquée sur un canal central, et que, si on les remue sous le verre, il s'en détache une infinité d'écailles polygonales irrégulières. La figure (1) indique même nettement les noyaux sur la plupart des squames. Les écailles dont ils prétendent que le tissu de l'épiderme lui-même est formé sont plus difficiles à interpréter ; ce sont des corpuscules ayant en général la forme d'un trapèze irrégulier, et une certaine épaisseur, striés, blancs, transparents, imbriqués les uns à côté des autres, placés sur un canevas aréolaire très fin, et déjà visibles à la loupe. Ces écailles, ajoutent-ils, varient de forme dans les différentes races, et c'est de là qu'ils dérivent la coloration diverse de celles-ci.

L'apparence réticulaire de l'épiderme qui, sous ce rapport, ressemble au tissu cellulaire végétal, a été remarquée par Gurlt (2). Des observations exactes, mêlées de fausses interprétations, se trouvent dans Treviranus (3). Ce physiologiste prétend que l'épiderme de l'homme est homogène, et parcouru par des fibres qui forment un réseau. Il admet, chez les grenouilles, sur les téguments extérieurs, des pentagones irréguliers, ayant dans leur milieu une petite surface circulaire parsemée de points obscurs. Il prend fréquemment les délimitations des cellules pour des réseaux capillaires, par exemple, à la face interne de la cornée transparente (4).

Berres (5) donne la figure d'une lamelle de substance cornée, dans laquelle, en l'examinant avec attention, on reconnaît des cellules renfermant chacune un globule ; cependant il représente aussi des cellules avec deux ou trois globules à côté les uns des autres, et des globules sans cellules enveloppantes. Comme le tout n'a nullement le caractère des lamelles d'épiderme, et que les dimensions sont beaucoup trop petites pour le grossissement, qui est de cent cinquante diamètres, il faut rester dans le doute de savoir si l'analogie de forme n'est pas l'effet d'un pur accident. Une autre figure (6) représente les enfoncements de l'épiderme destinés à recevoir les papilles tactiles et les gaines des poils, le tout vu par la face interne.

(1) *Ibid.*, pl. X, fig. 16.

(2) MULLER, *Archiv*, 1835, p. 105, pl. X, fig. 3.

(3) *Beitraege*, cahier 2, 1835, p. 85. — *Comparez* les figures dans le cah. 4.

(4) *Ibid.*, p. 101, fig. 80.

(5) *Anatomie der mikroskopischen Gebilde*, 1836, pl. IV, fig. 14.

(6) *Ibid.*, pl. VII, fig. 9, 10.

Les petites cellules du réseau de Malpighi semblent être indiquées dans les enfoncements. La même planche (1), donnant la structure de l'épiderme à un grossissement de cinq cent quarante diamètres, montre fort obscurément un tissu fibreux. Il faut indubitablement regarder comme papilles tactiles de la conjonctive oculaire (2) les cellules épithéliales profondes de cette membrane : c'est ce que prouve le noyau qu'on aperçoit dans la plupart d'entre elles.

Purkinje a le premier enseigné d'une manière positive que l'épiderme est formé de cellules à noyau, et cette doctrine a été développée dans les écrits de ses élèves. Raschkow (3) étudia les téguments extérieurs et l'épiderme de la gencive ; Valentin, l'épiderme de la conjonctive, dans lequel, à l'instar de Berres, il décrivit la couche profonde de cellules arrondies comme couche de papilles (4). Valentin examina aussi la peau du *Proteus anguinus* (5). Il a découvert le nucléole dans les cellules épithéliales de la conjonctive. C'est lui aussi qui a parlé de l'épithélium des vésicules séminales (6), et qui a le premier fait mention de l'épithélium sur une membrane séreuse (7). Il a vu, dans la sérosité qui remplissait le péricarde d'un supplicié, un très grand nombre de lamelles arrondies, qui étaient granulées sur leur surface extérieure, et au fond desquelles on distinguait parfois très bien un noyau ; ce sont, suivant lui, des débris de l'épithélium de la face interne du péricarde, qui se détachent par l'effet d'une mue permanente. Valentin (8) et Purkinje (9) ont donné des figures du revêtement celluleux des plexus choroïdes, que ce dernier avait déclaré être épidermique (10); mais la forme particulière des cellules ne peut pas être rendue visible sur la membrane cohérente ; Valentin n'aperçut pas les prolongements spiniformes, et Purkinje avança aussi une proposition qui avait besoin d'être rectifiée, en disant que chaque cellule a une extré-

(1) *Ibid.*, fig. 11.
(2) *Ibid.*, pl. XIII, fig. 3, *b, c.*
(3) *Meletemata*, 1835, p. 11, 12.
(4) *Repertorium*, t. I, 1837, p. 143, pl. I, fig. 24.
(5) *Ibid.*, p. 283, pl. II, fig. 31.
(6) *Ibid.*, t. I, p. 280.
(7) *Ibid.*, t. I, p. 279.
(8) *Verlauf und Enden der Nerven*, fig. 23, 24.
(9) *Naturf. Versamml. in Prag.*, 1838, p. 178, fig. 13-15.
(10) MULLER, *Archiv*, 1836, p. 290.

mité externe libre et arrondie, et une autre extrémité interne terminée en pointe (1). Valentin aperçoit, dans les cellules, ainsi que
dans les globules fixés au-dehors, et qu'il nomme globules pigmentaires, une disposition spirale, de l'existence de laquelle il ne m'a
pas été plus possible de me convaincre, que de la disposition en
spirale des cils vibratiles chez les animaux supérieurs. Au même
endroit, il donne en note un aperçu des différentes formes de l'épiderme ; il admet 1° un épithéiium simple lamelleux ; *a* continu (pharynx, intestin, vessie) ; *b* squameux (bouche, langue) ; 2° un épithélium celluleux composé ; 3° un épithélium composé de cellules à
noyaux (plexus choroïdes) ; 4° un épithélium composé vibratile. La
seconde espèce consiste en globules transparents ayant la forme de
cellules hexagones, qui paraissent manquer de noyau. Valentin l'a
trouvée à la face externe de la membrane vasculaire de ce qu'on
nomme les lames auditives dans l'oreille interne de l'oie. Mes recherches (*Symbolæ ad anatomiam villorum*), que j'ai publiées en
1837, ont fait voir que tout épithélium est composé, et pourvu d'un
noyau, que par conséquent la troisième forme de Valentin est la
seule qui existe : seulement elle offre diverses modifications. Je m'é-
tais trompé dans ce premier travail, en refusant d'admettre la con-
stance du nucléole.

On connaissait depuis long-temps le prolongement de l'épiderme
dans la cavité buccale et sur la langue. Albinus (2) appelait l'épithélium de la langue (*periglottis*) une continuation de l'épiderme.
Bonn (3) le poursuivit dans la cavité buccale et le pharynx. Mais
quelques observateurs l'aperçurent aussi de très bonne heure sur la
portion du canal digestif située au-dessous du diaphragme. Lieberkuhn (4) a trouvé, sur les villosités et dans les follicules de l'intestin
grêle, une pellicule mince et visqueuse, analogue à l'épiderme,

<hr>

1. Gerber (*Allgemeine Anatomie*, p. 89) regarde les épines qui partent
des angles des cellules comme des cils vibratiles, et cite à ce sujet une figure
qui, d'après lui, représenterait l'épithélium vibratile de la cavité des nerfs
olfactifs. Mais les épines sont dirigées vers la surface adhérente, et il paraît
ne pas les avoir vues. Il attribue la découverte de ces épines à Valentin. Je
suis très surpris qu'il ait pu trouver quelque chose qui s'y rapporte dans le
passage qu'il cite.

2) *Adnotat. anat.*, t. I, 1754, p. 16.

3) *De continuatione membranarum*, 1763, dans SANDIFORT, *Thesaurus*,
t. II, p. 277.

4) *De fabrica et actione villorum*, 1745, § 11.

attendu que, comme lui, elle se détache par la macération dans l'eau et résiste long-temps à la putréfaction ; d'ailleurs, elle se continue avec l'épiderme de l'estomac, de l'œsophage et enfin de la bouche. Un anonyme (1) trouva la pellicule des villosités intestinales percée d'une multitude d'ouvertures microscopiques. Rudolphi a décrit avec beaucoup d'exactitude (2) les gaînes, en partie détachées, que l'épiderme formait sur les villosités, chez un jeune blaireau, et Dœllinger (3) a fait des observations analogues chez l'homme. Lélut (4) poussa l'étude de cet objet aussi loin que permettaient de le faire les secours ordinaires de la macération, de l'immersion dans l'eau chaude, etc., et l'on peut considérer son travail comme fort exact et complet, si partout dans son mémoire on restreint le mot d'épithélium, dont il se sert, à l'épiderme stratifié et analogue à celui de la peau, qui tapisse les membranes muqueuses. Lélut a indiqué avec une précision surprenante, vu l'imperfection des méthodes employées par lui, les points où cet épithélium pavimenteux stratifié se convertit, soit en épithélium simple, soit en épithélium à cylindres ou vibratile. Parmi les épithélium stratifiés, un seul lui a échappé, celui de la conjonctive du bulbe oculaire, parce qu'il a toujours suivi cette membrane à partir de la peau extérieure, et que l'épiderme stratifié de l'œil est séparé de l'épiderme extérieur des paupières par l'épithélium vibratile de la membrane muqueuse de ces voiles mobiles. Sur tous les autres points, dit-il, l'épithélium est remplacé par du mucus. J. Muller dit aussi (5), en parlant de l'épithélium des villosités intestinales, qu'il ressemble plus au mucus qu'à un épiderme. On serait tenté de regarder comme une assertion presque comique celle de Lélut, qui assure à plusieurs reprises qu'on ne trouvera certainement point d'épithélium dans toutes ces régions, si l'on a soin, avant l'examen, de bien enlever le mucus, qui, autrement, coagulé par la coction, pourrait acquérir l'apparence d'un épiderme. Le mince épithélium des membranes muqueuses internes a été appelé *mucus* ; c'est même comme mucus que les chimistes ont examiné la couche supérieure de l'épiderme des membranes muqueuses qu'on peut enlever en l'essuyant, car c'est

(1) *Giornale per servire alle storia ragionata delle medicina*, 1783, t. I, p. 1.
(2) REIL, *Archiv*, 1800, p. 342.
(3) *De vasis sanguiferis villorum*, 1828, p. 22.
(4) *Repertoire général*, t. III, 1827, p. 237.
(5) POGGENDORFF, *Annalen*, t. XXV, 1832, p. 582.

ce mucus qui, à cause du volume de ses parties élémentaires, ne passe point à travers le filtre. Il est peu admissible qu'une même membrane sécrète de l'épithélium et du mucus (1).

La description que Leeuwenhoek a donnée de la membrane interne de l'intestin n'avait pas été prise en considération, ou n'avait point été comprise. Elle était depuis long-temps oubliée, lorsque Purkinje et Valentin, dans leurs recherches sur le mouvement vibratile, décrivirent de nouveau une couche interne et à fibres verticales des membranes muqueuses vibratiles et de quelques autres membranes muqueuses (2). Ces recherches ont fait époque tant en histologie qu'en physiologie.

Ce ne serait point ici le lieu de donner une histoire de la découverte du mouvement vibratile. On la trouvera complétement exposée dans le premier ouvrage de Purkinje et de Valentin, ou dans l'article *Cilia* que Sharpey a inséré dans la *Cyclopédie* de Todd. A Purkinje et Valentin appartient l'honneur d'avoir fait connaître, dans toute son étendue, un phénomène dont l'existence n'était même pas soupçonnée avant eux. Ils l'avaient trouvé dès 1834 dans les organes respiratoires et génitaux femelles des animaux vertébrés (3). Deux années plus tard, Purkinje le découvrit aussi dans le cerveau des mammifères (4). Quoique Leeuwenhoek parle déjà, en plusieurs endroits, de cils chez les infusoires, et que Ledermuller ait donné (5) non seulement la description, mais encore la figure, des petits poils vibratiles des vorticelles, quoique ces cils aient été trouvés, chez d'autres animaux inférieurs, par Baker, Spallanzani, O.-F. Muller, Dutrochet (6), Grant, Meyen, Rapp, Sharpey, Ehrenberg, et même présumés sur les branchies des larves de salamandres par Steinbuch (7), beaucoup d'écrivains n'en ont pas moins, jusqu'aux

(1) MULLER, *Physiologie*, Paris, 1840, t. I, p. 415.

(2) *De phænom. generali*, p. 61, et *N. A. N. C.*, p. 845.

(3) MULLER, *Archiv*, 1834, p. 391.

(4) Steinbuch paraît être le premier qui ait vu le mouvement vibratile dans le cerveau chez les grenouilles (*Analekten*, 1802, p. 77). Il a trouvé, dans le milieu de la tête, un point qui agissait comme les branchies sur les particules nageant dans l'eau. Ce phénomène eut lieu dans des expériences relatives à l'influence de la force nerveuse sur l'eau, d'où il suit que, par tête, on doit entendre la cavité crânienne.

(5) *Mikroskopische Ergatzungen*, 1763, tab. LXXXVIII, p. 174.

(6) *Mém. sur les végétaux et les animaux*, Paris, 1837, t. II, p. 361.

(7) *Analekten*, 1802, p. 94.

temps les plus rapprochés de nous, cherché la cause du mouvement vibratile, tantôt dans une attraction chimique, tantôt dans un mouvement musculaire ondulatoire de la surface (1). Purkinje et Valentin ont démontré, outre l'existence des cils, leur forme et leur structure, et ils l'ont fait pour toutes les membranes vibratiles. Ils considèrent comme support de ces cils un épithélium très mince et transparent (2), immédiatement au-dessous duquel se trouve la couche fibreuse dont j'ai parlé. Ils ont vu les fibres se détacher peu de temps après la mort, et errer çà et là isolées dans le liquide. D'abord il leur parut probable qu'elles étaient de nature musculeuse, et destinées au mouvement des cils. Ils paraissent avoir abandonné cette manière de voir lorsqu'ils trouvèrent des fibres analogues dans des membranes muqueuses qui n'ont pas d'épithélium vibratile, mais sont, à ce qu'ils pensent, revêtues d'un simple épithélium lisse, comme celle, par exemple, de l'intestin de la tortue. Ils regardent les fibres comme faisant partie intégrante de la membrane muqueuse. Vers la même époque, Treviranus donna aussi une description de la membrane muqueuse intestinale; les cylindres de l'épithélium lui parurent, tantôt comme des vésicules, tantôt comme des papilles de lympathiques éparses à la surface des villosités, les noyaux comme des ouvertures de ces papilles, et les contours des cylindres comme des vaisseaux tirant leur origine des ouvertures (3). Il a même représenté (4) la couche transparente de substance intercellulaire qui dépasse les cylindres, et l'a décrite sous le nom d'épithélium des villosités lymphatiques. Il a vu aussi des cils vibratiles à la surface des papilles (5) qui, suivant lui, se distinguent de celles de l'estomac et de l'intestin principalement par l'absence d'ouverture. A la membrane muqueuse du nez, il les regarde comme des papilles nerveuses (6).

Avant que ces recherches fussent connues, j'avais trouvé dans la bile des corpuscules cylindriques, situés les uns à côté des autres suivant le sens de leur longueur, et qui sont les cylindres détachés de l'épithélium de la membrane muqueuse de la vésicule biliaire;

(1) RASPAIL, *Nouveau système de chimie organique*, Paris, 1838, t. I, p. 302 ; t. II, p. 468.

(2) *N. A. V. C.* p. 846.

(3) *Loc. cit.*, p. 104, fig. 88, 89, 91-95, 105.

(4) *Loc. cit.*, p. 98.

(5) *Loc. cit.*, p. 116, fig. 106, 107.

(6) *Loc. cit.*, p. 56, cah. 3, pl. VI, fig. 6, 7.

mais je les avais considérés comme un principe constituant chimique
de la bile (1). Plus tard, je découvris des corpuscules analogues,
avec un noyau à leur base, dans l'intestin de l'huître, où ils por-
taient les cils (2). Ces corpuscules étaient, sans nul doute, identiques avec la couche fibreuse de Purkinje et Valentin, dont je viens
de parler tout-à-l'heure. Mais, à cause de la facilité avec laquelle ils
se détachaient, je dus les regarder comme des parties de l'épiderme
lui-même, ce que confirmèrent mes recherches ultérieures sur la
structure des petits cylindres, et la comparaison que je fis entre les
corpuscules et les diverses espèces connues d'épiderme et d'épithélium, recherches qui sont consignées dans mes *Symbolæ*. L'examen
microscopique du mucus détaché en raclant s'offrit à moi comme
un moyen commode pour étudier la forme des épithélium. J'observai
de cette manière les surfaces libres du corps, et je consignai les résultats de mes travaux dans le cahier de janvier 1838 des *Archives
de Muller*. L'épithélium fut examiné sur toutes les surfaces libres ;
en même temps je parvins à mieux établir les limites de chaque
espèce qu'elles ne l'avaient été jusqu'alors. L'épithélium vibratile
du pharynx, du canal nasal et de la conjonctive palpébrale, qui
paraît manquer chez les animaux, peut être démontré d'une manière
certaine, ainsi que les points dans lesquels la membrane vibratile
des parties génitales de la femme se continue d'un côté avec la
membrane séreuse du péritoine, de l'autre avec l'épiderme des régions extérieures. La méthode que j'employais parut certaine jusqu'au moment où les découvertes de Schwann virent nous apprendre
que d'autres tissus encore parcourent, en se développant de cellules, certaines périodes durant lesquelles ils ressemblent plus ou
moins aux éléments de l'épiderme, et que, même chez l'adulte, il se
rencontre des tissus arrêtés à ce degré inférieur de développement,
et constituant de véritables transitions. Un examen répété des points
douteux m'apprit que, de la présence de cellules ou de noyaux
de cellules sur la face externe de la dure-mère et sur les surfaces
correspondantes de la choroïde et de la sclérotique, on s'était trop
empressé de conclure à celle d'un épithélium ; que les noyaux contenus dans les parois des vaisseaux capillaires et dans le tissu cellulaire qui accompagne les vaisseaux dans la substance du cerveau,
avaient, comme aussi les cellules à noyau des glandes acineuses, une

(1) *Voyez* mon article Bile, dans l'*Encyclopédie de Berlin*, 1835.
(2) Muller, *Physiologie*, Paris, 1840, t. I, p. 152.

tout autre signification, sur laquelle je reviendrai dans les chapitres spéciaux consacrés à ces divers tissus.

Quelques uns des faits dont je viens de présenter l'ensemble furent observés simultanément, ou presque à la même époque, par d'autres aussi. Donné (1) aperçut les lamelles de l'épithélium du vagin dans le mucus vaginal, et en reconnut d'analogues dans la salive (2) et à la conjonctive (3). Mais il regarda le noyau comme une ouverture qui correspond au conduit excréteur des follicules muqueux. Cette erreur ne tarda pas à être relevée. Turpin (4) déclara que les lamelles en question étaient de petits sacs organisés en tissu cellulaire, qu'il compara à celui des végétaux ; que leur intérieur contenait de l'eau et des granulations, et que parmi ces dernières une ou deux étaient développées en vésicules sphériques qui renfermaient déjà toute une nouvelle génération de granules. Le mode de développement supposé par lui est précisément inverse de celui que la nature suit, puisque les vésicules internes (les noyaux) préexistent aux vésicules externes. Il paraît n'avoir pas vu la couche la plus extérieure de cellules aplaties. Vogel (5) décrit fort exactement, comme vésicules muqueuses ou cellules épithéliales, les cellules des couches moyennes de l'épithélium stratifié : il regarde les cellules plates de la couche supérieure comme des vésicules muqueuses affaissées, admet l'identité des petites cellules de la couche profonde avec les corpuscules du pus, qui s'en rapprochent effectivement beaucoup, et se trouve conduit ainsi à penser que les corpuscules du pus et du mucus représentent aussi un épithélium, mais produit par des conditions morbides (6). Eble (7) examina aussi la conjonctive, eu égard à son épiderme ; il n'aperçut, sur la conjonctive palpébrale, que la couche profonde de cellules coniques, qu'avec raison il reconnut être la couche papillaire de Valentin ; mais il ne réussit pas à démontrer l'existence d'un épithélium spécial. Il regardait la couche papillaire comme glanduleuse, et destinée à la sécrétion des larmes. Je ne sais pas

(1) *Sur la nature des mucus*, 1837, p. 17.
(2) *Ibid.*, p. 70.
(3) *L'Institut*, n⁰ 220.
(4) *Annales des sc. natur.*, 2ᵉ série, t. VII, 1837, p. 209.
(5) *Eiter und Eiterung*, 1838, p. 88.
(6) *Voyez* contre cette opinion, MULLER, *Archiv*, 1839, p. XXIII, et le chapitre dans lequel il sera question, plus loin, des glandes muqueuses.
(7) *Medicinische Jahrbuecher*, t. XVI, 1838, p. 73.

comment il a pu ne pas apercevoir les noyaux à la conjonctive de la cornée transparente. En contemplant de haut en bas la conjonctive palpébrale, il lui parut que la surface était composée uniquement de grains ronds, mais que le bord libre avait une limite bien tranchée et bien nette. R. Wagner (1) a décrit les cellules de l'épithélium à cylindres des villosités comme une sorte d'enveloppe velue de ces dernières, qui repose sur la lamelle épithéliale. Donné (2) a trouvé les cellules de l'épithélium vibratile sur la membrane d'un polype nasal extirpé, et Valentin (3) sur la membrane muqueuse des fosses nasales du cheval après l'avoir raclée. Suivant Valentin, il sort de l'extrémité postérieure un filament grêle et mou, toujours arraché. Ce physiologiste attache une grande importance aux stries longitudinales qu'on aperçoit sur les cellules, et qu'il regarde comme les fibres musculaires des cils vibratiles. Il a publié (4) sur ces stries quelques remarques dont j'ai omis de parler précédemment; elles partent par paires d'un renflement ou bulbille, au moyen duquel chaque cil est implanté sur le bord supérieur libre du cylindre, ce qui lui fait considérer comme d'autant plus vraisemblable qu'elles sont les limites des fibres motrices des cils. Ni lui ni Donné ne parlent du noyau. Donné, avec sa précipitation ordinaire, divise les membranes muqueuses en deux séries, les vibratiles, qui sécrètent un mucus alcalin, consistant en globules, et les autres, qui ont toutes un épithélium composé d'écailles comme l'épiderme extérieur, et qui fournissent une sécrétion acide.

L'ouvrage de Bœhm sur l'état de la membrane muqueuse du canal intestinal chez les sujets atteints du choléra, contient des figures de l'épithélium des villosités intestinales, des conduits biliaires, et des organes urinaires. Wasmann (5) a donné une description plus exacte de l'épithélium de l'estomac et de ses glandes. Schwann (6) a confirmé par ses recherches les observations de Purkinje et les miennes sur l'accroissement des cellules épidermiques.

Je dois encore dire quelques mots sur la manière dont Valentin (7) a caractérisé les trois formes d'épithélium admises par moi.

1 *Beitraege*, cah. 2, 1838, p. 30.
2 *Ann. des sc. natur.*, 2ᵉ série, t. VIII, 1837, p. 190.
3 *Repertorium*, 1837, p. 207.
4 *De functionibus nervorum*, p. 141, note.
(5) *De digestione*, 1839.
6 *Mikroskopische Untersuchungen*, 1839, p. 85.
7 *Repertorium*, 1838, p. 309.

Il distingue trois modes d'association des cellules : 1° les cellules polyèdres sont placées les unes à côté des autres, sans être unies ensemble, ou se tenant naturellement par leurs angles correspondants ; 2° les cellules métamorphosées et disposées en séries sont arrangées à la suite les unes des autres en lignes horizontales, de manière à figurer des filaments ; le noyau est entouré de tous côtés par la paroi, comme par une bandelette fort étroite qui se continue immédiatement avec la portion servant de jonction : le tout ressemble parfaitement à la période de transition de la cellule en filament dans les tissus de l'embryon ; 3° les cellules sont placées à la suite les unes des autres, verticalement, en forme de filaments, formation qui paraît ne manquer dans aucun épithélium à cylindres, ni dans aucun épithélium vibratile. Pappenheim et Gerber se rangent à l'opinion de Valentin. Le premier (1) pense que les épithélium à cylindres qui existent dans l'estomac naissent de plusieurs noyaux de cellules qui se confondent peu à peu ensemble : c'est ce que semble annoncer, suivant lui, la présence de plusieurs noyaux placés perpendiculairement au-dessus les uns des autres. Gerber (2) dit que les cylindres d'épithélium sont ordinairement implantés sur un épithélium pavimenteux simple et plat : les cellules de cet épithélium se confondent avec les cylindres, de telle manière toutefois qu'un étranglement indique la limite entre les uns et les autres. En dessous naissent de nouvelles cellules pavimenteuses, qui se disposent de même jusqu'à ce que le corpuscule, dont la partie supérieure est le cylindre, renferme deux à cinq noyaux superposés, et devienne ainsi une fibre celluleuse libre.

Quant à ce qui concerne d'abord cet épithélium à séries verticales, je dois avouer qu'il ne s'est offert à moi aucun cas auquel la description qu'on vient de lire puisse s'appliquer, non plus que les figures données par Valentin et Gerber. Les cylindres lisses ou cilifères à deux noyaux sont déjà rares, et je n'ai jamais vu plus de deux noyaux. Peut-être Gerber et Valentin n'ont-ils pas assez isolé les cylindres, de manière qu'ils ont cru voir appartenant à un seul les noyaux de plusieurs cylindres différents, empilés les uns sur les autres. A l'égard de l'épithélium en fibres horizontales, il se compose de cellules plus ou moins complétement confondues en fibres. Assurément il peut se développer aux dépens de l'épithélium pavimen-

1) *Verdauung*, 1839, p. 117.
2) *Allgemeine Anatomie*, 1840, p. 90.

teux et en tenir lieu, comme dans les vaisseaux ; mais la plupart des
épithélium disposés en fibres dont parle Valentin n'appartiennent pas
ici ; ce sont des tissus fibreux d'enveloppement, comme, par exemple,
ceux qui entourent des faisceaux nerveux, musculaires, etc., qui se
convertissent aussi en véritable tissu cellulaire , et qui n'ont rien de
commun avec l'épithélium, si ce n'est les noyaux de cellules.

R. Wagner a figuré la membrane vibratile d'un polype nasal extirpé (1). Nous lisons ce qui suit dans l'explication : « On distingue
sur la coupe d'abord le tissu cellulaire fibreux du polype, puis
la couche d'épithélium à cylindres, et ensuite l'épithélium vibratile, avec les cils. » Je regrette qu'une assertion si inexacte soit
consignée dans un ouvrage que chacun voudrait voir entre les mains
de tout le monde. Les parties appelées par Wagner épithélium à
cylindres sont les cylindres vibratiles jusqu'au bord supérieur des
noyaux ; la portion supérieure, plus claire, des cylindres, avec les
cils, est représentée à tort comme une membrane continue. Au
reste, la figure n'est pas plus conforme à la nature que celle qui
représente l'épithélium vibratile de la matrice (2).

J'ai déjà parlé précédemment des premiers travaux de Flourens
sur l'épiderme (3). En 1839, il en a paru (4) un autre sur la structure de la membrane muqueuse gastrique et intestinale, dans lequel
l'auteur, sans rien connaître de ce qu'ont fait les modernes, ou plutôt
sans y avoir égard , prétend démontrer l'épiderme de l'estomac et
de l'intestin par la macération. Or il fait voir non seulement un
épithélium, mais encore un réseau muqueux, et cela non pas u i-
quement dans l'intestin, mais même encore dans l'estomac. On
conçoit sans peine qu'il soit arrivé à ce résultat, puisqu'il recommande, comme une des précautions les plus nécessaires à prendre,
d'éloigner, avant la macération, toute trace du mucus qui adhère
aux surfaces. Dès lors ce ne peut être autre chose que la membrane
muqueuse, que, dans la persuasion de trouver un épithélium, il a
détachée et même divisée en plusieurs lames.

(1) *Erlaeuterungstafeln zur Physiologie und Entwickelungsgeschichte*,
cah. III, 1839, pl. XXX, fig. 10.

(2) *Ibid.*, fig. 8, B.

(3) *Ann. des sc. natur.*, t. VII, p. 157, 219 ; t. IX, p. 239.

(4) *Ibid.*, t. X, p. 282.

CHAPITRE II.

Des ongles.

Le tissu des ongles ne se distingue de celui de l'épiderme que parce qu'il est plus dur et plus cassant. Cette double propriété dépend, suivant Lauth (1), d'une certaine quantité de phosphate calcique qu'il contient. La pesanteur spécifique de la substance des ongles est de 1,191, d'après Schuebler et Kapff. Chez l'adulte, quelle que soit la portion de l'ongle qu'on examine, les éléments de cette substance sont des écailles épidermiques, plates et sèches, offrant très rarement des traces de noyaux, qui sont encore plus manifestement disposées en membrane qu'à l'épiderme, et qui forment des couches superposées les unes aux autres. Par ce motif, on ne peut pas séparer les ongles de l'épiderme, sous le point de vue anatomique.

Structure des ongles.

L'ongle est plat, quadrilatère, arrondi en devant et en arrière; il se rétrécit un peu et s'amincit graduellement en arrière. Ses bords latéraux et son extrémité postérieure sont logés dans une rainure du derme, qui est très peu marquée sur les côtés, mais a jusqu'à deux lignes de profondeur en arrière. La portion la plus mince de l'ongle, celle qui occupe la partie postérieure de la rainure, s'appelle sa racine. La longueur de cette portion forme un cinquième ou un sixième de celle de l'ongle entier. La racine est intimement unie au derme par ses deux faces, tandis que le corps ne l'est que par la face inférieure; il n'y a que le bord antérieur qui soit libre. A l'endroit où l'ongle tient au derme, les couches voisines de ce dernier sont plus molles, et lorsqu'on arrache l'ongle, elles restent adhérentes tantôt à lui, tantôt au derme. On peut tout aussi bien les considérer comme de l'épiderme qui passe entre le derme et l'ongle, que comme une couche de celui-ci. Le bord libre et tranchant de la rainure qui loge l'ongle est le seul point où l'épiderme semble offrir une duplicature particulière formant un bourrelet sur l'ongle; mais la lame inférieure de cette duplicature ne peut être suivie à une grande distance en arrière, car elle ne tarde pas à se confondre avec la surface de l'ongle; de plus, en se desséchant peu

____

(1) *Mémoires sur divers points d'anatomie*, p. 5. — C.-F. Burdach, *Traité de physiologie*, t. VII, p. 237.

à peu, elle se trouve poussée en avant avec ce dernier, et l'on par
vient souvent à la démontrer assez loin en avant de la rainure, tout-
autour du bord de laquelle s'en est déjà produite une seconde et
une troisième. La figure ci-contre donnera une idée exacte du rapport de l'ongle avec l'épiderme. Lorsque l'épiderme vient à être

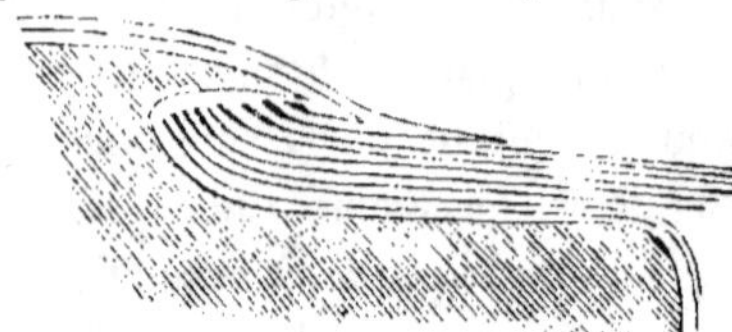

détaché du derme par la coction ou la macération, l'ongle le
suit, et sort avec lui de sa rainure. La racine est alors uniformément lamelleuse, et sur sa
coupe longitudinale, elle semble se diviser d'arrière en avant en trois
couches, l'ongle proprement dit, l'épiderme du dos du doigt, qui
se dirige en arrière, et l'épiderme du bout du doigt, qui se porte de
la face inférieure en bas.

Comme la peau de la rainure de l'ongle et la face du derme que ce
dernier couvre contiennent les vaisseaux qui fournissent la substance
aux dépens de laquelle il se produit, on peut donner à ces parties le
nom de matrice de l'ongle. C'est donc leur forme qui détermine la
sienne. Sa face supérieure est lisse ; l'inférieure offre des stries
longitudinales, correspondantes à celles du derme. En effet, le derme
présente, à partir du bord postérieur, une multitude de lamelles
saillantes, qui se dirigent d'avant en arrière, la plupart parallèles,
quelques unes aussi anastomosées ensemble sous des angles très aigus,
et dont les bords tranchants supportent de courtes papilles cylindriques. Il n'y a que le petit orteil où ces papilles soient plus éparses
et non placées sur des papilles. Les stries longitudinales sont très fines
et très serrées à la partie postérieure de la face du derme couverte par
l'ongle ; mais, vers le bout du doigt ou de l'orteil, elles deviennent plus
saillantes et plus larges, les plus fortes commençant tout-à-coup au
voisinage du bord antérieur de la rainure, sous la forme d'une ligne
courbe dont la convexité regarde en avant. Elles partent, presque
comme d'un pôle, d'un point qui se trouve au milieu ou à peu près dans
le milieu du bord postérieur du derme sous-jacent à l'ongle. Les médianes se portent directement en avant ; les latérales décrivent d'abord
un arc le long de la rainure, et cet arc est d'autant plus grand que la
strie se porte plus en dehors, à peu près comme les lignes méridiennes
d'une mappemonde. Au fond de la rainure elle-même se trouvent
encore quelques plis transversaux considérables, avec des papilles
fort saillantes. La paroi supérieure de la rainure est lisse. La substance

de l'ongle pénètre dans les interstices des lamelles et des papilles, ce qui fait que sa face inférieure présente aussi des stries longitudinales et de courts prolongements pointus. Ces stries sont perceptibles, même à l'œil nu, à travers l'épaisseur de l'ongle, et elles ont fait croire que celui-ci se composait de fibres longitudinales parallèles. Au même endroit que sur le derme, elles s'amincissent subitement sur l'ongle, et la portion finement striée est presque entièrement cachée dans la rainure, en avant de laquelle on n'aperçoit que sa région moyenne, constituant la lunule de l'ongle. Ainsi, la lunule n'est que le segment le plus antérieur de la racine de l'ongle. Comme le derme sous-jacent est très sanguin à l'endroit des plis et des papilles, mais qu'en arrière, dans sa portion finement striée, il reçoit moins de vaisseaux, et que la couleur de la peau perce à travers l'ongle, le corps de celui-ci paraît rouge et sa lunule blanche. Cependant la substance de l'ongle lui-même diffère au corps et à la racine : à la racine, elle est plus mince, plus molle et plus blanche ; au corps, plus épaisse, et de couleur jaunâtre.

L'ongle aussi a son réseau de Malpighi. Chez l'adulte, le bord postérieur et la face inférieure, celle qui regarde le derme, diffèrent de la substance proprement dite de l'ongle par leur mollesse et par leur couleur blanche ; sur une coupe transversale, les deux substances sont séparées l'une de l'autre par une ligne de démarcation bien tranchée. C'est à la substance molle seule que sont dus les prolongements villiformes qui pénètrent entre les plis du derme. Au microscope, ce réseau paraît granulé : cependant je n'ai pu, même avec le secours de l'acide acétique, y mettre en évidence ni cellules proprement dites, ni noyaux de cellules. Chez le fœtus, au contraire, et même encore chez le nouveau-né, non seulement le réseau de Malpighi du corps de l'ongle, mais encore la partie postérieure de la racine de celui-ci, se composent de cellules isolées, comme le réseau de Malpighi de l'homme.

La structure lamelleuse de l'ongle devient manifeste sur des coupes transversales, et d'autant mieux que les tranches sont plus minces. La meilleure manière d'obtenir des tranches minces consiste à laisser un peu sécher l'ongle, puis, après l'avoir fendu dans la direction désirée, à en détacher, avec un scalpel bien tranchant, des couches minces dont on prend le point de départ aux bords de la fissure. On fait renfler ces espèces de petits copeaux dans de l'eau, où ils redeviennent parfaitement transparents. Alors on y remarque ce qui suit :

Des coupes parallèles aux faces de l'ongle le déchirent plutôt qu'elles ne le tranchent. Les plus minces lamelles qu'on obtienne ainsi sont striées en travers, et parallèlement au bord libre de l'ongle ; les stries ne sont pas droites ; elles décrivent des lignes fort irrégulièrement onduleuses, et se confondent ensemble de distance en distance. A l'ongle du gros orteil, surtout chez les personnes âgées, on remarque, même à l'œil nu, des stries transversales, qui, suivant Lauth, sont formées par les bords postérieurs des lames imbriquées.

Lorsqu'on pratique à l'ongle une coupe transversale qui soit perpendiculaire au derme sous-jacent, la tranche offre de très petites stries transversales et parallèles à ses deux bords, tant supérieur qu'inférieur, comme l'indique la figure précédente.

Enfin les segments qu'on obtient par des coupes faites dans le sens de la longueur de l'ongle et perpendiculaires à la surface du derme, présentent, à la partie antérieure du corps de l'ongle, des stries longitudinales, également parallèles aux bords supérieur et inférieur, entre lesquelles, surtout du côté de la racine, s'en voient d'autres qui sont dirigées obliquement d'arrière en avant et de haut en bas (1).

De ces faits il résulte que l'ongle se compose de plaques qui, dans la rainure, descendent obliquement en avant, mais qui, en devant, sont plus parallèles au derme sous-jacent. Il ne m'a point été possible de reconnaître si ce sont les mêmes plaques qui, d'abord obliques, deviennent ensuite horizontales, ou si les couches horizontales commencent au-devant des couches obliques, et si celles-ci se terminent sur la surface du derme. Dans les coupes horizontales qui pénètrent obliquement entre les plaques, les petites squames polygones et soudées ensemble dont chaque plaque est composée, se disjoignent, et les stries onduleuses de ces coupes sont produites par les bords antérieurs des séries engrenées de squamules.

J'ai mesuré la distance entre les stries, et par conséquent l'épaisseur des lamelles, sur des coupes longitudinales pratiquées à la racine de l'ongle, c'est-à-dire dans l'endroit où ces stries sont le plus prononcées. Toutes n'ont pas la même force ; les plus fortes avaient

____

(1) Pl. I, fig. 11.

0,003 ligne. Au bord antérieur et au bord postérieur de ces segments on remarque souvent quelques unes des lamelles coupées, qui ressemblent à des fibres plates; j'ai obtenu le même résultat en les mesurant.

Entre les stries claires et plates on en voit souvent paraître d'autres très foncées et grenues, de largeur diverse (1). Parfois elles sont si étroites qu'elles n'apparaissent que comme des limites irrégulières entre deux lamelles coupées en travers. Si alors on parvient à détacher les couches les unes des autres, par pression ou arrachement, on acquiert la conviction qu'en cet endroit les lamelles s'engrènent réellement par des bords garnis de dentelures irrégulières. Dans d'autres cas, des stries conformées de la même manière occupent sans interruption l'épaisseur de six à huit lamelles et plus. Il m'est impossible de dire à quoi tient la formation de ces lamelles, qui sont par conséquent lisses sur une de leurs faces et raboteuses sur l'autre; peut-être tiennent-elles à une interruption de la formation de nouvelles cellules, interruption pendant laquelle la surface d'une couche se développe d'une manière anormale.

Les segments sur lesquels on se propose d'étudier la stratification de l'ongle doivent être peu épais, sans quoi les stries de l'une des surfaces de la tranche percent à travers l'autre surface, et tout devient confus. Cependant je dois faire remarquer que, dans certains cas, rares à la vérité, on aperçoit, même sur de minces segments, des couches de stries obliquement croisées que je ne puis expliquer, et qui réclament de nouvelles observations.

Accroissement des ongles.

L'ongle ne croît non plus que par apposition, à partir des surfaces vasculaires avec lesquelles il est en contact. Toute perte de substance qu'il subit à sa surface demeure irréparée (2). La formation de nouvelles couches s'effectue incontestablement au bord postérieur. Les décolorations et les taches s'avancent peu à peu de la racine vers le bord libre; mais, en exécutant cette progression, elles ne paraissent pas s'éloigner les unes des autres sur la surface du corps de l'ongle. Lavagna (3) détermina, au moyen de l'acide

(1 Pl. 1, fig. 11, *a*, *a*.
2) A. Cooper, dans *Lond. med. and phys. Journal*, april, 1827, p. 289.
3) *Carie dei denti*, p. 165.

nitrique, deux taches, situées, l'une à la base, et l'autre au sommet
de l'ongle : au bout de quelques jours, la tache postérieure s'était
un peu rapprochée de l'antérieure. Schwann (1), en répétant l'expérience, a obtenu un autre résultat : il pratiqua, vers la racine,
deux piqûres d'épingle, qu'ensuite il colora avec du nitrate
argentique ; les piqûres étaient placées à côté et au-devant l'une
de l'autre. A l'époque où les points colorés avaient atteint le bord
de l'ongle, la distance entre eux n'avait changé ni d'un côté à
l'autre, ni d'avant en arrière. Deux ou trois mois suffisent, suivant
Cooper et Schwann, pour qu'une particule de l'ongle parcoure l'intervalle compris entre la racine et le bord. A l'extrémité postérieure
de la racine, on trouve, chez l'enfant, des cellules plus petites, qui
contiennent manifestement un noyau. Mais l'ongle doit aussi croître
par sa face inférieure, car son corps est plus épais que sa racine ; et,
chez l'enfant, on découvre de jeunes cellules sur tout le derme
sous-jacent. Les phénomènes qui se passent pendant la régénération,
et dont il sera bientôt question, viennent également à l'appui de
cette assertion. On ne peut que hasarder des conjectures touchant
la relation qui existe entre ces deux modes d'accroissement. Comme
les lames sont généralement obliques dans la racine de l'ongle, et
horizontales dans le corps, on pourrait se figurer que chacune d'elles
se produit tout d'une pièce sur la surface entière du derme, et jusqu'à l'angle de la rainure ; après quoi elle est repoussée à la fois en

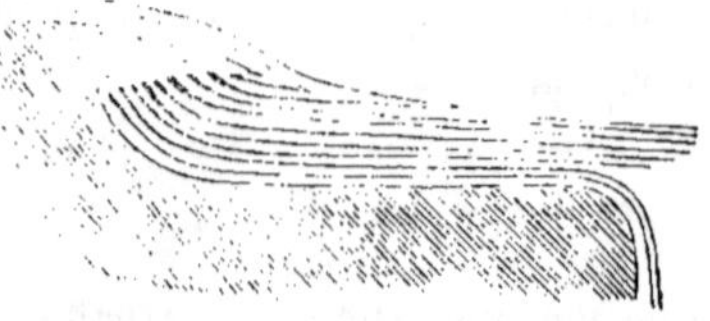

avant et en haut par celle qui
se forme en dessous. On ex-
pliquerait ainsi pourquoi la
racine s'amincit peu à peu en
arrière : mais alors le bord

libre de l'ongle devrait devenir plus mince aussi, ce qu'on n'observe
jamais chez l'homme. D'un autre côté, si la production de nouvelles
couches s'opère uniformément sur tous les points du derme, l'ongle
devrait être, à son bord libre, aussi épais qu'il est long. Or, comme
cette disposition n'a point lieu, il faut conclure que la formation de
cellules nouvelles s'accomplit plus rapidement au bord postérieur
que sur le derme, et l'on est d'autant plus en droit d'admettre que
les choses se passent réellement de la sorte, qu'au bord postérieur
les vaisseaux sanguins amènent le suc nourricier non seulement de

____

1 *Mikroskopische Untersuchungen*, p. 91.

bas en haut, mais encore d'arrière en avant et de haut en bas. Dès lors on peut se figurer ou que chaque lamelle est plus épaisse en arrière qu'en avant, ou qu'entre les lamelles s'en glissent d'autres qui montent obliquement. Lorsque, par l'effet d'une cause pathologique, par exemple d'un état congestionnaire du derme sous-jacent, la formation nouvelle dépasse les limites normales à la surface de ce dernier, l'ongle acquiert une épaisseur insolite, et on le trouve alors composé de lames superposées, ayant des dimensions égales, dont chacune dépasse en avant celle qui vient immédiatement au-dessous d'elle. Dans d'autres circonstances, à la suite d'une inflammation et d'une adhérence de la rainure, la formation nouvelle cesse au bord postérieur : alors l'ongle ne croît plus au-delà de l'extrémité du doigt, et il ne fait plus que couvrir le derme, en s'appliquant exactement à tous les bords. La coutume que nous avons de rogner nos ongles ne permet pas de dire si leur accroissement a un terme naturel, et de ce qu'ils se régénèrent sans cesse on n'est pas en droit de conclure qu'ils croîtraient continuellement dans l'état normal. A la vérité, suivant E.-H. Weber (1), le bord libre se détache de temps en temps, chez les enfants, sous la forme d'un segment semi-circulaire, ce qui indiquerait une crue continuelle. Mais, chez les peuples qui les laissent croître, comme les Chinois, ils atteignent une limite (2) : à ce moment, ils sont arrondis et un peu recourbés autour de l'extrémité des doigts et des orteils. De même, chez les chevaux, les sabots, qu'on pare chaque fois qu'on renouvelle la ferrure, repoussent continuellement, tandis que, chez d'autres animaux, les bœufs, par exemple, ils ne changent plus dès qu'ils sont arrivés au terme de leur développement, ou ne s'accroissent qu'en proportion de l'usure qu'ils éprouvent; chez quelques uns, les ongles tombent périodiquement, et se reproduisent.

Au troisième mois de la vie intra-utérine, les ongles se font déjà remarquer par un sillon circulaire, qui se développe plus tard en rainure; mais ce n'est qu'au cinquième mois qu'ils commencent à se distinguer de l'épiderme par leur solidité. Le bord libre ne se forme qu'à une époque plus reculée encore.

La nutrition des ongles formés dépend du système vasculaire et médiatement du système nerveux de leur matrice. Les exsudations

(1) HILDEBRANDT, *Anatomie*, t. I, p. 195.
(2) Hamilton (*New account of the East-Indies*, t. II, p. 279) dit qu'ils acquièrent jusqu'à deux pouces de long.

à la surface du derme sous-jacent entraînent la perte de l'ongle, qui, dans certaines maladies de peau, tombe, aussi bien que l'épiderme. Steinrueck a observé la chute des poils et des ongles (1), chez des lapins, à la suite de la section du nerf sciatique, probablement parce que les vaisseaux de leur matrice avaient été frappés de paralysie, de même qu'il n'est pas rare de voir des congestions passives au derme, et une exfoliation continuelle de l'épiderme dans les parties paralysées. On conçoit que des alternatives fréquentes dans l'activité des vaisseaux du derme sous-jacent peuvent entraîner aussi un accroissement irrégulier des ongles, son épaississement partiel, son amincissement, sa chute; et peut-être expliquerait-on ainsi les difformités auxquelles ils sont sujets dans les maladies chroniques du cœur et des poumons, spécialement dans la cyanose (2) et la phthisie pulmonaire (3).

J'ai déjà dit que quand on coupe les ongles par-devant, ils se renouvellent continuellement; de même, lorsqu'ils viennent à tomber, d'autres les remplacent, mais presque toujours difformes, ce qui tient à des dégénérescences du derme et de la rainure. Lorsque l'ongle se reproduit, il couvre la surface entière du derme d'une lamelle cornée mince. Au bout d'un laps de temps assez court, on observe sur la partie postérieure une élévation transversale, et au-devant de celle-ci un enfoncement peu profond; l'élévation se forme dans l'angle de la rainure, et la dépression sur la lunule; les couches qui se produisent plus tard reportent celle-ci en avant. Mais cette irrégularité ne dure qu'autant que l'ongle est mou. Dès qu'il a acquis la consistance requise, sa surface devient lisse, et alors le bord s'avance peu à peu vers le bout du doigt (Lauth). Un fait digne de remarque, et qu'on a fréquemment observé (4), c'est qu'après la perte de la troisième phalange, ou de la seconde et de la troisième, il peut se former un ongle parfait sur la seconde ou même sur la première.

Différences des ongles chez les animaux.

Dans les trois classes supérieures du règne animal, les ongles tantôt ressemblent plus ou moins à ceux de l'homme (singes, élé-

<hr>

(1) *De nervorum regeneratione*, p. 45, 49.
(2) BLECH, *De mutationibus unguium*, Berlin, 1816, fig. 5, 6.
(3) *Ibid.*, fig. 1, 2.
(4) Les exemples connus de cette singularité ont été réunis par Pauli *De vulnerum sanatione*, p. 98).

phant, etc.), tantôt sont développés en griffes, les plaques cornées s'allongeant par-devant en une pointe recourbée, tandis que les bords latéraux vont à la rencontre l'un de l'autre en contournant la phalange, tantôt enfin sont métamorphosés en sabots, simples ou multiples. La texture des griffes paraît ne pas différer essentiellement de celle des ongles; le sabot, au contraire, renferme un système de tubes, dont l'extrémité supérieure loge les prolongements villiformes du bourrelet, mais qui, plus bas, sont creux. Suivant Gurlt, ces tubes sont formés d'anneaux concentriques (par conséquent de lamelles concentriques), et réunis par une substance cornée amorphe, parsemée de corpuscules ponctiformes, qui naît sur la peau et dans les intervalles des villosités. Hesse assure que les tubes renferment du pigment ou des sels terreux. Chez les jeunes animaux, où la couche inférieure du sabot est encore molle et blanche, comme le germe d'une plume, les tubes sont entourés aussi d'une couche de la même substance blanche (1).

Histoire des ongles.

La première description exacte de l'ongle et de la forme du lit dermique qui le supporte, a été donnée par Albinus (2), qui eut encore à combattre l'opinion, soutenue par Malpighi (3), que les ongles sont un épanouissement des tendons des muscles extenseurs. Albinus fit ressortir leur analogie avec l'épiderme. Dans ces derniers temps, Lauth (4) et Gurlt (5) ont indiqué d'une manière détaillée la disposition des lamelles et des papilles du derme. Je n'ai trouvé que peu de chose à ajouter aux descriptions de Lauth.

Malpighi admit la structure lamelleuse de l'ongle d'après l'examen d'un de ces organes, épaissi par l'effet de la maladie, et dans lequel les couches s'étaient glissées les unes sur les autres de la manière que j'ai indiquée. Cette opinion fut adoptée par la plupart des anatomistes, notamment par Lauth (6) et M.-J. Weber (7). D'au-

1) Comp. H. Mayo, *Anatom. and physiolog. comment.*, numb. II, july, 1823, p. 23. — P. Rayer, *Traité des maladies de la peau*, Paris, 1835, t. III, p. 770. — Gurlt, dans Muller, *Archiv*, 1836, p. 267. — Hesse, *De ungularum, barbæ balænæ, dentium ornithorhynchi corneorum penitiori structura.* Berlin, 1839. — Gerber, *Allgemeine Anatomie*, p. 81.

2) *Adnotat. acad.*, lib. II, 1755, p. 56.

3) *Opp. posth.*, 1697, p. 99.

4) *Mém. sur divers points d'anatomie*, p. 4.

5) Muller, *Archiv*, 1835, p. 263.

6) *Loc. cit.*, p. 5.

7) Dans Bessiere, *Obs. de ung. anat. et patholog.*, Bonn, 1831.

tres cependant soutinrent que l'ongle est fibreux (1). Gurlt regarde comme des fibres les tranches des lames qu'on remarque sur la coupe longitudinale. J.-F. Meckel (2) combine ensemble les deux opinions : il admet des lames qui se divisent en fibres. Heusinger (3) a marché sur ses traces. E.-H. Weber (4) ne regarde comme prouvée ni la structure lamelleuse, ni la structure fibreuse. Krause (5) dit que l'ongle contient des couches obscures et claires, lâches et denses, alternant ensemble sans régularité, et d'un soixantième de ligne d'épaisseur, mais qu'il n'est pas formé de lamelles distinctes; il y admet, en outre, dans un tissu homogène, de petites cellules, peu nombreuses, de $\frac{1}{345}$ à $\frac{1}{175}$ de ligne de diamètre; les inégalités de la surface déchirée ont bien pu paraître telles sur de très petits lambeaux. Tortual (6) a trouvé, dans le tissu de l'ongle, des granules et des fibres; parmi ces dernières, les unes étaient simples et les autres composées de granules. D'après la manière dont il décrit la marche des fibres, et que je ne puis reproduire ici en détail, on voit qu'il a pris pour des fibres, non seulement les tranches des lamelles, comme Gurlt, mais encore les limites réticulées des lamelles épithéliales. Les granules sont ou des noyaux de cellules ou des illusions d'optique causées par des inégalités de la surface. Schwann a démontré le premier par l'observation (7) que l'ongle a une texture lamelleuse, et que les lames sont composées de squamules d'épiderme; le premier aussi il a fait voir les cellules de son réseau de Malpighi chez le nouveau-né.

Les anatomistes se sont beaucoup occupés des relations entre l'épiderme et l'ongle. Suivant l'ancienne hypothèse, adoptée encore par Béclard (8) et Ollivier (9), l'épiderme passerait sur l'ongle, qui serait une plaque interposée entre lui et le derme. D'après M.-J. Weber (10), Lauth (11), Krause, Gurlt et Arnold (12), l'épiderme

(1) HALLER, *Element. physiolog.*, t. V, p. 26.

(2) *Manuel d'Anatomie*, trad. par A.-J.-L. Jourdan, t. I, p. 183.

(3) *Histologie*, 1822, p. 150.

(4) HILDEBRANDT, *Anatomie*, t. I, 1830, p. 194.

(5) *Anatomie*, 1833, p. 79.

(6) MULLER, *Archiv*, 1840, p. 254.

(7) *Mikroskopische Untersuchungen*, 1839, p. 90.

(8) *Anatomie générale*, p. 277.

(9) Article *Ongle* du *Dictionn. des sciences médicales*.

(10) *Elementen der allgemeinen Anatomie*, 1826, p. 95.

(11) *Loc. cit.*, p. 4.

(12) *Icones anatom.*, fasc. II, tab. XI, fig. 19, 20.

tapisse la rainure, se rend ensuite à la face inférieure de l'ongle, et se continue en devant avec l'épiderme du bout du doigt. Cependant Lauth fait remarquer que la couche d'épiderme est en même temps la couche la plus jeune de l'ongle. Meckel est du même avis, et Heusinger ne s'écarte pas non plus de cette opinion. L'épiderme, dit le premier de ces anatomistes, se confond intimement avec l'ongle à la face inférieure de celui-ci, d'où il conclut avec raison que l'ongle n'est qu'une portion épaissie de l'épiderme. Suivant Burdach (1) l'épiderme se réfléchit vers la rainure, mais ne la tapisse pas, et va se continuer avec la surface supérieure de l'ongle, à l'extrémité duquel il se réfléchit de nouveau en dessous, pour en garnir la face inférieure.

La manière dont les ongles croissent a été un autre sujet de controverse. Il ne pouvait échapper à aucun observateur que l'adjonction de parties nouvelles a la rainure pour point de départ, et déjà Leeuwenhoek (2) l'avait dit positivement. Cependant l'épaisseur de l'ongle, qui augmente d'arrière en avant, conduisit à l'idée que le derme sous-jacent reçoit aussi de la substance nouvelle. Presque tous les anatomistes l'ont admis d'après Malpighi. Lauth, Gurlt et Schwann ont essayé de donner un exposé plus détaillé de cette opération. La théorie de Lauth ne diffère pas essentiellement de celle que j'ai développée; ce qui l'en distingue surtout, c'est que l'auteur suppose, comme à l'ordinaire, que la formation de l'ongle est une sécrétion de matière cornée. Gurlt considère la progression de l'ongle d'arrière en avant comme le résultat de deux forces agissant l'une contre l'autre à angle droit, parce que la substance cornée liquide se dépose dans la même proportion d'arrière en avant et de bas en haut. Pour Schwann, la force qui pousse l'ongle en avant réside non seulement dans la production de cellules nouvelles au bord postérieur, mais encore dans l'expansion en surface que prennent d'elles-mêmes ces cellules. Ce qui empêche que l'ongle s'amincisse à mesure qu'il avance, comme il devrait le faire, c'est que de nouvelles plaques s'ajoutent continuellement aussi à sa face inférieure; l'amincissement dû à l'aplatissement des cellules et l'épaississement produit par l'accroissement de bas en haut se compensent assez pour que l'ongle conserve à peu près la même épaisseur partout.

____

1 *Traité de physiologie*, trad. par A.-J.-L. Jourdan, t. VII, p. 238.
2 *Opp.*, t. I, p. 112.

CHAPITRE III.
Du pigment grenu.

Les parties élémentaires organiques sont colorées de trois manières, tant dans le règne animal que dans le règne végétal. Ou une cellule incolore renferme un liquide tenant le pigment en dissolution, par exemple, une huile colorée, ce qui arrive aux globules qu'on voit sur la rétine des oiseaux, aux cellules adipeuses jaunes, aux cellules du foie ; ou les cellules, confondues en un seul tout avec leur contenu, ne forment avec lui qu'une sphère ou une lame uniformément colorée, comme dans les ongles de certains animaux ; ou enfin des particules colorées, auxquelles on donne le nom de corpuscules pigmentaires, sont contenues dans une cellule incolore et pleine d'un liquide limpide, peut-être aussi collées autour d'un noyau de cellule par une substance visqueuse. Le tissu que, dans le corps humain, on désigne sous le nom de pigment noir, est de ce dernier genre.

Mais le nom de pigment noir est inconvenant, parce qu'il y a des substances autrement colorées qu'en noir qui affectent la même disposition. Même à la peau du nègre et dans l'œil, le pigment n'est pas noir ; il est seulement d'un brun foncé, et de cette manière il procure à la peau des nuances diverses, en passant par le jaune cuivré au jaunâtre, sans que nous soyons fondés à admettre une substance spéciale pour chacune de ces teintes, attendu que la quantité suffit déjà pour faire paraître la couleur tantôt plus claire, tantôt plus foncée. J'ai donc substitué à l'ancienne dénomination celle de pigment grenu.

Structure du pigment.

Le pigment grenu ne se rencontre guère, chez l'homme en santé, que disposé en couches membraniformes, dépourvues de vaisseaux et de nerfs, mais étalées, comme l'épiderme, sur des membranes riches en vaisseaux sanguins, qui jouent le rôle de matrice à son égard. Des causes pathologiques font qu'il se développe également en masses compactes dans le parenchyme des organes, constituant de cette manière, soit seul, soit associé à des éléments d'une autre espèce, des tumeurs (squirrhe, fongus médullaire) qui, à une certaine époque de leur développement, sont aussi parcourues par des vaisseaux sanguins.

Chez la race blanche, le pigment grenu ne s'étale généralement

en couches que sur la face interne de la choroïde, la face postérieure de l'iris et la face postérieure des procès ciliaires, dont les
interstices sont remplis de ses granulations. Cependant il n'est pas
rare non plus que certains points de la peau doivent une couleur
permanente ou temporaire à du pigment dont la teinte perce à travers l'épiderme ; tels sont le pourtour du mamelon, surtout chez les
femmes pendant la grossesse et la lactation, la peau de la verge et
du scrotum, celle des grandes lèvres et de l'anus. La coloration est
ici parfois presque aussi foncée que chez la race éthiopienne. Le
pigment grenu se montre pendant l'été dans certaines taches sous-
cutanées de la face, qu'on désigne sous le nom de *taches de rousseur*, et qui sont surtout communes chez les personnes blondes.
Mais, dans les races colorées, il forme une couche continue sur toute
la surface du corps, entre le derme et l'épiderme. On ignore encore
si la teinte brune des hommes de race caucasique qui habitent les
pays chauds, teinte que l'action continue du soleil rend souvent
fort intense, dépend du développement d'un pigment ; cependant il
est plus probable qu'elle provient d'une modification chimique de
l'épiderme. Lorsque nous nous occuperons des poils, nous verrons
qu'une métamorphose analogue de lamelles incolores en lamelles
colorées, peut avoir lieu sans intervention de pigment grenu. Suivant Wharton Jones (1), une couche mince, mais bien sensible, de
pigment brun, existe aussi dans le labyrinthe membraneux de
l'homme, notamment dans les ampoules ; au reste, le pigment est
plus prononcé en cet endroit chez les mammifères, où il a été observé
par d'autres, tels que Scarpa, Comparetti et Breschet (2). Malgré le
grand nombre de recherches qu'on a faites pour savoir si les taches
noires qu'on rencontre presque régulièrement dans les poumons et
les glandes bronchiales des adultes, sont normales ou pathologiques,
si ce sont des formations organiques ou de simples dépôts de charbon en poudre introduit par l'inspiration, la question est encore indécise aujourd'hui. Pearson (3) soutient que la matière colorante
est de la poudre de charbon, parce que ni le chlore ni les acides
minéraux n'agissent sur elle. Carswell (4) et Graham (5) partagent

(1) Article *Hearing*, dans *The Cyclopædia of anatomy and physiology*, t. II,
p. 529.
(2) *Recherches sur l'organe de l'ouïe de l'homme*, Paris, 1836, in-4°, fig.
(3) *Philosoph. Trans.*, 1813, pl. II, p. 159.
(4) *Illustrat. of elementary forms of disease*, fasc. IV.
(5) *Edinb. med. and surg. Journal*, 1831, n° 101.

la même opinion. Cette matière, disent-ils, est d'autant plus abondante que le sujet est plus avancé en âge; elle l'est surtout beaucoup chez les ouvriers qui travaillent à la fumée. Mais Graham présume qu'elle n'en dépend pas moins d'une maladie du poumon qui s'oppose à l'expulsion de la poussière inspirée, et qui est la première cause de l'accumulation de cette dernière. La même coloration en noir a été quelquefois aussi remarquée par Pearson chez des animaux domestiques avancés en âge. Rapp (1) l'a trouvée chez des animaux qui vivent éloignés de l'homme, par exemple chez le castor. On a de la peine à comprendre comment la poussière de charbon inspirée passerait dans les vaisseaux et les glandes lymphatiques.

Les éléments du pigment grenu varient de forme et de dimensions dans les parties diverses du corps. Ce sont des cellules qui, partout où elles se serrent les unes contre les autres, s'aplatissent mutuellement et deviennent polygones, tandis que, sur d'autres points, où elles sont plus écartées, elles se rapprochent davantage de la forme sphérique; elles peuvent aussi s'allonger et se confondre en tubes et en fibres. A la première catégorie se rapportent les cellules pigmentaires de la face antérieure de la choroïde, qu'on peut aisément détacher de cette dernière en petits lambeaux cohérents et membraniformes. Considérées à plat, elles représentent une mosaïque de belles plaques noires, presque régulièrement hexagones, qui ont 0,006 à 0,007 ligne de diamètre; ces plaques, bien distinctes les unes des autres, tantôt se touchent exactement, au point même de se couvrir presque par leurs bords, tantôt sont séparées par des lignes étroites et claires (2). Quelquefois il s'en trouve une, dans le nombre, qui se distingue des autres par ses dimensions; elle est octogone, claire, et entourée de la manière la plus régulière par de petites cellules pentagones. Les lignes claires qu'on aperçoit entre les cellules ne sont pas toujours formées uniquement par les parois adossées de celles-ci, elles le sont quelquefois aussi par de la substance intercellulaire. Lorsque ce cas a lieu, on distingue, dans le milieu des espaces clairs, un contour qui marque la limite des parois des cellules adossées, et, en outre, les bords libres des cellules extérieures offrent également un espace clair correspondant. Mais souvent cet espace manque, et l'on voit les granules s'étendre exac-

(1) Annot. pract. de veri interpretatione observationum anatomiæ pathologicæ, Tubingue, 1834, p. 16.

(2) Pl. I, fig. 12.

tement jusqu'au bord de la cellule, quelques uns même le dépasser. La plupart du temps ils sont un peu plus rares vers les bords, ou même n'existent pas du tout à la périphérie, de sorte qu'une partie de la cellule reste claire. C'est, en général, au milieu de la plaque qu'ils sont le plus serrés, à part une tache centrale plus ou moins claire (1), qui est tantôt parfaitement ronde et bien délimitée, tantôt couverte de molécules de pigment. Cette tache correspond au noyau de la cellule, globule de 0,0028 à ,0030 ligne de diamètre, avec un nucléole central. Fréquemment on reconnaît déjà ce noyau dans la cellule intègre; mais on le découvre à coup sûr en faisant dissoudre celle-ci par l'acide acétique. Les cellules pigmentaires de la choroïde sont un peu déprimées, moins cependant qu'elles ne le paraissent au premier coup d'œil, lorsqu'après les avoir isolées on les fait rouler sur elles-mêmes. En les examinant avec attention, on trouve que les corpuscules pigmentaires n'en occupent que le segment postérieur, qui est le plus grand, et qui regarde la choroïde : l'antérieur, un peu plus bombé (2), reste clair, et au milieu de cette paroi antérieure se trouve le noyau, qui presque toujours fait légèrement saillie à sa surface (3). Aussi, quand, après avoir ployé la choroïde de manière que sa face antérieure, avec le pigment qui la couvre, en forme le bord, on contemple ce dernier, la cellule pigmentaire paraît revêtue d'une membrane épidermoïde claire, garnie de noyaux épars. Cette membrane n'est autre chose que la paroi antérieure, probablement épaissie, des cellules pigmentaires elles-mêmes. Dans tout le reste du pourtour, la paroi de la cellule doit, comme il ressort des observations que je viens de citer, être extrèmement mince, ou confondue avec le contenu : dans ce dernier cas, la cellule pigmentaire serait une masse solide dans laquelle les corpuscules du pigment sont disposés de telle manière que tantôt ils atteignent le bord, et tantôt ne s'étendent point jusque là. Cette disposition est rendue probable par le mode d'action de l'acide acétique. Cet acide, lorsqu'il est concentré, et en quantité suffisante, dissout la cellule pigmentaire, après quoi les corpuscules se dispersent; mais leur séparation ne s'effectue pas subitement; elle a lieu peu à peu, comme s'ils se détachaient graduellement d'un conglomérat, qui peu à peu aussi s'éclaircit de dehors en dedans. Cepen-

(1) Pl. I, fig. 12, *A*, *a*, *b*.
(2) Pl. I, fig. 12, *B*, *a*.
(3) Pl. I, fig. 12, *C*, *a*.

dant il doit y avoir aussi de véritables cellules à paroi solide et renfermant un contenu liquide, car **Schwann** assure avoir aperçu un mouvement moléculaire des corpuscules pigmentaires dans l'intérieur de la cellule (1). Sur la choroïde, les cellules ne forment qu'une couche simple; mais souvent on trouve, au-dessous ou au-dessus de cette couche, des noyaux de cellules, en grand nombre, qui appartiennent peut-être à une nouvelle couche en train de se former.

Les cellules pigmentaires du corps ciliaire et de la face postérieure de l'iris sont, en général, semblables aux précédentes, mais plus petites et moins régulières. Il est rare qu'elles soient anguleuses, surtout celles de l'iris; la plupart du temps elles sont rondes, ou se rapprochent de la forme ronde, et tellement remplies de corpuscules qu'elles paraissent presque entièrement noires; on n'aperçoit pas non plus souvent, dans leur centre, la tache claire qui correspond au noyau. On trouve aussi de ces cellules dans la substance de l'iris, surtout vers son bord interne.

Quand du pigment se rencontre aux téguments extérieurs, ses cellules sont situées entre le derme et le réseau de Malpighi, parfois même mêlées avec celles de ce dernier, dont elles ne se distinguent alors que par leur contenu. Lorsque le derme présente des inégalités, les cellules pigmentaires sont surtout accumulées dans les enfoncements, par exemple, dans les sillons que laissent entre elles les papilles. Là elles sont presque toujours disposées en couches superposées; sur les élévations elles ne forment qu'une couche simple, et sont fréquemment très éparses. Elles varient beaucoup aussi eu égard à leur degré de réplétion. C'est de ces diverses circonstances, et en outre de l'épaisseur de l'épiderme, à travers lequel perce leur teinte, que dépend l'intensité de la couleur de la peau. La couleur elle-même tient probablement à la nature des corpuscules pigmentaires. Chez le nègre, les cellules ressemblent beaucoup, pour la forme, à celles de la choroïde; elles sont quelquefois parfaitement hexagones, ou très rapprochées de cette forme, ou polyédriques, ou irrégulièrement arrondies. Leur diamètre comporte 0,0039 à 0,0062 ligne, terme moyen 0,005. Le noyau rond, qu'on distingue souvent très bien dans celles qui sont le moins remplies, a un diamètre de 0,0016 ligne. Dans les points colorés de la peau des hommes de

<hr>

1 *Mikroskopische Untersuchungen*, p. 87.

race blanche, où les cellules pigmentaires sont généralement moins serrées les unes contre les autres, elles sont plus arrondies, petites, et ressemblent fréquemment à de simples amas de corpuscules de pigment : cependant il se trouve là aussi des points où la substance incolore de la cellule s'aperçoit sur les bords, et quand elle n'est pas visible de suite, on peut la rendre apparente au moyen de l'acide acétique étendu.

Cellules pigmentaires étoilées.

Entre la face interne de la sclérotique et la face externe de la choroïde se trouve un tissu fibreux très délicat, qui se déchire quand on sépare les deux membranes l'une de l'autre, et dont une mince couche reste ensuite sur chacune d'elles. La portion qui demeure attachée à la sclérotique porte le nom de *lamina fusca*. Cette lamelle est redevable de sa couleur brunâtre à une espèce particulière de cellules pigmentaires qui sont emprisonnées entre ses fibres propres. Ces cellules ont une forme des plus irrégulières ; la plupart sont aplaties, triangulaires, trapézoïdales, ovales et allongées en pointe (1). Celles qui se rapprochent de la forme arrondie ou carrée, et qu'on peut mesurer jusqu'à un certain point, ont un diamètre qui ne reste guère au-dessous de 0,008 ligne, et qui va parfois à 0,013, ou même plus. En général, elles offrent, à peu près dans leur milieu, une tache claire, d'un diamètre de 0,002 à 0,003 ligne (2) : cette tache est due au noyau de la cellule, au-dessous duquel manquent les corpucules pigmentaires. Ces cellules acquièrent encore des formes plus étranges, provenant de ce que tantôt elles envoient des prolongements mousses de deux angles opposés, ou de trois angles et même des quatre, ou de ce qu'elles s'étirent en fibres plus étroites, également pleines de pigment, dont l'extrémité se divise en branches courtes et obtuses. Quelquefois les prolongements de deux cellules vont à la rencontre l'un de l'autre ; en s'aplatissant mutuellement (3), et restent accolés ; parfois ils se confondent réellement ensemble, de manière qu'on n'aperçoit plus aucune trace de séparation. Enfin, ces prolongements peuvent dégénérer en fibres, qui vont toujours en s'amincissant, finissent par ne plus contenir de pigment, paraissent alors claires et limpides,

(1) Pl. I, fig. 13.
(2) Pl. I, fig. 13, A, C, *a, a.*
(3) Pl. I, fig. 13, A.

comme des fibres de tissu cellulaire, mais sont étendues ou simplement arquées (1), et ne se dissolvent pas dans l'acide acétique. Nous reviendrons sur ces fibres en donnant la description de la zone ciliaire. J'en ai vu qui avaient quatre à cinq fois la longueur des cellules ordinaires, des deux côtés desquelles elles partaient. On acquiert facilement la conviction que leurs contours se continuent avec la paroi externe de la cellule, quoique d'ordinaire cette paroi soit si fine, et la cavité si complétement remplie de pigment, qu'elle semble ne point exister. Mais les bords de ces cellules sont parfaitement lisses, et jamais on ne voit, comme dans les cellules de la choroïde, aucune molécule de pigment qui les dépasse. Des cellules pigmentaires analogues existent aussi sur la face externe de la choroïde, dans la substance de laquelle elles s'étendent même.

Les ramifications pigmentaires que Valentin signale dans la portion cervicale de la pie-mère, à laquelle elles donnent un reflet noirâtre perceptible même à la vue simple (2), paraissent être formées des mêmes éléments.

Nous parlerons des pigments contenus dans la substance des tissus nerveux lorsqu'il sera question de ces derniers.

Granulations pigmentaires.

Par la putréfaction, la compression, ou l'action de l'acide acétique, toutes les cellules se détruisent, et laissent échapper leur contenu, les granulations pigmentaires. Ces corpuscules sont du nombre des parties élémentaires les plus petites du corps (3), ce qui fait qu'ils montrent le mouvement moléculaire à un très haut degré. A un grossissement de trois cents diamètres, ils ressemblent à de petits points noirs; avec des verres plus forts, ils paraissent tantôt comme des lamelles en forme de concombre, limpides, avec un bord obscur, tantôt comme de courts bâtonnets ou des points. Le même corpuscule peut prendre toutes ces formes l'une après l'autre. En effet, les molécules de pigment ne sont pas sphériques, mais plates, avec des surfaces ovales; elles ont 0,0005 à 0,0007 ligne dans leur plus grand diamètre, et leur épaisseur est environ le quart

---

1 Pl. I, fig. 13, *B*, a.

2 *Verlauf und Enden der Nerven*, p. 13.

3 Chez les animaux, il y a aussi, dans les cellules pigmentaires, des globules isolés, plus gros, qui ressemblent à des gouttelettes de graisse, et qu'on ne doit pas confondre avec le noyau.

de leur longueur. Quant elles nagent dans l'eau, elles sont plates, linéaires ou ponctiformes, suivant qu'elles tournent vers l'œil la face, le bord ou l'extrémité. Elles ont une couleur particulière, jaunâtre, jaune rougeâtre ou brunâtre, qu'on n'aperçoit que quand elles sont réunies en tas; isolées, elles paraissent limpides comme de l'eau, à quelque grossissement qu'on les contemple. Elles sont insolubles dans l'eau, tant froide que chaude, dans les acides minéraux étendus, dans l'acide acétique concentré, dans les huiles grasses et volatiles, dans l'alcool et l'éther. Ces propriétés ne parlent pas en faveur de l'analogie qu'on prétend si généralement exister entre elles et la graisse. Pensant qu'une mince enveloppe albumineuse semblable à celle qui entoure les globules de graisse du lait, pouvait mettre obstacle à l'action de l'éther, je traitai d'abord les corpuscules pigmentaires par l'acide acétique, après quoi je les fis digérer avec de l'éther ou bouillir avec de l'alcool : ils ne subirent aucun changement. La potasse caustique étendue dissout le pigment, après une digestion prolongée : la dissolution est d'un jaune foncé, et l'acide chlorhydrique y fait naître un précipité brun clair. Les acides minéraux concentrés le décomposent. Le chlore liquide pâlit sa couleur; suivant Huenefeld (1), mis en digestion avec ce réactif, il se précipite sous la forme de flocons membraneux, d'un blanc jaunâtre. Le chlorure de chaux et l'acide nitrique décolorent le réseau de Malpighi (2). Chauffé à l'air, le pigment exhale plutôt l'odeur des substances végétales que celle des matières animales. À une plus forte chaleur, il prend feu, et continue ensuite à brûler de lui-même. Soumis à la distillation sèche, il laisse 0,446 de résidu charbonneux, difficile à incinérer; la cendre se compose de chlorure sodique, de chaux, de phosphate calcique et d'oxide ferrique (Berzelius, Gmelin). Suivant Huenefeld, le pigment sec contient 0,01 d'oxide ferrique.

Formation des cellules pigmentaires.

Le pigment n'est pas plus que l'épiderme le produit d'une sécrétion. Les membranes qu'il recouvre n'ont d'autre relation avec lui que de lui amener de la substance nourricière par le moyen de leurs vaisseaux capillaires. Sa formation paraît avoir pour point de départ

1 *Physiologische Chemie*, t. II, p. 88.
2 MARX, dans SWEIGGER, *Journal*, t. IV, p. 112.

les petits globules qui apparaissent comme des noyaux dans les cellules pigmentaires parvenues à maturité. Chez le fœtus, selon Valentin (1), il se dépose d'abord des corpuscules isolés, arrondis, incolores et transparents, qui, chez l'homme, ont 0,0003 à 0,0004 ligne de diamètre. A la périphérie de ces corpuscules, qui sont les noyaux de cellules, et que Valentin nomme vésicules pigmentaires, naissent les globules noirs du pigment ; à cette époque les corpuscules sont encore translucides dans le milieu, mais ils sont obscurs et opaques au pourtour. Les noyaux se chargent de plus en plus de corpuscules pigmentaires, à tel point même qu'ils en sont enveloppés de toutes parts et entièrement cachés, de sorte qu'on ne peut plus les apercevoir qu'en les débarrassant de ces corpuscules, soit par la pression, soit par le lavage. Une substance solide, mais molle et claire, doit entourer les noyaux, retenir les corpuscules, et se séparer plus tard en membrane celluleuse et contenu liquide ; c'est sous ces états que le pigment paraît dans l'œil de l'adulte, aux endroits que j'ai désignés plus haut ; mais, dans la *lamina fusca*, la cellule forme des prolongements, qui peuvent même s'unir ensemble, de manière à produire un réseau. Le passage de la simple cellule ronde à la cellule rameuse, par différents degrés intermédiaires, n'est pas difficile à démontrer. Dans les amas pathologiques de pigment, dans ce qu'on appelle les mélanoses, il n'est pas rare de voir les molécules pigmentaires libres au milieu de grands espaces formés par du tissu cellulaire. D'après l'analogie, il est probable que ces pigments naissent aussi dans des cellules, et que c'est seulement plus tard, par la dissolution des cellules ou du tissu cellulaire, qu'ils se trouvent mis en liberté et s'accumulent.

Le pigment noir de l'œil commence à se montrer dès une période fort peu avancée de la vie embryonnaire ; mais il continue encore après la naissance de devenir plus foncé, et dans un âge avancé, il redevient plus rare et plus clair. Il se développe beaucoup plus tard dans les téguments extérieurs des races colorées : les négrillons ne sont noirs que dans un petit nombre de points jusqu'au troisième jour après leur naissance (2) ; le reste de leur corps est blanc, comme chez les Européens, ou seulement brun (Camper). Après le troi-

---

(1) *Entwickelungsgeschichte*, p. 194.

(2) Ce phénomène a lieu, suivant Labat (*Voyage aux îles de l'Amérique*, t. II, c. 6 , aux parties génitales et à la racine des ongles ; selon Camper *Demonstrat. anat. patholog.*, L. I, p. 1 , aux mamelons aussi ; suivant Ca-

sième jour, et même seulement du huitième au dixième, selon Labat, le reste de leur peau commence à noircir. Des observations multipliées ont appris que, même à des périodes reculées, par exemple à l'époque du développement de la puberté ou de la grossesse, du pigment peut se produire dans la peau, chez la race blanche. La cause de ces formations tient au type de l'espèce, et il ne faut pas la chercher dans des influences extérieures. Personne aujourd'hui ne croit plus que la couleur noire des nègres dépende de la chaleur du soleil, et d'une production surabondante de carbone déterminée par elle, car il est bien prouvé que les Européens ne deviennent pas noirs en Afrique, ni les nègres blancs en Europe. Cependant la formation des taches de rousseur, phénomène qui se rapproche des effets pathologiques, démontre que la chaleur extérieure n'est pas non plus sans influence sur la production de la matière colorante dans la peau.

Régénération des cellules pigmentaires.

Le pigment, dont la formation a lieu conformément à un type, est susceptible de régénération. C'est ce que prouvent un grand nombre d'observations. Cependant il paraît être nécessaire pour cela que le derme ne soit pas détruit trop profondément. Labat nous apprend (1) que les cicatrices laissées par de fortes brûlures sont blanches chez les nègres. Peut-être sont-ce des cas de ce genre qui ont conduit Boyle (2), Camper (3), Bichat (4) et Cruveilhier (5) à prétendre que les cicatrices des nègres ne se colorent point. Peut-être aussi ces physiciens n'ont-ils pas observé assez long-temps, car il résulte des renseignements transmis par Pechlin (6) et Gordon (7) que les cicatrices sont blanches dans les premiers moments de leur formation, mais qu'elles noircissent plus tard. La régénération du pigment

san *Recherches anatom. et physiolog. sur un cas d'utérus double*, p. 56) au scrotum et à l'ombilic. Heusinger donne une riche bibliographie à ce sujet (*Abnorme Kohlen-und Pigmentbildung*, p. 23).

(1) *Loc. cit.*, t. II, c. 14.

(2) *Exp. et considerationes de co'oribus*, Amsterdam, 1667, p. 139.

(3) *Demonstr. anat. pathol.*, L. I, c. 2.

(4) *Anat. générale*, t. IV, p. 607.

(5) *Essai sur l'anat. patholog.*, t. 1, p. 505.

(6) *De habitu et colore Æthiopum*, Kiel, 1677, p. 83.

(7) *Tentamen medicum de vulnere natura sanando*, Edimbourg, 1805, p. 34.

n'a lieu simultanément avec la cicatrisation qu'autant que la blessure a été superficielle. Gaultier (1) a vu, chez un nègre, après l'application d'un vésicatoire, que la surface du derme dénudé était rouge, sans pigment; mais, dès le lendemain matin, il parut un point noir a tour de chaque follicule pileux. Marx (2) fait remarquer aussi qu'un endroit de la peau qu'il avait dépouillé de son mucus de Malpighi par le moyen d'un épispatique, recouvra bientôt sa couleur noire.

Usages du pigment.

La présence du pigment noir dans l'œil a de l'importance pour les fonctions de cet organe. On sait que les hommes (kakerlaques), chez lesquels ce pigment n'existe pas, ou a pris peu de développement, ne peuvent supporter une lumière même modérée, sans être éblouis. On ne peut former aucune conjecture sur les usages de celui qui existe à la peau.

Différences chez les animaux.

On trouve des formes particulières de cellules pigmentaires dans l'œil des oiseaux et des poissons. Sur la face interne de la choroïde, et, à ce qu'il paraît, dans une couche située au-devant des cellules pigmentaires polyédriques, existent des fibres plates, ayant la forme de bâtonnets ou de massues, souvent longues et minces, terminées en pointe à l'un de leurs bouts ou aux deux extrémités, qui sont rangées les unes à côté des autres dans le sens de leur longueur (3).

On rencontre aussi, chez les animaux, des pigments qui ne sont pas noirs, et qui ont même parfois des couleurs très brillantes. C'est ce qui arrive, par exemple, à la face des papions, au bec et aux pattes d'un grand nombre d'oiseaux. Cependant il est présumable que ces pigments ne sont pas grenus, mais contenus, à l'état de dissolution, dans des cellules, et qu'ils se rapprochent davantage de la graisse que le pigment noir. Gœbel (4) a donné une analyse chi-

1. *Organ. de la peau*, p. 53.
2. BURDACH, *Traité de physiologie*, trad. par A.-J.-L. Jourdan, t. VII, p. 331.
3. GOTTSCHE, dans PFAFF, *Mittheilungen*, 1836, cah. 5, p. 1. — VALENTIN, *Repertorium*, 1837, p. 246, fig. 3. — HENLE, dans MULLER, *Archiv*, 1839, p. 387. — HANNOVER, *Ibid.*, 1840, p. 320.
4. SCHWEIGGER, *Journal*, t. IX, p. 436.

mique de la matière colorante du bec et des pattes de l'oie. Il en est de même de l'iris chez les oiseaux et des globules colorés, existant sur la rétine, dont nous aurons à parler plus tard. Le pigment argentin de l'iris et du péritoine des poissons se compose de petits corpuscules en forme de bâtonnets (1).

Le pigment de la choroïde est quelquefois remplacé par des éléments d'une autre espèce. Le pigment noir manque, comme je l'ai dit, chez les animaux atteint d'*albinisme ;* mais ces animaux ne sont pas privés de la couche de cellules polyédriques qui couvre la choroïde. Chez les ruminants, les cellules pigmentaires n'existent que sur les parties externes de la choroïde : vers le milieu de cette membrane on trouve des cellules polyédriques analogues, mais sans pigment grenu. Peut-être le contenu de ces cellules est-il la cause de la couleur bleue verdâtre et chatoyante du tapis ; peut-être aussi cette teinte dépend-elle, comme l'admet Valentin, des fibres sousjacentes de la choroïde, et n'est-elle alors qu'un phénomène entoptique ? Les animaux carnassiers ont au même endroit une couche de sels calciques déposés sous la forme de petits grains microscopiques (2). Chez quelques poissons (Brochet, Sander), on aperçoit, au-devant du pigment noir, une couche particulière de cellules, grandes et petites, la plupart entièrement sphériques, blanches à la lumière directe. Ces cellules sont pleines de petits corpuscules qui sont la cause de leur couleur blanche, et qui même déjà dans leur intérieur sont agités d'un mouvement moléculaire. Ils crèvent dans l'eau, et laissent échapper leur contenu. L'acide chlorhydrique ne dissout point les granules.

Beaucoup d'animaux ont aussi des amas de pigment sous l'épiderme de leurs membranes muqueuses et séreuses, les ruminants dans la pie-mère, les grenouilles sous le péritoine.

Histoire du pigment grenu.

De même que l'épiderme, le pigment grenu a été, jusque dans ces derniers temps, considéré comme un produit sécrétoire, comme une sorte de mucus coloré. Les anciens anatomistes admettaient, pour cette sécrétion, des glandes qu'ils croyaient logées dans la substance de

(1) EHRENBERG, dans POGGENDORFF, *Annalen*, t. XXVIII, p. 469.
(2) HASSENSTEIN, *De luce et quorundam animalium oculis prodeunte atque de capete lucendo*, Iéna, 1836.

l'iris et de la choroïde, et dont Ruysch, Morgagni et Zinn (1) furent les premiers à attaquer l'existence. Plus tard, on s'imagina que la sécrétion provenait immédiatement des vaisseaux de la choroïde. Cette idée est encore soutenue par Arnold (2), qui recommande de choisir des yeux avancés et un peu macérés pour bien étudier la disposition du pigment. L'opinion de Blumenbach (3), à laquelle se sont rangés beaucoup d'écrivains, était que la matière perspiratoire de la peau laisse précipiter, chez les nègres, du carbone qui, chez les blancs, se convertit en acide carbonique. Dernièrement encore, Breschet et Roussel de Vauzème (4) ont cherché et décrit un appareil glanduleux spécial pour la sécrétion du pigment cutané; nous avons déjà parlé de cet appareil à l'occasion de l'épiderme.

On ne trouve dans Leeuwenhoek qu'une courte remarque sur le pigment (5). Ainsi que l'ont fait tant d'autres, ce physicien regardait les conduits intercellulaires comme un réseau vasculaire très délié, et d'après cette vue, il a calculé combien doivent être ténues les parties qui circulent dans les dernières ramifications des vaisseaux du corps. Les premières recherches microscopiques exactes sur le pigment de l'œil ont été faites par Mondini (6). Cet écrivain rappelle déjà que le pigment n'est pas un simple mucus, mais une véritable membrane formée de globules, qui sont disposés en quinconce, plus serrés dans l'uvée et l'iris; il les disait transparents et blancs dans le tapis. Son fils compléta les travaux qu'il avait commencés (7); au moyen d'un fort grossissement, il trouva que chaque globule est composé de petits points noirs, qui sont plus nombreux à la périphérie qu'au centre, et souvent polygones; sur la face postérieure de l'iris ils forment plusieurs couches superposées, ce qui est la cause de la couleur plus foncée de l'uvée. Son mémoire est accompagné d'un grand nombre de figures. Les granulations sur la choroïde des animaux atteints d'albinisme, que Mondini croyait être identiques avec les cellules pigmentaires, sont les noyaux des cellules. Déjà auparavant, Kieser (8) avait, d'après des observations fort

(1) HALLER, *Elem. physiolog.*, t. V, p. 384.
(2) *Ueber das Auge*, 1832, p. 62.
(3) *Gen. hum. var.*, 1795, p. 124.
(4) *Annales des sc. natur.*, 2ᵉ série, t. II, 1824, p. 323.
(5) *Opp.*, t. I, P. I, p. 38.
(6) *Comment. Bonon.*, t. VII, 1791, p. 29.
(7) *Opusc. scientif. di Bologna*, t. II, 1818, p. 15.
(8) *De anamorphosi oculi*, 1804, p. 34.

exactes, décrit la membrane pigmentaire comme un tissu cellulaire qui contient des corpuscules sphériques. Schultze (1) aperçut, dans l'œil des oiseaux et des mammifères, de petits corps carrés, presque sphériques, qui paraissent transparents après qu'on les a débarrassés de la matière noire dont ils sont enveloppés. Suivant lui, ils tiennent ensemble par des saillies qui partent de chaque bord, et qui donnent à chacun d'eux en particulier une apparence épineuse; il porte leur diamètre d'un cinquantième à un trentième de ligne, évaluation évidemment beaucoup trop forte, et qui n'a pu être faite que par approximation. E.-H. Weber (2) assure que les petits corpuscules du pigment ne sont pas parfaitement ronds; il a trouvé dans l'œil frais de gros globules ronds, d'un diamètre de 0,005 à 0,007 ligne, qui se gonflaient dans l'eau, et se réduisaient enfin en petites granulations. Suivant Ammon (3), chez l'embryon humain âgé de trois à quatre mois, le pigment se compose de petites taches noires, assez régulières, ayant parfois l'apparence d'alvéoles de cire. R. Wagner (4) confirma l'observation de Weber; mais il pensa déjà aussi à la granulation qui retient les gros grains unis; il s'aperçut que les grains peuvent être dépouillés du pigment par la pression, etc., et cependant conserver leurs contours. Wharton Jones (5) a traité fort au long de la structure de la couche pigmentaire. Elle consiste en une membrane produite par la réunion de plaques hexagones régulières, et dans laquelle le pigment se dépose. Le pigment n'est pas partie essentielle de la membrane, puisque celle-ci fait corps avec le tapis incolore des mammifères, et qu'elle existe aussi chez les albinos, où seulement les plaques ne sont pas hexagones, mais rondes (ici les noyaux des cellules ont été pris pour les plaques, et les contours des cellules ont échappé à l'observateur). Les plaques hexagones sont unies par du tissu muqueux ou cellulaire, et l'on parvient aisément à les séparer. Sur l'uvée, elles ne sont plus hexagones, mais arrondies, quoique d'ailleurs de la même grandeur à peu près. La couche pigmentaire de la choroïde mérite certainement le nom de membrane à aussi juste titre que l'épiderme; mais

(1) *Vergleichende Anatomie*, 1828, p. 119.
(2) HILDEBRANDT, *Anatomie*, t. I, 1830, p. 161.
(3) *Zeitschrift fuer Ophthalmologie*, t. II, 1832, p. 510.
(4) *Ibid.*, t. III, 1833, p. 284. — BURDACH, *Traité de physiol.*, trad. par A.-J.-L. Jourdan, t. VII, p. 333.
(5) *Edinb. med. and surg. journal*, 1833, juillet, p. 77.

il faut bien faire attention à l'emploi que d'autres ont fait de ce nom, qu'ils ont attaché à des choses fort différentes. Pour Jones, membrane du pigment et pigment sont synonymes. La membrane du pigment est une membrane composée de cellules qui renferment le pigment; mais d'autres entendent par là une membrane qui revêt les couches du pigment, auxquelles elle sert pour ainsi dire d'enveloppe, et de cette manière le nom a été transporté tantôt à la membrane de Jacobson, tantôt à quelques parties de celle de Demours. Krause (1) regarde la membrane du pigment et celle de Jacobson comme synonymes; il décrit sous cette dénomination une membrane celluleuse qui revêt la face interne du pigment sur la choroïde, puis sur le corps ciliaire, et enfin sur la face postérieure de l'iris, au bord duquel elle se confond avec la membrane de Demours. Une telle membrane peut sembler nécessaire lorsqu'on regarde le pigment comme un simple dépôt de mucus amorphe; mais comme les épidermes des surfaces libres du corps consistent, ainsi que le pigment, en cellules placées les unes à côté des autres et unies par de la substance intercellulaire, il est évident qu'une membrane n'en a pas besoin d'une autre pour se consolider. Sans entrer déjà ici dans une controverse au sujet des membranes séreuses des chambres de l'œil, je puis cependant affirmer qu'à l'endroit où le pigment se trouve libre, à la face postérieure de l'iris, il ne possède pas d'enduit diaphane distinct des cellules pigmentaires, et que par conséquent les membranes qui succèdent à la couche de pigment, sur la choroïde et le corps ciliaire, n'ont pas la signification qu'on a voulu leur attribuer.

Les recherches de Valentin sur l'œil du fœtus furent les premières qui apprirent à connaître la nature de la tache claire, occupant le centre de la cellule pigmentaire, que les anciens observateurs avaient déjà remarquée, et qui est notée dans la figure de Jones. La forme hexagone des éléments du pigment fut indiquée exactement par tous les écrivains subséquents; mais le noyau et la tache claire du centre ont été interprétés de plusieurs manières diverses. Berres (2) est le seul qui compte encore le pigment, avec l'épiderme, parmi les substances inorganiques; il le dit composé de vésicules qui sont revêtues d'une matière colorante foncée, et pour la plupart réunies

(1) *Anatomie*, t. I, p. 414.
(2) *Anatomie der mikroskopischen Gebilde*, cah. IV, 1836, p. 82.

en groupes. Langenbeck (1) fut le premier qui déclara que les lames hexagones sont des cellules de forme allongée ou prismatique, contenant les molécules pigmentaires dans des espèces de compartiments. Le point central clair est déprimé, et ressemble à l'orifice d'un follicule pileux ou aux pores des cellules épidermiques des feuilles. Il le croit destiné à recevoir les fibres du tissu cellulaire qui se détachent de la face interne de la choroïde, et qui, terminées par un léger renflement, se dirigent vers la face externe du pigment. Ces observations ont été faites sur des yeux de chevaux. Langenbeck admet encore, au-dessus du pigment, une *lamina nigricans* particulière; cependant il cite la même figure pour la description de cette lame et du pigment, et les éléments de l'une et de l'autre sont décrits absolument de la même manière. Les stries claires entre les cellules, correspondantes aux conduits intercellulaires des végétaux, sont dues à du tissu cellulaire, qui semble former aussi les cellules elles-mêmes, attendu que celles-ci restent claires et limpides après qu'on a éloigné les corpuscules de pigment. Gottsche (2) présume que le bord clair des boîtes pigmentaires (nom qu'il donne aux cellules) indique l'épaisseur de leurs parois. Les canaux intercellulaires sont parfois comme composés de globules (ce qui ne peut être que le résultat d'une illusion d'optique). Gottsche regarde également le point clair comme une ouverture excrétoire; cependant il a vu aussi le noyau, bien que d'une manière peu exacte, dans les vésicules pigmentaires claires du tapis. Il a observé des cellules pigmentaires beaucoup plus grosses, autour desquelles les petites étaient groupées d'une manière toute particulière. Il savait très bien que la face antérieure de la membrane pigmentaire offre une bordure claire quand on la renverse sur elle-même, mais il regardait encore cette bordure comme une membrane séreuse spéciale. Les cellules pigmentaires de la partie antérieure de l'œil ont constamment été trouvées par lui plus petites de moitié que celles de la choroïde. Il caractérise parfaitement le pigment de la *lamina fusca*: ce sont des carrés, des pentagones, des hexagones, parfois seulement des agrégats de granules noirs autour d'un point clair, et l'imagination a gros jeu pour se figurer des croix, des dragons ailés, de petits hommes qui courent, etc. Ces corpuscules ne forment pas une membrane particulière, mais sont plongés dans le tissu cellulaire riche en vaisseaux

(1) *De retina*, 1836, p. 16-37.
(2) Pfaff, *Mittheilungen*, 1836, cah. 5, p. 1.

sanguins. Gottsche parle aussi d'un pigment réduit en bouillie, mais qui ne provient que de la destruction des cellules pigmentaires. Je dois me ranger à l'opinion de Valentin lorsqu'il soutient (1) qu'on ne trouve jamais de globules pigmentaires isolés, et qu'il y en a toujours un nombre considérable qui entourent une vésicule claire, de forme arrondie. Mais les faits chimiques dont j'ai donné l'aperçu précédemment s'élèvent contre son opinion que les globules du pigment sont des globules d'huile ou d'une substance voisine de l'huile, qu'entourent de minces enveloppes. Ailleurs (2) il fait remarquer qu'on ne rencontre jamais qu'une seule vésicule dans chaque amas de pigment ; mais il ne parle là ni de la substance qui unit les molécules, ni de la membrane qui les circonscrit dans la cellule développée. La description de Michaelis (3) s'accorde en partie avec celle de Gottsche, en partie avec celle de Langenbeck. Muller s'est élevé contre l'explication qui a été donnée du centre clair, parce qu'il a vu les noyaux isolés. Eschricht (4) parle des cellules pigmentaires pointues de la face externe de la choroïde, mais il regarde également les taches comme des trous. La première description exacte des cellules pigmentaires du nègre a été donnée par moi (5). Déjà Marshall Hall (6) et Treviranus (7) avaient publié des figures de cellules pigmentaires étoilées, provenant de la peau et des vaisseaux de la grenouille. Nous devons l'interprétation de ces cellules irrégulières et confluentes à Schwann (8), qui a suivi et expliqué leur formation dans la peau des grenouilles. G. Simon (9) a aussi démontré les cellules pigmentaires dans les points colorés de la peau chez la race blanche et dans les colorations pathologiques des téguments extérieurs, en contradiction avec Flourens (10), qui prétend que le derme lui-même est le siége de la couleur des taches de rousseur.

(1) *Verlauf und Enden der Nerven*, 1836, p. 43.
(2) *Repertorium*, 1837, p. 246.
(3) Muller, *Archiv*, 1837, p. xxxvii.
(4) *Ibid.*, 1838, p. 590.
(5) *Symbolæ ad anat. vill.*, 1837, p. 6.
(6) *Circulat.*, 1831, pl. IV, fig. 2, 3.
(7) *Beitræge*, t. IV, 1838, p. 74.
(8) *Mikroskopische Untersuchungen*, 1839, p. 89.
(9) Muller, *Archiv*, 1840, p. 179.
(10) *Ann. des sc. natur.*, 2e série, t. IX, 1838, p. 210. — J.-C. Prichard, *Histoire naturelle de l'homme*, Paris, 1843, t. I, p. 128.

CHAPITRE IV.

Des poils.

Par l'absence de vaisseaux et de nerfs, ainsi que par leurs propriétés chimiques, les poils se rattachent immédiatement à l'épiderme, dont on a coutume de les considérer comme des excroissances. Mais leur structure est moins simple, et, sous ce rapport, ils se rapprochent déjà des tissus d'une organisation plus élevée. D'ailleurs ils ont des connexions, par leur racine, avec un tissu riche en vaisseaux sanguins, qui fournit les matériaux nécessaires à leur nutrition et à leur reproduction. D'après les idées reçues, du fond d'une excavation du derme, appelée follicule pileux, s'élève une papille munie de vaisseaux et de nerfs, le bulbe ou le germe du poil, dont la surface sécrète la substance de ce dernier, et qui par conséquent le repousse continuellement au-dehors, à mesure qu'il se produit.

Structure des poils.

Les poils sont généralement cylindriques, parfois aussi plus ou moins plats. Leur longueur varie beaucoup, quoique toujours très grande, eu égard à leur minceur. Ils sont filiformes, droits ou frisés, et diversement colorés, depuis le blanc pur jusqu'au noir de charbon, en passant par le jaune ou le rouge et le brun. Leur épaisseur n'est point la même partout : on sait qu'ils présentent des variations considérables, relativement à leur finesse, suivant les individus : les différentes parties du corps du même sujet en offrent aussi d'épaisseur et de longueur très diverses, points sur lesquels je reviendrai plus loin. En général, on peut estimer de 0,04 à 0,05 ligne le diamètre des longs, par exemple les cheveux, et à environ 0,006 celui des poils follets.

On distingue dans chaque poil l'extrémité inférieure, ou racine, qui est presque toujours renflée. Cette racine est cachée dans la peau, et, pour les forts poils, elle pénètre jusqu'au tissu graisseux sous-cutané : aux paupières et aux oreilles, elle s'insinue aussi dans la substance du cartilage. Après elle, vient le corps, dont il n'y a qu'une petite partie qui soit cachée dans la peau, au-dessus de la surface de laquelle la presque totalité fait saillie. L'extrémité libre porte le nom de pointe.

Dans la description que je vais donner de la structure intime des

poils, je prendrai leur corps pour point de départ. On y distingue,
dans la règle, deux substances : l'une externe, plus translucide et
lisse, l'*écorce* (1) ; l'autre interne, grenue, la *moelle* (2). La moelle
est plus foncée dans les cheveux de couleur ; dans les blancs, elle
est d'un blanc plus brillant que la substance corticale, de sorte que
c'est à elle principalement que tient la couleur des poils : cependant
l'écorce n'est pas incolore dans les poils colorés ; elle a seulement
une teinte moins intense.

Substance corticale des poils.

La substance corticale offre, dans toute sa longueur, des stries
longitudinales (3) très prononcées, de sorte qu'elle paraît comme
formée de fibres. Quelquefois aussi on parvient, en la fendant dans
le sens de sa longueur, à en détacher quelques lambeaux fibreux ; et
dans les endroits cassés, on voit les deux bouts de la fracture se
réduire en fibrilles irrégulières. Mais c'est surtout dans le voisinage
de la racine que la structure fibreuse est quelquefois le plus marquée ;
car, quand on arrache le poil de son follicule, des lambeaux de la
couche externe se détachent et deviennent pendants, absolument
comme quand on déchire par rubans l'épiderme d'une tige de gra-
minée (4). Les fibres sont claires, avec des bords un peu obscurs et
raboteux, droites, roides et cassantes, larges de 0,0027 ligne, et
tout-à-fait plates. Je ne puis pas dire précisément si elles s'anastomosent ensemble, comme semble l'indiquer une des figures que je
donne (5) ; dans tous les cas, cet effet n'aurait lieu que fort rarement.
Les stries s'effacent vers la pointe du poil ; du côté de la racine,
elles deviennent plus apparentes, et là aussi on en aperçoit quelques unes longitudinales et plus foncées, qui se comportent comme
des sillons courts et fréquemment interrompus : je reviendrai plus
loin sur ces dernières. A quelque profondeur que ce soit, les stries
longitudinales sont perceptibles jusqu'à la substance médullaire.

Mais le corps du poil a encore, en général, des stries d'une autre
espèce, qui ne sont visibles qu'à la surface ; celles-ci sont des lignes
transversales ou oblongues, onduleuses, qui projettent une ombre

(1) Pl. I, fig. 14, *h.*
(2) Pl. I, fig. 14, *g.*
(3) Pl. I, fig. 14, *u.*
(4) Pl. I, fig. 16, *f, t.*
(5) Pl. I, fig. 16, *u.*

bien sensible, et qui parfois aussi font un peu de saillie au bord du poil (1). Cette disposition est surtout très prononcée à la pointe des gros poils et aux petits poils follets, qui prennent quelquefois par là l'apparence de tiges de bambou. Fréquemment les stries transversales s'unissent ensemble, deux d'entre elles se confondant en une seule. Elles sont si serrées qu'on en compte vingt à vingt-huit sur la longueur d'une ligne. Il n'est pas difficile de se convaincre qu'elles n'appartiennent qu'à la surface. En effet, si l'on considère un poil cylindrique, par exemple un cheveu, à un fort grossissement, en le comprimant avec un peu d'eau entre deux plaques de verre, et qu'on porte sa surface au foyer, on distingue d'abord les stries transversales, tandis que la substance médullaire n'est point aperçue, ou ne l'est que d'une manière confuse. Si ensuite on approche peu à peu la lentille objective de l'objet, les stries transversales disparaissent, et la moelle devient apparente ; puis, en continuant de tourner la vis, la moelle redevient confuse, et les stries transversales de la face inférieure se montrent lorsqu'on est arrivé à la distance convenable.

Si l'on examine des poils qui soient fendus en long, ou qui aient été coupés d'une manière très oblique, on n'aperçoit pas de stries transversales sur la tranche, mais on y distingue bien les fibres longitudinales. Comme les stries transversales font saillie au bord, on obtient la même image que si le poil se composait de tubes invaginés les uns dans les autres, dont les limites supérieures seraient exprimées par ces stries. Une expérience bien connue de Fourcroy semble venir à l'appui de ce mode de formation : c'est celle qu'un poil qu'on roule entre deux doigts s'avance toujours d'un même côté, du côté de sa pointe. La véritable cause tant des stries transversales que des anastomoses obliques entre elles, tient à ce que les fibres des poils sont entourées extérieurement d'un enduit de petites squamules semblables à celles de l'épiderme. Les squamules sont disposées circulairement. Celles de la couche inférieure, c'est-à-dire les plus voisines de la racine, couvrent, à la façon des tuiles d'un toit, celles qui viennent immédiatement au-dessus d'elles, et sont tellement serrées les unes contre les autres, que l'enduit tout entier a l'épaisseur de trois à quatre squamules. De là vient aussi que souvent les fibres de la substance corticale n'atteignent point jusqu'au bord externe des poils, mais que la substance corticale co-

(1) Pl. I, fig. 14, p.

lorée est revêtue encore d'une lamelle claire, en apparence amorphe,
qui, de distance en distance, forme le bord sur les côtés, attendu
que la substance corticale s'éloigne un peu d'elle en dedans. On
parvient à reconnaître la structure de cet enduit en traitant le poil
par l'acide sulfurique concentré; ses couches s'écartent alors l'une
de l'autre, et le poil devenant comme velu sur son bord entier, les
bords supérieurs et libres de chaque couche se renversent en dehors.
Lorsque l'action de l'acide sulfurique se prolonge, l'enduit se détache par lambeaux, et tombe du poil sur le verre, où ces lambeaux ressemblent tout-à-fait à des tuiles. Enfin les squamules
se séparent une à une, surtout lorsqu'on fait un peu aller et venir
le poil. Elles sont absolument limpides et à contours anguleux. Meyer
a vu un noyau de cellule dans quelques unes d'elles, notamment au
voisinage de la racine.

A l'endroit où le corps du poil perce la peau, il est toujours entouré en outre de petites plaques d'épiderme qui y adhèrent fort
peu. Ces plaques ne sont également pas rares plus haut, où on en
trouve qui sont disséminées; et lorsqu'elles viennent à se détacher,
par l'effet du roulement du poil, ou de la compression exercée sur
lui, il peut sembler que ce soient des parties séparées de l'enduit
proprement dit. Mais ce dernier adhère solidement au poil, tandis
que les petites plaques d'épiderme dont il s'agit ici n'y sont adhérentes qu'à partir du point où il était caché à l'entrée du follicule
pileux. Dans les poils longs, elles sont d'autant plus rares qu'on s'é-
loigne davantage de la racine.

Substance médullaire des poils.

La substance médullaire (1), quand elle existe, occupe le milieu
du corps ou de la tige du poil. Elle ne manque presque jamais entièrement dans les poils épais, quoiqu'il y ait souvent de grandes
étendues qui en soient dépourvues; mais on ne la rencontre pas
dans les poils follets. Elle consiste en de très petits globules brillants,
agglomérés en petits grumeaux, qui ressemblent à des granules de
pigment ou à des gouttelettes d'huile, sont souvent empilés en série
continue et serrée, et alors ne représentent qu'une masse grenue,
de couleur foncée, ou fréquemment aussi sont moins serrés, et,
dans ce cas, constituent des conglomérats distincts, laissant même

_____
1 Pl. I, fig. 15, a.

quelquefois entre eux des vides plus ou moins grands. Dans certaines circonstances, on aperçoit deux bandelettes parallèles de moelle, qui courent l'une à côté de l'autre dans le sens de la longueur, séparées par une strie claire, et, plus loin, se confondent en une seule. Lorsque la substance médullaire est interrompue dans un espace plus ou moins considérable, le poil semble parfois, sur ces points, avoir une structure fibreuse parfaitement homogène, comme un cylindre plein ; souvent aussi il est plus clair dans l'intérieur, à l'endroit où la substance médullaire manque ; ou bien il offre un tissu dense et irrégulièrement strié en travers, de teinte plus foncée que la substance corticale. J'ai même vu quelquefois le vide dans la substance médullaire limité par deux lignes qui se continuaient en haut et en bas avec les limites latérales de la substance médullaire, de manière qu'on aurait été tenté de croire l'intérieur du poil parcouru par un canal, tantôt plein des globules de la moelle, tantôt vide ou ne contenant qu'une substance transparente homogène. Le diamètre de la substance médullaire s'élève à environ le tiers ou le quart de celui du corps entier du poil, et le canal devrait aussi avoir ce même diamètre. Cette méthode d'observation suffit pour reconnaître la substance médullaire ; mais elle est insuffisante pour se convaincre parfaitement de l'existence d'un canal central. Pour arriver à ce dernier but, il est nécessaire d'examiner des coupes transversales très minces, qu'on se procure aisément en repassant le rasoir sur sa figure peu de temps après s'être rasé. Les disques, ou courts cylindres, qu'on obtient ainsi, sont à la vérité coupés fort obliquement pour la plupart, et par cela même incapables de servir ; mais, dans le nombre, il s'en trouve toujours quelques uns qui sont assez minces pour se tenir sur une des tranches et tourner l'autre en haut. On voit alors, quand le poil contenait de la moelle, comment celle-ci, limitée en cercle, à l'instar d'un noyau, avec plus ou moins de régularité, occupe le milieu, et est entourée d'un anneau d'écorce plus claire et très finement striée ou grenue. Sur un segment d'un poil de barbe un peu plat, qui avait 0,059 ligne dans son plus grand diamètre, et 0,041 dans le plus petit, le diamètre de la moelle était de 0,017. Mais alors même que la substance médullaire manque, la coupe transversale offre, à l'endroit correspondant, une ligne obscure, concentrique au pourtour extérieur du segment, qui ne peut être autre chose que la limite du canal médullaire. Ce canal n'est point vide alors, il est vrai, mais occupé cependant par une substance qui diffère de celle de l'écorce quant à son aspect, et qui semble être plus claire et plus molle. La substance médullaire manque parfois entièrement dans certains poils, ceux surtout de petit calibre ; plus souvent elle manque dans de très grandes étendues, et ne commence qu'à une certaine distance de la racine. On n'en découvre pas toujours à la partie inférieure du corps du poil, et il n'y en a jamais à la pointe.

Pointe des poils.

Le corps des poils se rétrécit, soit peu à peu, soit subitement, à l'extrémité supérieure, pour se continuer avec la pointe. L'extrémité est réellement pointue dans les longs poils : quelquefois elle offre une ou plusieurs fissures peu profondes, qui le sont souvent beaucoup, comme on sait, dans les soies. L'extrémité supérieure des petits poils follets du corps est fréquemment aussi grosse que le corps, et arrondie, ce qui tient probablement à ce que la pointe s'est cassée : dans ce cas, elle ne diffère pas du reste du poil pour la structure. Quand elle est très fine, par exemple aux cils des paupières, les stries transversales onduleuses y disparaissent, ainsi que la moelle, et les stries longitudinales deviennent insensibles.

Épaisseur des poils.

Les poils varient beaucoup de forme et d'épaisseur chez les divers sujets et dans les différentes parties du corps d'un même sujet. Les cheveux sont, en général, cylindriques, fréquemment aussi un peu aplatis. Les poils follets du visage et du corps sont également cylindriques. Mais les poils longs et colorés du corps, notamment ceux de la barbe, des aisselles, de la poitrine et du pubis, comme aussi ceux des sourcils et des narines, présentent une coupe transversale ovale, ou même réniforme, de manière que le grand diamètre est d'un tiers à trois cinquièmes plus long que le petit. Chez les nègres, l'un des diamètres des cheveux l'emporte aussi de moitié aux deux tiers sur l'autre. De la forme des cheveux dépend leur frisure ; plus ils sont plats, plus ils frisent : les côtés plats sont alors tournés précisément vers l'axe de la courbe décrite.

L'épaisseur des poils n'est pas non plus la même sur toute l'étendue d'une tige. Non seulement ils diminuent près de leur pointe, mais encore ils s'amincissent quelquefois du côté de leur racine.

Cette particularité est surtout sensible aux cils des paupières, qui, à cause d'elle, représentent en partie la forme des aiguillons du porc-épic et du hérisson. Des variations moins régulières ont lieu dans l'épaisseur d'une même tige. Ainsi, par exemple, d'après les mesures d'E.-H. Weber, l'épaisseur d'un cheveu de nègre était, sur un point, de 0,019 ligne dans le plus petit diamètre, et de 0,038 dans le plus grand; sur un autre point, de 0,023 dans le premier, et de 0,041 dans le second; sur un autre point encore, de 0,019 dans le premier, et de 0,038 dans le second. Un autre cheveu de nègre, mesuré sur quatre points, offrit

Dans son plus grand diamètre.	Dans son plus petit diamètre.
0,0425.	0,0310
0,0470.	0,0340
0,0425.	0,0295
0,0410.	0,0340

de manière que le plus grand diamètre variait d'environ 0,0060 ligne.

Racine des poils.

L'aspect de la partie inférieure du poil, la racine ou le bulbe, varie beaucoup, suivant les époques du développement de ce dernier. Les poils tombés d'eux-mêmes offrent un renflement très peu marqué, sec, et ordinairement blanc, même dans ceux qui sont colorés. Ceux qu'on arrache ont leur extrémité inférieure molle et humide dans une longueur d'une à deux lignes; et non seulement cette extrémité n'est souvent pas épaissie, mais elle s'allonge même en pointe, et elle est comme déchirée au bout; dans d'autres cas, on la trouve entourée, soit dans toute sa longueur, soit sur quelques points seulement, d'une substance molle, blanche, comme grasse, qu'on peut enlever par le frottement, et qui la rend trois fois et davantage plus épaisse que le corps du poil. C'est cette substance que le vulgaire a coutume d'appeler la racine. Elle correspond, comme nous le ferons voir, et à la racine et à la partie qui, dans les ouvrages d'anatomie, est décrite sous le nom de follicule des poils.

Si l'on examine à un fort grossissement un poil complétement arraché avec ce qu'on appelle sa racine (1), dont par conséquent l'extrémité inférieure représente un cylindre plus épais, ou un corps

1) Les cils des paupières et les cheveux blancs sont les plus convenables pour ces sortes de recherches.

fusiforme se continuant insensiblement avec la tige, on voit, dans l'intérieur de la substance blanche, la tige parcourir une certaine étendue sans subir aucun changement, ou en prenant tout au plus une teinte moins claire; elle conserve d'ailleurs ses contours bien arrêtés, et fréquemment offre des stries transversales bien sensibles, proéminentes sur le bord, qui ont, à s'y tromper, l'apparence de larges fibres anastomosées entourant le poil (1); car les squamules s'adaptent exactement les unes aux autres par leurs bords latéraux, tandis que leur bord supérieur, qui est libre, se renverse fortement en dehors. En bas, la couche de ces fibres cesse souvent par un bord bien tranché (2). Ce sont elles principalement qui procurent au poil sa solidité, du moins à la racine. A l'endroit où elles cessent, les fibres longitudinales s'écartent comme les brins d'un balai, et peuvent s'infléchir à droite et à gauche. Vers l'extrémité, la tige du poil se renfle peu à peu en un corps sphérique ou ovalaire, dont le grand axe est le prolongement de l'axe longitudinal du poil. Je donnerai à ce corps le nom de bouton du poil, parce que les dénominations déjà usitées ont reçu diverses acceptions. Son diamètre peut aller au triple de celui de la tige : par exemple, il était de 0,093 ligne dans un poil de 0,033. Dans l'endroit où la tige se continue avec le bouton, elle cesse d'avoir des contours bien arrêtés, les stries transversales disparaissent, les stries longitudinales deviennent beaucoup plus fines et plus visibles, elles divergent en même temps comme les barbes d'un pinceau, elles se répandent pour ainsi dire en rayonnant dans le bouton, et leur couleur s'éclaircit. On reconnaît alors que les stries longitudinales courtes et foncées, dont il a été parlé précédemment, sont produites par des corpuscules plats et étroits, qui ne sont eux-mêmes que des noyaux métamorphosés de cellules. Ces corpuscules sont plus fins que partout ailleurs à la partie supérieure du bouton, mais fort longs, leur longueur variant de 0,007 à 0,008 ligne, sur une largeur d'au plus 0,0006. Fréquemment ils sont contournés et serpentiformes (3); quelquefois ils sont unis par des filaments pâles, sur lesquels ils paraissent comme autant de renflements. Plus bas, ils deviennent plus larges, ovales, terminés en pointe aux deux extrémités (4), et ont souvent une

(1) Pl. I, fig. 14, *n*; fig. 16, *c*.
(2) Pl. I, fig. 14, *c*.
(3) Pl. I, fig. 16, *d*, fig. 14, *m*.
(4) Pl. I, fig. 14, *l*.

surface grenue. Lorsqu'on traite le poil par l'acide acétique, ils se détachent et nagent isolés dans le liquide ; quelques uns sont alors engagés dans une petite plaque claire et rhomboïdale, dont ils occupent le plus long diamètre ; vers le milieu ou l'équateur du bouton, ils dégénèrent en granulations arrondies ou anguleuses, d'un diamètre de 0,002 à 0,003 ligne, ayant le caractère des noyaux de cellules du réseau de Malpighi, et devenant très prononcés par l'action d'un acide acétique qui ne soit pas concentré (1). Ces granulations sont assez rapprochées les unes des autres, dans une substance limpide comme de l'eau, mais solide et visqueuse, dont on parvient difficilement à les isoler ; lorsqu'on y réussit, on les voit quelquefois entourées d'une couche mince de cette substance, formant une sorte de cellule. La surface des fibres longitudinales précitées de la tige du poil n'offre plus que çà et là des traces de noyaux de cellules, sous la forme de stries obscures, ou de courtes séries de petits points. Deux fois j'ai remarqué aussi, à l'extérieur et autour de ces fibres, en quelque sorte au lieu de leur couche la plus extérieure, une membrane limpide, parfaitement homogène, et non divisée en fibres ou cellules, sur laquelle cependant les noyaux de cellules étaient étendus en séries longitudinales régulières. Dans les poils de couleur foncée, au-dessous des noyaux que je viens de décrire, on trouve encore quelques conglomérats arrondis de pigment, semblables à ceux des poils colorés du réseau de Malpighi. Au lieu de substance médullaire on aperçoit, dans le bouton du poil, un tractus longitudinal bien limité (2), qu'on peut extraire seul : c'est un cylindre un peu aplati, formé tantôt d'une seule série de cellules carrées, disposées à la suite les unes des autres, avec des noyaux et des nucléoles bien marqués, tantôt de deux séries de cellules. Souvent les parois des cellules disparaissent à l'endroit de leur adossement, et il n'en reste plus pour tout vestige que des espèces de franges. Enfin celles-ci manquent aussi, les noyaux croissent en largeur jusqu'à 0,003 ligne (3), et plus haut du pigment s'amasse autour d'eux. Le pôle supérieur du bouton se continue sans interruption, comme je l'ai dit, avec le corps du poil ; mais l'inférieur est arraché, tantôt à la pointe même, tantôt un peu audessus, et ce dernier cas est surtout instructif, les bords inférieurs

(1) Pl. I, fig. 14, k.
(2) Pl. I, fig. 16, a.
(3) Pl. I, fig. 16, c.

irrégulièrement arrachés du bouton permettant de voir dans son intérieur : on peut alors se convaincre qu'il est creux, et que les noyaux de cellules ne forment qu'une couche simple dans ses parois. L'ouverture de l'extrémité inférieure qui, en ce cas, conduit dans la cavité du bouton, à environ 0,020 ligne de diamètre.

Gaine de la racine des poils.

Supérieurement, outre la tige du poil, il part encore du bouton une autre formation à laquelle je donnerai le nom de gaîne de la racine. Cette formation embrasse la tige en manière de tube étroit, mais on peut l'en éloigner par pression, de manière qu'entre la face externe de la tige et la face interne du tube se produise un espace dans lequel on peut quelquefois faire aller et venir une graisse liquide, ou même la refouler supérieurement entre le poil et le tube. Il faut distinguer dans ce tube une couche externe et une couche interne.

La couche interne (1) est plus mince et plus claire. Aux côtés du bouton, sur le poil, où ont été prises jusqu'ici les mesures, elle a une épaisseur apparente de 0,0085 ligne. Je dis apparente, parce qu'une mesure ne saurait être exacte sur le bord, seul endroit où elle soit praticable.

A l'endroit où la couche externe de la gaîne de la racine (2) est le plus forte, elle a sur le bord un diamètre de 0,030 ligne. Elle est grenue, jaunâtre, et, comme le bouton du poil, composée d'une substance claire et de noyaux de cellules, dont plusieurs sont superposés les uns aux autres dans les points les plus épais (3). Les noyaux de cellules les plus externes sont séparés par des lignes transversales claires, indiquant vraisemblablement les limites de petites cellules cylindroïdes dans lesquelles les noyaux sont contenus. La couche interne de la gaîne de la racine a la même épaisseur dans presque toute sa longueur, tandis que l'externe s'amincit en haut et en bas. Inférieurement, les deux couches se confondent ensemble et avec la surface du bouton, de sorte que la paroi de celui-ci se divise jusqu'à un certain point en trois parties, l'écorce du poil et les deux couches de la gaîne radiculaire. Celle-ci se continue sans interruption avec l'épiderme, en

(1) Pl. I, fig. 14, d.
(2) Pl. I, fig. 14, c.
(3) Pl. I, fig. 14, i.

haut et en dehors, ce dont il est facile de se convaincre sur de minces tranches d'une peau velue. On ne peut donc pas dire que la gaîne de la racine est un enfoncement de l'épiderme, du fond duquel le poil s'élève. Mais cette gaîne n'est point identique avec le follicule pileux, qui a des vaisseaux ; elle n'en est pour ainsi dire que l'épithélium, dont les couches internes ne se desquament cependant pas d'une manière directe, et subissent une métamorphose particulière, dont il sera parlé tout-à-l'heure.

Follicules des poils.

Le follicule pileux proprement dit (1) est formé de filaments de tissu cellulaire. C'est un véritable renversement du derme en dedans. Dans tout le trajet que le poil parcourt à travers la peau, le follicule ne peut être nettement distingué de la substance de cette dernière. Mais la partie inférieure du poil qui, en beaucoup d'endroits, par exemple à l'aisselle, descend dans le tissu adipeux, peut aisément être isolée avec son follicule de tissu cellulaire. Celui-ci forme alors, autour de la gaîne qui vient d'être décrite, une couche extérieure de fibres longitudinales, contenant çà et là des noyaux de cellules, couche qui, autour d'un bouton de 0,060 ligne de diamètre, en a 0,010 d'épaisseur. Ce follicule se termine inférieurement par un cul-de-sac un peu élargi, pour recevoir le bouton. L'endroit où il a le plus de force est le cul-de-sac, d'où s'élève un prolongement, la pulpe du poil (2), qui s'insinue dans l'ouverture du bouton, et pénètre dans sa cavité. Il m'a été impossible de reconnaître exactement la forme de ce prolongement, parce que, quand on arrache le poil, la partie inférieure du bouton reste presque toujours fixée autour de lui. Cependant on peut jusqu'à un certain point l'apercevoir à travers le bouton, qui, dans les points où il entoure la pulpe, est plus clair qu'au-dessus (3). A en juger d'après ce qu'on observe ainsi, la pulpe semble être courte et terminée en cône pointu. Du reste, le follicule pileux est lisse en dedans, et des filaments de tissu cellulaire l'unissent extérieurement d'une manière plus ou moins intime avec les parties voisines. Il a des vaisseaux et aussi des nerfs ; mais on n'a point encore pu savoir, chez l'homme,

(1) Pl. I, fig. 14, *a*.
(2) Pl. I, fig. 14, *b*.
(3) Pl. I, fig. 14, *f*.

si ceux-ci pénètrent dans la pulpe. La douleur qu'occasionne l'arrachement des poils peut dépendre du tiraillement des parties situées à une plus grande profondeur.

Je ferai remarquer encore qu'il arrive fréquemment, lorsqu'on arrache des poils sains, que la gaîne ne vient pas tout entière, et que la partie supérieure, ou plus souvent la partie inférieure reste attachée à la tige, d'où il suit que ce qu'on appelle vulgairement la racine peut affecter des formes diverses, dont on se rend d'ailleurs compte aisément d'après tout ce qui précède. Presque toujours aussi la partie supérieure de la gaîne de la racine reste, à partir de l'orifice des glandes sébacées, qui se trouve immédiatement au-dessous de la surface de la peau.

Lorsque le poil a été complétement arraché, avec la gaîne de la racine, ou seulement avec la couche intérieure de celle-ci, on peut, par la pression sous le microscope, fendre la gaîne, l'éloigner du poil, et isoler ainsi la couche interne. Cette couche se montre alors sous l'aspect d'une membrane molle et visqueuse, hyaline, pleine ou réticulée, qu'on ne parvient plus à réduire ni en fibres ni en globules. Les ouvertures qu'on y remarque sont très petites et semblables à des fentes oblongues, dont le plus grand diamètre correspond à l'axe longitudinal du poil, ou plus grandes et en forme de trous ronds ou ovales, qui s'étendent aussi dans une direction transversale et oblique (1). Fréquemment il part de l'une ou l'autre extrémité d'une ouverture ovale, une fente étroite, ou une simple scissure, peu prolongée, qui annonce que l'ouverture a de la tendance à s'agrandir en ce sens. Quand les ouvertures deviennent plus considérables et prédominantes, on croit avoir sous les yeux un tissu de fibres longitudinales aplaties, qui, s'unissant de tous côtés par des anastomoses, ne forment qu'un tout cohérent.

Fréquemment aussi la couche entière de petites écailles qui entoure extérieurement le poil parvenu à maturité, et forme les stries transversales, reste sur la couche interne de la gaîne de la racine ; en général, cependant, elle suit la tige quand on arrache le poil, et alors la gaîne, contemplée de dedans en dehors, paraît presque exactement semblable à la surface extérieure du poil, si ce n'est qu'elle est claire et molle.

Souvent la racine, qu'on l'examine sur des poils arrachés, ou sur

____

(1) Pl. I, fig. 15.

des poils préparés avec leur follicule, a une forme tout-à-fait différente de celle que j'ai décrite jusqu'à présent. Au lieu du bouton
celluleux mou, on trouve un renflement peu prononcé, le bulbe du
poil, qui est solide et fibreux, comme la substance de la tige,
seulement plus clair. De sa face externe saillent, vers le bas et les
côtés, des prolongements courts et irréguliers, qui sont probablement les bords inférieurs déchiquetés des couches les plus extérieures
de la substance corticale. Ces prolongements ressemblent à des fibres,
au moyen desquelles le poil et la paroi interne du follicule paraissent
tenir ensemble. Ces sortes de racines se trouvent sur les poils tombés
d'eux-mêmes, ce qui rend probable qu'elles appartiennent à un
degré postérieur d'évolution du poil, ou plutôt qu'elles annoncent
la fin de son développement. Lorsque la connexion avec le follicule
est détruite, et ce cas arrive dans les racines à renflements, le poil
ne croît plus ; peut être aussi ne se nourrit-il plus, et tombe-t-il.

Substance des poils.

La substance du poil, malgré sa grande dureté et sa solidité, est
cependant flexible et élastique, ce qui fait qu'elle tend toujours à
reprendre sa direction naturelle. On peut étendre un poil de près du
tiers de sa longueur, sans le rompre ; allongé d'un cinquième,
il reste d'un dix-septième plus long qu'avant l'extension ; il ne
le reste que d'un dixième après avoir été allongé d'un quart, et
d'un sixième seulement après avoir été étendu autant que possible (1). Un poil humain porte environ soixante grammes, selon
Withof (2). Les poils peuvent, quand ils sont secs, devenir électri-
triques par le frottement, et fournir des étincelles pétillantes : ce
phénomène est très connu à l'égard du pelage des chats, et Eble (3)
a rassemblé une série de cas dans lesquels il avait été observé chez
l'homme. La plaque collectrice d'un condensateur ordinaire, posée
une seule fois et légèrement sur les cheveux, détermine un écarte-
tement notable des lamelles d'or de l'électromètre de Bohnenber-
ger (4). Les poils attirent l'humidité de l'air et celle du corps tant
qu'ils sont en connexion avec la peau ; ils deviennent par là plus
longs, phénomène dont on a profité pour les faire servir à la con-

---

(1) E.-H. WEBER, dans MECKEL, 1827, p. 227.
(2) EBLE, *Ueber den Haaren*, t. II, p. 5.
(3) EBLE, *loc. cit.*, t. II, p. 50.
(4) MULLER, *Physiologie*, t. I, p. 583.

struction d'hygromètres. Un poil qu'on a débarrassé de sa graisse en le faisant bouillir avec une dissolution de soude, se distend, depuis la plus grande sécheresse jusqu'au maximum d'humidité, de 0,024 à 0,025 de sa longueur (1). De l'état hygroscopique des poils dépendent leur mollesse et leur brillant, et comme ce dernier reconnaît pour cause à son tour la turgescence de la peau, dans l'organisme vivant, on peut déjà, du seul aspect des cheveux, conclure quel est le degré d'activité de l'enveloppe cutanée. La considération des poils est donc un moyen de diagnostic : ils sont mous et brillants quand la peau est turgescente et halitueuse, secs et rudes au toucher dans le collapsus de la surface du corps.

Il nous manque encore une analyse des poils dans laquelle on ait eu égard aux trois substances qui constituent la tige. D'après celles que nous possédons jusqu'ici, le poil serait une combinaison de graisse et de substance cornée, dont la première appartient peut-être à la moelle, et la seconde à l'écorce et à l'enduit extérieur. La graisse peut être extraite par l'ébullition avec de l'alcool. Elle est ordinairement acide, et contient des acides margarique et oléique ; elle a une teinte rouge de sang dans les poils roux, et gris verdâtre dans les bruns. Les poils, traités à une douce chaleur par l'acide nitrique, ou dissous dans la machine de Papin, laissent également une huile, rougeâtre pour ceux qui sont roux, brune pour ceux qui sont noirs. Cette huile n'existe pas, dit-on, dans les poils blancs. Suivant Jahn (2), on extrait des poils blancs une huile incolore, dont l'existence est déjà rendue très probable par l'examen microscopique. Après l'extraction par l'alcool, le poil brun est d'un gris jaunâtre, et se comporte comme de la corne, sauf toutefois les précipités de la sécrétion cutanée qui pourraient y être demeurés adhérents. Il ne se putréfie point ; il est insoluble dans l'eau froide et dans l'eau chaude ; lorsqu'on le fait bouillir dans la machine de Papin, il se dissout, jusqu'à l'huile, avec dégagement de sulfide hydrique ; le liquide, soumis à l'évaporation, laisse une substance visqueuse, susceptible de se redissoudre dans l'eau, qui ne se prend point en gelée, et dont la dissolution aqueuse est précipitée par les acides concentrés, le chlore, le sous-acétate plombique et l'acide tannique. Le poil est dissous par les acides concentrés, notamment

(1) SAUSSURE, *Annales de chimie*, t. LIV, p. 157.
(2) *Der Haararzt*, t. I, p. 49.

par l'acide nitrique ; les huiles colorées se séparent, se figent au froid, et pâlissent peu à peu.

Le chlore blanchit le poil, et produit, en se combinant avec lui, une masse visqueuse, transparente, de saveur amère, qui se dissout en partie, tant dans l'eau que dans l'alcool. La potasse caustique, même très étendue, le dissout complètement. Divers sels métalliques le colorent, comme ils font à l'égard de l'épiderme. Le nitrate argentique le noircit, et il se produit du sulfure d'argent. Lorsqu'on chauffe les poils, ils fondent, exhalent une odeur de corne, prennent feu, et brûlent avec une flamme fuligineuse, laissant un charbon boursouflé. A la distillation sèche, ils donnent un quart de leur poids de charbon difficile à incinérer : les produits sont de l'huile empyreumatique, de l'eau chargée d'ammoniaque, et des gaz combustibles, qui contiennent du sulfide hydrique. La cendre des poils forme un et demi pour cent, suivant Vauquelin, ou un quatre-vingt-seizième de leur poids, suivant Achard. Elle contient de l'oxide ferrique, en plus grande quantité dans les poils clairs que dans les blonds, des traces d'oxide de manganèse et de silice, et du sulfate, du phosphate et du carbonate calciques. Au lieu de fer, ce serait, dit-on, du phosphate magnésique qui existe dans les poils de couleur claire. Jahn a aussi trouvé, dans les poils blancs (1) du phosphate magnésique et du sulfate aluminique (?).

Extension des poils sur le corps.

A l'exception des paupières supérieures, des lèvres, de la plante des pieds, de la paume des mains, de la face dorsale des dernières phalanges des doigts et orteils, de la face interne du prépuce et du gland, la surface extérieure entière du corps est couverte de poils, qui garnissent aussi l'entrée des fosses nasales et des conduits auditifs. Les plus longs de tous sont les cheveux, surtout chez les femmes ; vient ensuite la barbe. Des poils d'une longueur médiocre, d'un ou deux pouces, existent dans le creux des aisselles, et au pubis chez les deux sexes, entre le pénis et l'ombilic, au scrotum et à l'anus chez l'homme, aux grandes lèvres chez la femme. Des poils analogues se voient très fréquemment sur la poitrine de l'homme. Ceux des sourcils, ceux de l'entrée du nez et les cils ont depuis six lignes jusqu'à neuf de long. Sur tout le reste du corps, les poils sont plus

(1) Ibid., t. I, p 18.

courts. Chez les femmes, les enfants et beaucoup d'hommes, ils sont fins et incolores ; on les désigne alors sous le nom de poils follets (*lanugo*) : cependant il n'est pas rare de voir des hommes chez lesquels, en diverses régions du corps, notamment au côté dorsal des membres, sur les épaules, etc., les poils sont aussi longs et aussi foncés en couleur que ceux des sourcils, et même parfois plus longs. Les poils les plus gros sont ordinairement ceux du pubis ou de la barbe ; ensuite viennent ceux des aisselles et du nez, puis les cheveux, enfin les sourcils et les cils. Les dénombrements de Withof donnent une idée approximative de la distance qui existe entre les poils. Un quart de pouce carré, chez un homme médiocrement velu, lui a fourni au synciput 293 poils, au menton 39, au pubis 34, à l'avant-bras 23, au bord externe du dos de la main 19, au côté antérieur de la cuisse 13. Sur une même surface carrée de la peau (un quart de pouce), il a compté 147 poils noirs, 162 bruns et 182 blonds. Les follicules pileux, qu'on peut observer aisément chez le fœtus, sont rarement isolés ; on les trouve disposés, tantôt deux à deux, tantôt trois à trois ; en quelques endroits, ils sont par amas de quatre et de cinq. Il est vraisemblable que la même chose a lieu pour les poils eux-mêmes (1).

Différences suivant les races et dans les maladies.

On peut consulter l'ouvrage d'Eble (2) pour ce qui concerne les différences que la couleur des poils et la force de leur croissance présentent suivant les races.

Sous l'influence de causes pathologiques, la surface du corps se couvre de poils d'une force extraordinaire. C'est ce qui arrive, par exemple, à certaines taches de naissance. Des poils peuvent aussi se développer dans des points où il n'y en a pas d'ordinaire, par exemple sur des membranes muqueuses, telles que la conjonctive, l'intestin, la vésicule biliaire, ou dans l'intérieur du corps, surtout dans les ovaires, ou dans des tumeurs stéatomateuses, enkystées. Quand les poils accidentels ont des racines, celles-ci ne diffèrent pas de celles qui s'implantent dans la peau extérieure. Lorsqu'ils en sont dépourvus, on peut admettre qu'ils ont quitté le lieu où ils avaient été produits (3).

(1) ESCHRICHT, dans MÜLLER, *Archiv*, 1837, p. 43.

(2) *Loc. cit.*, t. II, p. 86-95. — J.-C. Prichard, *Histoire naturelle de l'homme*, Paris, 1843, t. I, p. 128.

(3) Comp. MECKEL, *Archiv*, t. I, p. 522. — EBLE, *loc. cit.*, t. II, p. 398.

Direction des poils.

Le canal qui renferme la tige du poil dans la peau a une direction
oblique ; c'est pourquoi, si l'on excepte les cils, le poil n'est pas
droit à sa sortie, et il s'incline plus ou moins, suivant une direction
déterminée, vers la surface des téguments. Cette disposition est facile à reconnaître chez l'embryon, d'après la direction des follicules
pileux. Osiander (1) et surtout Eschricht (2) l'ont étudiée avec un soin
particulier. Les follicules pileux sont d'abord rangés assez régulièrement en lignes, le long desquelles ils s'imbriquent à la façon des
tuiles d'un toit, de manière que le sommet de l'un semble toucher
presque le fond de celui qui précède. Ces lignes ne sont droites
nulle part ; elles décrivent toujours des courbes plus ou moins ren-
trantes, de manière qu'elles forment par leur réunion des figures
qu'on peut désigner sous le nom de courants, tourbillons, croix.
Les tourbillons sont des points vers lesquels tous les poils tournent
leurs racines, par exemple au synciput. Les courants qui partent
de ces points sont des séries doubles de lignes arquées et parallèles, qui se touchent à l'une de leurs extrémités ; ces lignes sont
tantôt convergentes, quand les poils tournent leur pointe vers le
lieu de réunion, tantôt divergentes, lorsque la pointe des poils est
dirigée en sens inverse. Parmi les poils qui garnissent l'entrée des
membranes muqueuses, et qu'on désigne sous le nom de *vibrisses*,
les plus profonds se dirigent en dedans, et les autres en dehors, vers la
surface du corps. Les extrémités des poils sont généralement tournées vers les parties saillantes, le cubitus, le tibia, l'arcade surci-
lière, le rachis ; cependant les courants convergent aussi vers la
ligne blanche et le pli du cou.

Formation des poils.

Le poil se développe et se nourrit d'après le même principe que
l'épiderme. Les tissus riches en vaisseaux dans lesquels il a ses racines, déposent à leur surface les substances dont le développement
ultérieur s'accomplit de lui-même sous l'influence de la puissance
organisatrice de l'individu. Le poil croit aussi à partir de sa matrice,
c'est-à-dire du follicule et de la pulpe, parce que ce côté est le seul

(1) *Commentat. soc. regiæ scient. Gœtting.*, vol. IV, 1816-1818 ; Gottingue,
1820, p. 109.

2 MÜLLER, *Archiv.* 1832, p. 37, pl. III-V.

d'où il puisse recevoir de la substance. Les nouvelles parties produites poussent les anciennes devant elles. Les poils ne réparent pas plus que l'épiderme les pertes qu'ils peuvent éprouver à leur extrémité externe; ils ne la font disparaître qu'en s'allongeant de bas en haut. Leur pointe ne se reproduit pas après avoir été coupée ou cassée.

C'est donc la pointe du poil qui doit se produire la première, ce que confirme l'observation; vient ensuite la tige. Les recherches anatomiques nous instruisent en partie de la manière dont celle-ci se forme.

A la face externe de la pulpe du poil, et dans le sillon qui la sépare du follicule pileux, se déposent, comme une sorte d'épithélium de ces parties, des cellules qui sont continuellement remplacées par des cellules nouvelles. Parmi ces cellules, les externes donnent naissance, par leur transformation, aux larges fibres de la substance corticale. Les noyaux s'allongent également pendant quelque temps, tout en s'amincissant: plus tard, ils semblent disparaître en grande partie. Les cellules internes, situées au sommet de la pulpe, conservent plus long-temps leur état primitif, et se confondent plus tard ensemble, par la résorption des cloisons, tandis que, dans leur intérieur, et autour des noyaux, se forment, de distance en distance, des conglomérats de granules de pigment. Ce sont elles qui deviennent la substance médullaire. On ne sait pas encore bien positivement comment se produit la couche la plus extérieure, celle qui est composée de squamules, et que Meyer appelle l'enveloppe épidermique du poil. Ou elle croît également de bas en haut, de manière que la couche la plus extérieure des cellules du bouton se transforme en squamules, ou bien les parois du follicule la déposent autour de la tige, et alors les cellules de la couche externe de la gaîne devraient, comme à l'épiderme, se convertir en écailles de dehors en dedans. Je serais tenté de croire ce dernier mode plus vraisemblable que l'autre; ce qui m'y déciderait surtout, serait que la couche de squamules reste souvent appliquée sur la gaîne de la racine, et par conséquent semble, à une certaine époque, adhérer avec plus de force à cette gaîne qu'à la tige du poil. Mais, pour admettre cette hypothèse, il faudrait que la membrane perforée (1) ne fût pas située entre ces cellules et les squamules.

(1) Pl. I, fig. 14, d.

La production de cellules à la surface du follicule pileux et de la pulpe, et leur conversion en fibres, continuent de la même manière aussi long-temps que dure la croissance du poil. Cette durée, et par conséquent la longueur du poil, sont assujetties à un type, mais peuvent être changées par des influences extérieures. Lorsqu'on coupe le poil, il continue toujours de croître, de sorte qu'en calculant toutes les portions qu'on a retranchées, il acquiert ainsi une longueur dépassant de beaucoup la mesure ordinaire. Eble a fait des recherches, auxquelles je renvoie, sur la différence de rapidité avec laquelle s'opère la croissance des divers poils (1). Lorsque le poil atteint le terme de son développement, il se resserre par le bas, vers la pulpe, et forme le bouton, qui renferme peut-être la pulpe elle-même desséchée. On ignore s'il peut subsister dans cet état, ou si c'est l'annonce de sa mort et de sa chute prochaine. On ne saurait dire non plus si la tige, une fois formée, a besoin du concours de l'organisme pour subsister. Ce qui prouve qu'elle n'est pas une masse complétement morte, c'est que les poils blanchissent, et souvent, comme on sait, avec une grande promptitude (2). Vauquelin avait attribué ce phénomène à l'action chimique de quelque substance exhalée ; mais son hypothèse n'est pas admissible, car le grisonnement commence en général par la pointe des poils, et tous ne blanchissent point à la fois. Cependant il ne faut pas non plus songer à un suc colorant, qui, absorbé par les bulbes, circulerait dans les poils. La cause de la coloration et de la décoloration de ces derniers ne peut tenir qu'à l'action des cellules qui constituent la substance médullaire. Toutes les fois qu'une congestion, une exsudation, ou une gêne quelconque de la circulation a lieu dans la matrice, le poil meurt et tombe, de même qu'il arrive, en pareil cas, à l'épiderme. Nous avons parlé, dans le chapitre consacré à ce dernier, d'un état d'atrophie qui dépend d'une nutrition insuffisante, et qui fait que l'épiderme n'atteint pas son épaisseur typique, attendu que continuellement il se détache par écailles et se renouvelle; quelque chose d'analogue paraît avoir lieu dans les poils; car, suivant l'observation de E.-H. Weber (3), il arrive quelquefois aux poils follets du corps de se décolorer et de s'amincir à la pointe, au-dessous de laquelle ils se brisent ensuite.

(1) *Loc. cit.*, t. II, p. 123.
(2) Eble, *loc. cit.*, t. II, p. 315.
(3) Meckel, *Archiv*, 1827, p. 222.

Développement des poils.

Les premiers vestiges des poils apparaissent, selon Valentin (1) soit vers la fin du troisième, soit vers le commencement ou le milieu du quatrième mois. Ce sont d'abord des taches noires, arrondies, qui, à la fin du cinquième mois, se changent en cônes ou en pyramides. Ces cônes sont encore situés en totalité sous l'épiderme, et dirigés obliquement de bas en haut. Par la pression, on peut écarter les parties pigmentaires (le bouton?) les uns des autres, et l'on aperçoit au milieu la tige, qui a environ 0,0004 ligne de diamètre; à la fin du cinquième mois les poils percent. Valentin les a trouvés, vers cette époque, développés uniformément dans toutes les parties du corps.

Suivant Eschricht (2), les poils paraissent d'abord aux sourcils et autour de la bouche, et là, vers le milieu du cinquième mois, ils sont plus longs que partout ailleurs. C'est seulement à la fin du sixième mois que le corps entier en est couvert, mais leur finesse et leur mollesse font qu'on les désigne alors sous le nom de poils follets. Ils tombent dans le cours des mois suivants, se mêlent à l'eau de l'amnios, sont en partie avalés avec elle par le fœtus, et restent engagés dans le méconium. Après la naissance, non seulement les poils follets du corps, mais souvent même aussi les cheveux, tombent, et sont remplacés par de nouveaux. Peut-être les poils sont-ils assujettis, pendant la vie entière, à une régénération insensible, qui devient plus prononcée seulement à certaines époques; du moins en voit-on continuellement quelques uns se détacher d'un grand nombre de parties du corps. Les régions velues en présentent toujours simultanément de longs et de courts, et il y en a sans cesse de nouveaux sous l'épiderme, sans que pour cela la villosité du corps augmente après un certain âge. En considérant ces poils consécutifs chez l'adulte, on est conduit à penser que très probablement ils se forment dans des sacs clos; car, avant de percer, ils sont contournés en spirale sous une couche épidermique, et ils se déroulent brusquement lorsqu'on déchire cette couche ou qu'elle tombe d'elle-même par l'effet de la desquamation normale. Cependant il semble que la peau envoie un repli à la rencontre du follicule pileux, car on en aperçoit un chez les embryons

1 *Entwickelungsgeschichte*, p. 275.
2 Müller, *Archiv*, 1835, p. 40.

dès avant l'époque à laquelle la pointe du poil a atteint l'épiderme (1).

Simon (2) décrit de la manière suivante le développement des
poils. Les follicules paraissent d'abord sous la forme de petits corps,
clairs ou obscurs, ayant 0,0065 à 0,0089 pouce de long, sur
0,0035 à 0,0040 de large dans le point où leur largeur est le plus
considérable, chez des embryons de cochon longs de deux pouces.
Leurs parois consistent en petits grains très serrés les uns contre les
autres, qui sont probablement des noyaux de cellules élémentaires;
les noirs offrent en même temps des cellules pigmentaires étoilées.
Lorsque la formation des poils commence, il paraît, dans les petits
sacs, une masse dense de cellules pigmentaires, semblables à celles du
réseau de Malpighi; cette masse a la forme de la racine du poil; la racine s'allonge en une petite pointe dépourvue de moelle, de sorte qu'il
semble qu'au premier moment de sa formation le poil possède toutes
les parties du poil entier, et que seulement sa tige soit, proportion
gardée, très petite. Simon n'a vu que la pointe du poil, et pas de
racine, dans les follicules sans enduit pigmentaire, où se forment
toujours des poils blancs. La pointe semblait s'étaler inférieurement
en fibres déliées; mais il est vraisemblable que la racine existait également là, et que l'absence seule du pigment noir la rendait plus
difficile à apercevoir. Avant de percer au-dehors, les poils se recourbent sur eux-mêmes, de manière que la pointe soit tournée vers la
racine, ou bien ils se contournent en spirale; cette circonstance
semble démontrer que les follicules sont d'abord clos, circonstance
dont ne parle pas Simon. La gaîne de la racine se produit en même
temps que le poil.

Les changements qui surviennent dans le système pileux, à l'é-
poque de la puberté, sont généralement connus. Dans un âge avancé,
souvent même d'assez bonne heure, les poils blanchissent peu à peu,
et finissent généralement par tomber; mais E.-H. Weber (3) assure
que les follicules restent.

(1) Heusinger (MECKEL, *Archiv*, t. VIII, p. 44) dit que les premiers germes des poils naissent sous la peau, dans le réseau de Malpighi, et que leurs
racines ne se plongent que plus tard dans le tissu cellulaire adipeux sous-
cutané. Cela peut fort bien être; car ce n'est qu'à une époque avancée que
la masse homogène se sépare en derme et tissu adipeux; mais il ne faudrait, dans aucun cas, entendre par là que la tige se forme d'abord, et ensuite la racine.

(2) MÜLLER, *Archiv*, 1841, p. 361.

(3) HILDEBRANDT, *Anatomie*, t. I, p. 4.

Régénération des poils.

Il n'est pas facile de déterminer, chez l'homme, si les poils se régénèrent après avoir été arrachés avec ce qu'on appelle leur racine, le follicule et la pulpe restant. Ceux qui reparaissent sans cesse après l'évulsion, comme par exemple à l'entrée des narines, pourraient s'être formés dans de nouveaux follicules. Heusinger a observé la régénération dans les grandes moustaches des chiens (1). On trouve dans les follicules un liquide ténu, rougeâtre ou rouge clair, puis plus profondément une substance molle, rougeâtre et charnue, qui adhère au poil et au fond du follicule, mais ne tient que çà et là aux côtés de ce dernier. Le poil passe par le milieu de cette substance. Après qu'il a été arraché, la substance charnue (gaîne de la racine?) se gonfle et s'emplit de sang : le troisième jour, elle est revenue à son état ordinaire; dans son milieu se trouve une masse noirâtre, grumeleuse, qui s'élève du fond du follicule. Cinq jours après l'évulsion, on voyait déjà un poil long de 2 millimètres.

En étudiant la mue normale, Heusinger a vu, dans un même follicule, à côté de l'ancien bulbe flétri, s'en produire un nouveau, affectant la forme d'un globule noir, qui bientôt après offrait en haut une petite saillie destinée à devenir le cylindre du poil. Le nouveau poil croît immédiatement sur l'ancien, et perce la peau, tout à côté de lui. Lorsque les follicules sont détruits, la régénération paraît ne pas s'effectuer, comme on le voit dans les cicatrices qui succèdent aux plaies avec perte considérable de substance à la peau.

Les expériences de Dieffenbach (2) et de Wiesemann (3) prouvent que les poils peuvent être arrachés d'une partie et transplantés sur une autre, où ils se consolident et se fixent; mais on ignore encore s'ils contractent alors des connexions organiques avec les tissus voisins.

Nous ne savons rien ni des causes qui déterminent l'accroissement des poils, ni des fonctions qu'ils remplissent dans l'économie. Tout ce qu'on peut dire, sous ce dernier rapport, c'est qu'en leur qualité de corps peu conducteurs du calorique, ils garantissent des variations de la température. On sait que leur apparition sur cer-

(1) MECKEL, *Archiv*, 1832, p. 557.
2 *Nonnulla de regeneratione et transplantatione*, Wurzbourg, 1822.
3 *De coalitu partium*, Leipzick, 1824, in-4°, p. 33.

tains points du corps coïncide avec le développement des fonctions sexuelles. Leur couleur est constamment en rapport avec celle de la peau et avec le développement du pigment dans d'autres parties colorées, l'œil par exemple. Les albinos ont des poils d'un jaune clair ou blancs.

Des poils chez les animaux.

On pourra consulter Heusinger (1) et Eble (2) pour connaître les différentes formes des poils chez les animaux.

Les poils des mammifères ressemblent à ceux de l'homme, ou n'en diffèrent que par leur force, comme les moustaches des carnassiers et des rongeurs, les crinières et les queues des chevaux, les soies des cochons, etc. C'est sur eux qu'on étudie de préférence la structure. On y peut suivre aisément la pulpe, avec ses vaisseaux, dans la cavité de la racine ; ses nerfs ont été reconnus aussi, par Eble, chez le chat (3) ; par Rapp, chez le phoque, le morse, le porc-épic et beaucoup d'autres animaux (4) ; par Gerber, chez le cochon (5). Les nerfs des moustaches sont des branches du trijumeau, suivant Rapp et Mayo (6). La pulpe monte aussi plus haut dans les moustaches que dans les poils du corps, ce qui fait qu'au dire de Heusinger elles saignent lorsqu'on les coupe au niveau de la peau. La moelle forme, dans les poils de certains animaux (souris, hamster), des figures fort élégantes, des stries transversales rubanées, des anneaux entrelacés, etc. Le reste de la substance, qui remplit aussi les interstices de la moelle, paraît complétement homogène, sans stries, ni longitudinales, ni transversales. Les poils des souris, des chauves-souris, des martes, etc., sont rameux ou noueux ; les moustaches du phoque sont aplaties ou tournées en spirale (Heusinger), les poils laineux sont fins et onduleux, comme ceux de l'homme. Dans les aiguillons du porc-épic et du hérisson, la moelle et l'écorce alternent ensemble d'une manière compliquée. L'écorce pénètre en bandes longitudinales entre les couches de la moelle, de manière que la coupe transversale représente une étoile ou une figure rayon-

(1) *Histologie*, p. 175.
(2) *Von den Haaren*, t. I, p. 63.
(3) *Loc. cit.*, t. II, p. 19.
(4) *Verrichtungen des fuenften Nervenpaares*, p. 13.
(5) *Allgemeine Anatomie*, p. 79.
(6) *Anatom. comment.*, n° II, p. 31.

née. Peut-être cette forme tient-elle à la présence de cloisons longitudinales incomplètes dans le follicule. Chez le porc-épic, il part d'abord du sommet de la pulpe un grand nombre de vaisseaux parallèles et ramifiés sous des angles fort aigus, qui pénètrent dans la substance médullaire, et dont les vestiges s'aperçoivent encore, dans l'épine parfaite, sous la forme de filaments déliés et blancs (1).

Chez les oiseaux, les poils sont remplacés par les plumes, sur la structure desquelles on pourra recourir, non seulement aux ouvrages précités, mais encore aux recherches microscopiques de Schwann (2). Je me bornerai ici à dire que, suivant Schwann, les fibres qui composent l'écorce de la tige doivent naissance à ce que chacune des grandes cellules plates de l'épithélium de l'écorce se fend en plusieurs filaments. Les cellules sont d'abord des tables plates, ayant un bord libre, paraissant un peu grenues, et contenant un noyau très visible. Peu à peu il apparaît sur leurs bords et à leur surface des fibres peu marquées, qui semblent isolées sur le bord même, mais qui, sur la surface de la table, sont unies ensemble par la substance de cette dernière. Ces fibres sont encore pâles, et le noyau de la table est encore parfaitement visible. Plus tard, les fibres deviennent plus foncées, elles se délimitent mieux, et elles font plus de saillie sur les bords ; la portion de la table qui les tient unies ensemble diminue, et le noyau commence à disparaître. Enfin toute trace de la cellule primitive s'efface : il ne reste plus rien du noyau, et l'on ne voit plus que des fibres foncées, roides, minces, qui sont intimement unies ensemble, mais dont on peut néanmoins constater l'isolement dans toute l'étendue de la table primitive. Lorsque l'accroissement de la plume est achevé, la pulpe se trouve renfermée dans le tuyau, où elle se dessèche, et forme ce qu'on appelle l'âme.

Chez les insectes, les annélides et autres animaux sans vertèbres, on trouve des formations rameuses qui ressemblent à des poils, mais sont beaucoup plus simples dans l'intérieur. Ce ne sont peut-être que de simples prolongements de cellules, et alors elles n'auraient qu'une analogie extérieure avec les poils des animaux supérieurs.

Histoire des poils.

L'idée d'examiner les poils se présente tout naturellement à qui-

____

(1) BOEKH, *De spinis hystricum*, Berlin, 1831.
(2) *Mikroskopische Untersuchungen*, p. 93.

conque possède un verre grossissant, parce qu'on en trouve à chaque
instant sous sa main, et que leur propreté les recommande : aussi
n'y a-t-il peut-être pas d'objet qu'on ait observé plus fréquemment
et avec plus de soin, sans que pourtant ces recherches aient exercé
une influence bien notable sur la physiologie. Malpighi comparait
le poil à une plante enracinée dans la peau par le moyen de son
bulbe : cette idée était plus exacte que l'hypothèse de ceux qui le
considèrent comme une substance cornée morte, sécrétée par les
vaisseaux d'une matrice vivante.

Hook (1) a le premier décrit les poils comme des filaments cylindriques, ou à peu près, qui peuvent se fendiller à la pointe dans le
sens de la longueur. Ils lui parurent pleins chez l'homme ; mais ceux
du cheval et du chat lui offrirent un canal médian.

Leeuwenhoek (2) a très bien vu la structure fibreuse de l'écorce
sur des coupes longitudinales de poil, d'ours et d'homme ; elle lui
semblait d'ailleurs prouvée par la cassure fibreuse des poils. Il pense
que chacun de ceux-ci est composé d'une multitude d'autres extrèmement fins. Les noirs, aussi bien que les blancs, offrent, dans leur
intérieur, une bandelette foncée, ou une série de taches obscures,
qui peuvent occuper près de la moitié de leur largeur. Leeuwenkoek
se figurait le poil plein d'abord d'une substance liquide qui, s'évaporant de distance en distance, laissait des vésicules claires, remplies
d'air, et formait, sur d'autres points, les bandelettes obscures. Il
s'élevait contre l'adoption d'une substance médullaire (3), d'après
l'examen des soies de cochon, parce que le canal central n'existe
pas constamment, et n'est qu'un produit accidentel de l'évaporation.
L'écorce dont il parle, et qu'il dit couvrir les poils comme fait celle
des arbres, n'est qu'une lamelle extérieure qu'on ne peut parvenir
à isoler. Il décrit exactement la forme rameuse des poils de la souris,
la forme celluleuse de ceux du chevreuil, et représente les différentes formes dont ils sont redevables à ce que la matière séparée
de la peau (lamelles d'épiderme) demeure adhérente à leur tige (4).
Il soutient, comme l'avaient déjà fait Malpighi et même Aristote,
que les poils croissent de bas en haut par apposition.

Les premières recherches exactes sur la manière dont les poils se

(1) *Micrographia*, 1667, obs. 32, tab. V, fig. 2.
(2) *Opera*, t. IV, p. 46.
(3) *Ibid.*, t. I, P. II, p. 32.
(4) *Ibid.*, t. III, p. 383.

forment sont dues à Malpighi (1). Ce physicien distingue le bulbe dans l'intérieur du follicule des poils qui croissent sur les lèvres du cheval, de l'âne, du bœuf. Entre le bulbe et le follicule, il y a du sang épanché, qui s'écoule au-dehors par le fait d'une piqûre. Chez le bœuf, des ligaments latéraux se rendent du bulbe à la paroi interne du follicule. Le bulbe (gaîne de la racine) est transparent, et l'on aperçoit à travers sa substance la petite tête arrondie du poil (*capitulum pili*), ce que j'ai appelé le bouton. Malpighi a vu, dans la tige des poils de la crinière et de la queue du cheval, sur des coupes transversales, une substance corticale claire et une substance médullaire de couleur foncée. Il dit qu'on aperçoit aussi une bandelette obscure au centre des poils de l'homme, mais que c'est chez le hérisson qu'on distingue le mieux les deux substances. L'écorce se compose, dans le cochon, de petits canaux adossés les uns contre les autres, réunis par une substance glutineuse, et dans lesquels il admet même des cloisons transversales. La couleur dépend du suc contenu dans ces canalicules, qui est aussi la cause de la frisure, quand les tubes sont pleins d'un côté et vides de l'autre.

Ludwig (2) a décrit les racines des poils de l'homme, sans vouloir décider la question de savoir si un prolongement de la peau les revêt ou non. Il a vu, sur les racines, quelques fibres transversales, semblables aux nœuds des graminées, qu'il ne lui a pas été possible depuis de retrouver.

Ledermuller (3) a donné des figures assez exactes de poils humains. Ces figures font voir la substance médullaire tantôt continue, tantôt interrompue, les stries transversales de l'écorce, les stries saillantes à la surface du bouton, ici appelé bulbe; mais la substance médullaire est regardée comme un suc brun ascendant.

Fontana (4) décrit la moelle des poils de l'homme. Les petits cylindres serpentants dont il parle à la surface de ces derniers ne sont point identiques avec les stries transversales onduleuses.

Rudolphi (5) décrit le follicule pileux du phoque, et donne à la capsule le nom de bulbe. Le poil est libre dans son intérieur. Il est

1) *Opp. posth.*, 1667 ; *Vita*, p. 93.

2 GRUETZMACHER, *De humore cutem inungente*, 1748, dans **HALLER**, *Disp. anat.*, t. VII, P. II, p. 46.

3. *Mikroskopische Ergœtzungen*, 1763, tab. V.

4 *Traité sur le venin de la vipère*, t. II, p. 252, pl. I, fig. 1.

5. *De pilorum structura*, 1806.

creux inférieurement, dans une petite étendue ; mais, du reste, il est formé d'une masse cornée pleine et solide.

Cuvier (1) admettait dans les soies de cochon deux canaux contenant une humeur appelée moelle.

Gaultier (2) distinguait, à la racine ou bulbe des moustaches des mammifères, la capsule externe, la gaîne membraneuse interne, formée de fibres concentriques, et la pulpe, corps conique, rougeâtre, qui pénètre dans l'intérieur du poil. Cette pulpe paraît faire corps avec la gaîne au fond de la capsule. Il a injecté avec du mercure, chez des chats, des chiens et des bœufs, le canal dans lequel se trouve la moelle. Les vaisseaux du follicule descendent de son col, par conséquent de la peau, et se ramifient entre la capsule et la gaîne. Gaultier assure avoir fait les mêmes remarques sur les follicules des poils de la barbe chez l'homme.

Meckel (3) dit l'écorce blanchâtre, comme l'épiderme, et plus ou moins manifestement composée de plusieurs feuillets, dans le bulbe ou follicule. La moelle se compose d'une dizaine de filaments, vraisemblablement vasculaires, plongés au milieu d'un liquide ; elle correspond au réseau muqueux de la peau.

Dutrochet (4) regarde aussi le poil comme un tube transparent, qui renferme la substance colorante dans son intérieur.

On doit à Heusinger (5) des remarques précieuses sur l'anatomie comparée des poils et l'histoire de leur développement. Cet écrivain est moins heureux dans ce qu'il dit de leur structure. Il parle d'orifices béants dans certains poils d'animaux, par exemple les soies dorsales du cochon, ouvertures par lesquelles du pigment serait expulsé au-dehors, ce qui lui sert à expliquer la décoloration des soies, qu'il prétend avoir lieu aussi dans les poils de l'homme (6). Sa description du follicule, de la gaîne et de la pulpe ne diffère pas de celle de Malpighi. En examinant au microscope le liquide épanché entre le follicule et la gaîne, chez la chauve-souris, on le voit se mouvoir. Les substances corticale et médullaire sont difficiles à distinguer l'une de l'autre dans le poil humain : la tige entière est

(1) *Anatomie comparée*, t. II, p. 597.
(2) *Recherches anatom. sur le système cutané*, 1811, p. 24,
(3) *Traité d'anatomie*, trad. par A.-J.-L. Jourdan, t. I, p. 485.
(4) *Mém. anat. sur les végétaux et les animaux*, Paris, 1837, t. II, p. 361.
(5) MECKEL, *Archiv*, 1822, p. 403, 555.
(6) *Ibid.*, p. 414.

pleine, jusqu'auprès du bord externe, d'un tissu cellulaire analogue à celui des végétaux (1). Lorsqu'on examine les figures (2), on acquiert la conviction que Heusinger a pris pour des contours de cellules les stries transversales des poils de l'homme, qu'il représente d'une manière assez fidèle.

M.-J. Weber (3) s'accorde avec Heusinger pour ce qui concerne la substance des poils de l'homme; mais il le blâme de n'avoir pas vu, sur les soies, les fibres, qui sont serrées les unes contre les autres à l'extérieur, et libres à l'intérieur. Les pigments sont en partie combinés d'une manière intime avec la substance cornée, et en partie contenus dans les cellules.

Dans la figure que Delle Chiaje (4) donne du poil, je trouve l'apparence grenue du bouton très bien rendue; mais c'est à tort que les granules se prolongent aussi sur la tige. De même que pour l'épiderme, l'auteur considère ici comme des globules sanguins les granulations dont les racines et le canal central du poil sont remplis.

E.-H. Weber (5) fut le premier qui attacha de l'importance aux stries transversales onduleuses des poils, et qui rectifia l'erreur dans laquelle Heusinger était tombé à cet égard. Il rejette avec raison le canal central admis par beaucoup d'anatomistes, reconnaît bien qu'il y a, dans les poils des animaux, une différence entre les substances corticale et médullaire, mais regarde celle qu'on a signalée chez l'homme comme le résultat d'une illusion d'optique. Cependant il a vu aussi, dans des cas exceptionnels, une tache centrale jaune plus claire sur la coupe transversale des poils de la barbe humaine. Il présume, avec Leeuwenhoek, que les poils résultent de fibres longitudinales accolées. L'intérieur du follicule des forts poils de barbe renferme quelquefois un liquide rougeâtre; celui des cils contient une matière colorante noire.

Eble non seulement a réuni d'une manière complète tout ce qui a rapport aux poils, mais encore il en a décrit l'organisation, d'après ses propres recherches, avec plus de détails qu'on ne l'avait fait jusqu'alors. Les filaments transversaux situés entre la masse transparente, gélatineuse et diversement colorée en rouge, qui entoure la

---

(1) *Histologie*, p. 155.
(2) *Ibid.*, pl. I, fig. 14, 23-26.
(3) *Allgemeine Anatomie*, 1826, p. 97.
(4) *Epiderm. umana*, 1827, p. 45, fig. I, 3.
(5) Meckel, *Archiv*, 1827, p. 210. — Hildebrandt, *Anatomie*, t. I, p. 196.

racine des gros poils d'animaux (gaîne de la racine), et la surface
interne du follicule, sont pour lui des vaisseaux d'où, par la section,
s'échappe un sang très liquide. Il a injecté tant cette substance que
la pulpe chez le chat. Le liquide sanguinolent qui, au dire d'observateurs antérieurs à lui, se trouve libre dans l'espace que je viens
d'indiquer, vient uniquement des vaisseaux qui se rendent de la
paroi interne du follicule au corps conique, et qui ont été coupés (1).
Le corps conique est revêtu intérieurement d'une membrane mince
et lisse, qui entoure immédiatement la tige du poil. Le poil naît
vraisemblablement de ce corps, qui est sécrété par la membrane
interne du follicule (et qui cependant reçoit d'elle des vaisseaux?).
Ici l'auteur entend par racine ou bulbe ce que je nomme le bouton.
La description qu'il donne des soies s'accorde avec celle de Malpighi; mais, suivant lui, le canal se divise supérieurement en autant
de branches que la soie a de pointes (2). Il a trouvé, dans les poils
de l'homme, le follicule lisse et brillant au côté externe; il présume
l'existence d'un corps charnu (gaîne du poil), mais sans avoir pu
la démontrer, attendu qu'il arrache la gaîne de la racine avec le
poil, et qu'il regarde la racine de celui-ci comme substance corticale. Il n'a pas vu de liquide entre la capsule et le bulbe (gaîne du
poil). Les vaisseaux du follicule viennent, suivant lui, du fond de
ce dernier, ce qui est contraire à l'assertion de Gaultier, et montent le long de sa paroi. Il distingue avec précision les substances
corticale et médullaire; la première ressemble à l'épiderme, ne
manque dans aucun poil d'animal, et existe aussi dans ceux du chevreuil, où seulement elle est assez mince pour qu'on puisse apercevoir la substance médullaire à travers son épaisseur (3). Eble soutient à tort qu'elle est partout incolore chez l'homme; les écailles
de l'épiderme qui y adhèrent quelquefois, et qui se détachent de
distance en distance, l'ont entraîné à admettre que la substance corticale est, comme l'épiderme, entièrement formée de squamules,
et que celles-ci se détachent de temps en temps; c'est ce qui fait
que quand on passe le poil de haut en bas entre les doigts, il paraît
rude au toucher. La substance médullaire se compose de stries longitudinales, qui, d'abord multiples, ne tardent pas à se confondre
en une seule, et sont divisées en manière d'escalier par des lamelles

(1) *Die Lehre von den Haaren*, Vienne, 1831, t. I, p. 65.
(2) *Ibid.*, t. I, p. 169.
(3) *Ibid.*, t. II, p. 22.

transversales : il existe probablement une substance à demi liquide dans leurs interstices.

Krause (1) a donné une description plus exacte des stries transversales onduleuses sur la surface du poil. Le cylindre, de substance cornée dense et homogène, ne renferme pas de canal, mais contient de petites cellules arrondies, anguleuses, non cohérentes, qui ont depuis $\frac{1}{650}$ jusqu'à $\frac{1}{600}$ de ligne de diamètre. L'épiderme pénètre dans le follicule du poil, s'y ramollit, y devient plus épais, entoure exactement la racine, et se confond, sans limite distincte, avec le pourtour du bulbe.

Gurlt (2) a donné d'estimables figures des follicules pileux, sans entrer dans aucun détail sur leur structure. Dans un mémoire postérieur (3), il distingue, aux moustaches des animaux, un follicule externe et un follicule interne, dont le premier, fibreux et solide, est une continuation de la peau, tandis que le second est un prolongement de l'épiderme qui, au fond du follicule, se relève de nouveau pour entourer la pulpe. Le follicule externe manque, suivant lui, dans tous les poils fins. Entre le follicule externe et l'interne, qui sont unis ensemble par de petits filaments, il se trouve du sang. Le follicule externe de Gurlt correspond au follicule pileux unique des écrivains antérieurs, et aussi au follicule simple des poils de l'homme; son follicule interne est la gaîne de la racine. Quand il n'a trouvé qu'un seul follicule, ce n'était pas l'externe, mais l'interne, qui manquait. Une illusion seule a pu lui faire dire que, chez les animaux où il apercevait ce follicule interne, la pulpe en partait. Le premier il a appelé l'attention sur la double forme qu'affecte la racine, suivant que le poil est en train de se former ou complétement développé; dans le premier cas, une masse grenue passe du follicule dans le rudiment du poil; dans le second, des filaments semblables à des fibres radiculaires se rendent du bulbe au follicule. Dans le poil non achevé le bulbe n'est point oblong, comme il le paraît plus tard, mais échancré par dessous, et en forme de cœur renversé. La tige a une substance corticale fibreuse et une substance médullaire celluleuse, dont les cellules, bien marquées, sont situées en travers; chez l'homme aussi l'espace médian est toujours distinct de l'écorce sur les coupes transversales des poils. En

(1) *Anatomie*, 1833, t. I, p. 80.
(2) MULLER, *Archiv*, 1835, p. 412, pl. IX, X.
(3) *Ibid.*, 1836, p. 272.

examinant des poils du dos de la main d'un enfant nouveau-né, Gurlt a vu la moelle partagée en cellules d'égale grandeur, par des stries transversales obscures, comme le sont les conferves articulées (faut-il entendre par là les stries transversales extérieures?).

Les figures que Berres (1) a données des poils sont encore jusqu'à présent les plus exactes que l'on connaisse, sauf toutefois la substance médullaire, qui a trop l'air d'un canal, et que l'auteur a pri e effectivement pour telle. Les stries longitudinales sont fidèlement rendues d'après nature sur la plupart des poils, et les transversales le sont fort bien aussi sur un poil long (2). On aperçoit les noyaux de cellules du bouton (3), et aussi la couche interne de la gaîne, sous la forme d'une membrane réticulée (4). L'auteur dit (5) que les tissus cornés se composent de petites vésicules affaissées et ridées, ayant un vingt-millième de pouce, et de canalicules dont le diamètre est d'un quarante-millième.

Raspail (6) et Arnold (7) distinguent, dans les poils de l'homme, une substance corticale et une substance médullaire, qu'ils ne caractérisent cependant point avec précision.

E.-H. Weber (8) accorde aussi l'existence d'une écorce et d'une moelle dans les poils de l'homme.

J'ai moi-même publié (9) les résultats de mes recherches, auxquelles, après les avoir revues bien des fois, je trouve peu de chose à ajouter, en ce qui concerne les substances corticale et médullaire.

A l'égard du sens qu'on doit attacher aux stries transversales, je me suis laissé aller, par leur forme à la partie inférieure fraîche de la tige, à les considérer comme des fibres annulaires, que j'ai comparées aux fibres élastiques d'après leur insolubilité dans l'acide acétique et leurs nombreuses anastomoses. J'admettais que, par l'effet de la résorption, les larges fibres de la partie inférieure se transformaient en fibres étroites de la tige parvenue à son état

(1) *Mikroskopische Anatomie*, 1836, pl. VII, fig. 5-8.
(2) *Ibid.*, fig. 7 et 8.
(3) Dans le premier bulbe. fig. 6.
(4) *Ibid.*, fig. 7.
(5) *Ibid.*, p. 82.
(6) *Système de chimie organique*, § 1866, pl. II, fig. 5.
(7) *Icon. anatom.*, fasc. II, 1839. tab. IX, fig. 21, 22.
(8) Dans la dernière édition de ROSENMULLER, *Anatomie*, 1840, p. 10.
(9) FRORIEP, *Notizen*, n° 291 1840.

parfait, et que les fibres annulaires de la couche celluleuse de la gaîne de la racine provenaient de ce que celle-ci se métamorphosait d'abord en une membrane perforée, puis, par l'élargissement progressif des ouvertures, en un réseau fibreux. Meyer a relevé l'erreur dans laquelle j'étais tombé; malheureusement son travail m'est venu trop tard entre les mains pour que je pusse ajouter une figure représentant les choses telles qu'elles sont lorsqu'on traite l'objet d'une manière convenable. Cependant les figures 14 et 16 de la pl. Ire sont conformes à la nature, et peuvent servir à faire concevoir ce que les stries *paraissent* être, non ce qu'elles sont réellement.

Bidder (1) a également vu les cellules à noyau de la racine des poils, dont les vaisseaux ont suivant lui 0,0043 ligne de diamètre. Mais il prend les noyaux métamorphosés, qui se trouvent plus haut (2), pour les cellules elles-mêmes, dont chacune se prolonge, aux deux bouts, en un filament très délié, et doit ainsi se confondre avec celle qui vient immédiatement avant et celle qui vient immédiatement après. Les cellules seraient ainsi réunies en fibres, qui elles-mêmes offriraient de distance en distance des dilatations séparées par des rétrécissements considérables. Au moyen de la macération dans l'acide chlorhydrique, Bidder a fait résoudre aussi la tige en fibres, dont le diamètre ne dépasse point 0,0004 ligne, dans les endroits les plus larges; ces fibres sont les restes des anciens noyaux de cellules. Si ce n'étaient pas là des fibres de noyaux accidentellement restées, il faudrait conclure de cette observation que les fibres de cellules des poils peuvent, à l'instar de certaines autres, se réduire en fibrilles plus fines. Mais, pour que chacune des fibrilles pût naître, comme le pense Bidder, de cellules disposées en séries les unes à la suite des autres, il faudrait que le nombre des cellules dans l'épaisseur du germe du poil égalât celui des fibres dans le poil, par conséquent que l'épaisseur du germe dépassât de plus de dix fois celle du poil développé. Cette difficulté, qui s'élève contre l'opinion de Bidder, ne lui a point échappé à lui-même. G.-H. Meyer (3) fit remarquer, ce que je n'avais pas vu auparavant, que la ligne de démarcation de la substance médullaire est formée de petits segments de cercles ayant leur convexité tournée en dehors. Il a trouvé dans

(1) Muller, *Archiv*, 1840, p. 538.
(2) *Loc. cit.*, *l*, *m* de la figure, tab. I, fig. 14.
(3) Froriep, *Notizen*, n° 334.

cette substance des cellules de pigment parfaitement développées , avec une tache claire et une paroi transparente , vésiculeuse. A l'aide de l'acide sulfurique concentré , il est parvenu à se faire une meilleure idée de la nature des stries transversales. J'ai copié presque mot à mot, dans le texte , sa description de l'enveloppe extérieure des poils, après m'être assuré , d'après la méthode indiquée par lui, qu'elle était parfaitement exacte. C. Mayer (1) regarde les stries transversales du poil comme des fissures de la substance corticale. Krause (2) évalue à 0,001 ligne l'épaisseur des fibres de la substance corticale ; par de très forts grossissements , il a trouvé sur elles des stries transversales extrèmement fines et serrées , qu'il croit être des sillons et des élévations par le moyen desquelles elles s'engrènent les unes dans les autres pour plus de solidité. Il appelle gaîne externe et gaîne interne de la racine les deux couches de la gaîne de la racine , que j'ai distinguées.

Après cette revue historique , on me trouvera certainement justifié d'avoir rejeté la dénomination de bulbe du poil, comme ayant été prise dans trop d'acceptions diverses. Ludwig, Ledermuller, Delle Chiaje , Eble (dans les poils des animaux), Krause , Gurlt et Zeis (3) ont donné ce nom au bouton du poil ; Meckel, Heusinger , John, Eble (chez l'homme) au bouton et à la gaîne de la racine ; Malpighi, à la gaîne seule de la racine , car il sépare le bouton sous celui de *capitulum pili*; Rudolphi et Gaultier, au bouton, à la gaîne et au follicule ; enfin Lauth (4) et E.-H. Weber au follicule seul.

Je terminerai par une remarque sur la question si souvent débattue de savoir si les poils obtiennent ou non de l'épiderme une enveloppe. Ruysch (5) , Kaauw (6) , Haller (7) , Withof et Delle Chiaje pensent que les poils ne percent pas l'épiderme, mais le soulèvent avec eux. Bichat s'est élevé contre cette opinion , disant que, bien au contraire , l'épiderme s'introduit dans le follicule , et passe sous le poil. Heusinger (8) , E.-H. Weber (9) et Eble (10) ont adopté sa

(1) *Metamorphose der Monaden* , 1840, p. 22.
(2) *Anatomie*, 2ᵉ édit. 1841, p. 137.
(3) Ammon , *Zeitschrift fuer Ophthalmologie*, t. V, p. 232.
(4) *Mémoires sur divers points*, p. 9.
(5) *Thesaur. anatom.*, V, n, II.
(6) *Perspiratio*, p. 148.
(7) *Elem. physiolog.*, t. V, p. 35.
(8) Meckel, *Archiv*, t. VII, p. 556.
(9) Hildebrandt, *Anatomie*, t. I, p. 204.
(10) *Von den Haaren*, t. I, p. 68.

manière de voir. Lauth en admet une intermédiaire, car il veut que l'épiderme descende dans le follicule, et qu'à la base du poil il se confonde avec lui de manière à n'en pouvoir être séparé.

Dans l'état actuel de nos connaissances, de pareilles controverses ont peu d'importance. En tout cas, la première opinion est sans fondement, quoique l'épiderme passe d'abord par-dessus le follicule des poils, et qu'ensuite le poil en soulève quelques écailles lorsqu'il se produit au-dehors. Une fois que le poil est parvenu à l'extérieur, la surface interne du follicule se trouve en connexion avec l'épiderme, et fait corps, à la partie inférieure du poil, avec la face externe de ce dernier, de sorte que l'opinion de Lauth semble être la seule juste. Si mes conjectures se confirment, s'il est vrai que toute la paroi interne du follicule devienne continuellement la paroi externe de la tige du poil, ce fait ne se concilierait avec aucune des trois opinions qui viennent d'être exposées.

CHAPITRE V.

Du tissu de la cornée transparente.

La membrane transparente qui forme le segment de cercle antérieur du globe de l'œil se compose de quatre tuniques différentes, dont les deux premières peuvent, à leur tour, être réduites en plusieurs couches.

La première tunique, en commençant par l'extérieur, est l'épithélium, prolongement de l'épiderme qui revêt la conjonctive du bulbe. Ses cellules les plus extérieures sont plates; les internes sont arrondies, et d'autant plus petites qu'on avance davantage vers l'intérieur. Elles sont remplies d'un liquide clair; peu de temps après la mort, et par l'ébullition, elles deviennent blanches, et forment l'enduit muqueux qui rend opaque la cornée des yeux morts. On les a prises tantôt pour la lamelle conjonctivale de la cornée (Zinn), tantôt pour une lamelle de la cornée elle-même (Eble), mais plus souvent pour un produit de l'humeur aqueuse, qu'on supposait avoir suinté à travers l'œil et s'être épaissie par l'évaporation.

La seconde tunique est la cornée transparente proprement dite. Elle tient à la sclérotique d'une manière très intime, et n'en peut être séparée que par la violence, même après la coction et la macération. Cependant, à l'œil nu, la ligne de démarcation entre les deux membranes paraît assez tranchée : ou elles s'engrènent l'une

dans l'autre par des bords obliques, à peu près comme dans les su-
tures dites écailleuses, ou la cornée, ayant son bord aminci sur les
deux faces, s'adapte dans une rainure de la sclérotique. Suivant Valentin (1), à l'endroit où la jonction s'opère, les fibres tant de la cornée que de la sclérotique se recourbent en manière d'anse, et les
anses de l'une pénètrent, comme autant de dentelures, dans les vides que laissent entre elles les anses de l'autre. La cornée est lamelleuse, et l'on peut, soit avec l'instrument tranchant, soit p r l'arrachement, mais non par la macération, la réduire en un plus ou
moins grand nombre de lamelles. Chacune de ces lamelles se compose d'autres beaucoup plus fines, qu'on n'aperçoit qu'avec le secours du microscope. Une coupe perpendiculaire ou un peu oblique,
pratiquée sur la cornée, offre des stries très fines (2), indépendamment d'autres de couleur foncée, dont je parlerai tout à l'heure; et
à l'extrémité d'une mince coupe horizontale, qu'il faut faire sur la
cornée tendue d'un œil frais, au moyen d'un instrument bien tranchant, les contours des diverses lamelles apparaissent l'un après
l'autre, sous la forme de lignes à peu près parallèles, mais irrégulières, lorsqu'on rapproche l'objectif de l'objet. Il n'est pas possible
d'isoler une de ces couches minces dans une certaine étendue; c'est
pourquoi aussi on ne saurait dire si chacune d'elles occupe sans interruption la largeur entière de la cornée, ou si elles s'entrelacent
ensemble. Valentin a examiné des coupes verticales de cornées qui
avaient été durcies par l'immersion dans l'alcool, et il a trouvé que
les tranches des lamelles se réunissaient presque toujours en mailles
oblongues, rhomboïdales, pointues à leurs deux extrémités; dans
ces mailles sont placées des fibres qui en croisent la direction sous
un angle droit, ou à peu près. On parvient à connaître la structure
des lamelles en l'étudiant sur les bords de petits morceaux détachés
par l'instrument tranchant, mais surtout par l'arrachement. Elles
ne paraissent pas se comporter partout de la même manière. Quelquefois on aperçoit d'assez gros fragments, finement granulés,
sans nulle trace de fibres; dans d'autres cas, on voit saillir des fibres
plus ou moins longues, extrêmement grêles et molles, faiblement
grenues, qui sont tout-à-fait plates, et qui ont 0,002 à 0,003 ligne
de large. Çà et là, on remarque sur ces fibres tantôt un corpuscule
obscur, étroit, pointu aux deux extrémités, droit, semi-lunaire ou

<hr>

(1) *Repertorium*, 1836, p. 313.
(2) Pl. II, fig. 1.

serpentiforme, qui ressemble aux noyaux allongés des fibres longitudinales des poils (1), tantôt une série de petits points (2) ; rarement
deux ou plusieurs noyaux tiennent ensemble par des parties plus claires. Sur des fragments plus considérables de la cornée, les noyaux
allongés sont souvent placés à la suite les uns des autres, dans le sens
de la longueur, avec assez de régularité, et les séries longitudinales
se trouvent à côté les unes des autres, à des distances égales, de la largeur des fibres ; cependant on les trouve aussi disséminés sans le
moindre ordre, et tout-à-fait épars. On ne les voit nulle part mieux
que sur des coupes verticales, qu'on peut obtenir avec des lambeaux
de cornée desséchée. Chaque série de noyaux se montre alors sous
l'aspect d'une strie obscure, tantôt renflée, tantôt interrompue. Les
stries forment des lignes parfaitement régulières et parallèles les
unes aux autres, droites ou onduleuses. Il n'est pas rare que les fibres dont je parle en ce moment se terminent, à leurs extrémités,
par des fibrilles un peu raboteuses ; elles paraissent pouvoir se diviser dans toute leur longueur en fibrilles déliées, car parfois un
mince morceau de cornée n'offre que des stries fines, qui, lorsque
plusieurs couches se trouvent superposées, se coupent entre elles
sous des angles droits.

Si nous réunissons toutes ces considérations, et que nous les
comparions avec ce qu'on sait des tissus dont la structure intime est
accessible à nos moyens d'investigation, nous serions tentés de conclure que la cornée transparente est formée de couches, et que
chaque couche l'est de fibres de cellules, fibres aplaties qui sont
séparées les unes des autres par des fibres de noyaux incomplète-
ment développées. Les fibres de cellules peuvent, comme les faisceaux du tissu cellulaire, se diviser en fibrilles. Elles doivent se
croiser dans toutes les directions, puisque chaque coupe particulière
de la cornée offre la même image. Toujours les limites des fibres
sont peu marquées, granulées ; ce n'est qu'à une lumière tempérée,
et surtout par l'impression de stries qu'elles font quand elles sont
réunies en masse, qu'on les aperçoit.

Dans la cornée, comme dans d'autres tissus, les noyaux deviennent plus apparents par le traitement au moyen de l'acide acétique.
La substance des fibres de cellules devient sur-le-champ transparente. L'acide acétique avec lequel on a mis cette membrane en di-

1 Pl. II, fig. 1, c, c.
2 Pl. II, fig. 1, b, b.

gestion est précipité par le cyanure ferroso potassique. La cornée se gonfle dans l'eau bouillante ; elle y devient blanche et gélatiniforme, puis finit par s'y dissoudre. La dissolution aqueuse donne lieu aux réactions de la chondrine (1).

La troisième couche de la cornée forme une lamelle cartilagineuse très solide, appelée *membrane de Demours* ou *de Descemet* (2), qui, dans toutes ses propriétés, ressemble à la paroi antérieure de la capsule cristalline. Elle est absolument dépourvue de structure, transparente et hyaline, comme du verre ; elle ne se reconnaît que par les ombres qu'elle présente sur les bords et dans les points où elle est renversée sur elle-même ou plissée. Les points où elle se réfléchit paraissent comme des stries jaunâtres, entourées de deux lignes obscures et droites ; on y peut mesurer l'épaisseur de la membrane, la largeur des stries s'élève à 0,007 ligne. La membrane de Demours paraît aussi épaisse, lorsqu'on l'examine, sur une coupe verticale de la cornée, conjointement avec cette dernière (3). Une coupe de ce genre est très propre à mettre en lumière la différence des deux membranes. Détachée de la cornée transparente, la membrane de Demours se roule sur elle-même ; elle conserve des années entières sa transparence dans l'alcool ; les acides et l'eau bouillante ne lui font subir aucun changement. C'est pourquoi il est facile de la mettre en évidence lorsqu'on trempe les membranes de l'œil dans l'eau bouillante, ce qui trouble la cornée, et rend ses connexions avec la membrane hyaline plus lâches. La membrane de Demours ne passe point sur l'iris ; mais, parvenue à son bord externe, elle gagne la sclérotique, et s'étend encore un peu plus loin en arrière. Elle se termine par un bord net, entre la sclérotique et le ligament ciliaire (4).

A la membrane de Demours succède enfin, en dedans, une qua-

<hr>

(1) MULLER, dans POGGENDORFF, *Annalen*, t. XXXVIII, p. 513.

(2) Ces dénominations sont seules exactes parmi toutes celles que cette membrane a reçues. Wrisberg, dont elle porte souvent le nom, parle d'une membrane très fixe, qui passe de la cornée sur l'iris, et se continue de la face postérieure de ce dernier sur la capsule cristalline. Les modernes l'appellent ordinairement membrane de l'humeur aqueuse, mais en partant également de la supposition erronée que la membrane de Demours n'est qu'une partie du sac séreux qui revêt la chambre antérieure de l'œil, et qu'elle contribue à la sécrétion de l'humeur aqueuse.

(3) Pl. II, fig. 1, *a*.

(4) JACOB, dans *Med. chir. trans.*, t. XII, pl. I, p. 503.

trième couche dont j'ai déjà parlé précédemment, et qui est un simple épithélium pavimenteux. Cette couche se termine au bord externe de l'iris.

Des quatre couches de la cornée transparente, l'externe, la troisième et la quatrième sont dépourvues de vaisseaux. Si donc la cornée reçoit son suc nourricier par des vaisseaux sanguins, ceux-ci ne peuvent être logés qu'entre l'épithélium extérieur et la seconde couche, ou dans la substance de celle-ci, ou enfin entre elle et la membrane de Demours. Chez le fœtus, on trouve, au-dessous de l'enduit extérieur de la cornée, un réseau de vaisseaux capillaires qui fait corps avec les vaisseaux de la conjonctive étalée sur la sclérotique. Les branches naissent, les unes immédiatement des vaisseaux de la conjonctive oculaire, les autres d'une artère coronaire plus considérable qui entoure le bord de la cornée et donne des ramifications des deux côtés. Ces vaisseaux, découverts par J. Muller, ont été figurés et décrits dans ma dissertation inaugurale (1). Rœmer les a revus depuis (2). Je n'ai pas pu les suivre jusqu'au milieu de la cornée. Rœmer a vu leurs extrémités s'infléchir vers les parties profondes, et il présume qu'ils pénètrent dans la substance de la cornée. Schlemm a fait connaître, chez l'adulte, un canal annulaire, qu'on trouve souvent plein de sang, et qu'on peut injecter par les vaisseaux sanguins; ce canal, situé dans la substance de la cornée, près de sa rainure (3), est regardé comme un sinus veineux, mais il ne reçoit aucune branche de la cornée, du moins n'en connaît-on point encore (4). Au reste, on ne parvient à découvrir aucun vaisseau, chez l'adulte, dans les diverses parties constituantes de la cornée; je n'en ai pas aperçu la moindre trace avec le secours du microscope. Si, lorsque l'œil est frappé d'ophthalmie, on en trouve, tant sur les faces antérieure et postérieure que dans la substance de la cornée, comme l'indiquent les injections de Schrœder van der Kolk (5), ce phénomène ne prouve pas qu'il en existe dans l'état de santé, car on sait que partout des vaisseaux nouveaux se forment

1 *De membrana papillari*, p. 44, fig. VIII.

2) AMMON, *Zeitschrift*, t. V, p. 21, pl. I, fig. 9, 11.

3) SCHLEMM, dans RUST, *Handbuch der Chirurgie*, t. III, p. 333. — RETZIUS, dans MULLER, *Archiv*, 1834, p. 292. — ROEMER, *loc. cit.*

4 Ce canal paraît être remplacé, chez les animaux, par celui de Fontana; mais ce dernier est situé entre la cornée, la sclérotique et l'iris.

5 MULLER, *Physiologie*, t. I, p. 215.

dans la lymphe exsudée. On est donc forcé d'admettre que la cornée ne reçoit le suc nourricier que d'une manière médiate, au moyen du liquide aqueux dont elle s'imbibe. C'est par là que s'accomplit le renouvellement de matériaux sans lequel on ne peut concevoir les phénomènes vitaux de la cornée, la formation des excroissances dans cette membrane, celle des cicatrices, et la résorption des matières exsudées.

La cornée transparente était généralement regardée comme dépourvue de nerfs lorsque Schlemm (1) trouva, dans l'œil du bœuf, des ramifications nerveuses, qui naissent des nerfs ciliaires, s'appliquent immédiatement sur la sclérotique, se dirigent en avant, par-dessus le ligament ciliaire, et, parvenus à la rainure, se plongent dans le bord de la cornée, où leur finesse les soustrait à la vue. Arnold (2) considéra ces filaments comme des vaisseaux ; mais Bochdalek (3), Valentin (4) et Pappenheim (5) se sont rangés à l'opinion de Schlemm. Pappenheim a compté, chez le cochon, dix-huit petits troncs ; les plus gros, chez le bœuf, ont 0,05 ligne de diamètre. Leurs faisceaux sont presque toujours simples ; mais ils forment aussi des plexus. Le diamètre des fibres primitives s'élève à 0,0012 ligne. Valentin croit avoir remarqué que les fibres percent la cornée et s'anastomosent avec les nerfs de la conjonctive. Une circonstance parle aussi en faveur de leur existence : c'est la sensibilité de la cornée, qu'on ne peut attribuer à une lamelle de la conjonctive, puisqu'il n'y a que l'épiderme de cette dernière qui passe sur elle. J'ajouterai encore qu'entre cet épithélium et la cornée proprement dite, il n'y a point de tissu cellulaire, comme on pourrait être tenté de le croire, et que les cellules les plus inférieures de l'épithélium reposent immédiatement sur la surface externe de la cornée.

Suivant Valentin (6), la cornée est encore composée, à deux mois, de granulations ayant un diamètre de 0,0072 à 0,0048 ligne. Plus tard, on remarque, entre des fibres fort marquées et entrelacées, d'une largeur de 0,0012 ligne, des globules qui ont un diamètre de

(1) *Berliner Encyclopædie*, t. IV, p. 22.

(2) *Das Auge des Menschen*, p. 27.

(3) *Bericht ueber die Versammlung der Naturforscher in Prag.*, 1838, p. 182.

(4) *De functionibus nervorum*, p. 19.

(5) Ammon. *Monatschrift*, 1839, p. 281, pl. II, fig. 5-8.

(6) *Entwickelungsgeschichte*, p. 101.

0,0036 ligne. La différence entre la sclérotique et la cornée ne se prononce que de la dixième à la douzième semaine. A partir du quatrième mois, et dès le second déjà, suivant Ammon (1), les deux membranes sont séparées par une ligne circulaire. La cornée est d'autant plus bombée et épaisse, proportion gardée, que l'embryon est plus jeune ; chez le nouveau-né encore elle a une épaisseur relative plus considérable que chez l'adulte.

La structure fibreuse de la cornée transparente était déjà connue de Leeuwenhoek (2). Ce physicien avait vu, dans des lamelles déchirées *maximam per se invicem implexarum pellucidarum striarum copiam, quarum multas esse vasa sanguifera statuebam, sed adeo tenuia, ut nullos globulos aut materiam sanguinem rubrum reddentem intra se admitterint.* Dans un autre passage (3), il parle de l'épithélium de la cornée, et d'une grande quantité de plaques semées les unes sur les autres, comme des écailles, dont cet épiderme est composé. Treviranus (4) a trouvé des couches nombreuses de fibres, et Lauth (5) des fibres croisées, ridées, un peu plus fortes que les fibres tendineuses. Werneck (6) paraît décrire, sous le nom de tunique aqueuse, l'épithélium interne et non la membrane de Demours (7). Il représente un réseau de vaisseaux lymphatiques, qui n'est autre chose que les interstices des cellules proprement dites. Il prétend avoir suivi cette membrane, dans le fœtus, sur la face antérieure de l'iris, où elle se continue avec la membrane pupillaire, dont elle forme le feuillet antérieur, tandis que le feuillet postérieur appartient à un sac séreux qui, suivant lui, tapisse la chambre postérieure de l'œil. Mais il n'a jamais été possible ni à moi ni à aucun observateur d'obtenir la séparation de la membrane pupillaire en deux feuillets. Berres (8) figure la couche la plus interne de cellules de la cornée transparente comme un corps papillaire de la membrane de Demours. Il donne aussi la figure des fibres de la cornée (9). Valentin (10) a le

(1) *Zeitschrift faer Ophthalmologie*, t. II, p. 505.
(2) *Opera*, t. III, p. 77.
(3) *Ibid.*, p. 291.
(4) *Beitræge zur Physiologie der Sinneswerkzeuge*, cah. I, 1828, p. 12.
(5) *L'Institut*, 1834, n° 57.
(6) AMMON, *Zeitschrift faer Ophthalmologie*, 1835, p. 5.
(7) *Ibid.*, pl. I, fig. 1.
(8) *Mikroskopische Anatomie*, 1836, pl. XII, fig. 1.
(9) *Ibid.*, fig. 3.
(10) *Repertorium*, 1836, t. I, p. 311.

premier décrit avec exactitude ces fibres et leur direction : dans l'état frais, elles sont claires, transparentes, incolores ; elles paraissent troubles dans l'eau, et semblent comme formées de petits globules. On dirait que Valentin a vu aussi les noyaux allongés chez les oiseaux, en cherchant les corpuscules cartilagineux. Il a aperçu de petits corps arrondis, raboteux, ayant 0,0084 ligne de diamètre chez l'oie, 0,0024 chez le moineau, et disséminés à des hauteurs très variables. La membrane de Demours lui a présenté presque toujours l'apparence d'une pellicule dépourvue de structure. Chez le cheval, il a reconnu une couche simple de filaments très déliés et parallèles, déjà visibles à l'état frais, mais que l'ébullition dans l'alcool ou l'eau rendait plus évidents. Chez les oiseaux, quand on détache le ligament ciliaire de la cornée transparente, sur un œil frais, la membrane de Demours suit le ligament dans toute son étendue. Valentin explique par là l'espèce de membrane pupillaire décrite par moi (1) et quelques autres observateurs, chez les oiseaux, où elle tire son origine du bord externe de l'iris. Reich (2) a vu aussi quelque chose d'analogue dans un embryon de cochon. Cette membrane a présenté à Valentin des fibres longitudinales et transversales, croisées à angle droit, d'un diamètre de 0,0012 ligne. Quoique je n'aie jamais vu de fibres chez l'homme, les ruminants et les cochons, je ne voudrais pas contester qu'il y en eût dans quelques espèces d'animaux. Enfin Donné (3) a publié une description de la cornée transparente et de la membrane de Demours, d'après laquelle la première serait composée de filaments croisés et entrelacés, tandis que la seconde, dépourvue de structure régulière, ressemblerait aux membranes séreuses.

CHAPITRE VI.

Du tissu du cristallin, du corps vitré, et de leurs membranes.

De toutes les parties transparentes de l'œil, le cristallin est celle qu'on a le plus étudiée et qu'on connaît le mieux.

Chacun sait que le cristallin est renfermé dans une capsule membraneuse, dont la paroi antérieure se trouve à nu dans la chambre postérieure de l'œil, tandis que la postérieure repose dans l'en-

(1) *De membrana pupillari*, p. 23.
(2) *De membrana pupillari*, p. 5.
(3) *L'Institut*, 1837, n° 220.

foncement peu profond de la face antérieure du corps vitré, dont on parvient aisément à la détacher, après quelque temps de macération. La paroi postérieure est beaucoup plus mince que l'antérieure; l'épaisseur de la première ne dépasse pas 0,003 ligne, tandis que j'évalue celle de la seconde à 0,005. La capsule du cristallin est privée de vaisseaux chez l'adulte, et ne peut être réduite ni en fibres ni en lames. A l'œil nu, elle paraît entièrement hyaline; au microscope, elle est jaunâtre et grenue, comme un verre mat. Elle est parfaitement lisse, ferme et raide, de sorte qu'elle prend aisément la forme de grands plis anguleux, et qu'après avoir été vidée de son contenu, elle s'enroule sur elle-même, sans se contracter. L'eau bouillante, l'alcool et les acides ne la dissolvent point, et ne la troublent pas non plus. Sous le rapport de ces propriétés elle ressemble exactement à la membrane de Demours, ainsi que j'en ai déjà fait la remarque. Nous verrons plus tard que la tunique interne de la rétine, et la membrane externe de la lame spirale du limaçon, celle qui couvre l'expansion du nerf auditif, se comportent de la même manière; il n'y a de différence qu'en ce que ces deux dernières membranes présentent quelques noyaux de cellules à leur surface libre. Si ces membranes se ressemblent aussi sous le point de vue de leur développement, à l'égard duquel on ne sait rien jusqu'ici, peut-être sera-t-on un jour fondé à les considérer comme un système organique à part, auquel le nom de membranes hyaloïdes conviendrait parfaitement.

Cristallin.

La face externe du cristallin est en contact immédiat avec la face interne de la capsule. Presque toujours, quand on enlève cette dernière, quelques fragments des couches supérieures de la lentille y demeurent adhérents. Mais le cristallin semble se séparer aisément ou difficilement de la capsule suivant que ses couches extérieures adhèrent plus ou moins les unes aux autres. Chez certains animaux, et ordinairement aussi chez l'homme, une certaine quantité de liquide existe entre ses éléments, surtout en devant : c'est ce qui fait que ces éléments se détachent avec facilité les uns des autres; quand on fend la capsule, quelques uns restent adhérents à la membrane, d'autres s'écoulent, et la masse principale de la lentille sort aussitôt d'elle-même de son enveloppe. Chez les ruminants et le cochon, au contraire, les couches externes du cristallin sont aussi cohérentes que les autres, de sorte qu'il faut employer une certaine force pour les séparer et faire sortir la lentille. Le liquide qui, chez l'homme, s'écoule à l'ouverture de la capsule, porte le nom d'*humeur de Morgagni*. On prétend qu'il se trouve entre la capsule et le cristallin, et que, chez les animaux de la seconde catégorie, comme aussi chez l'homme, entre la face postérieure du cristallin et la capsule, il n'existe qu'en petite quantité, ou même manque entièrement. Mais, en réalité, l'humeur de Morgagni est déjà de la substance cristalline, et elle contient les mêmes cellules qui, dans le cristallin, forment la couche extérieure lorsque leur surface est devenue plus solide.

Les cellules qui constituent une couche beaucoup plus puissante sur la face antérieure du cristallin que sur la face postérieure, se voient surtout très bien lorsqu'on enlève la capsule, et qu'on la ploie de manière que sa face tournée vers la lentille forme le bord. Sur le bord, les cellules sont réunies en amas irréguliers. L'humeur de Morgagni en renferme qui nagent isolées ou réunies plusieurs ensemble (1). L'acide chlorhydrique les rend plus apparentes, en coagulant leur contenu. Leur membrane est extrêmement mince. Elles sont pâles, parfaitement hyalines, et d'un volume variable. Les plus grosses ont jusqu'à 0,012 ligne de diamètre (2). Beaucoup entre elles renferment un cystoblaste grenu et ovale, de dimensions considérables, qui devient encore plus prononcé après avoir été exposé pendant quelque temps à l'action de l'eau. Fréquemment la vésicule claire n'occupe qu'un seul côté du cystoblaste, de sorte que les contours de l'un et de l'autre paraissent comme deux anneaux circulaires enlacés l'un dans l'autre (3). On trouve aussi des cystoblastes isolés (4). Chez les animaux, ils sont parfaitement ronds ou ovalaires. Chez l'homme, on les voit presque toujours un peu aplatis et polygones, comme dans l'épithélium des membranes séreuses, avec un noyau très régulièrement placé au milieu de la racine. On doit conclure de la description donnée par Werneck que les cellules augmentent de grosseur vers le centre. Il les a trouvées entremêlées, grandes et petites. Quand l'eau s'éva-

(1) Pl. II, fig. 2, A.

(2) Suivant Meyer-Ahrens, leur diamètre est de 0,003 à 0,0253 ligne chez le lièvre. D'après Werneck, le diamètre des noyaux est de 0,004, et celui des cellules de 0,012.

(3) Pl. II, fig. 2, C.

(4) Pl. II, fig. 2, B.

pore, elles deviennent obscures, grenues, ridées ; si l'on ajoute de nouvelle eau, elles se gonflent et reprennent leur transparence.

Au-dessous de la couche de cellules, on rencontre des fibres particulières, sans que j'aie pu découvrir aucune transition chez l'adulte. Mais Valentin assure qu'on peut, même dans les cristallins d'un certain âge, apercevoir le passage des cellules aux fibres dont il sera parlé plus loin. Les fibres aussi sont très pâles, plates, hyalines ; dans l'état frais, elles ont des contours parfaitement droits qui, lorsque les fibres sont rapprochées les unes des autres, représentent en quelque sorte des arêtes plus claires (1). Les fibres les plus voisines de la surface ont un diamètre de 0,0036 ligne (2) ; plus près du centre, elle se rétrécissent ; les plus internes n'ont guère que la moitié de cette épaisseur. Suivant Treviranus, l'épaisseur varie de 0,0004 à 0,0008 ligne, tant dans les externes que dans les internes. Corda prétend que leur coupe représente des hexagones allongés dans le sens de la largeur ; ce que Werneck et R. Wagner confirment (3). Elles sont plus étroites à leur extrémité, et se terminent en une pointe mousse ; on dit que leur plus grande largeur correspond à la grande circonférence du cristallin, et qu'elles diminuent aussi de grosseur vers les pôles. Dans certains endroits, on remarque entre elles de petits points obscurs, qui leur donnent une apparence grenue. Leurs bords latéraux deviennent aussi un peu raboteux, comme dentelés, vers le noyau du cristallin, et les dentelures s'engrènent les unes dans les autres (4). J'ai parfois vu partir des inflexions latérales quelques rides transversales régulières qui s'étendaient sur la surface des fibres, ce que Werneck et Wagner ont également remarqué. Wagner compare ces rides aux stries transversales des muscles. La coagulation opérée par l'acide chlorhydrique rend les fibres du cristallin beaucoup plus faciles à apercevoir ; elle permet aussi de les séparer et de les isoler plus aisément. L'acide phosphorique les durcit, sans les rendre opaques (5).

Les fibres sont disposées avec une grande régularité à côté et au-dessus les unes des autres dans toute l'épaisseur du cristallin. Mais

(1) Pl. I, fig. 3, A, B'.
(2) 0,0012 selon Werneck. Treviranus assigne aux externes un diamètre de 0,0032, et aux internes celui de 0,0024.
(3) WERNECK, dans AMMON, *Zeitschrift*, t. V, pl. II fig. 10-12.
(4) Pl. I, fig. 3, C.
(5) HÜNEFELD, *Physiologische Chemie*, t. II, p. 95.

celles d'une couche tiennent bien plus fortement ensemble par leurs bords latéraux qu'elles n'adhèrent par leurs faces aux faces des fibres de la couche sus-jacente et de la couche sous-jacente. C'est pourquoi il est facile, surtout après l'immersion dans l'acide chlorhydrique, de diviser le cristallin en lames qui, semblables aux tuniques d'un ognon, s'emboîtent les unes dans les autres. Peut-être y a-t-il un liquide entre ces lames. Vers le centre du cristallin, elles sont plus serrées, et forment le noyau. La pesanteur spécifique d'un cristallin entier de bœuf, qui pesait trente grains, était 1,0765; après avoir été raclé de tous les côtés jusqu'à ce qu'il ne restât plus qu'un noyau de six grains, il offrait une pesanteur spécifique de 1,194 (Chenevix). Chaque lame répète la forme de la capsule, et dans chacune d'elles les fibres se dirigent, en général, comme des méridiens, du pôle antérieur au pôle postérieur, en passant sur le bord externe, ou l'équateur, de la lentille. Mais les deux pôles ne sont pas des points : ce sont des figures de forme et de largeur déterminées, et pleines de cellules; de cette manière, les fibres n'aboutissent point à deux centres, auquel cas elles devaient s'élargir ou s'écarter les unes des autres en s'approchant de l'équateur, tandis qu'elles y sont rapprochées, pour la plupart au moins, ce qui, d'après la description de Werneck (1), a lieu de la manière suivante. Sur la face antérieure du cristallin, on remarque une figure à trois cornes, ou un triangle à côtés

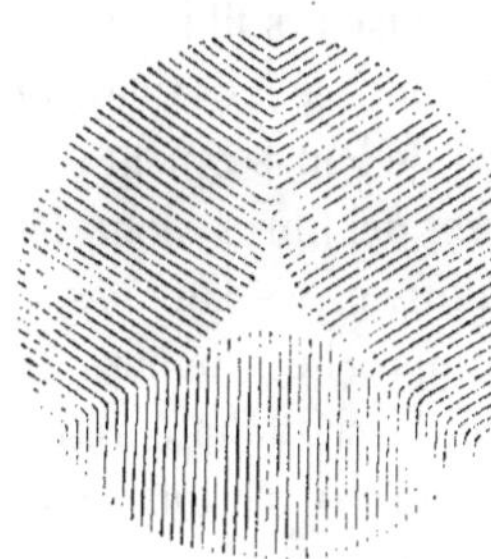

courbes et concaves en dehors, dont ordinairement un des angles regarde en haut, les deux autres étant situés en bas et de côté. Parvenues à cette figure, les fibres s'y perdent dans une substance qui n'a point encore été suffisamment examinée : le long des côtés concaves, elles se terminent côte à côte; mais aux extrémités elles s'infléchissent sous un angle ouvert, ou peut-être aboutissent-elles à une ligne qu'on pourrait considérer comme le prolongement idéal de l'angle, et le long de laquelle celles d'un côté se réuniraient à celles du côté opposé. Un vide analogue, mais d'une autre forme, existe à la face postérieure du cristallin; ce sont deux croissants qui se regardent par leur

(1) Ammon, *Zeitschrift*, t. IV, p. 13, pl. I, fig. 8.

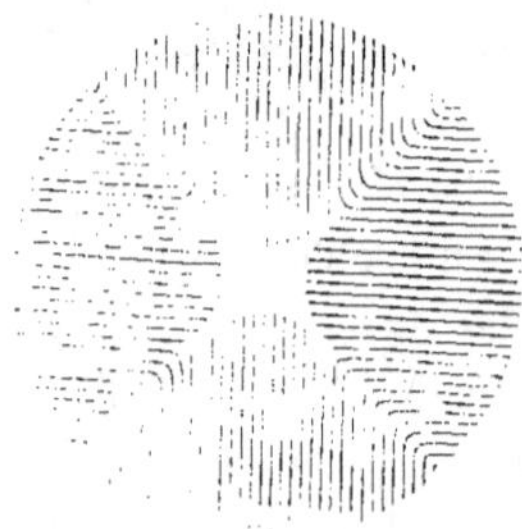

convexité, et qu'unit ensemble une bande transversale, ou, si l'on aime mieux, un carré dont les côtés sont profondément échancrés. Ici, également, une partie de fibres aboutit aux bords concaves ; tandis que les autres s'appliquent bout à bout sur le prolongement des angles. Il est rare que le vide de la paroi postérieure du cristallin soit tricorne, comme celui de l'antérieure, et ce cas n'arrive, suivant Werneck, que dans une vieillesse avancée. Cet observateur n'a trouvé, chez un homme de quatre-vingt-seize ans, qu'un petit disque imparfaitement rond, d'où les fibres s'étendaient en rayonnant vers la périphérie. A partir du point où les fibres sont interrompues, la surface du cristallin se partage, comme on sait, en trois segments, sous l'influence d'une légère pression (1) ; mais chaque segment se divise aisément aussi en parties régulières, suivant qu'il se trouve également des vides secondaires entre les fibres sur d'autres points. D'après Huschke (2), il y a, dans les fœtus et chez les jeunes enfants, trois cornes ou fentes qui partent du pôle, tant sur la face antérieure que sur la face postérieure. Par les progrès de l'âge, il se produit des scissures accessoires, au nombre de dix à treize. Les fibres des bords correspondants de chaque couple de segments convergent vers chaque scissure. Voici comment Huschke explique la formation des scissures : Plusieurs fibres adossées sont résorbées à partir de leur extrémité centrale, deviennent ainsi plus courtes, et se tournent vers le bord de leur segment ; de là résulte que chaque segment se compose de fibres dont les moyennes s'étendent jusqu'au pôle du cristallin, et les latérales se terminent d'autant plus tôt qu'elles sont plus rapprochées du bord du segment. Huschke regarde l'aplatissement que le cristallin éprouve avec l'âge comme une conséquence de cette résorption, qui commence par le centre. Au reste, les scissures accessoires des deux faces du cristallin ne se correspondent pas non plus, de sorte que Huschke attribue une longueur égale à toutes les fibres, parce que les plus longues, c'est-à-dire les moyennes, d'un segment antérieur

______

(1) E.-H. Weber (HILDEBRANDT, *Anatomie*, t. 1, p. 222) dit qu'on peut même opérer cette segmentation sur l'œil vivant, au moyen de la lumière solaire concentrée par une forte lentille.

(2) AMMON, *Zeitschrift*, t. III, p. 22.

deviennent, en passant à la face postérieure, les externes, et par conséquent les plus courtes d'un segment postérieur.

Corps vitré.

Nous ne savons, sur le compte du corps vitré, que ce qu'on peut apprendre par un premier et grossier examen. En le déchirant ou le coupant, on voit qu'il est composé en grande partie de liquide. On pense que celui-ci est contenu dans des compartiments membraneux, parce qu'il ne s'écoule jamais tout entier à la suite des incisions, et que, dans l'œil soumis à la congélation, il se réduit en petits glaçons isolés les uns des autres. Mais la membrane n'est démontrable ni au pourtour extérieur, ni dans l'intérieur, ni dans l'enfoncement qui loge le cristallin. Il n'est pas certain qu'indépendamment du tissu à mailles du corps vitré, ce dernier possède une tunique enveloppante propre, une membrane hyaloïde. Dans les yeux parfaitement frais, lorsque la rétine ne se laisse pas encore séparer nettement du corps vitré, on peut considérer l'enduit interne et amorphe de la première comme le revêtement extérieur du second ; mais, après quelque temps de macération, il suit toujours la rétine. Plongé dans l'alcool, le corps vitré devient laiteux à la surface ; bouilli dans l'eau, il se réduit, d'après Berzelius, à un petit point de couleur foncée ; ce caillot provient vraisemblablement de sa partie membraneuse. Brewster (1) pense que les mouches volantes sont les ombres de filaments qui flottent dans les cellules du corps vitré.

Zone ciliaire de Zinn.

Il n'est pas possible non plus de démontrer anatomiquement que la membrane hyaloïde se partage, au pourtour antérieur du corps vitré, en deux lames qui passent, l'une derrière, l'autre devant le cristallin, et que le canal godronné, ou canal de Petit, soit intercepté entre deux lames de cette membrane et le bord de la lentille cristalline. En tout cas, il faudrait admettre que la membrane hyaloïde change de caractère dans sa lame externe, appelée zone ciliaire de Zinn, ou qu'il vient de s'y joindre de nouvelles couches. En effet, on trouve dans cette zone des globules et des fibres ; les globules forment la couche supérieure, celle qui repose immédiatement sur les procès ciliaires ; la couche inférieure est formée par les fibres. Les glo-

(1) *L'Institut*, n° 370.

bules sont des cystoblastes arrondis ou ovales, aplatis, ayant un ou
deux nucléoles, et d'un diamètre de 0,0026 à 0,004 ligne. En dehors, ils produisent une expansion simple et sont assez serrés ; mais,
vers le cristallin, ils se groupent en plis, entre lesquels restent des
vides : les plis marchent de dehors en dedans, comme autant de
rayons ; ils ont des bords onduleux et des sommets obtus ; ils copient,
en un mot, fidèlement les procès ciliaires. Il ne m'a été possible que
dans un petit nombre de cas, notamment sur des yeux de lapins
blancs, d'apercevoir, entre les globules, des lignes qui pussent appartenir aux contours de cellules correspondantes. On voit déjà très
bien les fibres percer entre les noyaux lorsqu'on regarde la zone de
haut en bas. La couche de granulations suit aussi, par places, les
procès ciliaires, avec lesquels elle a peut-être plus de rapport, comme
espèce d'épiderme, qu'avec la zone ; alors on découvre parfaitement
les fibres dans toute leur étendue. Elles sont pour la plupart très
grêles, depuis 0,0006 ligne de diamètre jusqu'à une ténuité incommensurable ; parfois cependant on en découvre de beaucoup plus
grosses, qui semblent être des faisceaux de petites, quoiqu'on n'y
aperçoive aucune trace de division (1). Il y en a souvent jusqu'à
trois et plus qui se rencontrent sur un même point, et à l'endroit de
la réunion se trouve un petit tubercule, débris peut-être d'une cellule d'où les fibres sont originairement parties (2). Au reste, les fibres sont lisses et extrêmement pâles ; on fait bien de leur donner
une teinte plus foncée, par le moyen de l'acide chlorhydrique, quand
on en veut suivre le cours. Elles décrivent des lignes droites ou de
grandes lignes courbes. En général, elles traversent la zone, pour se
porter du bord externe vers le cristallin ; mais, pour cela, elles se
croisent sous des angles aigus. La plupart sont réunies en faisceaux ;
mais elles ne sont jamais très serrées, et elles laissent entre elles de
petits espaces presque vides ; c'est ce qui fait que la zone ciliaire
paraît fibreuse ou plissée, même lorsqu'on la contemple à l'œil nu ou
à un faible grossissement.

Je n'ai parlé ici que de ce qu'on voit lorsqu'on examine au microscope la membranule préparée à la manière ordinaire, et connue
sous le nom de zone ciliaire. Une autre question est celle de savoir
si cette couche de fibres ou de granulations doit être considérée,
ainsi que la zone en général, comme une chose indépendante. Or-

(1) Pl. II, fig. 4.
(2) Pl. II, fig. 4, a.

dinairement la zone est teinte en noir de distance en distance, ce qu'on attribue à l'empreinte du pigment des procès ciliaires ; mais la couleur est due à de véritables cellules pigmentaires, qui se sont détachées de ces derniers. En conséquence, la séparation est un produit de l'art, et l'on pourrait considérer comme un revêtement interne du corps ciliaire les couches situées au-dessous du pigment, qui restent sur le corps vitré. La chose est hors de doute pour les globules, car les procès ciliaires arrachés ont un enduit analogue, qui se prolonge aussi sur leur face antérieure. Les couches supérieures des cellules dont cet enduit est composé se confondent souvent en une membrane dépourvue de structure ; on aperçoit alors, sur les procès ciliaires détachés, une large bande claire, qui suit leur contour onduleux ; cette bande est faiblement grenue ; après le traitement par l'acide acétique, elle montre distinctement des cystoblastes ; tout près du bord, elle est d'une clarté uniforme, offrant seulement quelques noyaux épars, qui font saillie sur le bord. Quant à ce qui concerne les fibres de la zone, il se pourrait qu'elles représentassent plutôt une couche destinée à fortifier la membrane hyaloïde.

Composition chimique des humeurs de l'œil.

Pour connaître les propriétés chimiques des diverses parties constituantes du cristallin, on réduit ce corps en une pulpe, qu'on jette sur un filtre, après y avoir ajouté de l'eau. Ce qui reste sur le filtre se compose probablement des enveloppes membraneuses des cellules et des fibres.

La quantité de ce résidu s'élève à.   .   .   .   2,4

Berzelius a obtenu de la liqueur filtrée :

Eau 58,0
Matière albumineuse. 35,9
Extrait alcoolique, avec sels   2,4
Extrait aqueux, avec traces de sels . . .   1,3
                                              ———
                                              100,0

La matière albumineuse du cristallin a de l'analogie avec les divers principes constituants albumineux du sang, dont peut-être est-elle un mélange. On sait que le cristallin devient opaque après la mort; cette opacité est complète au bout de six à douze heures, quand on conserve la lentille dans de l'eau. Elle commence au centre; puis il se forme, à la périphérie, un cercle concentrique, par rapport auquel le centre redevient peu à peu transparent. Valentin (1) croit que telle est la marche ordinaire du phénomène : deux fois cependant il a vu aussi, comme noyau obscur, une figure triangulaire, autour de laquelle se produisait un triangle renversé, qui lui-même s'entourait d'un troisième triangle offrant la même situation que le premier. Ce trouble doit être attribué à une coagulation spontanée de la substance du cristallin, qui, comme pour la fibrine, a lieu après la mort, et semble s'opérer aussi dans les cas où la nutrition de l'organe souffre. La substance du cristallin se coagule, de même que l'albumine, par l'action de la chaleur, de l'alcool et des acides; mais, à l'instar de la matière colorante du sang, elle donne alors une masse grenue, et non une masse cohérente : ce phénomène tient évidemment aux membranes des cellules élémentaires et des fibres, qui séparent les unes des autres les molécules coagulées de l'albumine. Au reste, la substance albumineuse du cristallin se comporte, d'après Berzelius, comme de la globuline, qui n'est peut-être qu'un mélange d'albumine et d'enveloppes de globules du sang. L'alcool bouillant en extrait un peu de graisse. Suivant Mulder, elle contient 0,25 de soufre, mais pas de phosphore : elle se composerait donc de 15 atomes de protéine et d'un atome de soufre. Simon (2) a trouvé de la caséine dans le cristallin. L'extrait aqueux et l'extrait alcoolique sont identiques avec ceux du sang. Les sels sont également du lactate alcalin, du chlorure sodique, du phosphate calcique, et un peu d'oxyde ferrique. La cendre s'élève à 0,005 du poids du cristallin frais. La pesanteur spécifique du cristallin de l'homme est de 1,079, selon Chenevix.

On peut, par l'expression, séparer le corps vitré en un liquide faiblement mucilagineux et en un tissu membraneux extrêmement délicat. La liqueur devient d'une clarté parfaite au moyen de la filtration; les débris de membrane, qui la rendaient mucilagineuse, restent vraisemblablement sur le filtre.

Le liquide est salé, et contient si peu d'albumine qu'il ne fait qu'acquérir une teinte opaline par l'ébullition. Berzelius y a trouvé :

----

(1) AMMON, *Zeitschrift*, t. III, p. 331.
(2) *Medizinische Chemie*, p. 76.

Eau.   98,40
Albumine.   0,16
Chlorure sodique et matière extractive. .   1,42
Substance soluble dans l'eau (peut-être
   un sel calcaire).   0,02
                                   100,00

Le liquide du corps vitré a une composition fort analogue à celle
de l'humeur aqueuse contenue dans les chambres de l'œil. Berzelius
a obtenu de l'humeur aqueuse du bœuf :

Eau.   98,10
Albumine. . . . .   à peine une trace.
Chlorure sodique, avec une faible trace
   d'extrait alcoolique   1,15
Matière extractive soluble seulement dans
   l'eau.   0,75
                                   100,00

La pesanteur spécifique de l'humeur aqueuse de l'homme est
de 1,0053.

Développement du cristallin.

Le corps vitré et le cristallin paraissent naître indépendamment
l'un de l'autre. Le premier provient, en même temps que la rétine,
d'un blastème sphérique, sur les parois duquel la substance médullaire se précipite pour ainsi dire, de même qu'au cerveau la substance blanche apparaît d'abord sur les parois des vésicules cérébrales. Le cristallin doit naissance à un prolongement intérieur
de la peau, avec la surface de laquelle il communique encore dans
l'origine, comme une glande, par le moyen d'un étroit conduit excréteur (1).

Les fibres du cristallin se développent de cellules qui, chez les
jeunes embryons, remplissent entièrement la capsule. Valentin (2)
a remarqué, chez un fœtus de brebis long de six lignes, qu'il n'y
avait sur la périphérie entière, et presque jusqu'au milieu de la lentille, que de grosses vésicules rondes, entre lesquelles se trouvaient

(1) HUSCHKE, dans MECKEL, *Archiv*, 1832, p. 17. — AMMON, *Zeitschrift*,
t. IV, p. 274.

(2) AMMON, *Zeitschrift*, t. III, p. 329. — VALENTIN, *Entwickelungsgeschichte*, p. 203.

des corpuscules squamiformes : il n'existait de fibres que dans le milieu. Chez des embryons de huit lignes, le noyau fibreux était plus gros : il s'étend d'autant plus que le fœtus devient plus âgé. Valentin pense que les corpuscules squamiformes font le passage des vésicules aux fibres. Celles-ci doivent naissance à ce que les granulations se disposent en ligne à la suite les unes des autres, et se confondent ensemble : Valentin a encore aperçu chez l'adulte des traces de constriction aux endroits où les jonctions s'étaient opérées. Chez les animaux parvenus au terme de leur maturité, les fibres les plus extérieures se composent de granules faciles à distinguer ; celles du dedans sont plus homogènes et plus solides. Le diamètre des grains était, au quatrième mois, de 0,0024 à 0,0048 ligne, et au cinquième de 0,006 ; celui des fibres, terme moyen, de 0,0036. Werneck a également vu les cellules du cristallin, auxquelles il donne le nom de granules, se disposer en cordon de chapelet, et produire des fibres par leur fusion les unes avec les autres (1). L'analogie me porte à croire son opinion plus exacte que celle de Schwann (2), qui pense que chaque cellule produit une fibre en s'allongeant, opinion contre laquelle on peut alléguer une observation faite par l'auteur même, et confirmée par Valentin, celle qu'il existe plusieurs noyaux dans les fibres. Valentin a dit plus tard (3) que des lignes très fines, tracées à la surface des fibres, annonçaient que celles-ci se composaient elles-mêmes de fibrilles. Les illusions sont très faciles en pareil cas, attendu que quand des couches profondes percent à travers celles qui les couvrent, on peut risquer de les prendre pour des divisions de ces dernières. Quant à la formation première des cellules, nous manquons de recherches à cet égard : cependant il faut dire que Schwann a vu, chez des embryons de poulet d'un certain âge, des cellules plus grosses que les autres, qui en renfermaient une ou deux dans leur intérieur.

Capsule vasculaire.

Tant que les parties transparentes de l'œil sont en train de se former, elles reçoivent des vaisseaux considérables, qu'on démontre sans peine au moyen d'injections pratiquées sur les embryons. Du-

(1) AMMON, *Zeitschrift*, t. V, p. 414.
(2) *Mikroskopische Untersuchungen*, p. 109.
(3) R. WAGNER, *Physiologie*, t. I, p. 158.

rant les premiers temps, il vient des vaisseaux de la rétine, à l'entrée
du nerf optique dans le globe oculaire, un tronc dont la plus forte
branche parcourt l'axe du corps vitré jusqu'à l'enfoncement antérieur, sur lequel il répand ses ramifications en rayonnant, tandis
que de nombreux ramuscules qu'il fournit latéralement, depuis le
moment où il a pénétré dans le corps hyaloïde, s'insinuent dans ce
dernier, s'étendent jusqu'au bord externe de la zone ciliaire, et,
parvenus là, se portent de dehors en dedans vers l'enfoncement,
où ils s'anastomosent avec ceux du tronc central. Ces ramuscules
s'oblitèrent du pourtour du corps vitré vers l'axe, de manière qu'un
moment arrive où le corps vitré se compose d'un segment de cercle
externe sans vaisseaux, et d'un autre segment de cercle intérieur
riche en vaisseaux (1). Enfin tous les vaisseaux de ce corps disparaissent, à l'exception d'un tronc central, l'artère capsulaire, qui
parfois encore se bifurque immédiatement à sa racine. L'expansion
vasculaire sur la zone de Zinn, qui formait d'abord un réseau intermédiaire entre les petits troncs centraux et périphériques du corps
vitré, se met en communication extérieurement, quand ces derniers
disparaissent, avec d'autres vaisseaux qui appartiennent ou à la face
interne de la rétine, ou aux procès ciliaires, et établit une anastomose entre l'artère capsulaire, l'expansion vasculaire de l'enfoncement destiné à loger le cristallin, et les vaisseaux de la rétine ou de
la choroïde (2). Mais l'expansion vasculaire de l'enfoncement anté-

(1) REICH, *De membrana pupillari*, fig. 4.

(2) Werneck avait déjà dit *Med. chir. Zeitung.*, 1823, t. I, p. 15, que la masse
de l'injection passe de l'artère capsulaire dans les *vasa vorticosa*. J'ai vu
(*Membrana pupillaris*, p. 29, fig. 5, 6), au bord externe de la zone, un vaisseau incomplétement annulaire, dans lequel les petits troncs de cette zone
s'abouchaient ; sur d'autres yeux injectés, les petits troncs de la zone se per-
daient dans le corps ciliaire. Arnold (AMMON, *Zeitschrift*, t. IV, p. 33) con-
teste l'exactitude de cette observation, et prétend que les vaisseaux de la
zone sont des continuations de ceux du corps vitré ; en effet, il considère
comme vaisseaux du corps vitré l'expansion vasculaire située sur la face
interne de la rétine. Langenbeck (*De retina*, p. 10) adopte l'opinion d'Arnold ; il a vu également passer dans la zone des vaisseaux du feuillet vasculaire de la rétine qui tenaient au corps vitré, et il se déclare contre l'hypothèse d'une communication des vaisseaux de la zone avec ceux du corps
ciliaire. Suivant lui, les vaisseaux passant dans le corps ciliaire, que j'ai
attribués à la zone, appartiennent à la portion ciliaire de la rétine. Cependant Langenbeck accorde l'anastomose des vaisseaux capsulo-pupillaires avec
ceux de la zone, de la zone avec le cercle veineux de la rétine, du cercle

rieur du corps vitré n'est qu'une partie d'un grand sac vasculaire et clos qui, en manière de capsule extérieure, enferme le cristallin avec sa capsule privée de vaisseaux : par conséquent, les vaisseaux de la paroi postérieure de la capsule se partagent de telle sorte, au bord externe de cette dernière, qu'il n'y en a qu'une portion qui se rende sur la zone, une autre portion passant sur la paroi antérieure de la capsule externe ou vasculaire, qui, de son côté, se fortifie par des vaisseaux de la zone (1). D'abord la capsule externe entourne l'interne si étroitement, qu'il n'est pas facile de les séparer l'une de l'autre. Plus tard, quand, par l'effet de l'accroissement de l'œil, le cristallin et sa capsule propre se sont rapetissés d'une manière relative, et se sont éloignés de la cornée transparente, pour gagner le fond de l'œil, lorsqu'en même temps l'iris croît de dehors en dedans, vers l'axe du globe oculaire, et se fixe, par son bord externe, à la capsule vasculaire, celle-ci se détache par places de la capsule cristalline proprement dite, et se partage en plusieurs compartiments distincts. La moitié postérieure, qui est unie avec l'enfoncement du corps vitré, reste en connexion intime avec le cristallin, quoiqu'il arrive assez souvent qu'on parvienne à enlever la lentille et sa capsule propre de la fosse qui les loge, sans détacher le réseau capillaire de cette dernière ; la moitié antérieure s'éloigne peu à peu de la paroi antérieure de la capsule cristalline proprement dite. Partant du bord externe de celle-ci, elle traverse la chambre postérieure de l'œil, sous la forme d'un tube rétréci en

veineux avec la partie ciliaire de la rétine, et conséquemment d'une manière médiate, par ces derniers, la communication des vaisseaux de la zone avec ceux de la choroïde. Il me semble qu'en dernière analyse chacun a raison. Au bord externe de la zone, là où se termine le feuillet médullaire de la rétine, les vaisseaux de la zone communiquent peut-être tout aussi bien avec ceux de la rétine qu'avec ceux des procès ciliaires. Le vaisseau annulaire dont j'ai parlé pourrait fort bien être identique avec le sinus veineux de la rétine. Je reviendrai sur ce sujet en donnant la description de la rétine.

1 Au bord interne de la zone, où ses vaisseaux contractent des anastomoses avec ceux de la paroi antérieure et de la paroi postérieure de la capsule, ils communiquent aussi ensemble par des ramuscules latéraux, et de cette manière représentent une sorte de vaisseau coronaire autour du bord de la capsule. — *Voyez* MASCAGNI, *Prodromo*, t. XIV, fig. 36. — ARNOLD, *Tab. anatom.*, fasc. II, tab. III, fig. 12. — WERNECK, dans AMMON, *Zeitschrift*, t. IV, tab. I, fig. 1. — BERRES, *Mikroskopische Gebilde*, tab. XIV, fig. 5. — Dans la figure que j'ai donnée *loc. cit.*, fig. 6, ce point précisément était couvert par un reste de la paroi antérieure de la capsule.

manière de cône, atteint le bord papillaire de l'iris, et passe sur la face antérieure de cette membrane, où elle s'attache d'autant plus près de son bord libre que l'embryon est plus jeune. Cette portion conique est la membrane capsulo-pupillaire. La portion centrale de la paroi antérieure, qui bouche la pupille, est la membrane pupillaire (1).

A l'époque où la capsule cristalline vasculaire entre en connexion avec l'iris, elle reçoit une nouvelle quantité de sang par les vaisseaux ciliaires, qui passent de la face antérieure de cette dernière membrane sur la membrane pupillaire, et s'anastomosent avec les ramifications de l'artère capsulaire.

Capsule dépourvue de vaisseaux.

J'ai déjà dit que la capsule interne était privée de vaisseaux. Elle a été trouvée telle dans tous les cas par Reich, Valentin et Ammon (2), dans la grande majorité des circonstances par moi. Deux fois cependant j'y ai vu des vaisseaux, l'une dans l'œil d'un fœtus de brebis presque à terme (3), l'autre dans les deux yeux d'un fœtus humain âgé de sept mois. Dans l'œil du fœtus de brebis, la moitié antérieure de la capsule vasculaire, la membrane pupillaire et la capsulo-pupillaire, n'existaient pas; dans l'autre, je n'ai malheureusement rien noté à cet égard : de sorte qu'il est permis de soupçonner que, dans ces cas rares, une anomalie de développement avait empêché la capsule vasculaire de s'éloigner de celle qui ne reçoit aucun vaisseau, et avait même entraîné l'adhérence de sa face antérieure avec cette dernière. Je ne crois pas qu'il me soit arrivé de séparer violemment la membrane pupillaire et capsulo-pupillaire de l'iris, et de la laisser ainsi à la surface de la capsule du cristallin, ce qui peut en effet avoir lieu fort aisément, et ce qui a même donné souvent occasion d'attribuer des vaisseaux sanguins à la paroi antérieure de la capsule ; car, si un pareil déchirement s'était opéré, j'aurais dû pouvoir, sur des yeux aussi avancés, séparer la couche vasculaire de la capsule proprement dite, qui est roide et étendue. Une autre circonstance encore ne permet pas de supposer cet accident, c'est

(1) *Comparez* les coupes dans ma *Diss. de membrana pupillari*, fig. 7. — REICH, *loc. cit.*, fig. 6. — VALENTIN, dans AMMON, *Zeitschrift*, t. III, tab. V, fig. 1.

(2) *Zeitschrift*, t. II, p. 517.

(3) *De membrana pupillari*, p. 34.

le mode particulier d'expansion des vaisseaux qui, surtout chez
l'embryon humain, différait beaucoup de celui qu'on observe dans
la membrane pupillaire ; les petits troncs, en passant de la face postérieure à l'antérieure, se réunissaient, au pourtour du cristallin,
en faisceaux étroits, entre lesquels restaient des vides ; après quoi la
plupart d'entre eux s'unissaient de nouveau, par des anastomoses,
au bord externe de la face antérieure, ne laissant plus, au centre
antérieur, que trois vides adossés, qui répétaient la forme du vide
à trois cornes des fibres de la face antérieure du cristallin. La membrane pupillaire a un réseau vasculaire assez régulier et à grandes
mailles ; mais, dans cette capsule, les vaisseaux marchaient presque
parallèlement jusqu'au milieu, les branches anastomotiques se détachaient des petits troncs sous des angles fort aigus, les plus externes et les plus courtes de chaque champ triangulaire s'infléchis-
saient les unes vers les autres, vis-à-vis des pointes de la figure
tricorne, les moyens et les plus longs paraissaient communiquer au
centre par un réseau capillaire très délié. Sur un cristallin, les vaisseaux de la face antérieure étaient beaucoup plus nombreux que les
postérieurs, d'où l'on doit conclure que ce système capillaire reçoit
aussi, comme celui du sac capsulo-pupillaire, une addition par la
zonule de Zinn.

Reich a encore vu (1), en dehors de la membrane capsulo-pupillaire, une membrane dépourvue de vaisseaux et de structure, qui
se rendait de la zone ciliaire à la face postérieure de l'uvée. Valentin (2) a trouvé une membrane également privée de vaisseaux,
mais composée de grains, qui s'étendait de la zone à l'uvée. Il présume que cette membrane est située à l'extérieur de celle de Reich.
Je serais tenté de regarder l'une et l'autre comme identiques, ou
plutôt comme des degrés divers d'évolution d'une seule membrane,
attendu que ni Valentin, ni Langenbeck (3), ne les ont rencontrées
toutes deux à la fois dans un même œil. Il est très possible que
cette membrane forme, chez l'embryon, un enduit épithélial de la
face antérieure des procès ciliaires, enduit qui, quand on détache
les procès ciliaires, se sépare d'eux, et reste tendu entre la zone
de Zinn et l'uvée, de même que la membrane capsulo-pupillaire,
parvenue à son plus haut degré de développement, se porte proba-

(1) *Loc. cit.*, p. 37.
(2) *Loc. cit.*, p. 320 ; *Entwickelungsgeschichte*, p. 200.
(3) *De retina*, p. 124.

blement dans l'angle compris entre la face antérieure du corps ciliaire et la face postérieure de l'iris, sans du reste avoir des connexions intimes avec ces surfaces, car elle est trop longue pour traverser en ligne droite la chambre postérieure de l'œil. Le canal que j'ai indiqué par la lettre *o* dans la figure précitée, et qui est situé entre la paroi externe de la membrane capsulo-papillaire, la paroi postérieure de l'iris et la paroi antérieure du corps ciliaire, devrait donc alors disparaître. Chez l'adulte, on trouve en effet, sur la face antérieure des procès ciliaires, une couche de cellules analogue à celle de la zone ciliaire, et qui en est la continuation.

Nutrition du cristallin.

Comme les vaisseaux du sac capsulo-papillaire reçoivent le sang tout aussi bien d'artères que de veines, il est difficile de se faire une idée nette de la manière dont ce liquide y circule. Je regarde encore aujourd'hui comme plus probable qu'aucune autre l'opinion que j'ai déjà exprimée (1), savoir, que l'artère capsulaire et les vaisseaux de l'iris amènent du sang, qui reflue dans les veines du corps ciliaire et de la choroïde par les petits troncs de la zone de Zinn. A la vérité, Langenbeck (2) a décrit un vaisseau qui accompagne l'artère capsulaire, et il le considère comme une veine correspondante; mais il n'a nullement prouvé que ce vaisseau se jette, à part de l'artère capsulaire, dans les veines de la rétine, et je crois probable qu'il a été induit en erreur par le cas très fréquent de duplicité ou de bifurcation précoce de l'artère capsulaire.

A mesure que la moitié antérieure du sac capsulo-papillaire s'éloigne du cristallin, elle devient superflue, comme organe nutritif de cette lentille. Les vaisseaux diminuent peu à peu du centre vers la circonférence. Les mailles comprises entre les grosses branches s'oblitèrent d'abord; il reste quelques arcades vasculaires, souvent aussi des troncs, qui marchent transversalement sur la membrane pupillaire. Enfin, à l'époque de la naissance, ou peu de temps après, les vaisseaux s'effacent complétement, et les membranes se dissolvent dans l'humeur aqueuse. Les vaisseaux de la membrane capsulo-pupillaire paraissent s'oblitérer de l'iris vers la capsule. Ceux de l'enfoncement du corps vitré et leurs anastomoses avec les vais-

(1) *De membrana pupillari*, p. 30.
(2) *De retina*, p. 115.

seaux ciliaires ou rétiniques sur la zone semblent persister chez l'adulte. Zinn a vu ceux de la paroi postérieure de la capsule dans l'œil du bœuf (1) ; Muller également (2) ; Walter les a injectés chez l'homme adulte (3). Langenbeck (4) a injecté, chez le bœuf, des vaisseaux de la zone ciliaire qui communiquaient avec le feuillet vasculaire de la rétine, mais se terminaient en forme d'anses à la capsule, et ne passaient point sur la paroi postérieure. Berthold (5) a vu, dans l'œil d'une loutre, l'artère capsulaire, par le moyen de laquelle le corps vitré tenait à la rétine. La manière dont les troubles de la paroi postérieure de la capsule se développent, par segments de cercle, qui semblent correspondre à l'extension d'un petit tronc vasculaire, annonce que les vaisseaux prennent part à la production de cette maladie, et d'une manière indirecte aussi que ces vaisseaux persistent. Il me paraît surprenant néanmoins de n'avoir jamais pu découvrir de capillaires ni dans l'enfoncement antérieur du corps vitré, ni dans la zone ciliaire, lorsque j'ai examiné au microscope des yeux préalablement injectés, tandis qu'il est si facile, en général, de les apercevoir dans les parties transparentes, par exemple dans la membrane pupillaire. Chez le fœtus, l'élasticité de l'artère capsulaire, après sa séparation de la rétine, fait que la partie postérieure du corps vitré se trouve repoussée en avant, et que de là résulte un enfoncement infundibuliforme, qu'on a décrit sous le nom d'*area Martegiani*. Valentin (6) n'a point aperçu cet enfoncement chez l'adulte, tandis que, d'après Sœmmerring (7), il y existe. Dans les maladies des yeux, la cataracte principalement, il se forme des vaisseaux, tant sur la paroi antérieure que sur la paroi postérieure de la capsule.

Laissons donc indécise la question de savoir si des vaisseaux particuliers continuent encore d'amener du sang aux humeurs de l'œil chez l'adulte, ou si elles ne se nourrissent que d'une manière indirecte par le suc nourricier qu'elles tirent des vaisseaux des membranes de l'œil. En tout cas, cette dernière source joue un

(1 *Observat. quaedam boum. et anatom.*, p. 2.
(2 *Physiologie*, t. I, p. 215.
(3 *De venis oculi*, p. 14.
(4 *De retina*, p. 102.
(5 AMMON, *Zeitschrift*, t. IV, p. 466.
(6 AMMON, *Zeitschrift*, t. III, p. 338.
(7. *Salzburger Zeitung*, 1823, t. III, p. 382.

rôle important , et si la nature a , par des plexus , des réseaux , des glandes vasculaires (chez les poissons), rendu la circulation si difficile à travers les membranes vasculaires de l'œil, si surtout elle l'a singulièrement ralentie dans les veines, ce n'est sans doute pas pour d'autre motif qu'afin de favoriser l'exhalation de la partie séreuse du sang, et l'imbibition par elle des organes internes de l'œil. Il faut donc se représenter la choroïde et les procès ciliaires comme la matrice des humeurs de l'œil : alors on conçoit pourquoi tout dérangement qui y survient dans la circulation du sang réagit sur le corps vitré et le cristallin. Schrœder van der Kolk m'a fait voir , dans sa collection, un œil atteint de glaucôme , qui est du plus haut intérêt sous le point de vue de la manière dont se développe cette énigmatique maladie, et de celle dont s'accomplit la nutrition des parties internes de l'organe visuel. Une couche irrégulière de fibrine exsudée et coagulée, probablement à la suite d'une inflammation , couvre la face interne de la choroïde. C'est à cette substance étrangère , déposée entre la choroïde et les parties qui dépendent d'elles, que Schrœder van der Kolk attribue l'atrophie du pigment, cause de la coloration en vert, et celle du corps vitré. Lorsque le suc nourricier cesse d'affluer convenablement, le cristallin s'obscurcit souvent avec une grande rapidité, comme après les brûlures des parties externes de l'œil , souvent aussi avec lenteur, comme dans l'âge avancé. Le trouble commence par le centre, et paraît dépendre, de même que celui qui survient après la mort, d'une coagulation spontanée de la fibrine. La même chose arrive quand cette lentille vient à être frappée de cataracte pendant la goutte. Dans d'autres dyscrasies , au contraire, le changement subi par le cristallin et sa capsule débute à la surface, qui entre la première en contact avec le suc nourricier. Peut-être est-ce en raison d'une altération de sa composition que le sang détermine alors des anomalies de formation. On a fréquemment trouvé du phosphate calcaire dans les cristallins cataractés. Au reste, ce n'est point à dire par là que le cristallin ne puisse aussi tomber malade de lui-même; la manière dont a lieu le développement de ses fibres annonce qu'il est doué d'une activité à lui propre.

D'ailleurs , nous ignorons si les fibres du cristallin adulte ne font que tirer du sang des matériaux de nutrition, ou bien s'il se produit continuellement à l'extérieur de nouvelles couches, et si à mesure que ces couches sont refoulées vers l'intérieur, celles du noyau se dissolvent. La seconde hypothèse a peu de probabilité en sa faveur.

Je rappellerai encore une observation de Duhamel (1), qui était tombée dans l'oubli. Les os des oiseaux qu'on nourrit avec de la garance se teignent en rouge, comme chacun sait. Parmi les parties molles, Duhamel n'a trouvé que celle à laquelle il donne le nom de capsule vitrée, qui prît une teinte rouge. Flourens, ayant répété l'expérience, a reconnu que l'arc osseux de l'œil des oiseaux se colore aussi en rouge sous l'influence de la garance, et il émet la conjecture plausible que ce cercle est la partie à laquelle Duhamel donnait le nom de capsule vitrée (2).

Régénération du cristallin.

Le cristallin, extrait de sa capsule, se régénère lorsque cette dernière, qui détermine sa forme, n'a point été trop altérée. Le premier qui ait observé une régénération incomplète après l'opération de la cataracte par abaissement, est Vrolik (3). Cocteau et Leroy d'Étiolles (4), Middlemore (5) et C. Mayer (6) ont fait des expériences à ce sujet sur les mammifères. Mayer a trouvé, au bout de sept semaines, le cristallin presque aussi gros que par le passé, mais annulaire, parce qu'il ne s'était pas reproduit de substance cristalline à l'endroit où la capsule avait été ouverte. Sœmmerring (7) et Day (8) ont aussi décrit des cristallins nouveaux et annulaires formés après l'opération de la cataracte par dépression, chez l'homme. Werneck (9) n'a pas trouvé de fibres dans la substance cristalline régénérée.

Des plaies assez considérables guérissent sans laisser de traces; la capsule seule, après avoir été incisée, présente, dans les commencements, une strie obscure, qui disparaît plus tard (10). Suivant

(1) *Acad. des sciences de Paris*, 1739; *Mém.*, p. 7.
(2) *Ann. de la chirurgie française*, Paris, 1841, t. III, pag. 257; t. IV, p. 228.
(3) BUCHNER, *Waarneming van eene Entbindung der Crystalvogten*, 1801.
(4) FRORIEP, *Notizen*, t. XVI, p. 289.
(5) *Ibid.*, t. XXXIV, p. 302.
(6) GRÆFE et WALTHER, *Journal*, t. XVII, p. 521.
(7) *Organische Verænderung nach Staaroperationen*, p. 27, 39, 69.
(8) *The Lancet*, 1828, novembre.
(9) AMMON, *Zeitschrift*, t. IV. p. 21.
(10) DIETERICH, *Verwundungen des Linsensystems*, Tubingue, 1824, p. 76.

Werneck (1), les piqûres de la capsule et du cristallin ne laissent aucun vestige, pourvu qu'elles n'aient intéressé que la couche de cellules de la lentille ou les vides des fibres ; mais si un grand nombre des fibres elles-mêmes ont été blessées, le cristallin devient opaque.

Ce n'est point ici le lieu d'examiner jusqu'à quel point la nature fibreuse et la texture lamelleuse du cristallin influent sur la réfraction des rayons lumineux. Leeuwenhoek et Reil ont conclu de la première de ces deux qualités que le cristallin était musculeux. Si, d'un côté, on peut objecter contre leur opinion que toutes les fibres ne sont pas contractiles, d'un autre côté on ne doit pas refuser la contractilité aux fibres du cristallin parce que leurs propriétés physiques ne s'accordent point avec celles du tissu musculaire proprement dit. Il y a des fibres contractiles, lisses non striées en travers, il y en a qui donnent de la colle, et les musles de certains animaux inférieurs sont tout aussi hyalins que les fibres du cristallin. Mais ce qui prouve absolument contre l'irritabilité de ces dernières, c'est l'absence de nerfs dans la substance cristalline.

Différences chez les animaux.

Chez l'homme, les fibres du cristallin ont des bords un peu raboteux, et s'engrènent les unes dans les autres par leurs inégalités. Chez les animaux vertébrés inférieurs, ces inégalités deviennent de véritables dents, comme l'a découvert Brewster. Ces dents sont surtout très développées chez les poissons, où chacune a environ un cinquième de la largeur de la fibre plate. Brewster en évalue le nombre à douze mille cinq cents dans une fibre du cristallin de la morue. Il a trouvé aussi des fibres analogues chez des lézards et des oiseaux. Les dents sont presque nulles chez la plupart des mammifères, et manquent tout-à-fait, dit-on, chez l'éléphant. Treviranus en a vu de bien distinctes dans le noyau chez certains mammifères, tandis qu'à l'extérieur il n'y en avait pas.

Les vides de la face antérieure et de la face postérieure du cristallin, auxquels les fibres aboutissent, ont aussi des formes particulières chez divers animaux. Dans la morue, suivant Brewster, les fibres convergent comme autant de méridiens, vers deux pôles, l'un antérieur, l'autre postérieur. Chez d'autres poissons, la grenouille,

____

(1) *Loc. cit.*, p. 18.

le lièvre et le lapin, chaque pôle est remplacé par une ligne droite, et ces deux lignes se coupent à angle droit. On trouve, chez les chats, les cochons, les ruminants et beaucoup d'autres mammifères, tant en devant qu'en arrière, des figures triangulaires, mais dont les angles ne se correspondent point. Le morse, le phoque, l'ours, l'éléphant, offrent deux croix qui ne se couvrent pas. Enfin on rencontre aussi des figures non symétriques chez les tortues et quelques poissons, où elles sont compliquées par la division des rayons (3).

Histoire du cristallin.

Leeuwenhoek (1) a examiné la structure du cristallin avec un soin particulier. Ce corps se divise en lames ; chaque lame est composée de fibres, et elle a l'épaisseur d'une de ces fibres. Il semble bien que Leeuwenhoek entende par là les fibres primitives, quoiqu'il exprime la conjecture que chaque fibre est susceptible de se diviser ultérieurement, car il dit que dix d'entre elles, réunies, n'ont point encore l'épaisseur d'un poil (2), et que la grande circonférence du cristallin en embrasse douze mille à côté les unes des autres. Les fibres lui paraissent quelquefois, mais non toujours, composées de globules, peut-être à cause du froncement qui a été décrit plus haut. Il a vu la figure triangulaire dans le bœuf, le chien et le cochon, la figure transversale simple dans le lièvre et le lapin. Il a remarqué, enfin, que les fibres d'une face qui s'infléchissent immédiatement au bord, pénètrent sur l'autre face jusqu'au centre, et il admet qu'une fibre sans fin entoure le cristallin tout entier. Camper (3) a également examiné les fibres, et il a trouvé que, dans chacun des segments auxquels une lamelle du cristallin se laisse réduire, elles s'infléchissent sur le bord pour constituer les fibres correspondantes du segment voisin. Leeuwenhoek regardait comme possible que les fibres fussent musculeuses. Young (4) croit la chose prouvée ; les vides antérieur et postérieur sont pour lui des tendons,

1 Brewster, dans *Philos. Trans.*, 1833, p. 323 ; 1836, P. I, p. 35. — Huschke, dans Ammon, *Zeitschrift fuer Ophthalmologie*, t. III, p. 20, pl. 1. — Treviranus, *Beitræge*, t. II, p. 81 ; t. IV, fig. 62-67. — Werneck, dans Ammon, *Zeitschrift fuer Ophthalmologie*, t. V, p. 413, pl. I, II. — Schwann, *Mikroskopische Untersuchungen*, p. 102, pl. I, fig. 13.

2 *Opera*, t. III, p. 66.

3 *De quibusdam oculi partibus*, 1746. — Haller, *Disp. anat.*, t. IV, p. 279, fig. 8.

4 *Philos. Trans.*, 1793, p. 172.

auxquels les fibres prennent leurs attaches. Reil (1) enseigna le moyen de rendre les fibres sensibles, à l'aide de l'acide nitrique ; il reconnut qu'elles se séparent naturellement les unes des autres aux pôles, et dans les lignes qui partent de ces derniers. Home et Bauer (2) comparent les fibres du cristallin à du verre filé, ce qui est très juste. Je ne parle pas de la discussion qui s'éleva pour savoir si cette structure appartient au cristallin vivant, ou si elle ne se développe qu'après la mort, par l'effet de la coagulation, sous l'influence des agents chimiques, etc., opinion en faveur de laquelle Sœmmerring et Berzelius se sont prononcés. Dans ces derniers temps, Arnold est le premier qui ait soumis de nouveau le cristallin à un examen microscopique rigoureux. Il lui semble que les fibres, peut-être aussi les faisceaux de fibres, sont des tubes communiquant ensemble par des anastomoses transversales et obliques. Il regarde ces tubes comme des vaisseaux lymphatiques, hypothèse à laquelle il paraît avoir renoncé aujourd'hui. Dans ses *Icones* (3), la description qu'il donne des fibres du cristallin s'accorde avec celle de Werneck et de Huschke ; cependant il les dit formées de globules. Huschke (4) s'est surtout occupé de leur cours, et sous ce rapport il a en partie développé ce que Leeuwenhoek avait avancé. La même année, Brewster publia ses observations sur la structure dentelée des fibres du cristallin, chez les poissons (5). C'est à Purkinje (6) qu'appartient la découverte des cellules dans les couches extérieures de ce corps. Valentin les compare à des gouttelettes d'huile nageant sur l'eau, et c'est effectivement l'apparence qu'elles offrent dans l'état frais. Peu de temps après, Werneck (7) les décrivit, d'après l'œil de l'adulte ; les unes forment la lame interne de la capsule ; les autres, plus profondes, représentent un tissu faveux, qui unit organiquement ensemble le cristallin et sa capsule. Il a vu, dans les lamelles internes de cette dernière, des cellules ou vésicules circulaires, ayant un diamètre d'environ 0,0048 ligne, entre lesquelles serpentent des vaisseaux très déliés. Les lamelles sont les cyto-

(1) Sattig, *Lentis cristallini structura fibrosa*, Halle, 1794.
(2) *Philos. Trans.*, 1822, p. 79.
(3) *Icones anatomicæ*, fasc. II, fig. 17, 20, 25.
(4) Ammon, *Zeitschrift*, t. III, 1833, p. 20.
(5) *Lond. and Edinb. philos. magaz.*, 1833, décembre.
(6) Valentin, dans Ammon, *Zeitschrift*, t. III, 1833, p. 328.
(7) *Ibid.*, t. IV, 1834, p. 6.

blastes, et les vaisseaux sont les contours des cellules adossées. Il a reconnu, dans le tissu faveux, des cellules hexagones, d'un diamètre de 0,012 ligne, qui communiquent ensemble, et dans lesquelles il prétend que l'humeur de Morgagni circule. J'ai donné précédemment sa description des fibres du cristallin. Suivant Treviranus (1), elles se terminent en pointe vers les deux pôles. Krause (2) admet deux substances entrant dans la composition du cristallin; l'une amorphe, que l'air, l'alcool, etc., coagulent en globules, et qu'on n'aperçoit bien que dans la couche la plus extérieure (cellules de la couche externe); l'autre consistant en fibres qui traversent la substance molle parallèlement les unes aux autres, et séparées seulement par de petits intervalles. Les fibres ont 0,0014 à 0,0015 ligne de large; les distances sont de 0,0038 dans les couches externes, et de 0,0030 dans le noyau. On voit aisément que Krause a pris les stries obscures qui résultent de l'adossement des fibres pour celles-ci, et les véritables fibres pour des interstices, ce qui explique pourquoi il dit que les intervalles diminuent en se rapprochant du noyau. Donné (3) compare les cellules à noyau de la couche externe du cristallin à des cellules d'épithélium, ce qui est exact, mais considère cette couche comme la capsule cristalline proprement dite. Meier-Ahrens (4) a le premier observé les cellules isolées dans l'humeur de Morgagni et il en a bien décrit la forme; mais il n'a point vu le noyau, ou plutôt le rapport du noyau à la cellule, car ses mesures prouvent qu'il les a observés tous deux. J'ai rapporté plus haut les opinions de Schwann (5).

Les observateurs, tant anciens que modernes, ont souvent décrit, dans la zone ciliaire, des fibres qu'ils ont même regardées comme musculeuses et chargées d'accomplir les mouvements de l'iris. Mais ces fibres ne sont autre chose que les faisceaux des filaments microscopiques qui viennent d'être décrits (6). Huschke (7) a vu la couche grenue de la zone, et il a cru trouver en elle une preuve que la rétine se prolonge sur les procès ciliaires. R. Wagner (8) a fait des

(1) *Beitræge*, t. II, 1835, p. 80.
(2) *Anatomie*, t. I, p. 420, 1836.
(3) *L'Institut*, 1837, n⁰ 220.
(4) MULLER, *Archiv*, 1838, p. 259.
(5) *Mikroskopische Untersuchungen*, 1839, p. 99.
(6) CAMPER, dans HALLER, *Disp.*, t. IV, p. 282.
(7) AMMON, *Zeitschrift*, t. III, 1833, p. 1.
(8) AMMON, *Zeitschrift*, t. III, 1833, p. 279.

observations analogues. Il décrit les plis de la zone comme une couronne de plis de la rétine; au microscope, ils semblent composés des mêmes couches de globules nerveux que la partie postérieure de la rétine; seulement ceux-ci ne sont point aussi serrés. Ces globules se trouvent jusqu'à la pointe la plus externe. *Il semble que les globules nerveux soient logés dans des cellules de tissu cellulaire.* On trouve, en effet, qu'ils sont entourés de traits déliés, formant des lignes anguleuses, circulaires. Wagner a souvent cru aussi remarquer dans cette base celluleuse un tissu fibreux ou rigide. Les globules nerveux avaient 0,0033 ligne de diamètre, et paraissaient formés de corpuscules sphériques aplatis, par conséquent de lentilles. Langenbeck (1) regarde également les éléments du corps ciliaire comme une portion ciliaire de la rétine, qui est inséparable de cette zone; les fibres noueuses de la rétine se continuent, suivant lui, sur la zone, mais en s'amincissant, et les filets d'anastomose des globules deviennent si grèles, qu'ils se déchirent sur-le-champ, après quoi ils ne ressemblent plus qu'à des globules disséminés sans aucun ordre (les noyaux de cellules?). Au-dessous de ces globules sont des tubes variqueux, plus minces que la rétine proprement dite, et offrant des renflements moins prononcés (la couche fibreuse). Tout-à-fait au fond, se trouve un prolongement du feuillet vasculaire de la rétine.

Qu'on attribue ces granulations et ces fibres à la zone, ou qu'on les rapporte à la rétine, et qu'on admette au-dessous d'eux une zone invisible, l'opinion, si généralement reçue aujourd'hui, que la zone passe sur la face antérieure de la rétine, est également insoutenable. La capsule est une membrane parfaitement homogène. Déjà, lorsque j'eus trouvé les anastomoses des vaisseaux de la zone avec ceux de la membrane capsulo-pupillaire, je conclus de là que la zone devait cesser au bord de la capsule, parce qu'autrement elle percerait le sac capsulo-pupillaire. Arnold combattit, au contraire, l'existence de la membrane capsulo-pupillaire, parce que le corps ciliaire passe sur la face antérieure du cristallin. Il sépara la paroi antérieure de la capsule en deux lames (2). Bærens (3) l'a même divisée en trois, et à coup sûr on parviendrait à en démontrer davantage encore, si nos instruments étaient plus parfaits.

(1) *De retina*, 1836, p. 26.
(2) *Auge des Menschen*, p. 110.
(3) *Monographia lentis crystallinæ*, § 9.

CHAPITRE VII.

Du tissu cellulaire.

On désigne sous le nom de *tissu cellulaire* (1) celui qui, sur presque tous les points de l'économie, remplit les vides existant entre des tissus d'une importance physiologique plus prononcée, et qui, à la surface du corps et de ses cavités, ainsi qu'au pourtour des organes, se condense en membranes enveloppantes. Comme il est très répandu, comme il se produit avec une grande facilité, comme enfin il semble ne prendre qu'une faible part aux fonctions animales d'un ordre supérieur, on lui a assigné la dernière place parmi les formations dites organisées, c'est-à-dire parmi celles qui sont parcourues par des vaisseaux et des nerfs, et sous ce rapport il se rattache immédiatement au tissu corné.

Structure du tissu cellulaire.

Les derniers éléments du tissu cellulaire sont des filaments, cylindres ou fibrilles longs et très déliés, mous et hyalins, de grosseur à peu près la même partout, et dont le diamètre varie de 0,0003 à 0,0008 ligne (2). Leurs contours sont lisses, nets, mais clairs. Quand on presse et qu'on étend ces filaments, ils sont droits ; autrement l'élasticité qu'ils possèdent leur fait décrire des ondulations molles, souvent fort régulières (3). Ce sont ces ondulations qui donnent à toutes les parties formées de tissu cellulaire cette apparence de stries transversales ou cet aspect rubané, si remarquable surtout dans les

---

(1) L'auteur proscrit le nom de *tissu cellulaire*, parce qu'il pourrait donner à penser que ce tissu est formé de cellules, et à cause de la signification particulière que le mot de *cellule* a reçue dans ces derniers temps. Il adopte celui de *tissu conjonctif*, *unissant* ou *coalescent* (*tela conjunctiva*), proposé par J. Muller (*Physiologie*, t. I, p. 450). Nous n'avons pas osé adopter cette innovation, qu'il serait à désirer qu'on admît aussi chez nous. (*Note du traducteur.*)

(2) 0,001 à 0,002, dans les membranes séreuses 0,003. — R. Wagner (dans Burdach, *Traité de physiol.*, trad. par A.-J.-L. Jourdan, t. VII, p. 253). — 0,0012 (Valentin, dans Hecker, *Annalen*, 1835, p. 59). — 0,0005 à 0,0009 (Jordan). — 0,0008 (Treviranus). — 0,0008 (E.-H. Weber). — 0,0003 à 0,0008 ; dans les tendons, 0,0016 à 0,0019 (Krause). — 0,0003, Eulenberg (*Tela elastica*, p. 26). — 0,0006 à 0,0008 (Gerber). — 0,0005 à 0,0006 (Harting, dans Van der Hoeven, *En de Vriese. Tijdschr.*, VII, 183.)

(3) Pl. II, fig. 5.

tendons. L'élasticité du tissu cellulaire se manifeste dans les parties qui en sont constituées, qu'elles soient vivantes ou mortes. Le tissu cellulaire interstitiel se resserre rapidement après avoir été distendu ; le nevrilème des nerfs coupés en travers exprime son contenu ; les membranes distendues par du pus, de la sérosité ou des tumeurs, reprennent promptement leur volume primitif, sans former de plis, lorsque la distension n'a point été portée trop loin ; les parties qui jouissent le moins de l'élasticité sont les tendons et les ligaments ; cependant elles n'en sont pas totalement dépourvues. Cette propriété dépend en partie du mélange avec un autre tissu, comme on le verra plus tard. En masse, et vues à l'œil nu, les fibres du tissu cellulaire ont une couleur blanche. L'observation directe ne permet pas de décider si elles sont pleines ou creuses ; leur mode de développement ne parle point en faveur d'une cavité dans leur intérieur.

Les fibrilles sont rarement isolées ; la plupart du temps on les trouve disposées côte à côte en faisceaux, réunies par une substance ferme, mais amorphe, ce que l'analogie seule ferait déjà présumer, et ce que démontre l'observation de lamelles minces qui sont formées de tissu cellulaire. Qu'on prenne, par exemple, un feuillet de l'arachnoïde : entre les mailles des faisceaux du tissu cellulaire on découvre une substance mate et finement granulée, qui naturellement, dans ce cas, est isolée aussi en façon de membrane, qui remplit les vides, et qui s'aperçoit surtout très bien lorsqu'on considère le bord de la lamelle, après l'avoir coupée. Sur la tranche, en effet, elle forme le bord entre chaque couple de faisceaux, et la limite qui la sépare de ceux-ci est parfaitement tranchée. On

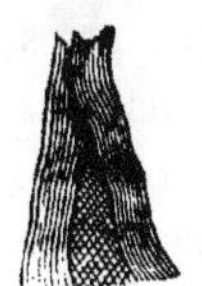

prend, pour cette observation, un lambeau d'arachnoïde de la base du crâne, dans les endroits où elle passe en manière de pont sur les saillies de l'organe, après avoir préalablement enlevé l'épithélium par le raclage ou la macération. En outre, le tissu cellulaire est toujours plus ou moins imbibé de plasma du sang, ce qui lui procure des degrés divers de mollesse. Suivant Wienholt, le derme contient 32,25 pour cent de tissu propre, y compris les vaisseaux, et 57,50 d'eau ; le reste est de l'albumine et de la matière extractive.

Les cylindres de tissu cellulaire sont très solides, et supportent une pression très considérable sans subir de changement ou se déchirer. Leur manière de se comporter avec les réactifs chimiques a été fort peu étudiée jusqu'ici. Ils ne changent point dans l'eau froide. L'acide acétique ne les dissout pas non plus, du moins dans l'espace de plusieurs heures; mais il leur enlève leur couleur blanche, et les rend transparents, gélatiniformes, cassants; les faisceaux perdent toute trace de division en fibres longitudinales; ils deviennent homogènes, grenus, se gonflent un peu, et se frisent lorsqu'ils ne sont pas maintenus étendus par la pression. Souvent, et surtout au commencement de l'action de l'acide acétique, on remarque des stries transversales peu marquées et très serrées les unes contre les autres, qui semblent formées de globules extrèmement petits, et qui donnent aux faisceaux de tissu cellulaire une certaine ressemblance avec des faisceaux musculaires macérés ou altérés par l'acide acétique.

Après le traitement par cet acide, l'axe de quelques faisceaux, plus forts que les autres, offre une substance grenue, de couleur foncée, dont les rapports avec les fibrilles sont les mêmes que ceux du canal médullaire des poils avec la substance corticale. L'acide acétique dans lequel on a fait macérer du tissu cellulaire n'est ni troublé ni précipité, selon Jordan, par le cyanure ferroso-potassique. Cependant Valentin a obtenu, en versant ce réactif dans une dissolution acétique de tissu cellulaire et de fibres tendineuses, un précipité, faible à la vérité, mais qui, au bout de douze à vingt-quatre heures, devenait visible, et se redissolvait tant dans l'acide acétique libre que dans un excès du réactif, et dans beaucoup d'eau. Le tissu cellulaire devient, pour la dessiccation, une substance jaunâtre, cassante, translucide, qui se ramollit de nouveau dans l'eau. Mis en macération dans l'eau, il ne se pourrit pas facilement. Les organes dont il constitue la masse principale commencent par se resserrer sur eux-mêmes dans l'eau bouillante, comme la peau extérieure; ils deviennent plus durs et plus roides; puis, si l'ébullition continue, ils se ramollissent, prennent une apparence mucilagineuse, acquièrent de la translucidité, et finissent par se résoudre en colle, qui se solidifie par le refroidissement. Le tissu cellulaire ne subit aucun changement, tant à froid qu'à chaud, dans l'alcool et l'éther, non plus que dans les huiles grasses et volatiles. Sous l'influence des acides et des alcalis, même étendus jusqu'à un certain degré, le derme se transforme en colle à la température ordinaire, après quoi l'eau chaude le dissout et forme une gelée. Mis en contact avec des substances avides d'eau, comme le chlorure de chaux, ou la potasse caustique, la peau et les tendons se resserrent, deviennent fermes et transparents, mais reprennent leur apparence primitive lorsqu'on les replonge dans l'eau. De la peau ramollie, qu'on plonge dans une dissolution de chlorure mercurique, se combine peu à peu avec le sel métallique, et acquiert ainsi plus de densité et de dureté ; elle se combine également avec le tannin, et produit de cette manière une substance insoluble dans l'eau, et réfractaire à la putréfaction, qu'on appelle cuir. Elle est moins soluble dans le suc gastrique que ne le sont d'autres tissus mous (Bichat).

J'ai déjà dit que les fibrilles du tissu cellulaire sont la plupart du temps réunies en nombre plus ou moins considérable, et forment ainsi des faisceaux aplatis, d'épaisseur très diverse. Ces faisceaux se réunissent à leur tour pour en produire d'autres plus gros ou des membranes, et, à cet effet, tantôt ils s'appliquent parallèlement les uns aux autres, tantôt ils se croisent suivant les directions les plus variées. Lorsque le tissu cellulaire remplit les interstices des organes, sous la forme d'une masse molle, facile à déplacer et extensible, les faisceaux s'aperçoivent sans la moindre préparation, attendu qu'ils se croisent et s'entrecroisent en tous sens, et que même déjà à l'œil nu ils représentent un réseau de fibres déliées. La largeur de ces faisceaux, que j'appelle faisceaux primitifs, ou, d'après leur origine, fibres de cellules du tissu cellulaire, varie depuis 0,003 jusqu'à 0,006 ligne. La plupart des faisceaux primitifs sont dépourvus d'enveloppe spéciale ; les fibrilles peuvent aisément être détachées les unes des autres, et se séparent d'elles-mêmes quand on courbe fortement un faisceau. Mais, dans beaucoup de points, ils sont entrelacés, et retenus par des filaments qui diffèrent des fibrilles du tissu cellulaire par leurs propriétés chimiques et microscopiques, tandis qu'à certains égards ils se rapprochent des fibres du tissu élastique dont nous aurons plus loin à donner la description. Ils sont presque plus fins encore que les fibrilles du tissu cellulaire, tout-à-fait plats et homogènes, mais ils ont des contours beaucoup plus obscurs, et ils se distinguent surtout par les replis considérables qu'ils décrivent lorsqu'ils sont à l'état d'isolement. Pour les reconnaître, il faut mettre le tissu cellulaire en contact avec de l'acide acétique : dans cet acide, les faisceaux de tissu cellulaire deviennent transparents, se gonflent, et cessent de paraître fibreux, au lieu que les filaments qui les enveloppent ne subissent aucun changement. De cette manière, il arrive qu'un faisceau qui semble n'être composé que de fibrilles ordinaires entrelacées du tissu cellulaire, se comporte, après avoir été traité par l'acide acétique, comme un cylindre clair, divisé par des étranglements, souvent fort réguliers, et qu'on remarque bientôt que ces étranglements sont causés par un filament qui court en spirale autour du faisceau (1), ou aussi par des anneaux séparés, placés à une plus ou moins grande distance les uns des autres. Je suis rarement parvenu à réduire les tours à un filament unique, et je suis obligé par conséquent de laisser indécise la question de savoir s'il n'arrive pas quelquefois que plusieurs filaments soient roulés en spirale autour d'un faisceau. La formation que je viens de décrire ne se montre nulle part d'une manière plus belle que dans le tissu cellulaire délicat et ferme qui est situé à la base du cerveau, au-dessous de l'arachnoïde, entre les troncs vasculaires et les nerfs, et qui se laisse distendre en filaments isolés, lorsqu'on arrache du cerveau, par exemple, une partie quelconque du cercle de Willis. Là je n'ai jamais cherché en vain les filaments en spirale; cependant des faisceaux analogues, entourés de spirales, se voient aussi sur d'autres points de l'économie, dans des membranes séreuses, dans le tissu cellulaire sous-cutané, dans la peau, et même dans des tendons. Mais les faisceaux primitifs ne sont pas seuls entourés de filaments en spirale; il arrive souvent aussi que plusieurs d'entre eux sont réunis de cette manière en faisceaux secondaires (2), auquel cas les tours de spire sont fort larges.

Dans d'autres régions du corps où les faisceaux primitifs ne sont point entourés de fils en spirale, ou du moins n'en offrent que rarement, on voit cependant presque partout des fibres obscures courir partout, en plus ou moins grand nombre, entre et sur ces faisceaux, lorsqu'on les a rendus transparents par l'immersion dans l'acide acétique. Quand des faisceaux de tissu cellulaire sont disposés parallèlement les uns aux autres avec une certaine régularité, comme dans les tendons, les membranes fibreuses et les membranes séreuses, les fibres obscures marchent le long des bords des faisceaux, la plupart du temps seules et parallèles les unes aux autres, séparées par des intervalles qui répondent à la largeur des faisceaux. Dans le tissu cellulaire lâche qui existe sous la peau, dans le pannicule adipeux, et sur d'autres points, elles paraissent plus nombreuses, souvent aussi plus grosses; mais leur

1. Pl. II, fig. 17.
2) Pl. II, fig. 6.

rapport avec les faisceaux du tissu cellulaire ne saurait être déterminé, attendu que quand on les coupe, elles se rétractent sur-le-
champ, et n'offrent plus que désordre. Leur cours est très caractéristique. Souvent il leur arrive d'être régulièrement onduleuses dans
de grandes étendues, les ondes ayant cependant beaucoup plus d'ex-
cursion que celles des fibrilles du tissu cellulaire, ou plutôt elles
prennent la forme de tire-bouchon ; quelquefois leurs courbures
irrégulières font qu'elles offrent l'image du cours d'un fleuve sur la
carte ; parfois enfin, elles s'amassent en gros paquets, qui, au premier aperçu, ressemblent à de petits plexus apposés (1). La même
fibre qui décrit de cette manière des flexions onduleuses le long
d'un faisceau, l'entoure plus loin en spirale, puis recommence à
marcher sur la partie latérale, de sorte qu'il ne peut pas y avoir le
moindre doute relativement à l'identité des deux sortes de fibres,
les enveloppantes et les interstitielles.

Outre les faisceaux du tissu cellulaire simples et pourvus de
fibres enveloppantes ou interstitielles, on en trouve encore, sur
beaucoup de points, d'autres, d'une autre forme, qui prennent un
aspect différent après le traitement par l'acide acétique. Là on trouve
sur les faisceaux, ou entre eux quand il y en a plusieurs situés les
uns à côté des autres, des corpuscules ovales, semblables à des cytoblastes, ou des granulations obscures, fort allongées, souvent semi-
lunaires, serpentiformes ou anguleuses, et des stries de diverses lon-
gueurs et largeurs, pour la plupart terminées en pointe à l'une de
leurs extrémités ou à toutes deux. Ces corpuscules ont presque toujours leur plus grand diamètre parallèle à l'axe longitudinal du faisceau, sont placés à une plus ou moins grande distance, à la suite
les uns des autres (2), et forment ainsi des séries longitudinales, dont
chaque faisceau présente tantôt quelques unes seulement, et tantôt
un nombre assez considérable. Souvent aussi on voit l'un ou l'autre
de ces corpuscules placé en travers, ou plusieurs disposés en zigzag
les uns à l'égard des autres. J'ai vu très fréquemment les deux extrémités ou l'une d'elles s'étendre en un long filament délié, qui
tantôt s'allongeait entre deux faisceaux, tantôt aussi se portait obliquement sur un seul ou sur plusieurs faisceaux. Plusieurs des corpuscules ou des cytoblastes allongés, dont je viens de parler, tenaient
ensemble par de semblables filaments déliés, en sorte que les corpus-

(1) Pl. II, fig. 8.
(2) Pl. II, fig. 6, *a*, *c*.

cules, avec leurs filets de jonction, représentaient des lignes onduleuses ou spirales, non interrompues, dont l'épaisseur augmentait et diminuait de distance en distance (1). Si l'on ajoute que les filaments en spirale, dont j'ai donné plus haut la description, offrent quelquefois, bien que rarement, de petites nodosités isolées, il devient à peu près certain que les cytoblastes allongés ne sont que les premiers degrés de développement des filaments en spirale, et que, sur certains points, ils se convertissent en filaments, fibres de noyaux, tandis que, sur d'autres, ils persistent au premier degré de leur métamorphose. Je crois même être parvenu quelquefois, par l'emploi de l'acide acétique, à diviser une fibre de noyau cohérente en granulations placées à la suite les unes des autres : ici l'acide dissout peut-être la substance intermédiaire, non encore devenue solide, des filaments, de même qu'il réduit les noyaux des globules du pus en granulations élémentaires isolées, qui plus tard se réunissent ensemble de manière à ne pouvoir plus être séparées.

Les filets en spirale dont il vient d'être parlé se transforment encore en une autre espèce particulière de fibres, qui se réunissent en masse pour produire les parties connues sous le nom de tissu élastique. La description détaillée de ces fibres sera donnée dans le chapitre suivant; ici je me bornerai à dire qu'en certains points de l'économie, par exemple à la peau, aux membranes séreuses, aux membranes muqueuses, et dans le tissu cellulaire qui entoure les ligaments élastiques, les membranes de même nature et les vaisseaux, on trouve des fibres ayant le même cours que les fibres interstitielles de noyaux, offrant, comme elles, des contours obscurs et bien nets, et également inaltérables par l'acide acétique. Ces fibres sont très distinctement aplaties, ce qui les fait souvent paraître alternativement plus grosses et plus grêles, suivant qu'elles tournent vers le haut leur face large ou leur face étroite. Elles ne diffèrent des fibres de noyaux que par leur diamètre plus considérable, et parce qu'il leur arrive quelquefois de se bifurquer ou de fournir des branches courtes, qui alors se contournent sur elles-mêmes. On les distingue aisément, même sans avoir besoin de recourir à l'acide acétique.

La description qui va suivre des diverses espèces de tissu cellulaire prouvera que la formation des fibres de noyaux y offre aussi des différences assez constantes dans les diverses régions qu'il oc-

(1) Pl. II, fig. 6, b.

cupe. On peut à l'œil nu déjà juger jusqu'à un certain point de la quantité et de la force des fibres de noyaux d'après la manière dont il se comporte avec l'acide acétique. Cet acide le rend d'autant plus transparent et gélatiniforme qu'il entre moins de filaments en spirale dans sa composition.

Le tissu cellulaire remplit les interstices irréguliers des organes et des portions d'organes, par exemple ceux des lobules des glandes, des faisceaux musculaires, etc., ou bien ses faisceaux se réunissent pour produire, soit des membranes, soit des cordons plus ou moins solides. On peut l'appeler, dans le premier cas, *tissu cellulaire amorphe*, ou *lâche*, et, dans le second, *tissu cellulaire revêtu d'une forme*, ou *condensé* (1).

Tissu cellulaire amorphe.

Dans le tissu cellulaire amorphe, tantôt les faisceaux primitifs sont réunis en paquets distincts, plus ou moins volumineux, qui s'entrelacent en manière de réseau, et s'anastomosent fréquemment ensemble, quelques uns d'entre eux abandonnant un des paquets pour s'appliquer à un autre; tantôt ces mêmes faisceaux sont accolés exactement, et en des directions diverses, de manière à produire de minces lamelles, qui, à leur tour, s'arrangent entre elles de telle sorte qu'elles forment des espaces celluleux, communiquant ensemble par de larges ouvertures. Le tissu cellulaire amorphe affecte cette dernière disposition partout où il se trouve accumulé en grandes masses, par exemple sous la peau, à la surface des muscles, au hile des grosses glandes. L'air ou l'eau, quand ces corps viennent à l'emplir, font ressortir non seulement la forme des espaces cellu-

______

(1) A l'exemple de Bordeu (*Tissu muqueux*, p. 65) on a coutume de diviser l'espèce de tissu cellulaire à laquelle je donne l'épithète d'amorphe, en extérieur ou enveloppant, et intérieur ou parenchymateux (Bichat, Meckel, Rudolphi, Krause). Béclard (*Anatomie générale*, p. 136) distingue, outre le tissu cellulaire parenchymateux (*textus cellularis stipatus*), celui qui constitue l'enveloppe des organes (*textus cellularis strictus*), et que Bordeu considérait comme une sorte d'atmosphère ; enfin l'extérieur, général ou commun (*textus cellularis intermedius s. laxus*), qui ne pénètre pas dans les organes. Il donne des noms particuliers, de tissu séreux, tissu tendineux, etc., à celui que j'appelle tissu cellulaire revêtu d'une forme. Les noms que j'emploie ont été introduits par Treviranus, qui, par le dernier, entendait les membranes séreuses. M.-J. Weber l'a suivi, mais en rapportant aussi le corps vitré, le cristallin et la cornée au tissu cellulaire revêtu d'une forme.

leux, mais encore les connexions qui existent entre eux. Par l'insufflation du tissu cellulaire, et dans l'emphysème, l'air, en quelque
point qu'il s'introduise, envahit des portions fort étendues de celui
qui garnit le dessous de la peau ; le sang, les exsudations séreuses,
les dépôts de pus, gagnent les parties déclives, à sa faveur, par l'effet de la pesanteur; mais l'eau qui s'y accumule ne se prend pas en
masse quand on fait geler le cadavre, elle forme une multitude de
petits glaçons, dont chacun occupe une cellule. Les cellules adipeuses sont également situées dans des espaces que du tissu cellulaire circonscrit, et qui par conséquent représentent en quelque
sorte des cellules destinées à recevoir la graisse. Mais il va sans dire
que ces cellules n'ont rien de commun avec les cellules proprement
dites, dans lesquelles une membrane enveloppe immédiatement la
graisse liquide, qui joue, par rapport à elle, le rôle de contenu de
cellule.

On ne saurait tracer de limite rigoureuse entre le tissu cellulaire amorphe et celui qui est revêtu d'une forme quelconque.
Quand ce tissu unit ensemble deux surfaces, par exemple le dessous
de la peau et la face supérieure d'un muscle, ou les faces correspondantes de deux muscles, on peut aisément le démontrer comme
membrane ; c'est de cette manière que naissent une foule d'aponévroses, et qu'il peut encore s'en produire journellement de nouvelles. En effet, les sujets robustes offrent des membranes bien limitées et brillantes autour de leurs muscles ou de leurs groupes de
muscles, qui, chez des individus faibles, sont seulement entourés
de couches d'un tissu cellulaire amorphe. A l'endroit du foie qu'on
appelle son hile, ou sa porte, le tissu cellulaire qui enveloppe les
conduits biliaires, les vaisseaux et les nerfs, est lâche et amorphe;
mais, le long des vaisseaux qui pénètrent dans la substance de la
glande, il se condense en une membrane ferme, appelée capsule de
Glisson. La tunique vaginale commune n'est autre chose que du tissu
cellulaire amorphe étalé autour du testicule et du cordon sperma-
tique. De même, presque partout où des vaisseaux et des nerfs se
distribuent dans des parties molles, le tissu cellulaire lâche des interstices se condense peu à peu en gaîne solide de ces vaisseaux et
de ces nerfs, et celui qui garnit en dessous la peau et les membranes
séreuses se convertit également peu à peu, vers la surface, en peau
et en membrane séreuse.

Les propriétés vitales du tissu cellulaire amorphe sont peu connues. Le nombre des vaisseaux et des nerfs qu'il renferme varie suivant les organes dont il remplit les interstices. Mais, en général, il est plus riche en vaisseaux que les parties elles-mêmes des organes, et c'est lui, à proprement parler, qui supporte ces vaisseaux, lesquels forment des réseaux entre les subdivisions des organes (1). Il est difficile de déterminer si la contractilité lui appartient.

Tissu cellulaire revêtu d'une forme.

Le tissu cellulaire revêtu d'une forme affecte celle de membranes, de disques, de vésicules ou de cordons, qui pour la plupart, ont un aspect fibreux et une surface lisse, d'autant plus brillante, que les faisceaux de fibres sont plus parallèles et plus serrés. Les considérations physiologiques nous obligent d'en admettre deux variétés, qui diffèrent essentiellement en ce que l'une se contracte sous l'influence de certains stimulants, tandis que l'autre ne se comporte pas ainsi. Je citerai seulement ici, par anticipation, le dartos, qui, bien que formé de tissu cellulaire, montre une contractilité si évidente, que les premiers observateurs l'ont pris pour une membrane charnue. La peau vient immédiatement après le dartos sous ce point de vue. Cependant tout tissu cellulaire quelconque possède peut-être un certain degré de contractilité organique, dont les effets sont peu frappants pendant la vie, mais deviennent sensibles lorsqu'on compare ce qui a lieu alors avec ce qui se passe dans le cadavre et dans les maladies. Ainsi les liquides transsudent après la mort à travers les membranes muqueuses et séreuses ; les ligaments des articulations sont faibles et relâchés chez les hystériques (2). Peut-être la cause de la contractilité et celle de son absence ne tiennent-elles pas à des différences du tissu cellulaire lui-même, mais seulement à la nature de ses rapports avec les nerfs

Tissu cellulaire non contractile.

Le tissu cellulaire non contractile peut être aussi désigné sous le nom de tissu fibreux ou tendineux. A cette variété se rapportent :

1° Les *tendons*. Ces parties sont composées de faisceaux paral-

---

(1) Bleuland a donné (*Icones anatomico-physiolog.*, tab. V, fig. I) une figure des vaisseaux contenus dans le tissu cellulaire entre les muscles du bas-ventre.

(2) BRODIE. *Lectures on local nervous diseases*, p. 71.

lèles, réunis en masses plus ou moins considérables, très serrés les uns contre les autres, et séparés par des couches minces d'un tissu cellulaire plus lâche. Celles-ci se détruisent les premières par l'effet de la macération, qui réduit ainsi les tendons en plusieurs cordons distincts. Entre les faisceaux primitifs se trouvent fréquemment des fibres de noyaux non développés, ayant la forme de noyaux allongés, rarement de filaments en spirale. Les tendons des muscles oculaires sont conformés comme des membranes fibreuses. Leur texture serrée fait que les tendons ont une grande solidité, et qu'ils résistent long-temps à la pénétration des agents chimiques. C'est pourquoi ils ne se convertissent pas aussi aisément en colle que les autres espèces de tissu cellulaire. Ils sont moins exposés aussi à l'action destructive des infusoires, et se putréfient difficilement. Ils ne possèdent qu'une faible élasticité, qui cependant est rendue sensible, dans les tendons grêles, par les flexions onduleuses des fibres, et l'apparence rubanée qui résulte de là. D'après Chevreul (1), ils contiennent, sur cent, 62,03 parties d'eau.

Quand il sera question du tissu musculaire, nous parlerons de la jonction des tendons avec les muscles. Tantôt ils sont unis aux parties voisines par un tissu cellulaire ordinaire lâche ; tantôt ils sont entourés d'un tissu cellulaire plus lâche encore, dont les grandes mailles renferment un liquide limpide, muqueux et mucilagineux. C'est ce qui arrive surtout lorsqu'un grand nombre de tendons glissent à côté les uns des autres, ou quand ils passent dans une coulisse osseuse. Ces gaines portent le nom de gaines muqueuses ou synoviales des tendons (2).

(1) *Considérations générales sur l'analyse organique*, p. 108.

(2) Par attachement au système qui admet que la synovie est contenue dans des membranes séreuses, et que les membranes séreuses sont closes de toutes parts, les gaines synoviales des tendons sont décrites comme des sacs allongés résultant de deux cylindres creux emboîtés l'un dans l'autre, qui se regardent par leurs surfaces lisses, tandis que la face interne du cylindre intérieur est fixée au tendon, et l'externe du cylindre extérieur aux tissus environnants. Je ne puis apercevoir cette disposition dans les parties saines ; par l'insufflation, les gaines synoviales se comportent de la même manière que tout autre tissu cellulaire ; seulement leurs mailles sont plus grandes. Il se peut que, dans le cas d'accumulation morbide de liquide, quelques lames interstitielles disparaissent et plusieurs cellules se confondent ensemble ; mais les *ganglions*, amas de sérosité dans quelques unes des cellules des gaines synoviales, prouvent que cet effet n'a pas toujours lieu non plus dans les maladies.

2° Les *ligaments*, si l'on excepte les ligaments élastiques et les ligaments interarticulaires de la colonne vertébrale, sont des couches de tissu cellulaire constituées absolument de même que les tendons, mais la plupart du temps plates en grande partie, et même étalées en forme de membranes. Le ligament rond de l'articulation coxo-fémorale a jusqu'à la configuration extérieure d'un tendon, tandis que les ligaments capsulaires des grandes articulations, la membrane interosseuse et la membrane obturatrice font le passage aux membranes fibreuses. Les ligaments qui retiennent des parties osseuses non articulées ou immobiles, comme les membranes interosseuses, l'appareil ligamenteux du talon, la masse ligamenteuse entre l'os des îles et le sacrum, les ligaments fibreux des cartilages des côtes (*ligamenta corruscantia*), les ligaments latéraux des articulations, sont en rapport par leurs deux faces avec du tissu cellulaire lâche ; les ligaments qui limitent ou traversent des cavités articulaires ont celle de leurs faces qui regarde l'excavation revêtue d'un épithélium pavimenteux, qui la rend plus lisse encore.

3° Les *disques ligamenteux* sont les plus solides de tous les organes formés de tissu cellulaire. On pourrait, sous le rapport de l'apparence extérieure, les rapprocher des cartilages interarticulaires, dont ils diffèrent cependant d'une manière essentielle par leurs éléments microscopiques. D'ailleurs ils sont plus mous que les cartilages, plus flexibles, élastiques, et par cette raison établis dans les points où il importe d'éviter la pression de deux surfaces cartilagineuses l'une sur l'autre, entre les épiphyses de quelques articulations. Ces disques existent surtout dans l'articulation de la mâchoire, dans celle du poignet, entre la tête du cubitus et l'os cunéiforme, dans l'articulation du genou (1). Ils sont revêtus par la membrane synoviale, et fixés à la capsule articulaire ou au cartilage de l'épiphyse, par des fibres tendineuses qui se développent à partir de leur bord. Les faisceaux de tissu cellulaire sont presque toujours disposés parallèlement les uns aux autres, et, par exemple, dans le cartilage falciforme de l'articulation du genou, ils sont parallèles au bord tranchant. Voilà pourquoi on peut déchirer les disques en fibres parallèlement à leur bord, et une fibre ainsi obtenue montre au microscope des faisceaux parallèles au bord, avec des fibres de

______

(1) Le cartilage interarticulaire de l'articulation sterno-claviculaire n'appartient point ici ; il contient de la véritable substance cartilagineuse ; je le décrirai en parlant des fibro-cartilages.

noyaux grêles et assez nombreuses, les unes droites, les autres onduleuses : quelques unes offrent encore, de distance en distance, des renflements annonçant qu'elles étaient originairement composées de plusieurs noyaux. Une coupe verticale faite sur les surfaces planes montre les diamètres des faisceaux sous la forme d'aréoles de 0,02 à 0,04 ligne de diamètre, avec des divisions plus petites dans l'intérieur des aréoles : entre celles-ci passent les fibres de noyaux, dont les unes les entourent, tandis que les autres laissent apercevoir leurs extrémités coupées; ces fibres demeurent visibles après le traitement par l'acide acétique.

A la catégorie des disques ligamenteux appartient, sous le rapport de la structure, le cartilage tarse de la paupière supérieure, dont les faisceaux marchent à peu près parallèlement au bord semi-lunaire supérieur, et laissent entre eux des vides dans lesquels sont logés les grains des glandes de Meibom. La même structure se rencontre dans les rebords cartilagineux des cavités articulaires, bandelettes de substance ligamenteuse solide qui contribuent à agrandir les surfaces articulaires, surtout au bord de la cavité cotyloïde, au pourtour de la cavité glénoïde de l'omoplate, à l'extrémité supérieure du tibia; les faisceaux fibreux courent parallèlement au bord. Enfin on doit encore ranger ici les prétendus fibro-cartilages des gaînes des tendons, dont, par exemple, on trouve ordinairement un dans la gaîne du tendon du muscle tibial postérieur.

4° Les *membranes fibreuses* proprement dites. On y rapporte :

a. Les enveloppes solides, blanches et brillantes, qui entourent un grand nombre de viscères, et servent à protéger le parenchyme mou, ou donnent attache à des muscles. On trouve des membranes de ce genre à l'œil (sclérotique), au testicule (albuginée), au rein, à l'ovaire, à la rate, à la prostate, aux corps caverneux de la verge, du clitoris et de l'urètre. La dure-mère, tant cérébrale que rachidienne, et la membrane fibreuse du péricarde, se rangent également ici; mais ces dernières diffèrent essentiellement en ce que leur face interne n'est pas unie avec le parenchyme de l'organe qu'elles couvrent, ou n'y tient que sur un petit nombre de points, qu'elles sont en grande partie tendues lâchement sur ce parenchyme, et que, comme la face externe de l'organe, elles sont revêtues d'un épithélium. Les enveloppes fibreuses des autres viscères envoient en dedans des prolongements ou des feuillets membraneux (rate, corps caverneux), qui parcourent le parenchyme, et lui forment une espèce de squelette. La surface interne de la sclérotique s'attache à la face externe de la choroïde par des filaments grêles et très courts de tissu cellulaire, avec du pigment grenu interposé, qui, lorsqu'on a séparé les deux membranes l'une de l'autre, restent adhérents à la première d'entre elles, sous la forme d'une couche muqueuse, et sont comptés comme faisant partie de la *lamina fusca*.

Les membranes fibreuses situées à nu dans des cavités ont leur côté extérieur revêtu d'un épithélium qui se continue avec celui de la paroi de la cavité (testicule, rate), ou bien elles ont des connexions immédiates avec les parties voisines, par le moyen d'un tissu cellulaire lâche, et parfois aussi se continuent sans interruption avec d'autres organes fibreux. Ainsi les tendons des muscles oculaires s'implantent dans la substance de la sclérotique; ceux des muscles ischio et bulbo-caverneux, dans la membrane fibreuse des corps caverneux. La dure-mère cérébrale, qui est à la fois enveloppe du cerveau et périoste du crâne, tient solidement aux os pendant les premières années de la vie, et, plus tard, s'y trouve attachée d'une manière plus lâche, quoique même alors il y ait toujours des ramifications vasculaires très déliées qui passent de l'os à elle. La dure-mère rachidienne est un feuillet tout-à-fait distinct du périoste des vertèbres et de leurs ligaments; l'union entre ces parties a lieu par le moyen d'un tissu cellulaire fort lâche, dont les interstices sont remplis de sérosité et de cellules adipeuses.

A l'œil nu, les membranes fibreuses d'enveloppement paraissent quelquefois entièrement homogènes, et alors on n'y découvre, avec le microscope, que des fibres parallèles, non distinctement séparées en faisceaux, mais dont la direction semble varier dans les différentes couches. Ailleurs, elles se composent de gros faisceaux entrelacés, dont chacun comprend des fibres parallèles, et qui sont séparés par des couches d'un tissu cellulaire plus lâche. La dure-mère et le feuillet fibreux du péricarde appartiennent à la seconde catégorie. Après le traitement par l'acide acétique, on aperçoit entre les faisceaux primitifs, et à leur surface, beaucoup de granulations ovales, souvent disposées à la suite les unes des autres, en forme de filaments, et de véritables fibres de noyaux, en nombre plus ou moins considérable. Ces faisceaux sont très nombreux, et en même temps plus forts que partout ailleurs, dans les gaines fibreuses des corps caverneux, de sorte qu'on peut les apercevoir aisément, sans même avoir recours à l'acide acétique. La couche la plus interne de la sclérotique se compose de fibres qui ne sont point réunies en faisceaux, s'entre-croisent en plusieurs sens, et représentent ainsi un réseau, avec des interstices considérables, qui paraissent être remplis d'une membrane solide, mais dépourvue de structure. Ils ont l'épaisseur et les caractères optiques des fibrilles de tissu cellulaire, mais semblent être plus roides et plus solides, ne se frisent pas, et ne se dissolvent point dans l'acide acétique (1). Entre eux se trouvent des noyaux de cellules, qui paraissent aussi se convertir en partie en fibres.

b. La membrane fibreuse qui sépare la cavité abdominale de la cavité thorachique, et qui sert d'insertion aux faisceaux musculaires transverses nés de la colonne vertébrale et des côtes, le centre tendineux du diaphragme, a la même structure que la dure-mère. Du côté des deux cavités, elle est revêtue d'une couche de tissu cellulaire plus lâche, dans laquelle se répandent de nombreux vaisseaux. Cette couche, avec son épithélium, représente l'enveloppe séreuse du diaphragme. En outre, elle se continue, au trou œsophagien et au trou quadrilatère, avec le tissu cellulaire qui enveloppe les conduits perméants; en haut, elle est jointe aussi à la portion fibreuse du péricarde, dont on ne peut la séparer.

c. La membrane du tympan et celle du tympan secondaire sont des membranes fibreuses sur les deux faces desquelles passe l'épiderme des cavités que chacune de ces faces regarde.

d. Le tissu des valvules, dans les veines, les vaisseaux lymphatiques et le cœur, a la plus grande analogie avec celui des membranes fibreuses, à en juger par son brillant, sa blancheur, son apparence fibreuse et ses propriétés microscopiques.

e. Le névrilème a la même structure que les autres parties fibreuses. A l'entrée du nerf optique, il se continue sans interruption avec la capsule fibreuse du globe de l'œil. Son tissu ne diffère de celui des tendons que par moins de solidité, et parce qu'il se sépare moins brusquement du tissu cellulaire, plus lâche et amorphe, qui, d'un côté, remplit les interstices à travers lesquelles passent les nerfs, d'un autre côté s'insinue entre les faisceaux dont l'assemblage constitue le cordon nerveux. Les fibres de noyaux se trouvent à peu près en même nombre entre les faisceaux primitifs du névrilème qu'entre les faisceaux de la dure-mère.

____

(1) Pl. II, fig. 9.

f. J'ai déjà dit, en parlant des aponévroses, qu'il n'y a point de ligne rigoureuse de démarcation entre elles et les couches du tissu cellulaire amorphe qui enveloppe de grands groupes de muscles. Lorsqu'une pareille couche se développe en aponévrose, des faisceaux de texture fibreuse se déposent en elle, et forment une membrane fibreuse continue, comme au côté antérieur et externe de la cuisse et au côté externe de la jambe, ou se dispersent en bandelettes plus étroites, parallèles, souvent entre-croisées, comme à l'avant-bras. Fréquemment aussi on trouve de pareilles bandelettes éparses dans des gaînes musculaires de tissu cellulaire amorphe, par exemple au muscle deltoïde et au grand fessier. Certains renforcements des aponévroses sont désignés sous le nom de ligaments, comme le ligament commun du carpe, le ligament transverse et le ligament croisé de la cuisse. Les aponévroses du creux de la main et du pied sont des ligaments tendineux, séparés de la couche correspondante des muscles par du tissu cellulaire qui contient de la graisse. Les aponévroses se continuent avec le périoste par le moyen des ligaments intermusculaires. Elles ont d'étroites connexions avec les tendons d'un grand nombre de muscles (biceps, deltoïde, grand fessier, muscle du fascia lata), et peuvent même parfois être considérées comme des tendons : ainsi, par exemple, l'aponévrose du muscle droit du bas-ventre n'est que le tendon des muscles obliques. De leur face interne, celle qui regarde les muscles, partent ou des fibres musculaires, ou des fibres de tissu cellulaire amorphe, qui souvent sont assez rares et si lâchement unies avec le tissu cellulaire interstitiel des muscles, qu'après la dissection la face interne paraît presque lisse, comme à la gaîne du muscle droit du bas-ventre.

Fréquemment les aponévroses, celles surtout qui se rapprochent du tissu cellulaire amorphe, sont mêlées avec des fibres de tissu élastique, particularité sur laquelle je reviendrai plus loin.

g. Parmi les membranes fibreuses, le périoste et le périchondre se distinguent par leur grande richesse en vaisseaux. Afin de pénétrer en ramifications aussi déliées que possible dans la substance compacte de l'écorce des os, les vaisseaux sanguins se ramifient d'abord à l'infini dans l'intérieur du tissu cellulaire dense qui revêt ces derniers. Ce tissu cellulaire, conjointement avec les ramifications vasculaires, représente le périoste. Celui-ci est fixé à la surface des os par le moyen des nombreux petits vaisseaux qui s'insinuent dans leur intérieur. D'un autre côté, des tendons, des aponévroses

et des ligaments s'entrelacent avec lui. Dans les endroits où les cavités des os sont tapissées par des prolongements de membranes
muqueuses, comme les sinus frontaux, les antres d'Highmore, les
caisses du tympan, le tissu cellulaire du périoste ne se distingue pas
de celui de la membrane muqueuse. Le périoste est beaucoup plus
riche en fibres de noyaux que les membranes fibreuses d'enveloppement.

5° La *tunique propre* du canal intestinal, de la vésicule biliaire,
de la vessie urinaire, du bassinet des reins, des uretères et des
conduits excréteurs de quelques autres glandes, a été désignée par
Willis sous le nom de tunique nerveuse, en ce sens que le mot fibres
nerveuses est synonyme de fibres tendineuses. C'est la couche de
tissu cellulaire qui, dans toute l'étendue du canal intestinal, se
trouve entre la couche musculaire et la membrane muqueuse proprement dite, dans laquelle les fibres musculeuses annulaires semblent se perdre en partie, et à travers laquelle les vaisseaux sanguins, divisés en ramuscules très déliés, se rendent de la face externe
de l'intestin à la membrane muqueuse. Elle se compose de faisceaux
blancs, brillants, croisés en tous sens, et fait corps, en dehors,
avec le tissu cellulaire interstitiel des muscles, en dedans avec
le tissu de la membrane muqueuse, d'une manière si intime, que
toute séparation qu'on opère entre elle et ces tissus est purement
artificielle. En conséquence, ce n'est peut-être point une faute de
nier l'existence de cette tunique, et de la considérer comme une
couche de tissu cellulaire amorphe, qui ne prend l'apparence d'une
membrane que parce qu'elle est étalée entre deux couches membraneuses. Cependant, si l'on réfléchit que même les membranes fibreuses
ne sont pas rigoureusement délimitées, et si l'on prend en considération la grande force dont jouit la couche de tissu cellulaire,
surtout au canal intestinal, il y aura d'autant moins d'objections à
faire à ceux qui l'érigent en membrane, qu'on ne doit pas perdre
de vue que toutes les membranes fibreuses ne sont autre chose que
du tissu cellulaire condensé. Les faisceaux de la tunique nerveuse
n'ont que des fibres de noyaux très grêles; on y trouve rarement
des noyaux isolés.

6° La *tunique adventice* des vaisseaux et des longs conduits excréteurs des glandes, en dehors de leur couche de fibres annulaires;
il en sera parlé plus loin.

7° Les *membranes sereuses*. Nous distinguons deux sortes de membranes séreuses. Les unes, que j'appelle membranes séreuses *vraies*, sont revêtues, à leur surface libre, d'un épithélium pavimenteux ; les autres, que je nomme membranes séreuses *fausses*, n'ont point d'épithélium. Toutes servent à limiter des cavités dans l'intérieur du corps, dont les unes sont vides et seulement humides à leurs parois, tandis que les autres contiennent une grande quantité de liquide. La plupart forment des sacs parfaitement clos.

a. Au nombre des membranes séreuses fausses se rangent les bourses muqueuses des muscles, des tendons et de la peau. Ce sont des sacs simples et à minces parois, clos de toutes parts, qui renferment un liquide séreux ou muqueux, et qui doivent naissance à du tissu cellulaire condensé. On peut les considérer comme des cellules de tissu cellulaire qui se sont agrandies en partie par la destruction et en partie par le refoulement des parois intermédiaires. En effet, on les trouve quelquefois parcourues par des filaments ou des lamelles, qui sont autant de traces des anciennes parois. On les rencontre entre des muscles et des os, lorsque les muscles glissent sur des crêtes osseuses (par exemple à l'iliaque interne), entre des tendons et des os, dans l'angle que forment les insertions des premiers aux seconds, et au-dessous de la peau, quand celle-ci se meut sur une saillie osseuse (bourse muqueuse de l'olécrâne, de la rotule) (1). Quelquefois la cavité de la bourse muqueuse communique avec celle d'une articulation, et peut-être alors l'épithélium de celle-ci se continue-t-il dans celle-là.

b. Les véritables membranes séreuses ont pour la plupart des dispositions compliquées. Pour en comprendre la description, telle qu'on la donne aujourd'hui, il est nécessaire de prendre les choses d'un peu haut.

L'intérieur du corps renferme des cavités closes, dans lesquelles sont logés des organes qui changent de situation à l'égard tant les uns des autres que des parois de la cavité. La face interne des parois et la face externe des organes sont lisses, humides et revêtues d'une couche de cellules d'épithélium. Comme la cavité est close, la couche d'épithélium des organes se continue avec celle des parois, et toutes deux ne forment ensemble qu'un seul revêtement, sans nulle ouverture. Ce revêtement est caractérisé, à l'œil nu, par son poli, son luisant, et par sa sécrétion particulière, sécrétion dont je par-

---

(1) SCHREGER, *De bursis mucosis subcutaneis*, Erlangue, 1825, in-fol.

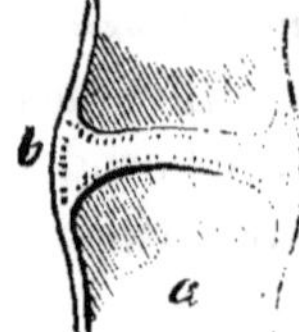

lerai plus loin, et qu'on peut appeler séreuse. Dans les cavités les plus simples, par exemple dans une articulation, on peut le suivre, et voir comment il abandonne le cartilage *a* pour passer à la face interne de la capsule fibreuse *b*. De même, quand un viscère, par exemple un intestin, après avoir été fixé de tous côtés par du tissu cellulaire amorphe, passe dans une cavité close de ce corps, le revêtement en question s'étend de sa face externe à la face interne de la paroi du corps. Supposons que, dans la

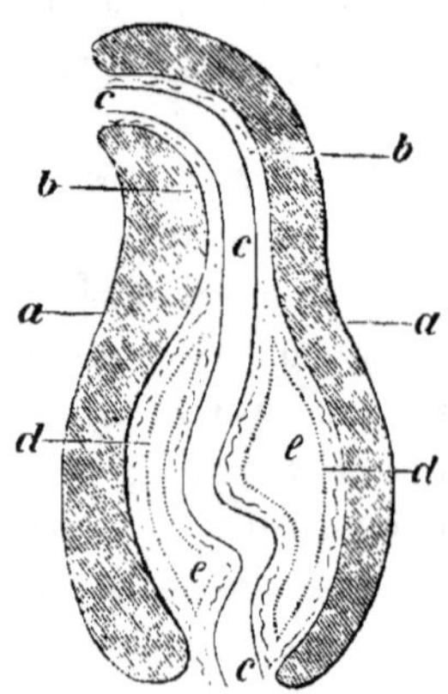

coupe ci-contre, *a* représente la paroi du corps et *c* l'intestin; tous deux sont attachés l'un à l'autre, au commencement et à la fin, par du tissu cellulaire amorphe *bb*; mais, vers le milieu, où l'intestin pénètre dans la cavité, tous deux sont couverts de l'épithélium caractéristique *d*, qui, en haut et en bas, peut être supposé passant d'une partie sur l'autre. Il est possible, en outre, que, comme l'indique la figure, une couche de tissu cellulaire se continue tant sur la paroi du corps que sur l'intestin; les deux couches renferment des vaisseaux capillaires, qui communiquent ensemble sur les points où la couche du tissu cellulaire se divise en deux feuillets.

Cependant la continuité de la couche d'épithélium aurait dû d'autant moins donner lieu à l'hypothèse d'une membrane particulière tapissant la cavité, que jusqu'aux temps les plus rapprochés de nous cette cavité s'était soustraite à l'observation. On aurait plutôt pu y être amené par la continuité des vaisseaux capillaires, quand on considérait une membrane comme le support du réseau capillaire étalé en forme de feuilles, et qu'on voyait ce réseau passer des parois du corps à la surface des organes. Pour établir l'existence d'une capsule synoviale close, et sa prolongation de la capsule articulaire fibreuse sur le cartilage d'incrustation, il suffisait que des vaisseaux sanguins passassent de la surface interne de la première à la surface du second, ce qu'il est souvent très facile d'apercevoir chez les jeunes animaux.

Mais une preuve de fait en faveur de l'indépendance des enveloppes séreuses se présentait en certains points, dans lesquels la membrane séreuse semblait tendue, soit entre les parois et les organes, soit entre des organes divers, ou enfin sur des enfoncements offerts par les organes eux-mêmes. Voici comment la chose arrive.

I. Des espaces compris entre les organes, ou des enfoncements existant à la surface de ces derniers, sont remplis par des masses considérables de tissu cellulaire, qui se condense peu à peu vers la surface libre. L'épithélium se continue sur ce tissu cellulaire. Ainsi,

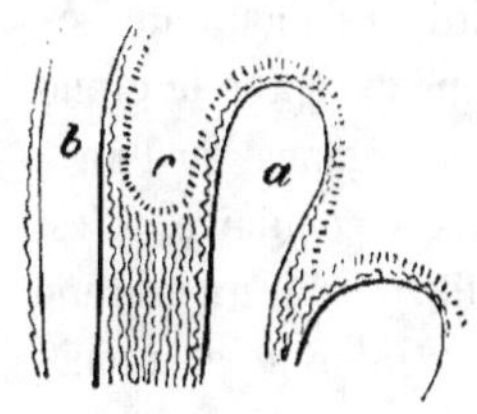

par exemple, entre la matrice *a* et le rectum *b* se trouve un tissu cellulaire *c*, condensé sur la surface libre, entre les deux organes, qui peut être enlevé et considéré comme une membrane adhérente en arrière à la tunique musculeuse du rectum, en avant à la substance de la matrice. Il en est de même au cerveau, là où l'on dit que l'arachnoïde passe en forme de pont sur les sillons. Le sillon lui-même est rempli de tissu cellulaire lâche, dont la couche supérieure se laisse facilement enlever avec l'épithélium, tandis que l'inférieure reste en place et constitue la pie-mère ; sur les saillies des circonvolutions, au contraire, la couche de tissu cellulaire ne fait pas moins corps avec elle-même qu'avec le cerveau et avec l'épiderme. C'est encore ainsi que se produit le feuillet dit externe de l'arachnoïde rachidienne ; ce feuillet est une couche de tissu cellulaire dense, unie à la face interne de la dure-mère par du tissu cellulaire très fin et très lâche, ce qui permet de l'en séparer aisément, tandis qu'en dedans, du côté qui regarde la moelle épinière ou plutôt le feuillet interne de l'arachnoïde, il est couvert d'épithélium.

II. De gros troncs vasculaires et nerveux traversent la cavité pour se rendre des parois aux organes, ou des organes aux parois. Ils se munissent également d'une couche d'épithélium. Dans certains cas, chaque tronc marche isolément à sa destination, ce qui fait que chacun est enveloppé d'épithélium et aussi de tissu cellulaire ; si alors on se figurait l'épithélium isolé, le revêtement de la paroi et celui de l'organe formeraient chacun un sac, l'un de ces sacs serait contenu dans l'autre, et tous deux se trouveraient unis par des cylindres creux dont la cavité renfermerait les troncs vasculaires et nerveux. C'est ce qui arrive ordinairement à l'arachnoïde, tant cérébrale que rachidienne ; d'où vient qu'ici la membrane séreuse n'est pas démontrable dans tous les points où elle adhère aux organes eux-mêmes, et où on ne la suppose que par analogie. Mais, plus fréquemment, les troncs vasculaires et nerveux sont unis ensemble par du tissu cellulaire ; les mailles que laissent entre elles les anastomoses sont également remplies de ce tissu ; de là résultent, entre les parois du corps, d'où partent les vaisseaux, et les organes auxquels ceux-ci se rendent, des plaques membraneuses, semées de vaisseaux, des mésentères, dont les deux faces sont couvertes d'épiderme. Ce mode de formation est aussi celui des ligaments séreux, de ceux, par exemple, du péritoine, sans excepter le grand épiploon, ligaments qui se produisent entre les organes de l'un à l'autre desquels il passe des vaisseaux et du tissu cellulaire. C'est également de cette manière que des replis libres de membrane séreuse prennent naissance dans les cavités crânienne et rachidienne, lorsque accidentellement quelques troncs vasculaires et nerveux viennent à être unis ensemble par du tissu cellulaire, et qu'en conséquence l'épithélium, au lieu d'envelopper chacun d'eux à part, passe de l'un à l'autre au-dessus du tissu cellulaire tendu dans leurs interstices (1). Le ligament dentelé de la moelle épinière doit être attribué à la persistance des fibres de renforcement d'une couche de tissu cellulaire qu'on peut concevoir, non seulement enroulée autour des vaisseaux et des racines nerveuses, mais encore tendue entre eux, et qui peut-être existait réellement à une époque très peu avancée de la vie.

Ainsi les ponts, les plis, les mésentères, les épiploons fournissaient occasion d'étudier les particularités des membranes séreuses, et le

____

(1) Il y a déjà long-temps que, dans maintes occasions, j'ai vu de ces ponts de l'arachnoïde sur certains nerfs, principalement chez de jeunes animaux, et tendus entre les derniers nerfs cérébraux et ceux de la moelle épinière ; une fois même j'en ai observé un sur les deux nerfs olfactifs. D'après les idées alors régnantes au sujet des membranes séreuses, ce fait devait me conduire à présumer que l'arachnoïde n'est point un sac séreux simple, mais qu'elle se compose de deux sacs, situés, l'un au-dessus, l'autre au-dessous des origines des nerfs, en sorte que chacun d'eux tapisse la cavité crânienne en dedans, et qu'à la sortie des nerfs ils se réfléchissent sur eux, puis d'eux sur l'organe central. De cette manière, les ponts tendus entre les nerfs auraient été formés de deux feuillets superposés, s'écartant l'un de l'autre pour recevoir les nerfs, et les couvrant en haut et en bas au cerveau, en devant et en arrière à la moelle épinière. Cependant, comme ces ponts n'étaient nullement constants, et que les vaisseaux immergents à la base du crâne entraient en contradiction avec l'hypothèse, j'y renonçai, sans qu'alors il me fût possible de me rendre raison du phénomène.

résultat des recherches faites à cet égard fut étendu à la totalité des
revêtements séreux. De ce qu'on avait vu en observant les points
libres, on conclut que les membranes séreuses étaient formées de
ramifications vasculaires et d'un tissu cellulaire qu'on déclara inexactement présenter des modifications particulières, et avoir deux
surfaces, l'une externe, fixée au tissu cellulaire sous-jacent, l'autre
interne, lisse et tournée vers la cavité. Pour ce qui est des épiploons, dans lesquels l'expansion de tissu cellulaire est lisse des deux
côtés, on admit que là deux feuillets sont appliqués l'un sur l'autre
par leurs faces externes, qu'ils sont unis ensemble par ces faces, de
manière à ne pouvoir être séparés, et que les gros vaisseaux marchent entre ces feuillets. On pouvait aussi démontrer la même structure dans beaucoup de membranes séreuses adhérentes ; car lorsque la couche interne des parois du corps est formée par un tissu
cellulaire qui ne soit pas trop ferme, comme au bas-ventre, sur les
muscles du bassin, etc., ou quand le tissu cellulaire interstitiel et
lâche s'étale en une couche continue sur la surface d'organes glanduleux, comme au foie, on peut aussi détacher cette couche (avec
l'épiderme), sous l'apparence d'une membrane. Mais, quand il n'y
a pas moyen de séparer une membrane, soit des parois du corps,
soit des organes, et que l'épiderme se trouve fixé immédiatement
sur le tissu ferme et homogène des membranes fibreuses ou sur le
parenchyme des organes eux-mêmes, alors on était obligé d'admettre que la membrane séreuse se confondait avec la fibreuse ou
avec la substance des organes. Il n'y avait point d'objections à élever
contre la confusion supposée d'une membrane séreuse avec une
membrane fibreuse, puisque les éléments organiques sont les mêmes
dans l'une et dans l'autre. Mais que penser de l'hypothèse quand
l'épithélium de ce qu'on appelle une membrane séreuse repose sur
autre chose que du tissu cellulaire, par exemple à la face postérieure
de la cornée, et dans les ventricules du cerveau, où les cylindres
d'épithélium vibratile sont appliqués immédiatement sur la substance nerveuse ? Assurément la couche d'épithélium est ce qui caractérise les membranes séreuses. C'est d'elle que dérivent les plus
importantes propriétés de ces dernières, propriétés qui dépendent
précisément de la constitution particulière de la surface libre. Cette
couche se continue en effet, sans qu'on puisse l'en séparer, sur les
surfaces avec lesquelles on admet que la membrane séreuse est in-
séparablement unie ; mais si les portions libres des membranes sé-

reuses doivent être regardées en quelque sorte comme le modèle ou le type de ces membranes, le tissu cellulaire en fait aussi partie essentielle , puisque c'est lui qui détermine la manière dont les vaisseaux s'y comportent, et qu'à lui se rattachent leurs phénomènes physiologiques et pathologiques. Le plus exact est donc de considérer les membranes séreuses, à l'instar de la peau et des membranes muqueuses, comme des composés d'une couche d'épithélium et d'une couche de tissu cellulaire, dont ni l'une ni l'autre ne doit manquer. L'épithélium de la cornée, qu'on appelle membrane de Demours, et l'épithélium vibratile des ventricules cérébraux doivent donc être exclus de la classe des membranes séreuses. En général , la couche de tissu cellulaire , aussi loin qu'elle appartient à la membrane séreuse , se distingue par une disposition plus régulière des fibres, en sorte qu'elle se rapproche du tissu fibreux, et peut, comme on dit, passer à ce tissu. Ses parties les plus minces dans les portions libres de l'arachnoïde cérébrale consistent en faisceaux presque parallèles, fréquemment anastomosés ensemble, qui par conséquent représentent un réseau à mailles rhomboïdales allongées, et se comportent du reste comme du tissu cellulaire amorphe. Dans les points où l'arachnoïde a plus de solidité, et dans les membranes séreuses de la poitrine et de l'abdomen, les fibres sont serrées les unes contre les autres en plusieurs couches , et celles d'une couche se croisent à angle droit avec celles de la suivante. Ce qu'il y a aussi de particulier à certaines membranes séreuses , c'est la grande quantité de fibres de noyaux, qui parfois se réunissent en une couche continue sur leur face interne, et qui, sous le rapport de leurs propriétés microscopiques, se rapprochent tellement du tissu élastique, qu'on serait presque fondé à les considérer comme une membrane élastique spéciale, étalée entre l'épithélium et le tissu cellulaire.

Mais il ne faut pas perdre de vue que la distinction entre la membrane séreuse et le tissu sous-séreux est une chose purement artificielle, que les besoins seuls des descriptions anatomiques obligent de ne point laisser de côté. La seule exception est fournie par les revêtements des cartilages articulaires, dont la couche de tissu cellulaire se trouve parfaitement délimitée entre l'épithélium et le tissu cartilagineux.

Beaucoup de controverses qui se sont élevées relativement à l'anatomie des membranes séreuses , n'auraient plus d'aliment si cette manière de voir était adoptée , ou perdraient l'importance qu'on y attachait dans l'intérêt de certains principes dogmatiques. L'opinion si fortement combattue de Rudolphi (1), qui voulait que les membranes séreuses fussent dépourvues de vaisseaux, et que ceux qu'on leur attribue se trouvassent dans le tissu cellulaire sous-séreux : serait exacte si l'on ne considérait que l'épithélium seul comme membrane séreuse, chose à laquelle, il est vrai, Rudolphi n'avait point songé.

A l'égard des dispositions contestées de certaines membranes séreuses, les efforts qu'on a faits pour représenter partout ces membranes comme des sacs clos, ont donné lieu à beaucoup d'assertions dénuées de fondement. Dès que sur un point quelconque d'une cavité close on apercevait un épithélium ou une couche de tissu cellulaire, ayant quelque ressemblance avec une membrane séreuse, il fallait de suite que ce fût une portion d'un sac séreux. Qu'on se rappelle les divers sacs séreux admis dans les chambres de l'œil, les descriptions si variées qu'on a données de l'arachnoïde et de ses prolongements dans les ventricules cérébraux, etc. Comme l'épiderme séreux est presque toujours mobile, qu'il revêt des parties suspendues dans des cavités closes, il doit généralement, comme j'en ai déjà fait la remarque, représenter un sac fermé. Mais il ne cesse pas d'être membrane séreuse quand le sac s'ouvre à l'extérieur sur un point quelconque, ainsi qu'on sait qu'il arrive au sac péritonéal à l'orifice interne des trompes de Fallope, chez la femme. Et de même que la circonstance d'être closes de toutes parts ne constitue point un caractère essentiel des membranes séreuses, de même aussi toute cavité close ne doit pas nécessairement être tapissée d'une membrane séreuse, alors même qu'elle serait remplie de sérosité. J'ai dit que l'épiderme manque aux bourses muqueuses : dans les chambres de l'œil, la face interne de la cornée transparente a de l'épithélium sans tissu cellulaire; la face antérieure de l'iris offre du tissu cellulaire sans épithélium; le tissu cellulaire et l'épithélium manquent tous deux sur le pigment de l'uvée et sur la paroi antérieure de la capsule cristalline. La présence d'une membrane séreuse sur telle ou telle surface ne saurait plus être aujourd'hui un sujet de conjectures et d'argumentations, les deux couches de cette membrane pouvant, lorsqu'elles existent, être démontrées avec le secours du microscope (2).

(1) *Grundriss der Physiologie*, t. I, p. 101.
(2) La structure anatomique des membranes séreuses explique un fait pa-

D'après les déterminations que je viens d'établir, il faut rapporter aux membranes séreuses les capsules synoviales, le péricarde, le péritoine, la plèvre, la tunique vaginale du testicule, l'arachnoïde du cerveau et de la moelle épinière (1). Les plexus choroïdes ont aussi un revêtement de cellules épithéliales d'une forme particulière, qu'on peut considérer, conjointement avec la couche supérieure du tissu cellulaire de ces plexus, comme une membrane séreuse. Mais celle-ci n'a point de connexions immédiates avec l'arachnoïde, car l'arachnoïde est manifestement tendue en manière de pont sur la petite fente cérébrale, et, à la grande fente, l'épithélium passe de la surface du cerveau sur la grande veine de Galien, avec laquelle il se porte à la dure-mère. La fente cérébrale elle-même est remplie de tissu cellulaire, qui entoure les vaisseaux émergents et immergents, forme une membrane enveloppante autour d'eux, et n'acquiert d'épithélium qu'à l'endroit où ces vaisseaux, ayant réuni leurs ramifications pour produire les plexus choroïdes, marchent librement dans l'intérieur des ventricules.

L'épithélium des membranes séreuses est généralement pavimenteux, et forme tantôt une seule couche, tantôt plusieurs couches superposées. La face externe des franges des trompes de Fallope est le seul endroit où il se compose de cylindres portant des cils, comme l'épiderme de la membrane muqueuse des organes génitaux (2), et là

thologique, celui que les diverses parties de ces membranes ont des rapports de sympathie bien plus intimes avec les organes qu'elles revêtent que ceux qui existent entre elles. En passant du tissu cellulaire lâche sur une membrane fibreuse ou sur un cartilage, une membrane séreuse change aussi de caractère anatomique : là elle est riche en vaisseaux et en nerfs ; ici elle en renferme peu. De là la différence si frappante dans la manière dont la membrane synoviale se comporte, suivant qu'elle tapisse ou la capsule ou le cartilage ; dans le premier de ces deux points, elle peut s'enflammer et s'épaissir, tandis que, dans le second, elle conserve, sans changement, son aspect normal.

1 L'arachnoïde de l'œil, admise par Arnold (*Das Auge des Menschen*, p. 33), qui prétend qu'elle tapisse la face externe de la choroïde et la face interne de la sclérotique, n'existe point. Entre les deux membranes se trouvent des faisceaux nombreux de tissu cellulaire, qui sont très solides et très forts chez les animaux, mais qui, chez l'homme, sont délicats et lâches, du moins à l'époque où nous pouvons examiner les yeux. Ce tissu cellulaire renferme des cellules de pigment et des cellules de tissu cellulaire non encore parvenu à maturité, qui m'avaient déterminé d'abord à admettre l'opinion d'Arnold. MULLER, *Archiv*, 1838, p. 116).

2 Chez les animaux inférieurs, on trouve aussi de l'épithélium vibratile sur d'autres membranes séreuses.

aussi la membrane séreuse se transforme insensiblement en membrane muqueuse. Quelque différence qu'on remarque, quant à l'aspect, entre les membranes séreuses et les membranes muqueuses bien développées, contenant des glandes, cependant il existe d'autres points encore, comme je le dirai plus loin, où l'on rencontre des formes intermédiaires de membranes muqueuses qui se rapprochent beaucoup des membranes séreuses; telle est, par exemple, la membrane muqueuse de la caisse du tympan. La différence essentielle tient à la disposition anatomique; les membranes muqueuses s'ouvrent au dehors, sur la surface du corps, tandis que les séreuses sont closes; mais il résulte des considérations dans lesquelles je suis entré précédemment, que ce caractère peut manquer aux membranes séreuses, et qu'en conséquence il n'y a pas possibilité d'établir une ligne de démarcation systématique entre ces deux ordres de membranes.

8° Les *membranes vasculaires* du cerveau et de l'œil, la pie-mère et la choroïde. Ce que ces membranes ont de particulier, c'est, comme l'indique déjà leur nom, la grande abondance de vaisseaux qu'elles renferment. Partout ailleurs les vaisseaux semblent exister à cause du tissu cellulaire : ici, au contraire, c'est plutôt le tissu cellulaire qui existe à cause des vaisseaux, qu'il sert seulement à étaler en surface et à consolider. Les vaisseaux sont destinés à la nutrition, non pas de la membrane elle-même dans laquelle ils se répandent, mais d'autres organes à la surface desquels ils marchent. Des deux membranes que comprend cette catégorie, la pie-mère ressemble davantage au périoste, car ses vaisseaux se divisent en ramifications des plus déliées, pour pénétrer de la surface des organes centraux dans leur intérieur : la choroïde ressemble à la peau, elle porte seule toute l'expansion vasculaire, aucun tronc ne dépasse sa surface, et, comme génératrice du pigment, elle joue, à l'égard de ce dernier, le même rôle que le derme par rapport à l'épiderme. De là vient que la pie-mère tient au cerveau par des vaisseaux, et ne peut en être séparée, tandis que la choroïde n'est qu'accolée au pigment, dont elle se sépare par la macération. Les deux membranes diffèrent aussi l'une de l'autre par leur structure; la pie-mère résulte de faisceaux entrelacés lâchement ensemble, et se rapproche du tissu cellulaire amorphe; la choroïde, au contraire, représente une membrane serrée, ferme et lisse.

On doit considérer sous le même point de vue que les membranes vasculaires les plexus qui sont en connexion avec elles, savoir, au cerveau, les plexus choroïdes, et à l'œil, les procès ciliaires; seulement ici les vaisseaux l'emportent encore bien davantage sur la substance unissante. Les membranes vasculaires sont des expansions de vaisseaux qui enveloppent des surfaces; les plexus sont des entrelacements compactes de vaisseaux qui pénètrent dans des cavités. Il sera parlé plus au long de ces derniers quand nous donnerons la description des vaisseaux sanguins.

Après avoir terminé la description des divers organes composés de tissu cellulaire revêtu d'une forme et non contractile, je dois encore ajouter quelques considérations générales sur leurs vaisseaux et leurs nerfs. Si l'on fait abstraction des cas dont il vient d'être parlé, dans lesquels le tissu cellulaire est support de vaisseaux pour d'autres organes, le nombre des vaisseaux n'est jamais très considérable, et il se trouve à peu près en raison inverse de la densité des parties. Les tendons et les membranes fibreuses sont les parties qui en offrent le moins : il y en a davantage dans les membranes séreuses; les tuniques dites nerveuses sont celles qui en renferment le plus, mais leurs usages physiologiques les rapprochent déjà des membranes vasculaires. De même, la portion de la membrane synoviale qui tient à la capsule fibreuse des articulations est plus riche en vaisseaux que celle qui revêt les cartilages, et les vaisseaux sanguins paraissent manquer entièrement à cette dernière chez l'adulte. Dans les tendons, ils parcourent le tissu cellulaire plus lâche interposé entre les faisceaux. A la dure-mère, ils occupent principalement le côté externe, qui est le périoste du crâne. Je renvoie à l'article du système capillaire pour les formes qu'affectent les réseaux vasculaires sanguins : je crois devoir agir de même aussi à l'égard des vaisseaux lymphatiques.

Parmi les parties qui viennent d'être passées en revue, les tendons sont totalement insensibles, et personne non plus n'y a jamais aperçu de nerfs. On en a vu dans quelques membranes fibreuses; mais il est douteux qu'ils se terminent dans leur substance. A la dure-mère, des branches du nerf pathétique, souvent accompagnées d'un rameau considérable du plexus carotidien, s'insinuent entre les feuillets de cette membrane, dans son pli qui s'étend depuis l'apophyse clinoïde postérieure jusqu'au sommet du rocher, et marchent vers le sinus transverse (1). Suivant Arnold, elles se perdent dans la membrane interne de ce sinus (2). Des nerfs assez considérables se rendent aux capsules fibreuses des articulations, celle du genou surtout; mais la manière dont ils se terminent est encore ignorée. La présence des nerfs dans le périoste est douteuse. D'après Fontana (3), les nerfs qui vont au diaphragme ont toutes leurs ramifications vers la partie charnue du muscle, et n'en envoient aucune vers la partie tendineuse (?). Mais, dans aucun cas, le nombre des nerfs ne saurait être considérable dans les parties fibreuses; l'insensibilité de ces dernières en est la preuve. Krause (4) prétend que de petits filets des nerfs ciliaires pénètrent dans la choroïde, mais qu'une partie d'entre eux traversent cette membrane pour gagner la rétine : d'après tous les autres observateurs, les nerfs ciliaires se rendent au ligament ciliaire sans se diviser. Il va sans dire que la tunique nerveuse de l'intestin doit être percée par des nerfs qui se rendent à la membrane muqueuse.

L'observation ne nous a encore rien appris non plus touchant la manière dont les nerfs se comportent envers les membranes séreuses; car il ne peut être question ici des troncs qui passent entre des feuillets séreux pour aller gagner d'autres organes. Suivant Haller et Bichat, les lésions des membranes séreuses saines ne causent aucune douleur ; cependant d'autres faits rendent vraisemblable que les nerfs se répandent sur la surface des membranes séreuses de la même manière que sur la peau et les membranes muqueuses, et même en plus grand nombre que sur la plupart de ces dernières. On sait que l'inflammation des membranes séreuses, par exemple du péritoine ou de la plèvre, est beaucoup plus douloureuse que celle des membranes muqueuses correspondantes de l'intestin, des poumons, et qu'il survient plus facilement des mouvements réflectifs à la suite d'une irritation superficielle des membranes séreuses qu'après celle de la membrane muqueuse de l'intestin (5).

Tissu cellulaire contractile.

Le *tissu cellulaire contractile* ne diffère de celui qui ne l'est pas

(1) Bidder, *Neurologische Beobachtungen*, Dorpat, 1831, p. 9.
(2) *Kopftheil des vegetativen Nervensystems*, Heildelberg, 1831, p. 200.
(3) *Traité sur le venin de la vipère*, t. II, p. 225, pl. 7, fig. 1.
(4) *Anatomie*, t. I, p. 412.
(5) *Voyez* mes *Pathologische Untersuchungen*, Berlin, 1849, p. 94.

que par son aptitude à se contracter quand on l'irrite. Les parties contractiles formées de tissu cellulaire sont :

1° La *peau*. Lorsqu'on examine au microscope le tissu ferme et blanc qui reste après qu'on a enlevé l'épiderme et autant que possible le lâche tissu cellulaire sous-cutané, on voit que sa masse principale se compose de faisceaux de tissu cellulaire croisés en tous sens. Cependant, comme beaucoup d'autres éléments, des follicules pileux, des glandes, des nerfs et des vaisseaux, concourent essentiellement à la formation de la peau, il ne sera possible que plus tard de donner une description exacte de ce tissu complexe. Je laisse indécise la question de savoir si le tissu des membranes muqueuses doit être rapporté à la même catégorie. On pourrait le présumer à l'égard des commencements de quelques unes d'entre ces membranes, à cause de leur analogie et de leur continuité immédiate avec la peau ; pour d'autres, au contraire, celles surtout qui s'attachent à des os sans former de plis, il ne faut pas songer à leur attribuer la moindre contractilité. D'ailleurs, nous verrons plus tard que le tissu cellulaire n'est pas le seul élément des membranes muqueuses, qu'il n'en est peut-être même pas l'essentiel.

2° Le *dartos*, qui adhère solidement à la face antérieure du scrotum, et qui se fait remarquer par la direction généralement longitudinale des faisceaux de tissu cellulaire. Les anastomoses (1) des faisceaux ne manquent cependant pas non plus ici, et quand on examine avec soin, on aperçoit un réseau à mailles rhomboïdales, allongées, dont le plus grand diamètre est perpendiculaire aux plis transversaux du scrotum froncé. Le tissu du dartos paraît fibreux, même à l'œil nu : il diffère de tout autre tissu cellulaire par sa couleur rougeâtre, qui tient à l'abondance des vaisseaux sanguins. Un tissu cellulaire analogue existe aussi sous la peau de la verge. La cloison du scrotum est formée de tissu cellulaire ordinaire, comme fibreux. Du côté interne, le dartos dégénère en un tissu cellulaire très lâche.

3° Le *tissu des corps caverneux de la verge* (de l'urètre et du clitoris?), et peut-être aussi, à un moindre degré, la gaîne fibreuse de ces corps. De la face interne de la gaîne partent, en se dirigeant vers l'intérieur des corps caverneux, de forts prolongements fibreux d'un blanc brillant, des lamelles minces et des filaments cylindri-

____

(1) Quand je parle d'anastomoses, il ne s'agit jamais que de faisceaux secondaires, car les faisceaux primitifs ne s'anastomosent nulle part.

ques, contractant ensemble de nombreuses anastomoses, et dont chacun renferme intérieurement un vaisseau sanguin. Les lamelles et les filaments sont formés de faisceaux de tissu cellulaire. Ils limitent des espaces celluleux, communiquant tous les uns avec les autres, mais d'autant plus complètement séparés de leurs voisins que les lames ont plus de largeur. Dans le corps caverneux de l'urètre, à la partie postérieure de celui de la verge, et plus en devant dans les parois latérales, on trouve beaucoup moins de filaments que de lamelles, dont la force varie beaucoup. Au contraire, à la partie moyenne du corps caverneux de la verge, autour de l'artère profonde, on ne voit presque autre chose que des prolongements déliés, en sorte que le tout ressemble à une cavité unique traversée par des filets.

Au reste, les faisceaux du tissu cellulaire se comportent, dans toutes les parties précédentes, comme dans le tissu cellulaire lâche. C'est dans la peau que les fibres de noyaux sont le plus nombreuses ; elles y ont parfois aussi une force extraordinaire, et elles courent la plupart du temps entre les faisceaux, rarement autour d'eux. Les plus petits prolongements de la gaîne des corps caverneux de la verge offrent fréquemment aussi des noyaux épars ; dans ceux d'un plus gros volume, on remarque des fibres de noyaux et de fréquentes transitions entre des fibres et des noyaux.

4° Le tissu contractile des fibres longitudinales et annulaires des veines et des vaisseaux lymphatiques. Je crois plus convenable de n'en parler que quand il sera question des autres membranes des vaisseaux.

Irritabilité du tissu cellulaire.

La contraction du tissu cellulaire du dartos se manifeste par l'aspect que prend la peau du scrotum. Comme les faisceaux du tissu contractile sont disposés longitudinalement les uns à côté des autres, la peau se dispose en plis transversaux ; mais, en même temps, elle devient plus dense, plus ferme, et se resserre en quelque sorte sur elle-même, par la contraction des faisceaux qui entrent immédiatement dans sa contexture, et qui se croisent en tous sens. La peau montre ce dernier mode de contraction sur le reste de la surface du corps. En l'exécutant, elle s'affaisse, et les orifices des follicules pileux, qui, lorsqu'elle est à l'état de turgescence, représentent des enfoncements, apparaissent sur des saillies, parce que les poils ne se rétractent pas aussi facilement, et que la substance de la peau est plus solidement fixée autour du conduit excréteur, de même que celui-ci l'est autour du poil. Quand la peau présente cet aspect, on dit qu'elle fait *chair de poule*. La contraction qu'éprouve tout son tissu peut aussi changer, jusqu'à un certain point, la direction oblique des follicules pileux, et faire que les poils se redressent, se hérissent. Les mamelons des seins sont formés de la même substance contractile, qui, dans l'état de repos, est étalée à plat, mais qui, sous l'influence d'une irritation, se contracte à partir du sommet du mamelon, en sorte que celui-ci devient cylindrique et peu à peu plus saillant. Par l'effet de la contraction du tissu des corps caverneux, la verge revient sur elle-même, le sang est chassé des mailles qu'il remplissait ; aussi le pénis devient-il plus dur et plus ferme, et le gland plus pâle.

L'irritabilité du tissu cellulaire diffère de celle des muscles par le mode de contraction et par la manière de se comporter envers les irritants. La contraction ne s'opère que peu à peu, avec plus de lenteur encore que dans les muscles non soumis à l'empire de la volonté, et elle dure ensuite plus long-temps que dans ces derniers. Elle n'est ni momentanée, comme dans les muscles du tronc, ni rhythmique et péristaltique, comme dans ceux des viscères ; cependant elle se propage aisément à de grandes distances, alors même qu'elle a été provoquée par une cause du dehors. Une circonstance toute particulière dans la manière dont le tissu cellulaire contractile se comporte, c'est qu'il n'est sollicité à déployer son activité ni par la volonté, ni par les irritations directes, mais seulement par des états généraux des organes centraux, ou par une modification survenue dans l'état d'excitement de nerfs sensitifs, peut-être aussi par l'excitation de nerfs musculaires proprement dits. Le dartos se montre insensible au galvanisme et aux irritations mécaniques ; mais il se resserre quand on chatouille la peau du scrotum, ou qu'on y applique du froid. Il se contracte dans les violents efforts pour aller à la selle ou pour uriner, soit par suite de l'excitation des nerfs sensitifs du rectum et de la vessie, soit sympathiquement, parce que les sphincters de ces organes entrent en action, de manière qu'on voit des muscles non soumis à la volonté s'associer par sympathie à ceux qui reconnaissent son empire. Le phénomène de la chair de poule, l'érection du mamelon, etc., ont lieu sous l'influence du froid, d'impressions qui affectent désagréablement l'oreille, etc. Au nombre des états généraux qui, partant de la moelle épinière, exaltent le ton du tissu cellulaire, se rangent surtout la crainte et la frayeur; ici la contraction de la peau s'unit, soit avec le spasme, soit avec la paralysie d'autres muscles, volontaires ou involontaires.

D'autres affections morales et l'application extérieure de la chaleur relâchent le tissu cellulaire, ce dont l'exemple le plus frappant nous est fourni par la peau du scrotum. Cette peau devient alors tout-à-fait lisse; elle n'est plus capable de porter le poids des testicules et de remplir sa destination, qui est de leur fournir un soutien. Le relâchement du tissu cellulaire a lieu aussi dans certains états de paralysie et de débilité, simultanément avec une faiblesse générale des muscles, ce qui prouve que le ton normal de ce tissu n'est point la conséquence d'une simple élasticité physique. Les corps caverneux deviennent flasques après la section des nerfs dorsaux de la verge, en sorte que, chez les chevaux, celle-ci s'imprègne davantage de sang, et sort de son fourreau, sans être capable d'entrer en érection (1).

Des faits qui viennent d'être exposés, il résulte que les contractions du tissu cellulaire dépendent du système nerveux, comme celles des muscles. Il ne manque pas non plus de nerfs qui se rendent à la peau et au dartos. Mais on ne sait pas encore si tous ou quelques uns d'entre eux seulement appartiennent au tissu cellulaire, comment ils s'y distribuent, comment ils sont en rapport avec d'autres nerfs moteurs ou avec les nerfs sensitifs. Lorsque je traiterai des nerfs, je dirai ce qu'il est permis de conjecturer à cet égard.

Développement du tissu cellulaire.

Schwann a donné les détails suivants sur le premier développement du tissu cellulaire (2). Dans une substance gélatiniforme, cytoblastème du tissu cellulaire, se forment des cellules en nombre toujours croissant. Plus la quantité de ces cellules augmente, plus la masse devient blanche. Schwann distingue trois sortes de cellules. Celles de la première espèce, qui naissent les premières, sont seules générales, et servent à la formation du tissu cellulaire proprement dit; celles de la seconde espèce deviennent des cellules adipeuses. On ignore quel est le résultat du développement ultérieur de celles de la troisième espèce.

(1) GUENTHER, *Untersuchungen und Erfahrungen im Gebiete der Anatomie, Physiologie und Thierarzneikunde*, Hanovre, 1837, p. 64.

(2) *Mikroskopische Untersuchungen*, p. 133.

Les cellules proprement dites du tissu cellulaire paraissent d'abord sous la forme de globules grenus, avec un noyau dans lequel on aperçoit un ou deux nucléoles. Il est probable que ces cellules se forment autour du noyau préexistant, attendu qu'on ne trouve jamais de cellules sans noyaux, tandis qu'on voit beaucoup de noyaux sans cellules. Ces cellules s'allongent en pointe dans deux directions opposées, rarement d'un plus grand nombre de côtés à la fois, et se prolongent ainsi en fibres pâles, à grain fin, dont le trajet est généralement droit. A cette époque donc la cellule de tissu cellulaire représente un corpuscule fusiforme, dont le renflement médian entoure le noyau de plus ou moins près, et souvent s'y applique d'une manière si intime, que les fibres semblent en partir immédiatement. Beaucoup de ces fibres sont aplaties latéralement, comme on le voit quand elles tournent sur elles-mêmes. Elles donnent souvent des branches, et se terminent enfin par un pinceau de filaments extrêmement déliés. La résolution de la fibre principale originelle en d'autres plus grêles se rapproche peu à peu du corps de la cellule, de sorte que plus tard un faisceau de fibrilles part immédiatement de ce dernier; enfin le corps entier de la cellule se résout également en fibres; le noyau se voit d'abord sur les faisceaux de fibres, il est résorbé ensuite. On n'a pas observé si la cellule est d'abord creuse, et si sa cavité, en supposant qu'elle existe, se prolonge dans les fibres; cependant Schwann le croit vraisemblable, à cause de l'analogie avec les cellules étoilées du pigment. Il lui paraît difficile, avec un pareil mode de formation, de concevoir comment les fibres, en se fendant par les deux extrémités, se rencontrent dans le corps de la cellule; il ne décide pas non plus si, après la scission en fibres, celles-ci continuent de croître en longueur, de manière qu'un faisceau entier sorte de chaque cellule, ou si les fibres de différentes cellules se confondent ensemble dans le sens de leur longueur, et si par conséquent chaque faisceau est composé de plusieurs cellules longitudinalement accolées les unes aux autres.

Quelques recherches, en petit nombre à la vérité, qui me sont propres, et l'analogie avec d'autres tissus dont j'ai bien suivi le développement, me font douter que cette exposition soit exacte. Jamais je n'ai rencontré de faisceaux de fibres qui fussent la continuation d'une seule cellule. Fréquemment on voit des cellules qui semblent se prolonger de deux côtés en une fibre déliée : mais lors-

qu'on y regarde de plus près, on s'aperçoit que les prolongements
de la cellule ne sont pas plus étroits qu'elle-même, qu'ils sont aplatis
comme elle, et qu'ils tournent volontiers leur côté étroit vers le haut,
tandis que la cellule repose à plat sur le verre, à l'endroit du noyau.
On ne peut nier que, parmi les éléments du tissu cellulaire non à
maturité, il se rencontre des cellules qui s'allongent en fibres de
plusieurs côtés; Valentin en a vu et figuré de telles (1); mais la
question est de savoir si ces cellules se transforment en tissu cellulaire proprement dit, et il me paraît plus vraisemblable qu'elles se
métamorphosent en vaisseaux, ou en une espèce particulière de
fibres, que j'ai décrites précédemment telles qu'on les observe à la
zone ciliaire et à la *lamina fusca* (2). Là où l'on est sûr de ne
trouver que du tissu cellulaire, comme dans les tendons, les noyaux,
d'abord très serrés à côté et à la suite les uns des autres, et rangés
en séries longitudinales, sont situés dans une substance homogène;
plus tard, ils s'allongent, deviennent de plus en plus minces, s'écartent davantage les uns des autres, et alors le tissu peut être divisé
en fibres plates, de la largeur des faisceaux primitifs du tissu cellulaire, qui portent les noyaux allongés sur leurs bords, tantôt à
la suite les uns des autres, tantôt alternativement. En décrivant ces
noyaux, dans les considérations générales, j'ai indiqué fort en détail
comment ils se transforment en fibres spirales interstitielles; c'est
un point sur lequel je n'ai plus à revenir. La division des fibres de
cellules en fibrilles a lieu plus tard, quand la fibre s'est complètement séparée de tout ce qui l'entoure; et il y a des endroits où elle
ne devient jamais bien manifeste, de sorte que, même chez l'adulte,
le faisceau ressemble à une fibre simple, incomplétement striée
en long.

J'ai figuré (3) plusieurs faisceaux primitifs, avec leurs fibres de
noyaux plus ou moins prolongées, et entourées d'une fibre spirale commune. Déjà précédemment, lorsqu'il a été question des fibres de
noyaux, je me suis exprimé à l'égard des conjectures qu'on peut
établir là-dessus.

Il sera traité de la seconde espèce de fibres de Schwann lorsque
je parlerai du tissu adipeux. Celles de la troisième, qu'on trouve en
grand nombre dans le tissu cellulaire de l'orbite et au cou, chez

1) *Repertorium*, 1838, pl. I, fig. 2. d.
2) Pl. II, fig. 4, 9.
3) Pl. II. fig. 6.

les embryons de cochon, diffèrent des cellules de la première sorte, en ce qu'elles ne s'allongent pas en fibres, et deviennent beaucoup plus grosses, car elles atteignent jusqu'au volume des plus fortes cellules adipeuses, dont elles se distinguent par leur contenu. Elles ont un noyau, qui toujours tombe le premier sous les regards; la cellule est pâle, parfaitement hyaline et transparente, ou pleine d'un contenu grenu, qui constamment s'aperçoit au voisinage immédiat du noyau. Schwann conjecture que, par l'effet de leur développement, ces cellules entrent en communicationles unes avec les autres, et qu'alors leurs cavités correspondent aux vides qu'on obtient en insufflant le tissu cellulaire. Cependant lui-même juge cette interprétation dénuée de vraisemblance, et il incline à les regarder comme une variété de cellules adipeuses, qui n'arrivent point à ce que de la graisse se développe dans leur intérieur. Ce sont peut-être les mêmes cellules que Valentin a trouvées dans la gelée transparente du cordon ombilical, gelée qui remplit les mailles du réseau formé par les faisceaux de tissu cellulaire anastomosés ensemble (1).

Chez l'homme, d'après Valentin (2), les fibres tendineuses s'aperçoivent déjà vers la fin du troisième mois, sous la forme de cylindres transparents, et sont manifestement séparées des fibres musculaires. Il les dit plus fortes alors qu'elles ne le sont que plus tard. Probablement il les a vues avant qu'elles fussent réduites en fibrilles. Au commencement du quatrième mois, le tissu cellulaire interstitiel est complétement développé sur certains points, par exemple au dos.

Régénération du tissu cellulaire.

De tous les tissus, il n'en est aucun, après l'épiderme, qui se régénère aussi aisément que le cellulaire. Une perte de substance qui n'intéresse que lui se répare d'une manière à peu près complète, et, avec le temps, la cicatrice ne diffère de la forme normale que parce qu'elle se compose de faisceaux solidement unis ensemble et entrecroisés, de sorte qu'elle offre, dans les parties molles plus de résistance, et dans les parties tendineuses plus de mollesse qu'on n'en

1 R. WAGNER, *Physiologie*, t. 1, p. 137.
2 *Entwickelungsgeschichte*, p. 250.

remarque au même endroit dans l'état normal (1). Lorsque d'autres tissus sont détruits conjointement avec le cellulaire, et qu'ils ont moins d'aptitude que ce dernier à se régénérer, le tissu cellulaire seul forme la cicatrice, comme on peut s'en convaincre dans les lésions profondes de la peau, parmi tous les éléments de laquelle il n'y a que le tissu cellulaire seul qui se régénère, avec un petit nombre de vaisseaux et de nerfs, représentant ainsi une cicatrice claire, lisse et brillante. Le tissu cellulaire prend aussi la place d'autres tissus et organes lorsqu'ils ont été détruits, et que la force organisatrice ne suffit point à les reproduire. Aux moignons des nerfs coupés il se produit d'abord de la substance nerveuse, et à ceux des os de la nouvelle substance osseuse; mais ces deux substances ne se régénèrent qu'en des proportions très limitées, et quand les productions qui partent des deux bouts ne peuvent se rejoindre, du tissu cellulaire remplit le vide qu'elles laissent entre elles.

Le tissu cellulaire se produit aussi physiologiquement à la place des vaisseaux oblitérés, des vaisseaux ombilicaux, du conduit de Botal, et forme des ligaments qui sont moins solides que les ligaments fibreux. Mais c'est surtout pathologiquement que du tissu cellulaire accidentel se produit d'une manière très facile. Les excroissances ordinaires de la peau, les verrues molles, les polypes, les tumeurs fibreuses si fréquentes dans l'intérieur du corps, se composent en grande partie de ce tissu à des degrés divers de développement. Lorsqu'avec ou sans suppuration une exsudation s'organise dans l'intérieur du corps, c'est tout d'abord du tissu cellulaire qui se forme. Il constitue les pseudo-membranes organisées des membranes séreuses et muqueuses; lorsqu'une induration ou une hypertrophie reste à la suite d'une exsudation inflammatoire, elle a pour cause un développement de tissu cellulaire, ou l'accroissement du tissu cellulaire interstitiel; et ceci peut être porté au point que la substance normale s'en trouve gênée dans sa nutrition, qu'elle soit comprimée, qu'elle finisse par s'atrophier, et que, malgré l'exubérance du tissu cellulaire, l'organe diminue cependant, considéré dans son ensemble. C'est ce qui arrive, par exemple, dans la cirrose du foie et du poumon.

(1) *Voyez* sur la guérison des plaies des tendons, PAULI, *De vulneribus sanandis*, p. 363. — AMMON, *Physiologia tenotomiæ experimentis illustrata*, Dresde, 1837. — PIROGOFF, *Ueber die Durchschneidung der Achillessehne als operativ-orthopædisches Heilmitel*, Dorpat, 1840. — Ch. Phillips, *De la ténotomie sous-cutanée*, Paris, 1841. in-8°. fig.

On ignore encore si l'épiderme se reproduit dans la **régénération
des membranes séreuses**. Thomson n'a jamais pu trouver de cicatrice, après avoir enlevé un lambeau de la plèvre (1). Mais, en général, une membrane séreuse ne se reproduit pas après avoir été
lésée ou enflammée ; ses deux surfaces s'accolent ensemble immédiatement, ou bien il se forme des *brides* de tissu cellulaire. Quand
un os luxé reste au dehors de son articulation, il se forme souvent,
à l'endroit où sa tête repose, un sac analogue à une membrane synoviale, qui s'emplit aussi de liquide (2). On n'a point fait de recherches précises à ce sujet.

Dans les cas de régénération et de formation accidentelle du tissu
cellulaire, les fibres sont produites vraisemblablement d'une manière analogue à celle dont s'opère leur formation première, c'est-à-
dire par des cellules (3), et l'on trouve les différents degrés de développement de celles-ci les uns au-dessus des autres, lorsqu'on
considère de haut en bas, et couche par couche, les bourgeons charnus d'une surface en suppuration. Les plus jeunes cellules, celles de
la couche supérieure, ont cela de particulier, que leur noyau se
compose de deux à quatre granules, et que, quand il est simple, il
peut se partager en tout autant de morceaux, soit par la macération,
soit par l'immersion dans l'acide acétique.

Le tissu cellulaire non parvenu à maturité diffère aussi par ses
propriétés chimiques, de celui qui est complétement développé. La
peau du fœtus, soumise à l'ébullition, ne donne point de colle qui se
prenne en gelée ; après vingt-quatre heures de coction, les cellules
prolongées en fibres n'avaient subi aucun changement, et le cytoblastème unissant était seul dissous. La liqueur, après avoir été filtrée, montrait les réactions de la pyine, avec cette différence que
le trouble occasionné par l'acide chlorhydrique ne disparaissait pas
par un excès du réactif (Schwann). La substance des bourgeons
charnus et des condylomes donne lieu aux mêmes réactions, d'après
G. Simon.

(1) E.-H. Weber, dans Hildebrandt, *Anatomie*, t. I, p. 376.
(2) Pauli, *De vulneribus sanandis*, p. 95.
(3) Comp. R. Foktef, *Klinische Kupfertafeln*, Livraison II, tab. LXI (pseu-
domembrane du péricarde). — Henle, *Schleim-und Eiterbildung*, p. 55
(bourgeons charnus, réunion par première intention). — G. Simon, dans
Muller, *Archiv*, 1839, p. 17 (condylomes).

Sécrétion séreuse.

Le tissu cellulaire n'est point un organe sécrétoire. La graisse, qu'on considère ordinairement comme une sécrétion accomplie par lui, parce qu'on la trouve dans ses interstices, est un tissu organisé, produit dans des cellules particulières, et dont les rapports avec lui ne diffèrent pas de ceux du pigment avec la peau. Les vaisseaux sanguins du tissu cellulaire ne lui fournissent que de la matière nutritive. On rencontre d'ailleurs des cellules adipeuses libres, sans tissu cellulaire, chez les animaux inférieurs, et il y en a aussi, chez les poissons, dans la cavité du canal vertébral. Le liquide qui se trouve dans le tissu cellulaire interstitiel n'est pas différent du plasma du sang, qui imbibe toutes les substances organiques molles et sert à leur nutrition. Il existe, dans les glandes, des cellules élémentaires particulières, qui reçoivent le liquide du sang, le modifient et le rejettent ensuite à la surface du corps; elles s'en nourrissent, s'en accroissent, et enfin s'y dissolvent. Aux cellules élémentaires des glandes correspondent, dans le tissu cellulaire, les cylindres élémentaires; et par conséquent le contenu de ceux-ci, s'ils étaient creux, serait analogue à la sécrétion des glandes, et non au liquide qui baigne ces dernières. Ce liquide n'est autre chose que de la sérosité du sang, qui, en vertu de la porosité des parois vasculaires, transsude à travers ces parois, en plus ou moins grande abondance, suivant le ton des vaisseaux, suivant la pression qu'ils éprouvent, suivant enfin le degré de viscosité du sang.

Le tissu cellulaire n'est rempli de sérosité qu'en raison de son extensibilité, de sa grande facilité à céder, et les infiltrations s'y établissent d'autant plus aisément qu'il a une texture plus lâche, qu'il est plus riche en vaisseaux sanguins. De là vient que, dans l'hydropisie générale, de quelque cause qu'elle procède, le tissu cellulaire des paupières et du scrotum est toujours le premier à devenir œdémateux, en raison de sa laxité, comme aussi celui du bas des jambes, autour des chevilles, à cause du poids de la colonne sanguine qu'il supporte. Une assez grande masse de liquide se trouve constamment dans le tissu cellulaire de la pie-mère, au-dessous de l'arachnoïde (1); son évacuation provoque des symptômes violents de congestion, et il se reproduit dans un court espace de temps; sa sécrétion paraît être favorisée par le vide qui existe dans la cavité cérébrale et rachidienne.

1 MAGENDIE, *Journal de physiologie*, t. VII, p. 1.

Ce qui est vrai du tissu cellulaire interstitiel s'applique aussi au tissu cellulaire revêtu d'une forme quelconque, et l'étude de ce dernier ne fait qu'en donner la confirmation. Les tendons et les ligaments sont les parties de ce genre les moins enclines à la sécrétion séreuse ou à l'infiltration, parce qu'ils ont une texture très ferme et renferment peu de vaisseaux sanguins. Un amas considérable de liquide ne peut pas plus avoir lieu dans leur tissu dense que dans celui des membranes fibreuses ; les vaisseaux étalés en larges surfaces de ces dernières trouvent bien plus de facilité à épancher la sérosité dans les cavités qu'elles circonscrivent ; ces cavités sont vides dans l'état normal, et alors leurs parois se touchent immédiatement, ou du moins elles ne contiennent qu'une très petite quantité de liquide.

Il ne peut plus être question de la vapeur séreuse qu'on admettait jadis. Les objections que J. Davy (1), J. Muller (2) et E.-H. Weber (3) ont élevées contre cette hypothèse, ne permettent plus de la soutenir. Il est douteux que la cavité de l'arachnoïde contienne du liquide. La quantité de ce liquide est faible dans la plèvre, le péricarde, le péritoine ; mais elle devient plus considérable après la mort, alors même que, pendant la vie, il n'existait aucune des conditions propres à accroître l'exsudation. La sérosité des capsules articulaires est épaisse et visqueuse : on l'appelle *synovie*, et les membranes séreuses qui l'enveloppent, ou, pour employer l'expression reçue, la sécrètent, sont désignées, par quelques personnes, sous le nom de membranes synoviales, qu'on applique aussi aux membranes pseudo-séreuses. Toutes les membranes séreuses reçoivent des masses considérables de sérosité dès que, dans les circonstances précédemment indiquées, une cause générale ou locale vient à rendre plus abondante la transsudation à travers les parois des vaisseaux sanguins. On sait que l'art peut, à l'aide des injections, imiter ce travail de la nature ; les particules colorantes des masses injectées restent dans les vaisseaux capillaires, tandis que le liquide fait irruption à la surface des cavités, sous la forme d'une rosée incolore. Dans les membranes synoviales, la sérosité ne provient que de la portion libre ; celle qui adhère au cartilage n'en fournit point (4).

(1) *Philosophical Transactions*, 1822, P. II, p. 273.
(2) *Physiologie*, t. I, p. 428.
(3) *De cavitatibus corporis humani materiis solidis et liquidis plane expletis* in PUSINELLI *Additamenta quædam ad pulsus cognitionem*, Léipzick, 1838.
(4) GENDRIN. *Histoire anatomique des inflammations*, t. I, p. 60.

Ainsi les épanchements dans les cavités séreuses s'expliquent sans que l'on considère les membranes séreuses comme des organes sécrétoires. Je serais même tenté de ne point attribuer une influence essentielle à l'épiderme de ces dernières, car bien que, dans divers points du corps, ses cellules aient de l'analogie avec celles des membranes qui sécrètent réellement, ailleurs, par exemple, dans les articulations, elles sont plates et en quelque sorte desséchées, comme celles de l'épiderme. D'ailleurs les cellules épithéliales des membranes séreuses sont précisément expulsées les premières toutes les fois que la transsudation redouble jusqu'à un certain point d'activité. Enfin les bourses muqueuses n'ont pas d'épiderme, et néanmoins le liquide qu'elles renferment ressemble beaucoup à la synovie des articulations. L'analyse chimique du contenu des sacs séreux démontre aussi que la prétendue sécrétion de ces membranes a les caractères du sérum du sang; à la vérité, on ne l'a examinée sous ce point de vue que dans des cas où elle avait été accrue par l'influence de causes morbifiques. Le liquide qui baigne le péricarde, la plèvre, le péritoine, est coagulable (1), et d'autant plus que l'animal est plus robuste, mieux nourri, que le sang contient moins de sérosité; il se coagule plus rapidement chez les animaux avancés en âge que chez les jeunes; dans certaines circonstances, la sérosité des hydropiques contient beaucoup de fibrine. Hewson avait déjà appelé l'attention sur l'analogie qui existe entre elle et le sérum du sang. Berzélius la considère comme du sérum du sang ayant environ le degré de dilution qu'aurait le sérum ordinaire si on l'étendait d'à peu près sept fois son volume d'eau pure.

Chevreul, ayant analysé le liquide rachidien d'un cheval bien portant, y a trouvé (2) :

Eau.	98,180
Osmazome	1,104
Albumine.	0,035
Chlorure sodique	0,610
Sous-carbonate sodique.	0,060
Phosphate calcique et traces de carbonate calcique	0,009
	99,998

(1) Hewson, *Experimental Inquiries*, t. II, p. 103.
(2) Magendie, *Journal de physiologie*, t. VII, p. 82.

La synovie a été examinée par Margueron, Vauquelin et Bostock (1), par John, par Lassaigne et Boissel (2), qui sont arrivés à peu près aux mêmes résultats. Elle tient en dissolution de l'albumine, de la matière extractive, des chlorures potassique et sodique, du carbonate sodique, du carbonate et du phosphate calciques. Les carbonates proviennent probablement de la combustion de lactates. Vauquelin a trouvé, dans la synovie de l'éléphant, quelques flocons, ayant l'apparence de la fibrine coagulée, et qui étaient peut-être de l'épithélium détaché. Celle de l'homme contient de la graisse, suivant Lassaigne et Boissel. John a trouvé, dans cent parties de celle du cheval :

Eau.	92,8
Albumine.	6,4
Substance animale non coagulable (matière extractive), carbonate et chlorure sodiques.	0,6
Phosphate calcique.	0,15
Sel ammonique et phosphate sodique . .	des traces.
	99,95

La sérosité accumulée dans les ventricules cérébraux (à la suite d'une fièvre comateuse), contient d'après Haldat (3) :

Eau	96,5
Chlorure sodique.	1,5
Albumine.	0,6
Mucus.	0,3
Gélatine.	0,9
Phosphate sodique et chaux.	des traces.
	99,8

Sous le nom de gélatine et de mucus paraissent avoir été désignés tant des flocons d'épithélium que des matières extractives dont l'acide tannique avait opéré la précipitation.

Marcet (4) et Berzelius ont analysé l'eau de l'hydrocéphale avec le même résultat. Berzelius y a trouvé (5) :

1 MECKEL, *Archiv*, t. VII, p. 607.
2 GMELIN, *Chemie*, t. II, p. 1632.
3 MECKEL, *Archiv*, t. VII, p. 60.
4 *Medico-chirurgical transactions*, t. II, p. 360.
5 *Traité de chimie*, t. VII, p. 141.

Eau	988,30
Albumine	1,66
Substance soluble dans l'eau, avec lactate sodique	2,32
Chlorures potassique et sodique	7,09
Soude	0,28
Substance animale insoluble dans l'alcool .	0,26
Phosphates terreux	0,09
	1000,00

Quand le sang qui circule dans les vaisseaux contient, par l'effet de la maladie, des substances animales, par exemple, la matière colorante de la bile, de la graisse, ou de l'urée, ces substances se retrouvent aussi dans la sérosité des hydropisies.

Ainsi le tissu cellulaire ne joue pas le rôle d'organe sécrétoire dans l'économie. Il y sert surtout de moyen d'union par sa solidité, sa contractilité, son élasticité. Lorsqu'il a de la laxité, il permet une certaine mobilité aux parties qu'il enveloppe, et les ramène sans cesse à leur situation primitive. Le glissement de la peau sur les muscles, le déplacement des artères dans le pouls, les mouvements des yeux dans les orbites, ceux des muscles et des viscères, ne sont possibles qu'à la faveur d'une substance élastique qui entoure toutes les parties. Ce qui prouve combien cette substance est extensible, c'est que le crémaster peut soulever les testicules jusqu'à l'anneau inguinal sans que le scrotum suive ce mouvement, de manière que la pesanteur de la peau du scrotum suffit seule pour tendre d'autant le tissu cellulaire compris entre le dartos et la tunique vaginale.

Différences chez les animaux.

Le tissu cellulaire et les parties qui en sont formées se comportent chez les animaux vertébrés comme chez l'homme, quant aux points essentiels. Nous manquons encore de recherches exactes sur les parties correspondantes chez les animaux sans vertèbres.

Il paraît que, dans le cheval, le tissu contractile des corps caverneux est remplacé par un tissu qui, d'après son aspect et ses propriétés, tant microscopiques que chimiques, ressemble à celui des muscles soumis à l'empire de la volonté, mais qui n'est pas plus sensible que le tissu cellulaire à l'action du galvanisme (1).

(1) J. MULLER, dans *Berliner Encyclopædie*, article *Erection.*—VALENTIN, aus MULLER, *Archiv*, 1838, p. 200.

Histoire du tissu cellulaire.

Lorsqu'on compare les opinions qui ont dominé à différentes époques relativement à la nature du tissu cellulaire, on apprécie tout ce que vaut le microscope. Ce tissu a attiré l'attention plus tard que les autres parties du corps qui se réunissent en grandes masses, et les anciens anatomistes ne l'ont examiné qu'accidentellement. Malpighi, prenant pour point de départ le pannicule adipeux (1), lui attribua une structure celluleuse, analogue à celle d'un gâteau de ruche. Albinus (2), en ayant recours à l'insufflation, démontra la texture celluleuse jusque dans les épiploons. Les résultats furent que l'on tomba dans l'erreur d'assimiler le tissu cellulaire animal au tissu cellulaire rigide des végétaux. Plus tard, Bordeu (3) et C.-F. Wolff (4) soutinrent que c'était une substance gélatineuse, molle, sans forme ni structure, sans fibres ni vaisseaux, que la distension seule peut amener à l'état de filaments et de lames, ou qui ne prend cette forme qu'après la mort, par l'effet de la coagulation. Les anatomistes les plus distingués des temps modernes, Blumenbach (5), Dœllinger (6), Meckel (7), Rudolphi (8) et Heusinger (9) adoptèrent cette opinion, et les partisans de la philosophie dite de la nature trouvèrent, dans le tissu cellulaire, la matière primitive, générale, simple, de laquelle sortent toutes les autres. Ils confondirent le tissu cellulaire avec le blastème transparent, et en apparence amorphe, aggrégation de cellules élémentaires d'où proviennent tous les tissus de l'embryon. Le tissu cellulaire dut à ces hypothèses un grand nombre de dénominations devenues usuelles dans ces derniers temps, telles que tissu muqueux, matière animale primordiale, tissu générateur, etc. Treviranus lui-même, qui, en

(1) *De omento, pinguedine et adiposis ductibus*, dans *Opera omnia*, 1684.
(2) *Specimem inaugurale exhibens novam tenuium hominis intestinorum descriptionem*, Leyde, 1722.
(3) *Recherches sur le tissu muqueux*, Paris, 1767.
(4) *Nova acta academ. Petropol.*, t. VI, 1793, p. 259.
(5) *Institutiones physiologicæ*, Gœttingue, 1798, p. 21.
(6) *Was ist Absonderung?* Munich, 1819, p. 20.
(7) *Traité d'anat.*, trad. par A.-J.-L. Jourdan, t. I, p. 103.
(8) *Physiologie*, t. I, p. 73.
(9) *Histologie*, 1822, p. 121.

1816 (1), le voyait composé de globules et de petits cylindres onduleux et clairs, abandonna plus tard cette opinion, pour admettre,
à titre de conjecture, que les filaments sont dus à la traction de la
matière muqueuse amorphe (2), ce qui fut aussi adopté par E.-H.
Weber (3).

Muys (4), qui étudia la membrane dont les tendons sont entourés, et Fontana (5) arrivèrent, avec le secours du microscope, à
des idées plus exactes sur le tissu cellulaire amorphe. Mais Fontana
perdit tout crédit en assurant avoir retrouvé aussi dans les poils, les
dents, les os, et même toutes les substances organiques, les mêmes
fibres onduleuses, dont il avait si bien constaté l'existence dans le
tissu cellulaire lâche, le névrilème, les tendons, les membranes fibreuses et les membranes celluleuses. Depuis l'introduction des
microscopes perfectionnés, et surtout depuis l'année 1833, tous
les observateurs exempts de préjugés sont d'accord à l'égard de la
structure du tissu cellulaire; la disposition particulière des fibres
primitives, que tous ont constatée, a mis hors de doute que les
filaments et les lamelles ne sont pas des produits de l'art, qu'ils
existent pendant la vie tels qu'ils apparaissent dans les préparations
et qu'ils ont été décrits par Bergen (6), Haller (7) et Bichat (8).

Presque simultanément, et sans avoir connaissance de leurs travaux respectifs, Krause (9), R. Wagner (10), Lauth (11) et Jordan (12) examinèrent les parties élémentaires du tissu cellulaire, à
des grossissements convenables. Jordan surtout les a décrites de
manière qu'on n'a pu depuis que confirmer ses indications. Krause
admettait, outre des filaments, des grumeaux qu'on pouvait parvenir à démêler et à convertir partiellement en fibres; c'étaient sans
doute des fibres de noyaux mêlées et enroulées ensemble. R. Wa-

1) *Vermischte Schriften*, t. I, p. 125, fig. 74.
2) E.-H. Weber, dans Hildebrandt, *Anatomie*, t. I, p. 136.
3) *Ibid.*, t. I, p. 237.
4) *Muscul. artif. fabrica*, 1751, p. 283.
5) *Traité du venin de la vipère*, t. II, p. 234, pl. V, fig. 4, 5.
6) *Programma de membrana cellulosa*, 1732. — Haller, *Disp. select.*,
t. III, p. 79.
7) *Elementa physiologiæ*, t. I, p. 8.
8) *Anatomie générale*, t. I, p. 58.
9) *Anatomie*, t. I, 1833, p. 13.
10) *Vergleichende Anatomie*, 1834, p. 61.
11) *L'Institut*, 1834, n° 57.
12) Müller, *Archiv*, 1834, p. 119, pl. IX, fig. 1-4.

gner évalue trop haut l'épaisseur des filaments ; il a mesuré non seulement les fibrilles primitives, mais encore les faisceaux primitifs. Lauth se trompe en attribuant aux cellules élémentaires du tissu cellulaire des varicosités séparées par des parties plus minces.

R. Froriep (1), Treviranus (2), Pallucci (3), Valentin (4), Gurlt (5), Skey (6), Bylandt (7), E.-H. Weber (8) et Gerber (9) ont décrit et figuré le tissu cellulaire d'une manière parfaitement concordante avec les travaux de Jordan. Pallucci admet aussi une masse grenue, dont les granulations forment des filaments en se plaçant à la suite les unes des autres : erreur à laquelle il a été conduit par une illusion d'optique dont j'ai parlé dans la première partie. Sous le nom de vaisseaux lymphatiques périphériques, Berres figure, en plusieurs endroits, des fibres isolées de tissu cellulaire lâche (10) ; lui-même avoue que l'interprétation qu'il en donne est purement arbitraire.

La composition du tissu fibreux était beaucoup moins sujette au doute. Leeuwenhoek (11) a publié une figure très caractéristique des fibres tendineuses ; mais, au lieu de les représenter onduleuses, il les donne à tort comme contournées en spirale. Les filaments primitifs ont été reconnus jusque dans les membranes séreuses par Baglivi (12) et Muys (13).

L'exposition que Fontana (14) a donnée des fibres tendineuses et des caractères qui les distinguent des fibres tant musculaires que nerveuses, est parfaitement exacte. Des figures nouvelles se trouvent dans Jordan (15), Gluge (16), Eulenberg (17), Berres (18),

1 GLUGE, *Observationes nonnullæ microscopicæ*, 1835, fig. 1, 2, 5.

2 *Beitræge*, cah. 2, 1835, p. 15 ; cah. 4, fig. 1.

3 *Untersuchungen ueber das Zellgewebe*, 1836, fig. 9.

4 *Verlauf und Enden der Nerven*, 1836. pl. III, fig. 9.

5 *Physiologie*, 1837, pl. I, p. 19, fig. 1, 3.

6 *Philosophical Transactions*, 1837, pl. XVIII, fig. 4.

7 *Disquisit. circa telam cellulosam*, 1838, p. 29.

8 Dans ROSENMULLER, *Anatomie*, 1840, p. 44.

9 *Allgemeine Anatomie*, pl. I, fig. 19 ; pl. IV, fig. 73, c.

10 *Mikroskopische Gebilde*, 1836, pl. V, fig. 1, 4, 6.

11 *Opera*, t. II, p. 110, fig. 13

12 *Opera omnia*, 1704, p. 399.

13 *Musc. fabric.*, 1751, p. 283.

14 *Traité du venin de le vipère*, t. II, p. 386, pl. VI, fig. 3, 4.

15 *Loc. cit.*, fig. 5, 6.

16 *Loc. cit.*, fig. 3.

17 *De tela elastica*, 1836, fig. 7.

18 *Loc. cit.*, fig. 24.

Gurlt (1) et Gerber (2). Treviranus impose aux fibres fibreuses le nom de fibres ligamenteuses (3) ; il dit qu'à la sclérotique leurs faisceaux sont renfermés dans une gaîne sur laquelle l'alcool fait naître des rides transversales, comme sur celle des nerfs. Schwann (4) trouva d'abord que les tissus cellulaire et tendineux différaient jusqu'à un certain point l'un de l'autre, en ce que la structure fibreuse des faisceaux devient sur-le-champ apparente dans les tendons, tandis que, dans le tissu cellulaire, elle ne l'est qu'au bout de quelque temps, et après le traitement par l'eau ; il ajoute que les fibres des tendons sont à peine un peu plus obscures, et qu'elles sont moins onduleuses. Plus tard (5), il réduisit la différence à la quantité du cytoblastème, qui est plus grande dans le tissu cellulaire amorphe, et il convint, ce en quoi je partage complétement son avis, que la différence entre des fibres de tissu cellulaire provenant de différents points du corps, est tout aussi grande que celle entre les fibres tendineuses les plus ordinaires et les fibres de tissu cellulaire les plus communes. Gerber (6) prétend avoir trouvé une différence microscopique entre les fibres tendineuses et les fibres du tissu cellulaire contractile : ces dernières, dit-il, ont un diamètre un peu plus fort, une couleur rougeâtre et un mode particulier de translucidité.

Les fibres de noyaux du tissu cellulaire ont été négligées jusqu'aux temps les plus rapprochés de nous, à moins qu'on n'y rapporte les grumeaux dont j'ai parlé précédemment, et que Krause a observés. A la vérité, Leeuwenhoek parle en beaucoup d'endroits de torsions en spirale des tendons, et même il les a figurés (7) ; mais on voit sans peine qu'il n'entend par là que les flexions onduleuses. Les plus fortes fibres de noyaux, celles qu'on voit sans avoir recours à l'acide acétique, qui se rapprochent déjà des fibres élastiques, et qu'on a de la peine à en distinguer rigoureusement, ont été décrites par Schwann et Eulenberg (8) comme des éléments du tissu élastique qui sont épars çà et là dans le tissu cellulaire.

(1) *Loc. cit.*, fig. 7, 8.
(2) *Loc. cit.*, fig. 49-52.
(3) *Beitraege*, cah. II, 1835, p. 76.
(4) *Berliner Encyclopædie*, article *Gefæsse*, 1836, p. 217.
(5) *Mikroskopische Untersuchungen*, 1839, p. 148.
(6) *Loc. cit.*, p. 134.
(7) *Opera*, t. II, p. 323, fig. 2.
(8) *Loc. cit.*, p. 16, 20.

Le premier j'ai décrit les noyaux non encore réunis et confondus en fibres dans la tunique adventice des vaisseaux du cerveau, comme noyaux d'un épithélium qui accompagne ces derniers dans la substance cérébrale (1). Remak les a pris pour des parties de fibres nerveuses du système organique (2). J'ai déjà indiqué, dans les généralités, les diverses interprétations qu'on en a données depuis. Gerber (3) figure un peu inexactement le réseau que les fibres variqueuses du tissu cellulaire (fibres de noyaux), partant du névrilème, forment dans les mailles comprises entre les branches terminales des nerfs. Les espaces qui, dans sa planche, sont entourés par le réseau des fibres variqueuses, me paraissent être des coupes transversales de faisceaux du tissu cellulaire.

CHAPITRE VIII.

Du tissu adipeux.

La graisse est un des tissus dont on a méconnu la nature pendant long-temps. On la considérait comme un grossier produit de nutrition déposé dans les interstices du tissu cellulaire par l'action sécrétoire de ce tissu lui-même ou des vaisseaux sanguins, et résorbé en temps opportun.

Mais, partout où elle se présente en couches cohérentes, et comme tissu indépendant, la graisse est constamment contenue dans des vésicules particulières, que nous appelons cellules adipeuses. Ces cellules se trouvent, il est vrai, dans les espaces celluleux du tissu cellulaire ; elles peuvent s'y amasser et en disparaître ; mais la cavité des cellules adipeuses ne fait point un avec celle des cellules du tissu cellulaire, et la paroi de la cellule adipeuse n'est pas du tissu cellulaire. Les espaces compris dans le tissu cellulaire sont incomplétement clos, et communiquent les uns avec les autres ; les cellules adipeuses sont closes de tous côtés, et l'on ne peut point faire passer le contenu de l'une dans les autres. Les cellules adipeuses se laissent isoler, et chacune a ses parois propres ; les cellules de tissu cellulaire doivent naissance à des lamelles, dont chacune appartient en commun, comme cloison, à plusieurs espaces. Enfin, les cellules adipeuses sont beaucoup plus petites que ne le sont les espaces qu'on

(1 MULLER, *Archiv*, 1838, p. 118.
(2) *System. nervos. structura*, 1838, p. 25.
3 *Loc. cit.*, pl. VI, fig. 106, c, c.

parvient à démontrer dans le tissu cellulaire par les moyens ordinaires, entre autres par l'insufflation. Chaque cellule de tissu cellulaire renferme un plus ou moins grand nombre de cellules adipeuses, entre lesquelles on ne voit passer, comme accidentellement, que des faisceaux tout-à-fait isolés de tissu cellulaire. Ce sont les parois des cellules de tissu cellulaire qui séparent les cellules adipeuses en groupes plus ou moins volumineux, et qui les réunissent en petits lobules, tels que ceux sous la forme desquels se présente la graisse de l'orbite, des mamelles de la femme, etc.

Les cellules adipeuses (1) sont rondes, ou à peu près, et parfaitement lisses à la température du corps, sous l'influence de laquelle la graisse demeure liquide. Par le refroidissement, elles deviennent irrégulières, et souvent acquièrent une forme polyédrique, en raison de la pression qu'elles exercent les unes sur les autres : fréquemment aussi elles sont plates, et présentent des impressions, des inégalités, comme la cire pétrie entre les doigts. Leur diamètre varie de 0,018 à 0,036 (2). Les grosses sont les plus communes : cependant on en trouve aussi de petites. Elles sont très bien caractérisées par leur surface lisse, brillante et fortement réfringente, par leurs contours nets et obscurs à la lumière transmise, par leurs bords d'un éclat argentin et leur milieu blanchâtre à la lumière incidente. Ces caractères les distinguent de tous les autres objets microscopiques du corps animal : on ne pourrait les confondre qu'avec des gouttelettes de graisse. En effet, la graisse n'étant point miscible à l'eau, non plus qu'aux dissolutions aqueuses, toutes les fois qu'elle s'y trouve, même sans enveloppe qui l'isole, elle apparaît sous la forme de particules isolées, qui, la plupart du temps, mais non toujours cependant, affectent des contours circulaires, comme les yeux du bouillon gras. De pareilles gouttelettes de graisse, d'une dimension microscopique, se voient toujours à côté des cellules du tissu adipeux, celles-ci ayant été nécessairement comprimées et en partie détruites par le fait de la préparation : on en découvre fréquemment dans les liquides chargés de graisse, dans le lait, le pus, le chyle, à côté des éléments réguliers de ces liquides. Mais elles affectent toutes les dimensions possibles. Les plus grosses, qui ont

(1) Pl. II, fig. 12.
(2) 0,015-0,02 (Béclard). — 0,02-0,057 (Raspail). — 0,009-0,045 (Krause). — 0,01-0,05, et dans le canal vertébral 0,006-0,01 (Gerber). — 0,005-0,035 (Harting, dans Van den Hoeven *En de vriese, Tijdschr.* t. VII, p. 182).

le diamètre des cellules adipeuses proprement dites, ne sont pas sphériques, mais aplaties, lenticulaires; leurs contours sont plus clairs que ceux des cellules adipeuses. Par la pression, ou par l'agitation du liquide qui les contient (sous le microscope), elles se subdivisent en gouttelettes plus petites : elles se confondent non moins aisément ensemble, surtout quand l'eau s'évapore peu à peu, et finissent par produire ainsi de grandes taches irrégulières. Mais ce qui principalement les distingue des cellules adipeuses, c'est la manière dont ces dernières se comportent avec les réactifs, et qui démontre l'existence d'une enveloppe membraneuse à leur surface.

L'enveloppe des cellules adipeuses est généralement si délicate qu'on ne peut point l'apercevoir nettement comme couche distincte du contenu. A la vérité, il arrive souvent qu'autour de la périphérie obscure d'une cellule on aperçoit encore une étroite bandelette claire (1); mais on est dans l'impossibilité d'assurer que ce n'est pas là le résultat d'une illusion d'optique. Cependant Schwann (2) a trouvé, chez un enfant rachitique, la membrane de la cellule presque aussi épaisse qu'un globule du sang de l'homme. Dans ce cas, la paroi contient un noyau de forme ronde ou ovale, tantôt aplati et tantôt non aplati. Très fréquemment la paroi présente une saillie sur un point quelconque de son étendue, et là existe un noyau, ou une trace de noyau 3. Quelquefois, il y a deux noyaux, et dans beaucoup de cas on n'en observe pas du tout. Lorsque le noyau vient à être résorbé, il reste d'abord à sa place un peu de substance grenue, qui finit aussi par disparaître ; ou bien il se forme dans l'intérieur du noyau, comme à sa circonférence, de petites gouttes de graisse, qui vont toujours en augmentant (Schwann).

J'ai quelquefois rencontré, dans les cadavres humains, des cellules adipeuses offrant une ou deux figures étoilées particulières, immédiatement au-dessous de leur surface (4). D'un point central partent en tous sens des rayons plus ou moins longs, qui couvrent tantôt une moitié entière, tantôt seulement une faible partie de la cellule, suivant que celle-ci est grosse ou petite. Les rayons sont parfois interrompus, et entremêlés de petites granulations, dont

1 Pl. II, fig. 12, A.
2 *Mikroskopische Untersuchungen*, p. 140.
3 Pl. II, fig. 12, C, *a*.
4 Pl. II, fig. 12, B, D, E.

plusieurs se voient toujours à l'extrémité des rayons, et semblent
en être la continuation. Ces figures sont de couleur jaunâtre, et
aplaties en manière de membrane, ce dont on acquiert la conviction
en regardant la cellule de côté, car elles font alors saillie sur le
bord. Elles pourraient fort bien être des métamorphoses du noyau
de la cellule; cependant elles ont plus d'analogie avec des dépôts
cristallins. Je serais tenté de les regarder comme des cristaux de
stéarine, mais elles semblent ne pas se dissoudre dans l'éther. Elles
ne subissent aucun changement dans l'acide acétique, et y nagent
librement après la destruction de la cellule. Vogel (1) a également
aperçu ces figures étoilées; il les regarde comme des groupes de
cristaux d'acide margarique, qui ont une forme caractéristique, dont
nulle autre substance n'offre d'exemple.

Lorsqu'on comprime avec force une cellule adipeuse, la graisse
s'échappe en nappe de tous les côtés, et la vésicule conserve sa forme
primitive : ou bien, probablement par l'effet d'une rupture, le contenu s'écoule d'un seul côté, et se réunit en une grosse goutte qui
demeure adhérente à l'enveloppe affaissée et grenue, représentant alors une sorte de pédicule étroit ou de col. Je mis dans un
verre de montre, sur une petite plaque de verre, plusieurs cellules
adipeuses adhérentes les unes aux autres, et je versai dessus de
l'éther jusqu'à ce qu'elles n'éprouvassent plus aucun changement ;
elles perdirent peu à peu leur couleur blanche, et finirent par devenir si petites et si transparentes qu'on ne pouvait plus les apercevoir qu'à une lumière très adoucie. Cependant elles ne se dissol-
virent pas entièrement. Le résidu avait la forme et le volume des
vésicules adipeuses; il était transparent, et finement grenu; mais,
de quelque manière qu'on le traitât, rien n'annonçait qu'il se com-
posât de granulations ou de fibres distinctes.

Lorsqu'on verse de l'acide acétique sur les cellules adipeuses, en
évitant toute pression, même avec la plaque de verre recouvrante,
la surface ne tarde pas à paraître couverte de gouttelettes semblables à des perles; la graisse s'échappe de chaque cellule sous la
forme d'un courant fin, mais continu, et se rassemble sur-le-
champ en gouttes, la cellule elle-même devenant de plus en plus
petite. Au bout d'un certain laps de temps, on n'aperçoit plus de
cellules adipeuses, et l'on ne voit plus nager que des îles de graisse

____

1 *Anleitung zum Gebrauche des Mikroskops*, p. 289, tab. III. fig. 2.

isolées, larges et irrégulières. L'acide acétique rend donc la membrane de la cellule plus perméable, et semble finir par la dissoudre. Je dois signaler ici la manière différente dont les cellules adipeuses et les globules du sang se comportent avec les réactifs. L'enveloppe des uns et des autres se dissout dans l'acide acétique fort; mais quand l'action s'accomplit avec lenteur, les globules du sang grossissent et éclatent avant que l'enveloppe soit dissoute, tandis que les cellules adipeuses deviennent plus petites dès le premier moment. Cette différence ne peut tenir qu'à ce que le contenu des globules du sang exerce lui-même une attraction chimique sur l'acide acétique, et le fait pénétrer dans la cavité de la cellule, tandis que celui des cellules adipeuses ne peut point se mêler avec cet acide, et qu'ici par conséquent il n'y a pas d'endosmose.

On trouve encore d'autres formes de cellules adipeuses, qui ne sont peut-être que des degrés de développement de celles que j'ai décrites jusqu'ici. Le cadavre d'un sujet hydropique m'a offert la graisse du tissu sous-aponévrotique de la cuisse moins abondante, et remarquable par une couleur jaune intense, qui frappait même à l'œil nu. Au microscope, on apercevait, dès le premier coup d'œil, des vésicules adipeuses jaunes, rondes et ovales, ayant les plus grosses 0,0082 ligne de diamètre, et la plupart 0,0044. Ces vésicules étaient isolées et à des distances assez régulières les unes des autres, de manière qu'elles formaient une figure fort élégante; presque toutes étaient entourées d'amas de globules adipeux plus petits et également jaunâtres. Une préparation soignée prouva que chaque grosse cellule, avec les petites qui l'entouraient, était enfermée dans une cellule granulée, claire, généralement ovale, dont le plus grand diamètre ne dépassait guère 0,012 ligne. Ces cellules étaient isolées le long des vaisseaux capillaires, ce qui causait la régularité de leur distribution. A quelques unes des vésicules adipeuses manquait l'enveloppe; autour d'autres elle était fort serrée; parfois, deux grosses vésicules se trouvaient ensemble, et avec plusieurs petites, dans une même enveloppe. Les plus grosses offraient, rarement néanmoins, des figures étoilées, analogues à celles que j'ai décrites précédemment sur les cellules adipeuses ordinaires.

Chez l'homme, les cellules adipeuses n'existent que dans le tissu cellulaire lâche; on les y trouve, sous la peau, formant une couche assez cohérente, appelée pannicule adipeux, sous les membranes dites séreuses, dans les épiploons et les mésentères, dans les sillons

du cœur, autour des reins, etc. Le pannicule adipeux est plus épais
que partout ailleurs à la plante des pieds, au siége et autour de la
mamelle; il ne manque entièrement qu'aux parties génitales et aux
paupières. Du reste, ses dimensions varient beaucoup; en général,
il a plus d'épaisseur chez les enfants et les femmes que chez les
hommes. La face externe des membranes synoviales, surtout dans
le pli où celles-ci gagnent le cartilage, offre également de la graisse,
en plus ou moins grande quantité, qui, repoussant la membrane
devant elle, pénètre dans l'articulation et y produit ce qu'on nomme
les glandes de Havers. Le tissu graisseux se trouve en masse d'apparence parenchymateuse dans l'orbite, qui n'en est jamais entièrement dénué, même chez les sujets les plus maigres, dans le canal
vertébral et dans beaucoup d'autres endroits où il y a des vides irréguliers à remplir entre des muscles, enfin dans les cavités grandes
et petites des os, où il constitue la moelle (1). Des amas considérables de graisse, semblables à des coussins, appartiennent au type
de certaines races; telles sont celles qui garnissent le siége chez les
femmes hottentotes. Partout ce tissu est pénétré de nombreux vaisseaux; celles de ses cellules qui ont plus de diamètre sont même
entourées de capillaires déliés, et tiennent souvent les unes aux
autres par des vaisseaux, comme les grains d'une grappe de raisin. Si
l'on en croit Mascagni, chaque cellule possède une artère et une veine.

Le contenu des cellules du tissu adipeux, et par conséquent la
principale partie de ce tissu, eu égard à la quantité, est la graisse,
dont j'ai fait précédemment connaître les propriétés en exposant
celles des autres corps gras. Outre la graisse proprement dite, Chevreul a trouvé dans le saindoux une matière jaune (0,06 pour cent),
ayant une odeur et une saveur nauséeuses de bile, du chlorure sodique, de l'acétate (lactate) sodique, et des traces de carbonate
calcique et d'oxide ferrique.

De tous les tissus, la graisse est celui qui se forme et se détruit
le plus facilement. Sous l'influence d'une bonne nourriture et du
repos, elle ne tarde pas à s'accumuler, sans cependant dépasser
une certaine limite chez les sujets bien portants. Elle disparaît avec
tout autant de rapidité quand le corps éprouve une perte de sucs,
ou que les moyens de réparation viennent à manquer. Chez les animaux, elle se produit en grande quantité à certaines époques, pour

______

1 En traitant des glandes je parlerai des cellules adipeuses dans ceux de
ces organes qui fournissent des sécrétions grasses.

être partiellement absorbée plus tard; c'est ce qui arrive, par exemple, chez les insectes pendant qu'ils sont à l'état de larve, chez les mammifères hibernants avant le sommeil d'hiver, etc. Il ne paraît pas que l'homme soit assujetti à une augmentation et à une diminution périodiques de la graisse : mais, lorsque les circonstances sont favorables, elle s'accumule plus facilement durant les premières années de l'existence, et vers le déclin de la vie, à partir de la quarantaine, que dans l'enfance, la jeunesse et la première partie de l'âge adulte.

Valentin (1) a vu les premières traces de la graisse paraître, durant la quatorzième semaine de la vie embryonnaire, à la paume des mains et à la plante des pieds, où l'on n'apercevait point encore, il est vrai, des grappes de cellules adipeuses, mais seulement des vésicules isolées. À la fin du cinquième mois, elle forme déjà très distinctement des globules assez nettement séparés les uns des autres. Vers le milieu du quatrième, Valentin a trouvé le diamètre moyen des cellules adipeuses de 0,008 à 0,010 ligne seulement : du huitième au neuvième mois, il était de 0,012 à 0,024. Dans le veau, les plus grosses ont à peu près la moitié des dimensions des plus volumineuses du bœuf ; la même proportion existe entre celles d'un enfant de huit ans et celles de l'adulte (Raspail). La couleur jaune de la graisse augmente avec l'âge, comme on peut déjà s'en convaincre en comparant ensemble celles du veau et du bœuf : la consistance paraît diminuer un peu avec les années.

La manière dont se forme la graisse n'est point encore parfaitement connue. On ignore si le cytoblaste est, à l'endroit où on le rencontre, le premier, ou en général un degré nécessaire de développement. En effet, j'ai vu quelquefois, à sa place, de véritables vésicules adipeuses, plus petites seulement, autour desquelles la cellule s'appliquait comme autour d'un cytoblaste. De nouveaux granules adipeux se forment alors dans l'intérieur de la cellule, et la question se présente de savoir si, dans les grandes cellules, la graisse, qui remplit la cavité entière, s'est produite aussi par la confluence de petites vésicules ; si, en conséquence, il y a eu antérieurement une époque à laquelle la cellule renfermait une autre substance, dont la graisse a pris la place, ou si la membrane celluleuse s'agrandit à mesure que la graisse s'accumule. Cette question se rat-

1 *Entwickelungsgeschichte*, p. 272.

tache à un autre problème physiologique, celui de savoir si la membrane de la cellule adipeuse est une chose constante, et son contenu une chose variable, ou bien si la cellule et son contenu naissent et périssent ensemble. Béclard dit que les vésicules adipeuses disparaissent quand la graisse cesse d'exister dans une partie (1). Hunter, au contraire (2), assure qu'on peut les distinguer même lorsqu'elles sont vides. Suivant Gurlt (3), elles contiennent de la sérosité, au lieu de graisse, chez les animaux maigres. Mais on ne saurait décider si les cellules renfermant de la sérosité sont les mêmes que celles qui contenaient auparavant de la graisse. L'amaigrissement qui survient après une perte de sang ou d'autres humeurs, dans les maladies aiguës et dans certaines dyscrasies, dépend ou de ce que les cellules adipeuses se sont dissoutes, faute de nourriture, ou de ce que leur contenu s'est échappé à travers leurs parois. On peut concevoir que comme, à la suite de fièvres violentes, les cellules de l'épiderme et les poils périssent, parce qu'ils ont été pendant quelque temps sans communication avec le suc nourricier normal, de même aussi les cellules adipeuses, quand leur nutrition vient à être interrompue, se dissolvent, après quoi la graisse est reprise par les lymphatiques, avec le sérum du sang et autres liquides contenus dans les interstices des tissus, ou même pénètre en partie dans les vaisseaux sanguins par endosmose, et s'y mêle au sang. Le fait est que, dans les cas précités, surtout après des émissions sanguines répétées, la quantité de graisse augmente considérablement dans le sang, à la surface duquel on la voit souvent nager comme de la crème.

Il est des circonstances où la graisse s'amasse en quantité anormale dans les régions qui ont coutume d'en être fournies ; de là résulte une véritable hypertrophie du tissu adipeux, l'obésité, la polysarcie. Jusqu'à un certain degré, l'embonpoint est un signe de santé, et annonce la vigueur du *nisus formativus*. Mais l'excès en ce genre dénote plutôt une certaine faiblesse. On l'observe souvent à la suite de maladies épuisantes, comme l'hydropisie, et je serais tenté de croire qu'il tient au même défaut de proportion entre l'exsudation et la résorption de la masse du sang, avec cette seule diffé-

(1) *Anatomie générale*, p. 163.
(2) *Remarks on the cellular membrane*, dans *Med. obs. and inq.*, vol. II, Londres, 1757.
(3) *Physiologie*, p. 20

rence que, dans le premier cas, le plasma a plus de tendance à former des cellules. Il se produit très facilement aussi de la graisse dans des lieux inusités, par exemple dans le tissu cellulaire qui occupe la place de glandes extirpées, la rate, le testicule, etc. (1). On l'observe également, d'une manière accidentelle, en masses compactes, qui acquièrent souvent un volume énorme, et qu'on appelle des lipômes.

La graisse de divers animaux diffère moins par la forme des cellules que par la nature chimique de leur contenu. Elle est plus ou moins molle, suifeuse, onctueuse ou oléagineuse, suivant que la stéarine ou l'oléine y prédomine. La graisse des mammifères carnassiers, des pachydermes et des oiseaux, est celle qui ressemble le plus à celle de l'homme; elle est au contraire plus ferme chez les ruminants et les rongeurs, huileuse chez les cétacés et les poissons.

On trouve aussi des graisses colorées chez les animaux, notamment chez beaucoup d'oiseaux, au-dessous de la peau du bec et des pattes (2), et chez les crustacés inférieurs (3). La coloration de l'iris dépend, chez les oiseaux, d'une graisse qui est accumulée en gouttelettes, peut-être aussi dans des cellules (4). Chez l'homme, on ne rencontre pas de graisse dans l'iris, dont les couleurs diverses doivent dépendre de différences dans la diaphanéité et dans l'accumulation du pigment grenu.

Malpighi (5) a décrit fort exactement les lobules du pannicule adipeux. Il fait remarquer que chaque lobule contient une quantité de vésicules adipeuses, mais qu'on ne peut déterminer si chacune de celles-ci possède une membranule particulière; on voit seulement qu'elles pendent aux vaisseaux comme les grains de raisin à la grappe. Il a trouvé que la moelle des os avait la même structure. Havers (6) a vu la moelle des os composée de lobes, et ceux-ci de vésicules contenant de l'huile, qu'elles sécrètent du sang. Les vésicules se comportent, au microscope, comme un amas de perles. En décrivant le corps adipeux des insectes, Swammerdam (7) parle aussi

(1) JANSSEN, *De pinguedine*, p. 80.
(2) BERZELIUS, *Traité de chimie*, t. VII, p. 303.
(3) ASCHERSON, dans MULLER, *Archiv*, 1840, p. 46.
(4) R. WAGNER, dans AMMON, *Zeitschrift*, t. III, p. 286. — KROHN, dans MULLER, *Archiv*, 1837, p. 361.
(5) *De omento, pinguedine et adiposis ductibus*, dans *Opera*, t. II, p. 41, 1686.
(6) *Osteologia nova*, 1691, p. 167, tab. I, fig. 3.
(7) *Bibl. naturæ*, 1737, p. 311.

de la graisse des mammifères. C'est un assemblage de particules
brillantes, comme des grains de sable, qui ont toutes le même volume. Il aperçut une membrane qui se précipite au fond quand on
fait fondre la graisse ; ce n'est que du tissu cellulaire. Gruetzmacher (1) donne une figure des vésicules adipeuses de la moelle des
os. La première bonne description est celle de Raspail (2), qui considère la graisse comme l'analogue de l'amidon dans l'organisme
animal, et en isole les vésicules par les mêmes moyens qu'on emploie pour se procurer ceux de l'amidon, c'est-à-dire en déchirant
un lambeau de graisse, sans l'écraser, sous un petit filet d'eau et
au-dessus d'un tamis à mailles assez larges, recueillant le liquide qui
traverse le tamis, enlevant avec une écumoire la couche des granules
qui se tiennent en suspension à sa surface, et les laissant égoutter
sur un filtre. Il choisit une graisse ferme et qui n'ait point encore
été soumise à l'action du mortier ou d'une température élevée, celle,
par exemple, des ruminants : aussi a-t-il vu les cellules adipeuses
offrir au microscope des facettes, attribuées par lui à la pression
qu'elles exercent les unes sur les autres. Celles de la graisse de porc
ont une forme différente : elles sont arrondies, oblongues, turbi-
nées ou réniformes, comme des globules de fécule. Raspail considère la saillie produite par le noyau ou par les figures étoilées
comme un hile au moyen duquel les granules adipeux sont attachés
à la paroi de la cellule dans laquelle ils se forment. En faisant bouillir
ces granules avec de l'alcool, sur le porte-objet, il les a vus se distendre, et bientôt se déchirer en deux ou trois fragments qui ne su-
bissaient pas la moindre altération pendant tout le cours de l'expérience, tandis qu'une portion des granules se dissolvait dans le réactif.
Il conclut de là que ces corpuscules se composent d'une enveloppe
insoluble dans l'alcool et d'un contenu soluble. Krause (3) et Valentin (4) disent que leur membrane est du tissu cellulaire. Valentin fait remarquer avec raison que leur forme polyédrique ne se
produit qu'après la mort, par l'effet de la compression. Gurlt (5) se
prononça pour la texture homogène, non fibreuse, de l'enveloppe ;

(1) *De ossium medulla*, 1748, fig. 3.
(2) Dans Breschet, *Répertoire*, t. III, 2e trim., 1827, p. 165 ; t. VI, 1826,
p. 136. — Raspail, *Nouveau système de chimie organique*, t. II, p. 192.
(3) *Anatomie*, 1833, p. 14.
(4) Hecker, *Annalen*, 1835, p. 65.
(5) *Physiologie*, 1837, p. 19.

il attribue à du tissu cellulaire adhérent les fibres qu'on aperçoit à sa surface. Les recherches de Schwann (1) prouvent qu'il a bien vu ; elles ont parfaitement établi que cette pellicule est une membrane de cellule, et elles constatent l'existence du cytoblaste, au moins chez les animaux vertébrés inférieurs, et pendant les premières périodes de la vie des supérieurs.

CHAPITRE IX.

Du tissu élastique.

Le tissu élastique a beaucoup d'affinité avec le tissu cellulaire, non seulement par ses propriétés chimiques et physiques, mais encore par la manière dont il se rencontre dans le corps, où ses éléments sont tantôt disséminés au milieu d'autres tissus, tantôt réunis en ligaments plats et en membranes, qui se font remarquer par une élasticité considérable quand ils ont une certaine épaisseur, et qu'un examen superficiel suffit déjà pour distinguer des autres tissus, à cause de leur couleur jaune.

Les éléments de ce tissu, qu'on peut aisément isoler et observer dans les ligaments jaunes de la colonne vertébrale, se distinguent sans peine des fibrilles proprement dites de tissu cellulaire, mais plus difficilement des fibres de noyaux qui parcourent les organes formés de tissu cellulaire, et qui marchent entre les faisceaux de ce dernier. Comme ces fibres, ils ne subissent aucune altération de la part de l'acide acétique, et se reconnaissent surtout à leurs bords bien tranchés, lisses, presque toujours obscurs. Leur volume varie beaucoup, ainsi que celui des fibres de noyaux du tissu cellulaire, et les plus gros ont l'apparence de ligaments plats et solides. Sous le rapport de la forme, on peut en admettre trois variétés.

La première variété ne diffère guère non plus des fibres de noyaux du tissu cellulaire. Les fibres sont également fort onduleuses, et ne se ramifient pas, ou du moins ne fournissent que rarement des branches. Elles sont plus grêles que la plupart de celles des deux variétés suivantes ; leur diamètre est, terme moyen, de 0,0007 ligne (2). La seule différence qui existe entre elles et les fibres de noyaux du tissu cellulaire, consiste en ce que ces dernières sont isolées entre les faisceaux du tissu cellulaire, tantôt parallèles

1. *Mikroskopische Untersuchungen*, 1839, p. 140.
2. 0,0007, dans les organes respiratoires, d'après Eulenberg.

les unes aux autres, et tantôt croisées en des directions diverses, tandis que les fibres élastiques, placées côte à côte, dans le sens de leur longueur, et réunies en grandes masses, forment elles-mêmes des faisceaux, dans lesquels on ne trouve que çà et là un nombre peu considérable de faisceaux de tissu cellulaire. Cette différence est purement relative, de sorte qu'on peut quelquefois rester dans le doute de savoir si une partie doit être rapportée au tissu élastique ou à un tissu cellulaire riche en fibres de noyaux. Cette variété se voit très bien dans les ligaments du larynx qui mériteraient à proprement parler le nom de cordes vocales inférieures, et qui sont situés entre les deux feuillets du repli de membrane muqueuse auxquels on donne ordinairement cette dénomination.

Nous considérons comme type de la seconde variété le tissu des ligaments jaunes de la colonne vertébrale (1). Il se compose de fibres proportionnellement très fortes, qui sont, non pas régulièrement onduleuses, mais courbées en arc ou en S, et fournissent fréquemment des branches, tantôt fort courtes, tantôt plus longues, et alors frisées ou enroulées sur elles-mêmes, ou seulement onduleuses, et parfois bifurquées à leur tour. Dans les fibres de noyaux proprement dites, on ne voit presque jamais d'autre extrémité que celle qui résulte de la coupe rendue nécessaire par la préparation ; ici, au contraire, on rencontre souvent de courts fragments qui sont contournés et ramifiés en manière d'arabesques. En général, sans que les branches paraissent déjà préformées dans les troncs, le volume des fibres diminue peu à peu d'une extrémité à l'autre ; les plus grosses offrent quelquefois l'apparence de stries longitudinales, et présentent des fissures en long, comme une baguette dont les faisceaux ligneux auraient été disgrégés par des flexions et inflexions alternatives. Les plus fortes ont une largeur de , 0024 à 0,0029 ligne ; les plus petites branches sont à peine plus grosses que les fibrilles primaires du tissu cellulaire (0,0005) (2).

Une troisième variété naît de ce qu'une fibre élastique fournit des branches qui se réunissent de nouveau soit avec le tronc d'où elles émanent, soit avec des troncs voisins. Dans certains endroits, les interstices sont considérables, eu égard au diamètre des fibres,

(1) Pl. II, fig. 10.

(2) 0,0008 à 0,0020 (Lauth). — 0,0008 à 0,0023, dans le ligament de la nuque ; 0,0010 dans les ligaments jaunes de l'homme (Eulenberg). — 0,0018 à 0,0025 (Gerber). — 0,0008 à 0,0012 (Krause).

et les branches anastomotiques se détachent sous des angles aigus, de manière qu'elles suivent assez bien la direction des troncs, et qu'au total les anastomoses ne troublent pas le parallélisme et la longitudinalité des fibres. Ailleurs, les anastomoses sont si multipliées, et les intervalles si petits, proportionnellement aux fibres, qu'on croirait avoir sous les yeux une membrane réticulée, offrant des ouvertures arrondies et ovales, les unes grandes, les autres petites (1). Les ligaments jaunes offrent déjà quelques branches qui s'anastomosent ensemble; mais cette forme devient prédominante dans la tunique élastique des vaisseaux, dont nous nous occuperons plus loin. On la retrouve, sous l'aspect de couche cohérente, à la surface de certaines membranes formées de tissu cellulaire, et alors, du côté interne, les fibres ont des connexions si intimes avec les fibres de noyaux interstitielles, qu'on ne peut pas tracer de ligne de démarcation entre ces dernières et les éléments de la couche élastique.

Les parties formées de tissu élastique ont beaucoup plus d'élasticité et beaucoup moins de cohésion que celles qui sont composées de tissu cellulaire, comme on peut s'en convaincre en comparant les ligaments jaunes de la colonne vertébrale avec des ligaments fibreux d'égale force, ou avec des tendons. Les ligaments jaunes n'ont pas non plus l'aspect des ligaments fibreux : on ne peut pas les diviser aussi bien en faisceaux, et ils se déchirent facilement dans le sens transversal; les déchirures offrent des bords bien nets. La fragilité de ce tissu se reconnaît jusque dans les fibres élémentaires, qui se réduisent très aisément en petits fragments dont la cassure est nette; elle frappe surtout lorsqu'on la compare à celle du tissu cellulaire, qui, même en masses bien moins volumineuses, supporte une extension beaucoup plus forte sans se rompre, et qui, quand il vient à céder, se retire lentement à chaque bout, et en se frisant comme ferait une substance glutineuse. Les ligaments jaunes fondent lorsqu'on les chauffe, se boursouflent, et, après la combustion complète, laissent une petite quantité de cendre blanche, qui consiste principalement en phosphate calcique. Berzelius a trouvé (2) que les ligaments jaunes de l'homme n'avaient subi aucun changement après douze à seize heures d'ébullition avec de l'eau; la petite quantité de colle dont cette dernière s'était chargée provenait sans

1 Pl. II, fig. 11.
2 *Traité de chimie*, t. VII, p. 192.

doute du tissu cellulaire intercepté dans leur masse. Eulenberg (1), après avoir fait bouillir pendant plusieurs jours le ligament de la nuque du bœuf, en a obtenu une quantité considérable de colle (2). Les ligaments jaunes ne sont ni dissous, ni ramollis par l'acide acétique concentré, même après une digestion prolongée pendant plusieurs semaines. Ils se dissolvent lentement et sans décomposition, suivant Berzelius, dans les acides sulfurique, nitrique et chlorhydrique, même à froid ; la dissolution s'effectue beaucoup plus rapidement lorsque les acides sont étendus, et qu'on les fait chauffer légèrement. La potasse caustique se comporte de même. Les dissolutions acides ne sont point précipitées par la potasse, ni par le chlorure ferroso-potassique, mais le sont par l'infusion de noix de galle. Le précipité que cette dernière produit est soluble, pour la plus grande partie, dans l'eau bouillante et dans l'alcool. Eulenberg a trouvé que le tissu élastique se dissolvait difficilement dans les acides étendus, et qu'en particulier il était presque insoluble dans l'acide chlorhydrique étendu ; l'acide sulfurique étendu le dissout plus rapidement ; il a constaté son insolubilité dans l'acide acétique (3).

Dans le corps humain, nous rapportons les parties suivantes au tissu élastique.

1° Les *ligaments jaunes de la colonne vertébrale*, qui, placés sur les parties latérales des arcs vertébraux, s'étendent du bord inférieur de chacun au bord supérieur de celui qui vient immédiatement après. La forme des fibres primitives de ces ligaments a déjà été décrite. En général, elles sont allongées, serrées les unes contre les autres, et entremêlées d'une très petite quantité seulement de faisceaux de tissu cellulaire, de sorte qu'on en peut examiner d'assez grandes étendues au microscope sans rencontrer un seul de ces derniers. L'enveloppe extérieure des ligaments est un tissu cellulaire amorphe, contenant un petit nombre de fibres de noyaux éparses,

(1) *Loc. cit.*, p. 17.

(2) Trente et un grammes de ligament lui en ont donné quatorze de colle.

(3) Valentin (MÜLLER, *Archiv*, 1838, p. 224), ayant mis en digestion, au bain de sable, avec de l'acide acétique concentré, pendant un quart d'heure à une demi-heure, les fibres élastiques qui forment la couche interne de la plèvre, a obtenu une dissolution qui, après être demeurée quelque temps en repos, précipitait assez abondamment par le cyanure ferrico-potassique. Cependant ici également les parties mises en expérience contenaient du tissu cellulaire à l'état de mélange.

et qui diffère de tout autre tissu cellulaire par l'étendue et le rapprochement de ses inflexions onduleuses. Les faisceaux de tissu cellulaire contenus dans l'intérieur des ligaments ont souvent des contours bien nets, et des fibres moins prononcées que dans la plupart des autres régions du corps. Les ligaments jaunes diffèrent aussi des fibreux par leur mode de fixation aux os ; leur insertion paraît se faire sans intermède de tissu cellulaire. On peut, avec une pince, les arracher si bien de la vertèbre, qu'il n'en reste pas la moindre parcelle, et que la surface osseuse à laquelle ils adhéraient soit mise complétement à nu (1).

2° Les *ligaments* ou *membranes* qui unissent les cartilages du larynx, de la trachée-artère et des bronches les unes avec les autres, et le larynx avec l'hyoïde. Lauth (2) considère comme point d'origine du tissu élastique du larynx, la moitié inférieure de l'angle du cartilage thyroïde, entre les insertions des muscles thyro-aryténoïdiens. De là les fibres se portent, sous la forme d'une membrane continue, un peu en haut, en arrière et en bas. La portion qui se dirige en arrière, s'insère au bord supérieur du cartilage cricoïde, et postérieurement à l'angle antérieur de la base du cartilage aryténoïde, ainsi qu'à son bord antérieur ; elle se prolonge, en une couche mince, sous la membrane muqueuse du ventricule de Morgagni, et revêt aussi les ligaments vocaux supérieurs ; le long du bord inférieur, elle reçoit un faisceau de fibres de renforcement, qui marchent d'avant en arrière, forment le ligament thyro-aryténoïdien inférieur, et se trouvent situées entre la membrane muqueuse et le muscle. La portion qui se dirige en bas est également fortifiée par un faisceau aplati, le ligament crico-thyroïdien moyen. La couche de tissu élastique est plus mince dans la trachée, plus encore et réticulée dans les bronches : ici, les fibres forment, dans les points où elles sont un peu plus accumulées, les stries jaunes qu'on aperçoit à travers la membrane muqueuse. Elles marchent longitudinalement, au-dessous de la membrane muqueuse, entre elle et les muscles ou les cartilages. Il existe également des fibres élastiques sur la face externe du larynx et des bronches ; mais elles y sont plus rares, et n'affectent pas de direction déterminée. Du milieu de la face postérieure du cartilage cricoïde part un ligament court et un peu fort, composé de fibres élastiques, qui va gagner

(1) E.-H. WEBER, dans HILDEBRANDT, *Anatomie*, t. I, p. 367.
(2) *Mém. de l'Acad. de médecine*, Paris, 1835, t. IV, p. 95.

la paroi postérieure musculeuse de la trachée, dans laquelle il s'épanouit. Des fibres élastiques existent dans les ligaments thyro-épiglottique, glosso-épiglottique et stylo-hyoïdien (1).

D'après leur forme, la plupart de ces fibres appartiennent à la première variété. Partout le tissu cellulaire prend une part essentielle à la composition des membranes et des ligaments. C'est dans le ligament vocal inférieur qu'on trouve le tissu élastique le plus pur.

3° Une couche de fibres élastiques entoure l'œsophage à l'extérieur, et opère la jonction de sa paroi antérieure avec la paroi postérieure des organes respiratoires. Les fibres ne sont pas très nombreuses, mais elles ont une force remarquable, et fournissent peu de branches. On en trouve aussi d'analogues entre les tuniques musculeuse et muqueuse du canal alimentaire, à l'œsophage, jusqu'au cardia, et à la partie inférieure du rectum, jusqu'à quelques pouces au-dessus de l'anus (Eulenberg).

4° Beaucoup d'aponévroses offrent par places des fibres élastiques en si grande quantité qu'on peut rester dans le doute de savoir si ces membranes doivent être regardées comme élastiques ou comme fibreuses. Telle est, entre autres, l'aponévrose *fascia lata*, et surtout, suivant Eulenberg, sa partie interne, qui naît de la branche descendante du pubis; tels sont encore l'aponévrose superficielle et le ligament suspenseur de la verge, l'aponévrose du muscle pectoral, principalement à son bord inférieur, celles du bras, du dos de la main, du coude-pied, etc. Beaucoup de ces fibres élastiques ont les caractères des fibres de noyaux du tissu cellulaire; elles sont fines et sans ramifications. Cependant la seconde et la troisième variété ne sont pas rares non plus dans les aponévroses précitées.

5° Au-dessous de l'épithélium de certaines membranes muqueuses, on trouve, comme je l'ai dit précédemment, une couche continue et serrée de fibres élastiques, pour la plupart parallèles, et unies ensemble par des anastomoses, qui se détachent des troncs sous des angles aigus. Cette couche est surtout très prononcée au péritoine qui tapisse la paroi antérieure du bas-ventre et la paroi inférieure du diaphragme, aux ligaments péritonéaux du foie, à la tunique péritonéale de la vessie; elle l'est moins à la tunique péritonéale de

1° EULENBERG, *loc. cit.*, p. 13.

l'intestin, et manque à celle des reins et du foie. La plèvre des parois thorachiques a une couche élastique ; mais la plèvre pulmonaire en est dépourvue, ainsi que le péricarde. Le nombre même des fibres de noyaux se réduit presque à rien dans la membrane séreuse du cerveau et de la moelle épinière et dans les membranes synoviales.

Le diamètre des plus grosses fibres élastiques du péritoine est de 0,0014 à 0,0026 ligne. Leurs contours sont, généralement, moins obscurs que ceux des fibres élastiques dans d'autres régions du corps.

6° On trouve dans la peau, surtout après l'avoir rendue transparente par l'acide acétique, des fibres élastiques, en grand nombre, qui passent bien en partie, à la vérité, aux fibres de noyaux du tissu cellulaire, mais dont beaucoup aussi ont tous les caractères des fibres constituant les ligaments jaunes.

7° Parmi les tuniques des artères, une seule appartient au tissu élastique, et à sa troisième variété : c'est elle qui succède immédiatement à la celluleuse. Une membrane élastique analogue, mais plus faible, et dont les fibres sont longitudinales, existe aussi dans les veines, également au-dessous de la tunique celluleuse. C'est à tort que les autres tuniques vasculaires (moyenne et interne) ont été rapportées au tissu élastique. Je renvoie pour ce sujet au chapitre suivant, dans lequel sera exposée la structure des parois vasculaires.

On sait fort peu de chose à l'égard des relations physiologiques du tissu élastique. Les ligaments jaunes, seules parties qui en soient composées uniquement et qui aient un certain volume, paraissent ne pas recevoir de nerfs, et n'avoir qu'un très petit nombre de vaisseaux. Si l'on excepte la tunique moyenne des artères, nous ne pouvons point accorder de contractilité vitale aux fibres élastiques.

Le développement de ces fibres a été présenté de plusieurs manières diverses. Schwann (1) ne parle que du ligament de la nuque ; dans un fœtus de brebis, il était gris et translucide ; il offrait des fibres longitudinales fort peu distinctes, et contenait beaucoup de noyaux de cellules. Mais Schwann compte les fibres élastiques parmi celles qui proviennent de l'allongement, de la ramescence et de la division des cellules élémentaires. Valentin (2) a vu, dans un liga-

____

(1) *Mikroskopische Untersuchungen*, p. 151.

(2) MULLER, *Archiv*, 1840, p. 216. — R. WAGNER, *Physiologie*, t. I, p. 137.

ment cervical, des fibres particulières, granulées et semées de petites molécules à l'extérieur, se former par la fusion de cellules primaires. Suivant lui, il n'existe d'abord aucune trace de fibres élastiques. Elles apparaissent plus tard, et embrassent entre elles les précédentes cellules aplaties et à parois granulées; en conséquence, il admet qu'elles se produisent ou par apposition de substance autour de celles-ci, ou d'une manière analogue à la substance osseuse, dont les dentelures avancent peu à peu dans le cartilage. Gerber (1) assigne la substance intercellulaire pour base aux fibres élastiques : les cellules élémentaires primitives s'allongent dans le sens de la fibration primaire, s'aplatissent, et deviennent fusiformes, sans cependant s'unir ensemble; entre elles se produit un réseau de substance intercellulaire, qui s'organise à part, tandis que les cellules disparaissent ou persistent. Mais il paraît vraisemblable à Gerber qu'il se forme aussi, dans la substance cellulaire, des cellules, creuses d'abord, qui, en s'accolant ensemble, deviennent des fibres élastiques. Quand on prend pour point de comparaison le développement du tissu cellulaire et de ses fibres de noyaux, on peut encore admettre une autre hypothèse. Les fibres formées de cellules confondues ensemble, que Valentin a observées, correspondraient aux faisceaux du tissu cellulaire, et les fibres élastiques à ses fibres de noyaux, qui, ainsi que je l'ai fait voir précédemment, se développent également entre les faisceaux du tissu cellulaire. Comme celles-ci procèdent des noyaux, l'analogie porterait à penser que la même chose a lieu aussi pour les fibres élastiques. La grande affinité existante entre les fibres de noyaux du tissu cellulaire et les fibres élastiques, et le passage insensible des premières aux secondes, pourraient mener à conclure que le tissu élastique n'est qu'un tissu cellulaire modifié, en ce sens que, dans les membranes élastiques simples, mêlées de tissu cellulaire, les fibres de noyaux interstitielles n'arriveraient qu'accidentellement à représenter une couche supérieure continue, tandis que, dans les ligaments jaunes, elles auraient acquis peu à peu la prédominance, et fini par refouler entièrement le tissu cellulaire enveloppant. En décrivant les tuniques des vaisseaux je signalerai des faits qui parlent en faveur de cette hypothèse.

Peut-être les deux cas ont-ils lieu, de sorte que certaines fibres

____

(1) *Allgemeine Anatomie*, p. 119.

élastiques naissent de noyaux de cellules primaires, et certaines autres se produisent dans la substance intercellulaire, comme les fibres du fibro-cartilage.

Les parties formées de tissu élastique servent, comme celles qui sont composées de tissu cellulaire revêtu d'une forme quelconque, à constituer des ligaments qui unissent des os, des cartilages, ou des membranes, qui produisent des utricules, limitent des cavités, ou enveloppent des muscles. Mais elles procurent l'avantage d'une plus grande extensibilité et d'un soutien plus solide, de sorte qu'elles résistent mieux aux efforts distensifs, et qu'elles facilitent l'action des muscles, lorsqu'ils ont besoin de déployer long-temps leur puissance. Ainsi, par exemple, si les muscles qui fléchissent la colonne vertébrale en avant, tirent les cartilages aryténoïdes en arrière, ou abaissent l'épiglotte, ont à vaincre la résistance des ligaments élastiques, ces mêmes ligaments assurent le redressement du rachis et l'ouverture de la glotte, qui sont l'état le plus ordinaire. Il peut même arriver qu'un ligament élastique soit le seul antagoniste de muscles ; tel est le cas du ligament glosso-épiglottique chez l'homme, auquel manque généralement le muscle du même nom, que les animaux possèdent.

Les animaux présentent du tissu élastique dans des points encore où il n'y en a pas chez l'homme, et parfois même ce tissu s'y trouve accumulé en très grande quantité. Le ligament cervical qui, chez les mammifères, s'étend de l'occipital aux apophyses épineuses des vertèbres dorsales, est composé de fibres élastiques. Ici se rangent encore, chez les chats, les ligaments qui font rétracter les griffes ; chez le cheval et quelques autres animaux, une portion de la membrane orbitaire (1) ; chez les oiseaux, le tendon du muscle qui tient la membrane des ailes tendue ; chez quelques espèces de struthionides, un ligament arrondi qui tire le pénis en arrière. Eulenberg rapporte aussi au tissu élastique un cordon tendineux, peu élastique, qui existe sur la moelle épinière des poissons, dans une gaîne particulière, et qui se compose de fibres tendineuses mêlées avec des fibres élastiques très fines et peu entrelacées (2).

Bichat (3) avait déjà signalé la différence qui existe entre les ligaments jaunes et les autres ligaments. J. Cloquet (4) reconnut leur

(1) BENDZ, dans MULLER, *Archiv*, 1841, p. 196.
(2) *Loc. cit.*, p. 18.
(3) *Anatomie générale*, t. III, p. 218.
(4) *Anatomie de l'homme*, Paris, 1821, t. I, in-fol., p. 5.

analogie avec la tunique moyenne des artères, le ligament cervical
et la membrane des poumons, qu'il réunit ensemble pour former
un système élastique, auquel s'adjoignirent peu à peu plusieurs
autres parties qui se faisaient remarquer par leur élasticité et leur
couleur jaune. Les fibres particulières de ce tissu furent découvertes par Lauth (1). Plus tard, Eulenberg entreprit, sous la direction de Schwann, un long travail microscopique et chimique sur le
tissu élastique, à l'exception de la tunique moyenne des artères (2),
travail auquel je n'ai presque rien trouvé à ajouter, après avoir répété nombre de fois les observations qui y sont notées. Quelques
discussions se sont élevées au sujet des anastomoses des fibres élastiques par scission de fibres simples, qu'on a prétendu ne pas avoir
lieu comme le disaient Lauth et Eulenberg, dont Gurlt (3) semble
confirmer les assertions. Ræuschel (4) croit que les fibres du ligament cervical du bœuf sont composées de fibrilles ; il leur assigne
un diamètre de 0,00625 ligne, ce qui ferait penser, à la vérité,
qu'il n'a point eu de fibres primitives sous les yeux. Valentin (5)
est du même avis, parce qu'à l'endroit de la bifurcation on voit une
ligne rentrante dans le tronc, parce que les fibres élastiques du chorion du *Python tigris*, après avoir été traitées par la potasse caustique, se divisent, jusqu'à une certaine distance, en filaments parallèles les uns aux autres ; enfin (6) parce que les fibres élastiques
sont plus volumineuses chez les gros animaux que chez les petits,
tandis que les faisceaux (mais non les parties élémentaires des tissus) ont coutume d'être proportionnés à la taille de l'animal. Cependant il est douteux que les fibres du chorion appartiennent réellement au tissu élastique ; quant aux autres objections, elles ont peu
de valeur. Sans doute la scission s'étend à quelque distance dans le
tronc, mais elle ne va pas bien loin, et, pour ce qui concerne le diamètre des fibres élastiques, tous les animaux en offrent de grosses
et de petites à côté les unes des autres. Une circonstance qui té-
moigne, au contraire, en faveur de la simplicité des fibres même
d'une certaine largeur, c'est leur mode de développement, quel que
soit celui des types présumés qu'il suive.

(1) *L'Institut*, 1834, no 57.
(2) *De tela elastica*, 1836.
(3) *Physiologie*, 1837, p. 21, pl. I, fig. 9.
(4) *De arteriarum et venarum structura*, 1836, p. 4.
(5) *Repertorium*, 1837, p. 51.
(6) MULLER, *Archiv*, 1838, p. 223.

Ræuschel, qui regarde les fibres du tissu élastique et celles de
la tunique moyenne des artères comme identiques, les croit creuses,
parce que ces dernières offrent une ligne ponctuée sur leur plat et
un point central sur leur coupe transversale. Je reviendrai, dans le
chapitre suivant, sur cette particularité des fibres artérielles. On ne
voit rien de semblable sur les fibres des autres tissus que j'ai réunis
ici (1).

CHAPITRE X.

Du suc nourricier et des vaisseaux qui le charrient.

La base de tous les corps organiques, même les plus compliqués,
est une vésicule qui possède la faculté d'attirer à elle les substances
extérieures, étrangères à sa nature, et de leur faire subir une certaine métamorphose au moyen de laquelle elle croît et engendre de
nouvelles vésicules, lesquelles enfin, toutes ensemble, développées
et réunies d'après une loi inhérente au germe dès l'origine, constituent le corps organisé. Pour que cette faculté se manifeste, il faut
que la vésicule primordiale soit entourée de substances ayant des
qualités chimiques déterminées; il faut que ces substances soient à
l'état de gaz, ou dissoutes dans des liquides, afin que, sous l'influence de la chaleur, elles puissent pénétrer la paroi. Sans elles, le
germe susceptible de développement resterait à tout jamais enseveli
dans le sommeil. Les matières dont la vésicule ou la cellule s'imbibe,
   moyen desquelles elle peut croître et former de nouvelles cellules,
ont les éléments, dans le sens le plus large du mot : il faut y joindre
aussi l'oxygène, qui lui est amené soit à l'état de dissolution dans
des liquides, soit à l'état aériforme par l'atmosphère.

Mais ce n'est pas seulement pour croître et déposer de nouvelle
substance que la cellule vivante a besoin d'aliments. Par suite de
la réaction que les parties élémentaires d'un organisme exercent les
unes sur les autres, et dont la manifestation est ce que nous appelons la fonction physiologique, chacune d'elles subit à chaque instant des changements qui, pour être réparés, exigent la possibilité
d'un nouvel afflux d'aliments et d'un échange entre eux et les parties
déjà organisées. De même aussi des influences extérieures acciden-

(1) On trouvera des figures de fibres élastiques autres que celles qui ont
été indiquées dans SKEY, *Philos. Trans.*, 1837, tab. XIX, fig. 4, et GERBER,
Allgemeine Anatomie, tab. II, fig. 49 ; tab. III, fig. 54.

telles (irritations) déterminent des altérations de la matière vivante
qui, si cette dernière n'était pas renouvelée, devraient se terminer
par la destruction. Ce qui nous annonce la destruction, c'est que
la réaction, de laquelle dépend la fonction physiologique, cesse, et
que la matière, abandonnée à elle-même, peut, en rentrant dans la
grande économie de la création, servir à son tour d'aliment à d'autres organismes.

Dès que le développement du germe, sa scission en différents systèmes, et la relation de ces systèmes les uns aux autres, ont commencé, le renouvellement de la substance, que nous désignons sous
le nom de nutrition, est une condition de rigueur pour chacun
d'eux. L'occasion s'est déjà offerte de faire remarquer que même
les productions devenues en apparence inorganiques à la surface
du corps, les tissus cornés, vivent, et ne vivent que par la nourriture qu'elles reçoivent de leur matrice. Cependant la vitalité des
éléments organiques, c'est-à-dire le temps pendant lequel ils peuvent se passer de nourriture sans en souffrir d'une manière durable,
varie pour chacun d'eux. L'extinction momentanée de l'action cérébrale, quand le sang artériel vient à manquer, prouve combien le
renouvellement de la matière peut être rapide et doit quelquefois
l'être.

Ainsi l'existence de la matière organique, son accroissement,
sa nutrition, sont liés à l'afflux ou à l'abord des aliments.

Cet afflux a lieu très simplement, et de la manière la plus facile,
chez les végétaux inférieurs, par exemple chez les champignons de
la fermentation, qui ne sont composés que d'une seule cellule ou
de plusieurs cellules adossées les unes aux autres. Chacune d'elles
attire immédiatement, du milieu dans lequel elles se trouvent, les
substances qui lui conviennent. Dans les organismes plus compliqués, indépendamment d'une préparation préliminaire des aliments
qui peut être nécessaire, comme leur comminution et leur dissolution, il fallait des dispositions spéciales qui permissent à chaque
élément organique d'entrer en contact avec les sucs nourriciers
frais. Aussi, généralement, ceux-ci parviennent-ils, chez les animaux, dans une cavité intérieure, le canal digestif, d'où ils sont
répandus dans le corps, en tant du moins qu'ils sont aptes à lui
servir. Cet effet paraît avoir lieu par une ramification immédiate
de la cavité digestive, chez quelques uns d'entre eux, tels que les
hydres, les infusoires polygastriques, les vers cestoïdes, les mé-

duses (?). Le contenu de cette cavité est rejeté, soit par la bouche, soit par un anus, après qu'il a parcouru le corps, abandonné les substances assimilables, et repris celles qui sont décomposées. L'admission de l'oxygène (respiration) peut avoir lieu par la peau, ou, comme chez les méduses, par les parois de l'estomac, la cavité gastrique n'étant séparée de la respiratoire que par des parois très minces. S'il est permis de tirer une conclusion des recherches, encore fort incomplètes, qui ont été faites jusqu'ici sur les planaires et les vers trématodes, le suc nourricier passe immédiatement, chez ces animaux, des dernières branches de l'intestin ramifié dans un système vasculaire, et après avoir parcouru le corps, il est, chez les trématodes, rejeté à l'extérieur par un organe excrétoire particulier, situé à l'extrémité postérieure du corps. Mais, chez la plupart des animaux, notamment chez les supérieurs, qui sont mieux connus que les autres, il commence, à la paroi interne du canal intestinal, un système clos de tubes, dans lequel les sucs nourriciers pénètrent, non par une communication librement ouverte, mais par imbibition ou absorption. Au moyen de ce système de tubes, ils arrivent dans un organe spécial, branchie ou poumon, où ils sont mis en contact avec l'oxygène, soit de l'eau, soit de l'air, puis ils se répandent dans tout le corps, et après avoir été mis hors de service par leur échange de matière avec les parties solides, ils sont encore, non pas rejetés en masse à l'extérieur, mais les uns soumis de nouveau à l'influence de l'oxygène, et les autres purifiés en en quelque sorte par des organes particuliers. Ces organes d'épuration sont les glandes, ou, pour parler en termes plus généraux, les membranes sécrétoires, dont les parties élémentaires s'imbibent, comme toutes les autres, de substances déterminées qu'elles trouvent dans le suc nourricier, et ensuite font refluer leur contenu à l'extérieur, au-delà des limites de l'organisme.

Ce n'est pas ici le lieu d'examiner de combien de manières différentes les sucs nourriciers accomplissent leur révolution dans le corps. Cette révolution est simplifiée, même chez les organismes les plus parfaits, par une disposition telle que les substances alimentaires ne parviennent pas directement aux organes respiratoires, mais s'y rendent conjointement avec les humeurs qui reviennent du corps. Chez l'homme et les animaux les plus rapprochés de lui, elles gagnent, avec ces dernières, le cœur droit, et de là les poumons. Le liquide qui revient de l'organe pulmonaire, le sang artériel, se répand dans le corps par des tubes dont les dernières ramifications sont assez déliées pour permettre que leur contenu liquide s'extravase en partie à travers leurs parois, et qu'il puisse entrer un échange de matériaux avec la substance entourante. Le suc nourricier qui a perdu ses principes assimilables, en partie ou en totalité, et qui s'est chargé de matériaux hors de service, revient au cœur par deux voies, d'abord par les prolongements immédiats des dernières ramifications des artères, qui se réunissent de nouveaux en troncs, c'est-à-dire par les veines, en partie par des canaux particuliers, appelés lymphatiques, dont les racines sont plongées dans le parenchyme des organes, où elles naissent probablement par des espèces de cul-de-sac. Les lymphatiques s'emparent de la partie liquide du suc nourricier, de celle qui, dans le travail de la nutrition, a franchi les parois des ramifications vasculaires ; peut-être prennent-ils aussi d'autres substances liquides, qui se déposent médiatement des parties élémentaires des organes dans les cavités du corps et dans les interstices des organes parenchymateux. Mais, après s'être réunis en troncs, ils finissent par se joindre aux veines, avant que celles-ci n'atteignent le cœur ; la plupart d'entre eux s'anastomosent encore auparavant avec les vaisseaux chylifères, en sorte qu'eux et ces derniers ne forment ensemble qu'un seul système, auquel on donne le nom de lymphatique, dans l'acception la plus large du mot.

Quant à l'élimination des matériaux mis hors de service, elle a lieu de plusieurs manières ; les poumons en débarrassent le sang veineux, en même temps qu'ils s'emparent de l'oxygène d'après les lois physiques de l'absorption des gaz ; les glandes en dépouillent le sang artériel, et le foie en délivre ou le sang artériel ou le sang veineux.

Chez les animaux inférieurs, les sucs nourriciers n'exécutent qu'un mouvement simple dans le corps, car ils entrent en quelque sorte par une extrémité, tandis qu'ils sortent par l'autre ; c'est du moins ce qui découle de faits que nous avons admis comme suffisamment constatés. Chez les animaux supérieurs, leur mouvement représente une circulation, à laquelle les matériaux nouveaux arrivent peu à peu d'un côté, par une espèce d'appendice, tandis qu'ils s'échappent également peu à peu, d'un autre côté, mais de manière cependant qu'un autre appendice en ramène une portion dans le torrent de la circulation. Le liquide qui circule est le *sang ;* ceux que les appendices amènent sont la *lymphe* et le *chyle.*

Je commencerai par donner la description de ces liquides ; après quoi je passerai à celle des tubes dans lesquels ils se meuvent.

Les trois formes du suc nourricier ont cela de commun ensemble qu'elles se composent d'une partie liquide, appelée *plasma* par E.-H. Schultz (*liquor sanguinis* et *lymphæ*), et de corpuscules microscopiques nageant dans ce liquide. La plupart du temps, une partie du liquide se solidifie, après la mort, par coagulation, emprisonne les corpuscules, et forme avec eux ce qu'on appelle le *caillot* (*cruor*, *placenta*). Le liquide restant est le sérum du sang et de la lymphe, c'est-à-dire un plasma qui a perdu sa partie coagulable. Le plasma et les corpuscules varient dans les divers suc nourriciers.

ARTICLE PREMIER.

Du chyle et de la lymphe.

On appelle *chyle* le suc nutritif grossier que contiennent les commencements des lymphatiques à l'intestin, tel qu'il y passe immédiatement du contenu de ce dernier, pendant le travail de la digestion. En conséquence, le chyle ne diffère pas essentiellement de la lymphe sous le rapport de son origine ; car, tandis que les vaisseaux chylifères puisent, dans le contenu des intestins, les matières alimentaires dissoutes par la salive, le suc gastrique, le suc pancréatique et la bile, les lymphatiques reçoivent leur liquide de la portion du plasma du sang qui s'est épanchée hors des vaisseaux, peut-être aussi de portions du parenchyme qui ont été dissoutes et fluidifiées. Cependant, comme les vaisseaux chylifères sont remplis, ainsi que les lymphatiques de l'intestin, même chez les animaux à jeun, d'un liquide limpide, transparent et de couleur jaunâtre (1), le chyle et la lymphe se trouvent mêlés ensemble dès le principe même. La lymphe devient d'autant plus prédominante que les lymphatiques s'éloignent davantage de l'intestin, jusqu'à ce qu'enfin, dans le canal thorachique, le chyle est mêlé avec la lymphe de presque toutes les parties du corps. C'est pourquoi, lorsqu'on veut étudier les propriétés du chyle, il faut l'examiner le plus près possible du premier lieu de la résorption, ou comparer le contenu du canal thorachique, au temps de la digestion, avec ce qu'il est après un

(1) Tiedemann et Gmelin, *Rech. expériment. sur la digestion*, trad. par A.-J.-L. Jourdan, Paris, 1827, t. II, p. 53.

jeûne prolongé. Le mélange avec la lymphe, qui va peu à peu en
augmentant, doit déjà faire que le contenu des lymphatiques de l'intestin change graduellement à mesure qu'on se rapproche du canal
thorachique; mais il paraît qu'une métamorphose s'accomplit en
outre dans les parties liquides du chyle lui-même, et qu'elle a
pour résultat de l'assimiler davantage d'abord à la lymphe, ensuite
au sang; nous rechercherons quelle est la cause de cette métamorphose.

Pour suivre la formation du sang à partir de son origine, nous
devrions commencer par décrire le chyle. Mais comme on n'obtient
jamais de chyle sans lymphe, tandis qu'on a des occasions de voir
de la lymphe sans chyle, il est plus convenable d'apprendre à connaître d'abord la lymphe; nous saurons par là quelles sont, parmi
les propriétés du contenu des vaisseaux chylifères, celles qu'on doit
mettre sur le compte du chyle mêlé avec elles.

Lymphe.

On obtient la lymphe en ouvrant un vaisseau lymphatique, sur
un animal vivant ou récemment mis à mort (1). J. Muller et H.
Nasse (2), Marchand et Colberg (3) ont eu occasion d'observer
celle qui coulait de lymphatiques accidentellement blessés chez
l'homme; dans les deux cas, la plaie siégeait au coude-pied, et
l'écoulement continuel de la lymphe en rendit la cicatrisation très
difficile à obtenir. En frottant du gros orteil vers la plaie, on faisait
sortir le liquide abondamment, quelquefois sous la forme d'un jet.
Nasse en recueillit trois gros dans un jour, Marchand et Colberg un
gramme et demi dans l'espace de vingt-quatre heures. Chez les grenouilles et les poissons, il est facile d'obtenir une quantité notable
de lymphe, à la vérité mêlée d'un peu de sang, en opérant sur les
vaisseaux lymphatiques, qui ont beaucoup d'ampleur : chez les grenouilles, on fend la peau de la cuisse, et on la détache des muscles
dans une certaine étendue, avec la précaution d'épargner les gros

(1) Leeuwenhoek, *Opera*, t. III, p. 11. — Mascagni, *Einsaugende Gefæsse*, p. 40. — Reuss et Emmert, dans Scherer, *Journal*, t. V, cah. 6,
p. 691. — A. Muller, *Diss. experimenta circa chylum sistens*, Heidelberg,
1819. — Leuret et Lassaigne, *Rech. phys. et chim. pour servir à l'hist. de
la digestion*, Paris, 1825, p. 161. — Vogel, *Eiter und Eiterung*, p. 86.

(2) J. Muller, *Physiologie*, t. I, p. 256. — H. Nasse, dans *Zeitschrift
fuer Physiologie*, t. V, p. 18.

(3) Muller, *Archiv*, 1838, p. 129.

vaisseaux sanguins ; chez les poissons, on ouvre l'orbite par le bas (1). Brande (2) et Chevreul (3) ont tiré ce liquide du canal thorachique d'animaux qu'ils avaient laissés jeûner pendant quelque temps.

Une distension ou une lésion des vaisseaux lymphatiques peut aussi donner lieu à des amas considérables de lymphe dans des tumeurs, où l'on parvient à la recueillir pour l'examiner (4). Ce liquide diffère, par sa coagulabilité, du pus des abcès froids ou par congestion.

La lymphe provenant des vaisseaux lymphatiques est très coulante, claire, transparente, et d'un jaunâtre pâle ou tirant sur le verdâtre. Sa pesanteur spécifique est de 1,037 suivant Marchand et Colberg. Magendie dit que celle du canal thorachique est quelquefois jaunâtre, parfois aussi rougeâtre, ou même rouge, et d'autant plus que l'animal a jeûné plus long-temps. Emmert, l'ayant examinée, chez un cheval à jeun, au voisinage de l'embouchure du canal thorachique dans la veine jugulaire, l'a trouvée tout-à-fait semblable au sang veineux ; sa couleur s'éclaircissait à l'air ; elle s'y coagulait aussi, comme du sang de cheval, en se couvrant d'une couenne (5). Dans les lymphatiques de la rate, elle est généralement rouge, comme du vin étendu d'eau (6). Elle est inodore (7), sa saveur est franchement salée, et elle a des réactions fortement alcalines.

Corpuscules de la lymphe.

La lymphe contient des corpuscules, en moins grande quantité que le sang, et de formes différentes. Dans celle de la grenouille, la plupart de ces corpuscules sont arrondis, d'un diamètre de 0,003 ligne, d'un tissu à grains fins, d'un volume et d'une forme très constants ; mais il y en a aussi d'autres beaucoup plus gros, d'un diamètre de 0,006. Ceux-là sont lisses, d'un jaunâtre tirant sur le rougeâtre, en partie elliptiques, et un peu plats. En les trai-

(1 MULLER, *Archiv*, 1840, p. 133.

2) *Philos. Trans.*, 1812, P. I, p. 90.

3 MAGENDIE, *Précis élément. de physiologie*, 2ᵉ édit., t. II, p. 192.

4 F. NASSE, dans HORN, *Archiv*, 1817, cah. I, p. 377. — FRIEDREICH, *Ibid.*, cah. I, p. 363. — KRIMER, *Physiologie des Blutes*, t. I, p. 147. — C.-F. BURDACH, *Traité de Physiologie*, Paris, 1841, t. IX, p. 436.

5 REIL, *Archiv*, t. VII, p. 188.

6 TIEDEMANN et GMELIN, *loc. cit.*, t. II, p. 35, 88. — J. MULLER, *Physiologie*, t. I, p. 258, 562.

7) Magendie lui attribue une odeur de sperme.

tant par l'acide acétique, on reconnaît qu'ils sont formés d'une enveloppe et d'un noyau. L'enveloppe est pâle, transparente, et susceptible de se détacher; le noyau restant ressemble aux petits corpuscules arrondis de la lymphe; parfois cependant il est beaucoup plus gros, et alors l'acide acétique le réduit en deux ou trois petits corps arrondis.

Parmi les corpuscules de lymphe des animaux supérieurs et de l'homme, la plupart, surtout dans les gros lymphatiques, sont plus volumineux, parfois même du double, que les globules du sang du même animal. Chez l'homme, leur diamètre varie de 0,002 à 0,005 ligne; ils sont ronds, tantôt lisses (1), tantôt grenus (2), ou à contours lisses avec une surface grenue (3). L'action plus ou moins prolongée de l'eau fait apercevoir dans tous des noyaux, qui sont un peu plus petits que les corpuscules du sang (4), simples, arrondis, avec une tache centrale, de teinte plus foncée (5), ou irrégulièrement partagés (6), ou composés de deux à trois granules. La plupart des corpuscules de la lymphe qui contiennent des noyaux offrent à peine des traces de coloration; mais beaucoup d'entre eux, surtout les petits, ont d'une manière bien prononcée la couleur jaune rougeâtre des globules du sang. H. Nasse a observé que le nombre des corpuscules rouges est plus considérable à la suite d'un jeûne prolongé (7). Indépendamment de ces corpuscules, on en découvre d'autres encore, qui ressemblent aux noyaux, et qui sont ou isolés, ou réunis deux à deux, trois à trois. Ceux-là sont solubles dans l'eau et l'acide acétique. Il est rare que la lymphe renferme aussi des corpuscules plus petits encore, punctiformes, semblables à ceux du pigment, ou de grosses gouttes de graisse. Pendant la coagulation, une partie des corpuscules de la lymphe s'engage dans le caillot; l'autre reste en suspension dans le sérum. Krimer (8) en a déterminé approximativement la quantité relative, en faisant sécher la lymphe du canal thorachique, après l'avoir débarrassée de la fibrine par le battage : 1000 parties donnèrent, chez le bœuf, 12 de

(1) Pl. IV, fig. I, E, *a, b, c, e, g.*
(2) Pl. IV, fig. I, G, *d.*
(3) Pl. IV, fig. I, E, *f.*
(4) 0,0012 à 0,002 ligne. 0,0011 à 0,002, dans le lapin, selon Vogel.
(5) Pl. IV, fig. 1, E, *c.*
(6) Pl. IV, fig. 1, E, *b.*
(7) F. et H. Nasse, *Untersuchungen*, t. II, p. 24.
(8) *Physiologie des Blutes*, t. I, p. 127.

résidu, chez la brebis 9, chez le chien 15 ; ce résidu était formé des parties constituantes solides et des corpuscules de la lymphe.

Plasma de la lymphe.

Au bout de dix à quinze minutes, la lymphe se prend en une gelée incolore, claire et tremblotante, de laquelle ne tarde pas à se séparer une masse réticulée, qui finit par se resserrer en un grumeau. Le liquide surnageant, dont la teinte est un peu jaunâtre et faiblement opaline, offre à peu près la consistance de l'huile d'amandes douces, suivant Marchand et Colberg, qui assurent qu'il conserve sa teinte opaline alors même qu'il est étendu de trente parties d'eau. Leuret et Lassaigne ont vu la coagulation de la lymphe s'effectuer au sortir d'un cadavre humain, c'est-à-dire long-temps après la mort (1). Au dire de Hewson, elle a lieu plus lentement et le caillot acquiert moins de consistance pendant la jeunesse, chez les sujets débiles et à la suite d'une alimentation insuffisante. Le caillot exprimé s'élève à 1,08 d'après Emmert ; desséché, à 0,66 selon Nasse, 0,52 suivant Marchand et Colberg. Il consiste en fibrine, mêlée avec une partie des corpuscules de la lymphe. Celui qui provient de la lymphe du canal thorachique et de tumeurs lymphatiques contient de l'hématine, qui devient vermeille à l'air, noire dans l'acide carbonique, et verte dans l'acide sulfhydrique ; les indications du microscope permettent à peine de douter que cette substance soit adhérente aux corpuscules. La quantité de la fibrine va en augmentant depuis l'origine du système lymphatique jusqu'à son embouchure dans les vaisseaux sanguins ; chez un cheval qui avait jeûné, la lymphe du plexus lombaire donna 0,25 de caillot sec, et celle du canal thorachique 0,42 (2).

Le sérum de la lymphe se compose d'eau pour la plus grande partie (92 à 96 pour cent). Il contient de l'albumine, qu'on coagule et sépare par les procédés ordinaires, quelques autres substances animales, un peu de graisse, dont le microscope démontre l'existence, comme je viens de le dire, et qu'on peut aussi extraire au moyen de l'éther, enfin des chlorures, des phosphates, des sulfates, des carbonates (lactates) alcalins et de l'oxyde ferrique. Lorsqu'après avoir fait dissoudre le caillot dans l'acide nitrique, on ajoute une dissolution de potasse à la liqueur, celle-ci devient brunâtre ;

(1) *Loc. cit.*, p. 165.
(2) TIEDEMANN et GMELIN, *loc. cit.*, t. II, p. 75.

par l'addition du cyanure potassique et de l'acide chlorhydrique , elle donne un précipité de bleu de Prusse; la teinture de noix de galle lui fait prendre une couleur noire (1). Il est impossible de déterminer si le fer est contenu dans le sérum ou combiné avec les corpuscules que ce dernier tient à l'état de suspension.

Je réunis les résultats des diverses analyses quantitatives de la lymphe, en faisant remarquer que les corpuscules ne furent point séparés du plasma, et qu'ils restèrent les uns avec la fibrine séparée spontanément, les autres avec le sérum.

La lymphe du cheval contient, d'après Leuret et Lassaigne :

Eau.	92,500
Fibrine.	0,330
Albumine.	5,736
Chlorure sodique	
Chlorure potassique	
Soude.	1,434
Phosphate calcique.	
	100,000

Dans cette analyse, l'albumine renferme toutes les matières extractives ; car, après la séparation de la fibrine, on dessécha le liquide, on incinera le résidu, et on considéra comme albumine tout ce que le feu avait détruit,

Chevreul a également analysé la lymphe du cheval, et trouvé :

Eau.	92,64
Fibrine.	0,42
Albumine.	6,10
Chlorure sodique.	0,61
Carbonate sodique	0,18
Phosphates calcique et magnésique. .	
Carbonate calcique.	0,05
	100,00

Cette analyse se rapproche beaucoup de la précédente. Elle est aussi entachée des mêmes défauts.

Gmelin, Marchand et Colberg ont examiné la lymphe de l'homme. Elle contient, suivant Gmelin :

(1) EMMERT, dans REIL, *Archiv.* t. VIII, p. 156.

Eau. 96,10
Albumine. 2,75
Fibrine. 0,25
Chlorure, carbonate et phosphate sodiques,
   avec matière analogue à la ptyaline
   (extrait aqueux) 0,21
Osmazome (extrait alcoolico-aqueux), chlo-
   rure et lactate sodiques. 0,69
                              100,00

Marchand et Colberg indiquent :

Eau. 96,926
Fibrine 0,520
Albumine. 0,434
Osmazome (et perte). 0,312
Huile grasse et graisse cristalline. . . . 0,264
Chlorure sodique . . . .
Chlorure potassique. . . . . . .
Carbonate et lactate alcalins. . . .
Sulfate calcique.   1,544
Phosphate calcique. . . . . . .
Oxyde ferrique. . . . .
                           100,000

Berzelius présume que la quantité de l'albumine a été forcée,
dans cette analyse, aux dépens de celle de la fibrine. Cependant il
est possible que la proportion respective de ces deux substances
varie, puisqu'elles paraissent susceptibles de se transformer l'une
dans l'autre.

Chyle.

Le chyle provenant de l'origine des lymphatiques est d'un blanc
de lait, et ne se coagule point. En se rendant au canal thorachique, il traverse, chez beaucoup de mammifères, plusieurs séries de
glandes, dans lesquelles les vaisseaux qui le charrient décrivent de
nombreuses circonvolutions, et sont entourés de réseaux vasculaires
sanguins. Après qu'il a franchi la première rangée de glandes, sa
couleur est d'un blanc jaunâtre, avec une très faible teinte rougeâtre ; mais il se coagule rarement (1). Plus tard, il devient coagulable.

(1) En général il est limpide chez les oiseaux ; cependant, une fois, Du-
méril l'a vu lactescent (*Ann. des sc. natur.*, t. III, p. 386).

Dans le canal thorachique d'un cheval mis à mort pendant le cours de la digestion, il formait un liquide lactescent, blanc-rougeâtre, qui se coagulait au bout de quelques minutes. Le sérum ressemblait à du lait d'un brun jaunâtre tirant un peu sur le rouge; le caillot, d'abord pâle, prenait une vive teinte rouge de cinabre en se resserrant à l'air (1).

Graisse du chyle.

La lactescence plus ou moins prononcée du chyle tient à de petits globules de graisse qui y nagent; car, en général, il n'y a que la graisse ou des particules inorganiques très déliées qui donnent une couleur blanche aux liquides animaux : les globules de mucus, de pus et de lymphe leur en communiquent une jaune. Pendant la coagulation, une partie de la graisse passe dans le caillot, mais la plus considérable reste disséminée dans le sérum, à la surface duquel elle se rassemble quelquefois sous la forme d'une couche crémeuse. Le sérum qu'on agite avec de l'éther, s'éclaircit peu à peu, et quand on évapore l'éther, il reste d'autant plus de graisse, en partie oléagineuse et en partie solide, que le sérum était plus trouble. La quantité de la graisse est en raison directe de la nature des aliments qui ont été pris. Chez les animaux à jeun, le chyle est presque clair; il est peu trouble après l'ingestion de l'albumine liquide, de la fibrine, de la colle, de l'amidon, du gluten; il l'est fortement après celle du lait, des os, de la viande, et plus encore après celle du beurre (2). Au microscope, la graisse paraît sous la forme de larges gouttelettes plates et de petits globules arrondis ou un peu irréguliers, diaphanes ou translucides, à bords obscurs, de volumes très divers, puisque leur diamètre varie depuis des proportions incommensurables jusqu'à 0,003 ligne. Ces globules se dissolvent dans l'éther, après l'évaporation duquel ils reparaissent suivant Schultz. Leur quantité est d'autant plus considérable que le chyle est plus laiteux; il y en a plus que partout ailleurs dans les vaisseaux qui précèdent les glandes; chez les animaux qui ont jeûné, on n'en trouve presque plus dans ceux qui sortent de ces der-

(1) TIEDEMANN et GMELIN, *loc. cit.*, t. II, p. 87. — *Comp.* WERNER, *Diss. sistens experimenta circa modum quo chymus in chylum mutatur*, Tubingue, 1800, p. 35. — EMMERT, dans REIL, *Archiv*, t. VIII, p. 149. — VAUQUELIN, *Annal. du Muséum*, t. XVIII, p. 240-250. — MARCET, *Med. chirurg. Trans.*, t. VI, p. 618-632.

(2) TIEDEMANN et GMELIN, *loc. cit.*, t. II, p. 86.

nières (1). Mais ils paraissent arriver pour ainsi dire sans changement jusque dans les vaisseaux sanguins, lorsque les aliments ont
été pris en abondance et qu'ils contenaient beaucoup de graisse :
ce qui le prouve, c'est que, dans un grand nombre de cas, on a
trouvé l'aspect du sang laiteux chez les animaux à la mamelle (2).

Corpuscules du chyle.

Outre les globules de graisse, le chyle contient encore d'autres
corpuscules microscopiques, qui ont été décrits, mais d'une manière un peu différente, par C.-H. Schultz (3) et H. Nasse (4).

Suivant Schultz, ils sont moins obscurs sur le bord, grenus, et,
quoique en général ronds, cependant peu réguliers, en partie ovales
ou anguleux. Leur diamètre varie, chez les lapins et les chevaux,
entre 0,0005 et 0,0008 ligne. Leur quantité augmente en proportion de la diminution des globules de graisse, et devient plus considérable après le passage à travers les glandes. Schultz dit aussi que
les globules lisses de graisse passent peu à peu à ces formes grenues;
qu'on rencontre des formes intermédiaires qui se resserrent sur
elles-mêmes quand on les traite par l'éther, auquel elles abandonnent de la graisse; qu'après l'évaporation de l'éther celle-ci reste
sous l'apparence de gouttelettes d'huile, et que les corpuscules entièrement grenus ne subissent aucun changement de la part du
réactif. Il considère ces derniers comme des corpuscules du chyle
complétement développés, prétendant qu'ils ressemblent aux noyaux
des globules du sang, et qu'ils se revêtent d'une enveloppe dès avant
de quitter le canal thorachique.

H. Nasse distingue également, dans le chyle, outre les particules
de graisse, deux espèces de globules, les uns clairs, les autres obscurs;
mais il fixe leur diamètre entre 0,0024 et 0,0036 ligne. Les globules obscurs sont un peu anguleux, homogènes, et à grains fins;
les autres ont des grains plus gros. De plus, on trouve de petits corps
d'une forme indécise, pâles, de grosseur diverse, qui semblent produits par un amas de petites particules, et une masse à grains fins,
au moyen de laquelle beaucoup de globules sont unis les uns avec
les autres. Les objets qu'il décrit comme glob les colorants obscurs

(1) C.-H. SCHULTZ, *Circulation*, p. 39.
(2) J. MULLER, *Physiologie*, t. I, p. 260.
(3) *Loc. cit.*, p. 40, 45.
(4) F. et H. NASSE, *Untersuchungen*, t. II, p. 6.

du chyle sont sans doute les plus petites parcelles de graisse, les particules ponctiformes, que d'autres observateurs ont également vues. Les globules provenant des vaisseaux chylifères du veau se rapetissaient dans l'acide acétique; mais on n'y apercevait pas pour cela de noyau. Le chyle du bœuf présentait, après l'emploi de l'acide acétique, une multitude de corpuscules grenus, beaucoup plus petits, d'un diamètre de 0,0012 à 0,002 ligne, dont parfois deux étaient attachés ensemble. Nasse les regarde comme des globules resserrés sur eux-mêmes : je présume que c'étaient seulement des noyaux, restés après la dissolution de l'enveloppe. Au reste, on peut supposer que les globules du chyle ne tardent pas à devenir semblables à ceux de la lymphe, puisqu'il n'y a plus moyen de distinguer les uns des autres dans les troncs des vaisseaux chylifères.

Plasma du chyle.

La différence chimique appréciable, tant entre le chyle et la lymphe qu'entre le contenu du canal thorachique pendant et après la digestion, se réduit principalement à une proportion plus considérable de graisse, et à l'absence ou à la quantité moins grande de la fibrine dans le chyle. Schultz (1) a trouvé 0,48 pour cent de fibrine dans le chyle laiteux d'un cheval qui venait de manger, et 1,50 dans le chyle presque limpide après l'achèvement de la digestion; mais le chyle clair d'un cheval à jeun n'en contenait que 0,36. Le résidu sec du sérum du chyle retiré du canal thorachique d'un cheval qui avait mangé peu de temps auparavant de l'avoine, contenait, d'après Gmelin, sur cent parties :

Graisse brune, extraite en premier par l'alcool.	15,47
Graisse jaune, extraite en second. . . .	6,35
Extrait de viande, lactate et chlorure sodiques.	16,02
Matière extractive soluble dans l'eau, avec carbonate et un peu de phosphate sodiques	2,76
Albumine.	55,25
Carbonate et phosphate calciques. . . .	2,76
	98,61

Le résultat de ces recherches est que le chyle, à mesure qu'il

_____

1 *Circulation*, p. 70.

s'avance vers les vaisseaux sanguins, devient plus pauvre en graisse, plus riche, au contraire, en fibrine et en cruor, et que la quantité de la fibrine et du cruor va aussi en augmentant dans la lymphe, quoique celle-ci ne soit pas non plus dénuée de fibrine dans l'origine.

Conversion du chyle.

Il est évident que la graisse provient des aliments. On peut démontrer sa présence tant dans le chyme que dans le chyle; on l'aperçoit, dans le premier, avec le secours du microscope, sous la forme d'îles et de stries (1). Sa quantité varie suivant celle qui existe dans les aliments. On n'en trouve pas dans la lymphe, ou du moins n'y est-elle pas plus abondante que dans le sang et beaucoup d'autres liquides. L'albumine, les matières extractives et les sels, peuvent aussi passer du dehors dans les origines des vaisseaux lymphatiques, ce qui n'en laisse pas moins indécise la question de savoir si les substances contenues dans le chyme sont fabriquées aux dépens des aliments, ou si elles proviennent des sucs digestifs. Ce qu'il y a de certain, c'est que la fibrine et le cruor ne sont pas puisés, comme tels, dans la cavité intestinale, et qu'ils ont une autre origine. Les vaisseaux lymphatiques, qui s'imbibent de plasma du sang, paraissent tenir de lui leur fibrine. L'apparition tardive de ces diverses substances dans les vaisseaux chylifères se prête à deux explications :

1° Il se peut que de la fibrine et du cruor viennent du dehors se mêler avec le chyle, et que la diminution de la graisse soit purement relative, c'est-à-dire l'effet d'une simple dilution. Par cela seul que les vaisseaux chylifères sont aussi les lymphatiques du canal intestinal, ou du moins qu'ils communiquent de suite avec ces derniers, de la fibrine leur est apportée. Cependant, comme la quantité de cette fibrine augmente peu à peu dans la lymphe, et que dans tous les cas il s'y ajoute du cruor, ces matières devraient avoir encore une autre source. Il se peut qu'un échange ait lieu entre la lymphe et le sang, puisque des vaisseaux sanguins en grand nombre se répandent sur les vaisseaux lymphatiques et entre eux; il se peut, ainsi qu'on l'a souvent admis, que les vaisseaux lymphatiques de certains organes amènent des substances nouvelles à la masse de lymphe contenue dans le canal thorachique, que, par exemple, du

---

1) *Circulation*, p. 43.

cruor soit fourni par les lymphatiques de la rate. Suivant Tiedemann et Gmelin (1), la rate et les glandes du mésentère fabriqueraient de l'hématine et de la fibrine avec le sang artériel, et les lymphatiques de la rate seraient en quelque sorte des conduits excréteurs de cette glande. L'abondance du cruor et de la fibrine dans la lymphe que contiennent les vaisseaux lymphatiques de la rate semble parler en faveur de cette hypothèse.

2° Le chyle, notamment sa graisse et son albumine, peuvent se transformer peu à peu en fibrine et en cruor, et cette métamorphose serait la conséquence ou d'une action particulière exercée par les glandes lymphatiques, ce qui n'est pas vraisemblable, puisque ces glandes n'existent point chez les animaux vertébrés inférieurs, ou du développement spontané des humeurs.

Développement des corpuscules de la lymphe.

Aucune des deux hypothèses précédentes ne peut être ni démontrée, ni réfutée d'une manière directe par les faits que nous possédons. Mais si nous faisons entrer en ligne de compte les corpuscules microscopiques du chyle et de la lymphe, la spontanéité du développement du chyle acquiert de la vraisemblance. Les vaisseaux sanguins ne se continuant nulle part immédiatement avec les lymphatiques, comme nous le ferons voir plus loin, et les racines des vaisseaux chylifères se terminant aussi en cul-de-sac dans les villosités, il ne peut parvenir que des substances dissoutes dans l'intérieur des lymphatiques, et les corpuscules doivent nécessairement s'y former. Le plasma du chyle et de la lymphe est, pour parler le langage de Schwann, le cytoblastème liquide des corpuscules. C'est pourquoi, si l'on rencontre à l'extrémité du système lymphatique des cellules analogues aux globules du sang, ces cellules ne peuvent être produites qu'aux dépens des corpuscules de la lymphe, par extension de leur enveloppe, qui aurait formé aussi du cruor. Si, de plus, on réfléchit à l'analogie qui existe entre les nombreuses granulations de graisse du chyle et les granules élémentaires constituant les noyaux des corpuscules du pus, on est tenté de présumer que les petites granulations graisseuses du chyle se réunissent deux à deux, trois à trois, pour former des noyaux, qui s'entourent ensuite d'une enveloppe, et deviennent ainsi des corpuscules de la lymphe. Schultz admet

(1) Recherches expérim. sur la digestion, Paris, 1827, t. I, p. 87.

bien une métamorphose des petites granulations grasses du chyle en corpuscules de la lymphe, mais il l'explique d'une autre manière. Ici je dois commencer par signaler une différence dans les dénominations. Les corps auxquels, avec la plupart des modernes, je donne le nom de globules de la lymphe, c'est-à-dire ceux qui forment la masse principale dans les vaisseaux lymphatiques accessibles à nos recherches, sont des cellules, déjà composées d'une enveloppe et d'un noyau; on rencontre, en outre, comme je l'ai dit précédemment, des corpuscules qui représentent les noyaux, et qui sont dépourvus d'enveloppe, mais unis deux à deux, trois à trois. Pour Schultz, les corpuscules de la lymphe sont simples et sans enveloppe; ils correspondraient donc aux noyaux des nôtres. Or, suivant lui, ils doivent naissance à ce que les granules lisses de graisse deviennent peu à peu grenus et insolubles dans l'éther, et à ce qu'alors il se forme autour de chacun une enveloppe qui les serre d'abord de près, puis s'élargit peu à peu, se charge enfin de matière colorante, et se rapproche ainsi de plus en plus de l'enveloppe des globules du sang. Je dois avouer que ces assertions me paraissent suspectes, surtout parce que le noyau des globules du sang est beaucoup plus gros que ne le sont les corpuscules grenus de la lymphe, d'après la mesure donnée par Schultz. Déjà Hewson avait émis l'opinion que les corpuscules de la lymphe deviennent noyaux de globules du sang. On lui a objecté qu'en général ils sont beaucoup plus gros que ces noyaux, parfois même plus volumineux que les globules entiers du sang (J. Muller, R. Wagner). Il n'est pas difficile aujourd'hui de terminer le différend à la satisfaction des deux parties. Si Hewson entendait par corpuscules de la lymphe les granulations élémentaires libres, il avait raison de soutenir qu'ils deviennent noyaux d'abord des cellules incolores, puis des noyaux colorés de la lymphe. Ses adversaires ont eu en vue, au contraire, les cellules développées de la lymphe, qui sont déjà composées de noyau et d'enveloppe : or celles-là ne deviennent pas noyaux des globules du sang. Nous ferons voir plus tard comment elles se transforment en globules du sang.

Des granules de la forme et du volume des granulations élémentaires du chyle existent aussi dans la lymphe. On peut conclure de là que les nouvelles cellules se produisent jusque dans les petites origines de vaisseaux lymphatiques auxquelles il nous soit permis d'atteindre, de la même manière absolument que dans le chyle :

seulement elles y sont d'autant moins abondantes que ce liquide est plus pauvre en substances nouvelles, douées de plasticité.

ARTICLE II.

Du sang.

Le sang est un liquide assez épais, dont chacun connaît la couleur rouge, tantôt claire et vermeille (sang artériel), tantôt foncée et comme noire (sang veineux). Sa pesanteur spécifique est de 0,052 à 1,057 à 15 degrés; elle diminue par l'effet des hémorrhagies, des émissions sanguines, etc. (1). Le sang a une saveur salée, un peu nauséeuse, et une odeur particulière, qu'on prétend être plus forte chez l'homme que chez la femme. Tiré des vaisseaux, il ne tarde pas, s'il est sain, à se prendre en une masse cohérente gélatiniforme, qui se resserre peu à peu, en exprimant un liquide clair et jaunâtre (2). Ce liquide est le sérum du sang. Le caillot se compose de la fibrine coagulée du plasma et des globules qu'elle emprisonne. Le sang se coagule aussi dans les vaisseaux, lorsqu'il y devient stagnant. Il passe aisément à la putréfaction, qui, à une température de douze à dix-huit degrés du thermomètre de Réaumur, s'empare de lui entre le troisième et le quatrième jour, plus tôt chez les sujets avancés en âge que chez les jeunes (3).

Corpuscules colorés du sang.

Les corpuscules du sang sont de deux sortes. Les uns, beaucoup plus nombreux que les autres, se distinguent sur-le-champ par leur couleur jaunâtre. Les autres sont incolores, beaucoup plus petits que les colorés du même sujet, chez les animaux vertébrés inférieurs, grenus et semblables à ceux de la lymphe. Nous appellerons les premiers corpuscules colorés du sang, et les seconds corpuscules incolores.

Les corpuscules colorés du sang sont très lisses chez tous les animaux vertébrés, de sorte qu'ils glissent aisément les uns sur les autres; ils sont plats, en forme de disque, et ronds chez l'homme, ainsi que chez la plupart des mammifères. Leur diamètre est de

(1) J. DAVY, *Tentamen experimentale quædam de sanguine complectens*, Edimbourg, 1814.

(2) H. NASSE, *loc. cit.*, p. 21.

(3) LAUER, dans HECKER, *Annalen*, t. XVIII, p. 208.

0,0025 à 0,0032 ligne chez l'homme (1) , et leur épaisseur surpasse d'un quart à moitié leur largeur (2). Les faces sont tantôt planes, tantôt convexes et réunies par un bord obtus ; assez souvent les disques sont courbés sur leur plat, ce qui les fait paraître concaves ; vus de côté , ils ressemblent à de petits bâtons, plus ou moins grêles, droits ou arqués (3). Les corpuscules colorés ont beaucoup d'élasticité, de mollesse et de flexibilité ; lorsqu'on les comprime sous le microscope (4), ou quand ils sortent des vaisseaux sanguins d'un animal vivant, on les voit s'allonger, s'infléchir, s'aplatir , et si la pression vient à cesser, reprendre leur forme primitive. Ils sont plus pesants que le sérum et même que le plasma du sang , dans lequel ils s'enfoncent d'autant plus aisément qu'ils sont plus gros , parce qu'alors la pesanteur l'emporte proportionnellement au volume. De là vient qu'ils se précipitent rapidement et complétement dans le sang de grenouille , lentement et fort peu dans le sang fouetté de l'homme et des mammifères.

Suivant J. Muller (5) les corpuscules s'abaissent , en quelques heures, de quatre à six lignes au-dessous du niveau du liquide, dans le sang de l'homme et du chat ; dans celui de brebis et de bœuf, ils ne descendent que d'une ligne et demie environ en douze à vingt-quatre heures ; on les trouve encore suspendus au bout de plusieurs jours , et ils ne gagnent jamais le fond. Dans certaines maladies, et chez certains animaux en santé, l'affaissement a lieu d'une manière plus rapide , et le plasma se coagule à la surface sans emprisonner de corpuscules. C'est là-dessus que repose la formation de la couenne dite pleurétique. Je reviendrai plus loin sur les causes de ce phénomène.

---

(1) 0,0037 (JUBIN). — 0,006 (ELLER). — 0,0013 (DELLA TORRE). — 0,0024 KATER, *Philos. Trans.*, 1818, p. 185 . — 0,003 PREVOST et DUMAS . — 0,0034-0,004 (RUDOLPHI). — 0,004 (HODGKIN et LISTER). — 0,001 à 0,0013 (RASPAIL). — 0,0024 (E.-H. WEBER . — 0,00276 à 0,00420 (J. MULLER). — 0,0025 à 0,0033 (R. WAGNER) — 0,0024 à 0,003 (BERRES). — 0,0032 à 0,0033 H. NASSE). — 0,0018 à 0,0038 (HARTING). — 0,0024 à 0,0048 (BRUNS).

(2) *Voyez* Pl. IV, fig. I, A, B. — Un quart à un cinquième aussi épais que larges (J. MULLER). — 0,0008 à 0,0012 d'épaisseur (KRAUSE). — 0,0006 à 0,0008 (R. WAGNER). — 0,0007 (H. NASSE . — 0,0006 (HARTING). — 0,001 (BRUNS).

(3) Pl. IV, fig. I, A, B.

(4) ASCHERSON, dans MULLER, *Archiv*, 1837, p. 456. — R. WAGNER, dans HECKER, *Annalen*, 1834, p. 139.

(5) *Physiologie*, t. I, p 109.

A l'état parfaitement frais, les corpuscules colorés du sang paraissent, pour la plupart, simples et homogènes. Dans quelques uns on aperçoit de suite, et dans d'autres peu de temps après l'écoulement du sang, une tache obscure centrale, qu'il est difficile d'interpréter sur les corpuscules si petits du sang de l'homme et des mammifères. C'est pourquoi on a cherché à s'éclairer de ce qui arrive dans ceux plus volumineux des animaux vertébrés inférieurs. Je vais dire d'abord ce qu'on a constaté, surtout chez les grenouilles et les tritons, puis j'examinerai jusqu'à quel point les mêmes phénomènes ont lieu chez l'homme.

Les corpuscules colorés du sang de grenouille sont également aplatis, mais ovales. Ils ont 0,012 ligne dans leur plus grand diamètre, et 0,007 dans le plus petit. Ceux du *Triton cristatus* ont 0,0135 de long, et 0,0071 de large; ils sont d'un dixième à un huitième aussi épais que larges. Après leur sortie des vaisseaux, on y aperçoit la tache centrale; on voit aussi sur les deux faces un bombement qui y correspond; mais les faces n'en offrent aucune trace tant que le sang, encore vivant, circule dans les vaisseaux, ce dont on peut se convaincre en examinant la circulation dans des parties transparentes.

Les corpuscules, tenus dans le sérum du sang ou autres liquides albumineux, conservent leur forme pendant long-temps: seulement ils ne tardent guère à s'affaisser un peu, même dans la sérum; c'est ce qui fait que le meilleur moyen de les examiner consiste à prendre du sang fouetté, ou du sang frais, qu'on étend de sérum; on peut aussi, par le raclage, en détacher quelques uns de la surface du caillot. Si l'on ajoute de l'eau au sérum, les changements continuent de s'opérer. Peu à peu le corpuscule se distend en une sphère lisse, dont le diamètre est inférieur au plus grand de l'ellipse, mais supérieur au plus court; il pâlit en même temps, tandis que le liquide diluant rougit par l'effet de la matière colorante dont il se charge; la tache centrale devient de plus en plus apparente. Au bout d'un certain laps de temps, surtout lorsqu'on ajoute toujours de l'eau, les corpuscules sont tellement transparents et incolores, que la tache centrale semble ne plus être entourée que d'une auréole pâle. On peut alors en rendre les contours de nouveau sensibles par le moyen de la teinture d'iode. Lorsqu'ils roulent sur le porte-objet, on voit que la tache n'occupe pas le milieu, comme elle semblait d'abord le faire, mais qu'elle est excentrique et située à la paroi interne de la sphère. On la reconnaît manifestement alors pour un corpuscule solide, rond ou ovale, qui se comporte comme le cytoblaste à l'égard de la cellule enveloppante. Hewson et Schultz disent que ce corpuscule roule dans l'intérieur de la cellule (1). Enfin, celle-ci se déchire; après quoi, tantôt elle s'affaisse autour du noyau, sous la forme d'une étroite bandelette close, tantôt, après l'expulsion de ce même noyau, elle se contracte en un lambeau membraneux informe. Le noyau reste sans avoir subi aucun changement. Suivant H. Nasse (2), il se réduit en granules, qui se dispersent dans la vésicule. Il est tantôt rond, grenu, tantôt ovale, lisse, à contours nets, également aplati. Quand il a une forme ovale, son plus grand diamètre est d'ordinaire, mais non toujours, parallèle à celui du corpuscule ovale du sang. Le noyau des corpuscules du *Triton cristatus* a 0,006 ligne de long et 0,003 de large.

Si l'on mêle de suite le sang avec une grande quantité d'eau, les changements qui viennent d'être indiqués s'opèrent d'une manière si rapide qu'on ne peut point les observer; les globules crèvent sur-le-champ, et s'affaissent autour du noyau.

Il suit de là que les corpuscules du sang de la grenouille sont des cellules formées par une membrane qui porte le noyau dans sa paroi, et qui entoure la matière colorante. Celle-ci est une chose différente de l'enveloppe extérieure, puisque l'enveloppe reste incolore après que le pigment a été enlevé. Schultz (3) a remarqué, après l'extraction du noyau, une tache claire à l'endroit qu'il occupait, tandis que le reste de l'enveloppe paraissait encore coloré, preuve que la couleur ne fait qu'adhérer à la capsule. Si l'on en juge d'après les phénomènes qui ont lieu par le traitement au moyen de l'eau, la substance colorante serait maintenue à l'état liquide dans l'intérieur de la vésicule. L'eau est absorbée par les vésicules ou cellules du sang, qui se distendent par là jusqu'au point d'éclater; elle se mêle avec leur contenu coloré, souvent d'abord d'une manière irrégulière, en sorte que les corpuscules paraissent tachetés ou striés; elle étend ce contenu, qui se répand ensuite dans le liquide environnant. Toute l'opération se réduit par conséquent à un phénomène d'endosmose. Les enveloppes des vésicules du sang

1. Schultz, *Circulation*, p. 18.
2. F. et H. Nasse, *Untersuchungen*, t. II, p. 76.
3. *Circulation*, p. 21.

se comportent comme d'autres membranes organiques ; la dissolu-
ion qu'elles renferment attire de l'eau du dehors, quand le milieu
dans lequel elles nagent est dilué, et abandonne en échange, à ce
milieu, une partie des matières qu'elle contient.

Les dissolutions aqueuses très étendues d'albumine et de sels du
sang agissent de la même manière que l'eau, mais avec moins de
rapidité et de violence ; tels sont la salive, l'humeur aqueuse, le
blanc d'œuf étendu, les acides minéraux très étendus. L'acide acétique étendu fait subir le même changement aux corpuscules du
sang, mais d'une manière bien plus prompte que l'eau. Huenefeld (1) a trouvé que les acides oxalique, phosphorique et lactique
agissaient comme l'acide acétique. L'urine se comporte comme le
sérum, et quand elle est très étendue, comme l'eau (Hewson,
Schultz).

Les dissolutions assez concentrées de chlorure sodique, de carbonate potassique, de carbonate ammoniacal, de chlorure ammonique et de sucre n'attaquent point les corpuscules du sang, ou ne
déterminent que de légers changements dans leur forme. Ce phénomène s'explique également par les lois de l'endosmose.

On peut dire *a priori*, et l'expérience le confirme, que les dissolutions très concentrées des substances qui viennent d'être énumérées, enlèvent de l'eau aux corpuscules du sang, qu'elles déterminent
par conséquent ceux-ci à s'affaisser sur eux-mêmes ; après avoir subi
leur action, ils deviennent très plats, s'infléchissent, se contournent,
changement qui survient déjà, dans le sang abandonné à lui-même,
par le fait de l'évaporation du sérum (2). Les corpuscules du sang
renflés par l'eau reprennent leur forme aplatie primitive dans une
dissolution saline concentrée, ou acquièrent celle de petits globules
irrégulièrement rétractés. Ceux qui ont recouvré leur apparence
première sont cependant plus transparents et plus minces, parce
qu'ils ont abandonné à l'eau une portion de leur contenu coloré ; le
noyau est plus facile à distinguer dans leur intérieur (3).

Beaucoup de substances changent les corpuscules du sang en dé-

____

(1) *Chemismus in der thierischen Organisation*, p. 50.

(2) La rapidité plus grande de l'évaporation explique pourquoi Burns a
trouvé aux corpuscules du sang une autre forme en été qu'en hiver (*Allgemeine Anatomie*, p. 14).

(3) Ce fait avait déjà été observé par Hewson (*Experiment. Inquir.*, t. III,
p. 37).

terminant la coagulation du contenu des cellules ; les corpuscules se resserrant sur eux-mêmes, ils deviennent plus petits et informes, mais les contours de l'enveloppe et du noyau n'en sont souvent que plus marqués. C'est ainsi qu'agissent l'acide sulfurique, l'acide nitrique, l'alun, l'alcool, le chlore. Après le traitement par les acides sulfurique et nitrique, les corpuscules du sang sont insolubles dans l'eau ; après celui par l'alcool, ils sont susceptibles de se gonfler de nouveau dans l'eau (Schultz). L'iode endurcit leurs enveloppes, de sorte qu'ensuite l'eau leur fait difficilement éprouver des changements (Schultz). Les dissolutions aqueuses concentrées de sulfate cuivrique et de sulfate ferrique, lorsqu'on les mêle avec du sang de grenouille, troublent le sérum, en formant des combinaisons insolubles ; les corpuscules du sang deviennent irréguliers, ils se contournent sur leur plat, et s'amincissent beaucoup, mais conservent leur forme ovale. C.-G. Mitscherlich (1), à qui l'on doit ces expériences, présume avec raison que les phénomènes auxquels elles donnent lieu sont le résultat d'une modification, d'une diminution du contenu des corpuscules du sang. Le sulfate cuivrico-albuminique, dissous dans un peu d'acide chlorhydrique, et le sulfate ferrico-albuminique renflèrent ces corpuscules au point d'en doubler, d'en quadrupler même le volume. Les mêmes substances, absorbées par la peau de l'animal, changèrent le sérum du sang dans les vaisseaux, mais n'influèrent point sur les corpuscules. Suivant Huenefeld (2), la bile dissout instantanément les corpuscules du sang ; les noyaux se maintiennent pendant quelque temps, puis ils se résolvent enfin en particules, qui disparaissent, surtout avec le secours d'un peu de chaleur. Je connais à peine une substance dans laquelle les corpuscules du sang de grenouille se conservent aussi parfaitement que dans la bile de bœuf fraîche. Huenefeld a fait un grand nombre d'expériences au sujet de la manière dont diverses substances organiques et inorganiques agissent sur les corpuscules du sang ; mais ces expériences ont peu de valeur, parce qu'il n'a point eu égard au degré de concentration des réactifs dont il se servait. A part leur action spécifique, toutes les dissolutions qui sont plus aqueuses que le sérum, font renfler les corpuscules du sang, et détruisent en réalité ou en apparence les

(1) MULLER, *Archiv*, 1838, p. 56.
(2) *Loc. cit.*, p. 49.

enveloppes; toutes celles qui sont plus concentrées produisent l'effet inverse. Les corpuscules du sang ne se contractent sans doute sous l'influence des acides prussique, tartrique et arsénieux en poudre, que par l'augmentation de densité du milieu ambiant. Huenefeld a remarqué qu'ils ne changeaient point, pendant les premières heures, dans l'acétate, le nitrate, le formiate et le cyanure ammoniques, non plus que dans le chlorure sodique, mais qu'au bout d'un laps de temps plus long ils sont dissous au point que les noyaux seuls restent. (N'aurait-on pas pris les corpuscules rétractés pour des noyaux ?) La morphine, la vératrine, la strychnine, n'exercent aucune action sur les corpuscules, non plus que le cyanide hydrique sous forme de gaz. Ils disparaissent dans la conéine (1). Ils se rident dans l'huile (2).

Les alcalis caustiques dissolvent tant l'enveloppe que le noyau et le contenu. Cependant Hewson et Schultz prétendent que les vésicules ne font que s'y contracter. L'acide chlorhydrique les dissout, ainsi que les noyaux, et les réduit en une masse gélatiniforme, rougeâtre (Schultz). L'acide acétique peut dissoudre l'enveloppe, comme l'affirment J. Muller et Schultz, et comme je l'ai constaté moi-même, mais il n'attaque point le noyau ; celui-ci s'imprègne de la matière colorante des corpuscules. Suivant Huenefeld (3), l'acide acétique concentré dissout aussi les noyaux à une température de 30 degrés. Ce chimiste regarde la partie constituante principale des noyaux comme de la graisse, parce qu'il les a vus disparaître dans l'éther, dans l'essence de térébenthine un peu échauffée, dans le sulfide carbonique, et dans l'huile d'amandes chaude (4). J. Muller (5) et F. Simon (6) pensent que la substance des noyaux se rapproche de la fibrine, si même elle en diffère réellement.

Les corpuscules se gonflent un peu dans le sang qui a été agité avec de l'acide carbonique ; ils prennent une teinte plus foncée dans leur totalité, ou par places seulement. Après l'agitation avec de

<hr>

(1) HUENEFELD, *loc. cit.*, p. 56.
(2) ASCHERSON, dans MULLER, *Archiv*, 1840, p. 60.
(3) *Loc. cit.*, p. 51.
(4) *Loc. cit.*, p. 109.
(5) *Physiologie*, t. I, p. 119.
(6) *Medicinische Chemie*. t. I. p. 39.

l'oxygène, ils deviennent plus transparents et d'une limpidité uniforme (1).

La dessiccation rend le noyau des corpuscules du sang très apparent. Quand on calcine ces corpuscules, en faisant rougir la plaque de verre, il reste des débris du noyau et de faibles traces de l'enveloppe, conservant la forme des corpuscules entiers (2).

H. Nasse (3) décrit d'autres corpuscules existant dans le sang des grenouilles, qui ont pour caractère principal d'être fortement colorés, de ne point contenir de noyau, et d'être peu décolorés par l'eau, qui cependant les oblige à se contracter, L'endroit où le noyau a coutume d'être placé se distingue du reste de la substance; il est clair, non grenu, et semble rempli de liquide. Nasse regarde comme une chose probable que les noyaux sont sortis de ces corpuscules; des motifs que je développerai plus tard me portent à croire qu'ils se sont dissous dans l'intérieur des vésicules.

Les observations relatées jusqu'ici ont été faites sur les gros corpuscules du sang des reptiles; il est aisé de les vérifier dans cette classe du règne animal. L'examen des corpuscules du sang des mammifères et de l'homme ne présente pas les mêmes facilités, à cause de leur petitesse. L'enveloppe et la matière colorante paraissent se comporter chimiquement de la même manière que celles des animaux inférieurs; seulement peut-être résistent-elles un peu plus long-temps à l'action de l'eau (Hewson). On trouve aussi quelques uns de ces corpuscules munis d'un noyau, que l'eau et les acides peuvent rendre visible. Mais, dans la plupart, l'enveloppe ne renferme point de noyau. Je vais dire de suite à quoi tient l'apparence de l'existence d'un noyau dans ces cas.

Lorsqu'on examine les corpuscules du sang dans du sérum ou de l'eau salée, et que la liqueur se concentre par l'effet de l'évaporation, les corpuscules restent plats, mais ils conservent un aspect grenu, semblent comme déchiquetés sur les bords, et deviennent de plus en plus petits, sans doute par l'effet de l'inégalité de la transsudation du contenu et de la contraction de l'enveloppe, car on peut leur restituer leur forme lisse en ajoutant de l'eau ou du sérum. Ce

---

(1) Schultz, *Circulation*, p. 27. — H. Nasse (dans F. et H. Nasse, *Untersuchungen*, t. II, p. 99) a trouvé que les corpuscules imprégnés d'acide carbonique étaient un peu gonflés.

(2) Harting, dans V. d. Hoeven, en de Vriese, *Tijdschr.*, t. VII, p. 212.

(3) F. et H. Nasse, *Untersuchungen*, t. II, p. 71.

qui ressemble à des dentelures sur le bord, fait l'effet, quand on regarde la face, d'une granulation, à l'égard de laquelle on ne saurait
dire si elle est intérieure ou extérieure. Souvent aussi plusieurs
granulations sont disposées en cercle, de manière qu'ensemble elles
forment le contour d'un grand noyau central ou excentrique. La
seule irrégularité des formes doit déjà inspirer des soupçons, et
l'erreur devient évidente lorsqu'on fait rouler les corpuscules sur
eux-mêmes, ce qui amène les granulations au bord (1).

Une autre cause d'illusion tient à ce que, très peu de temps après
l'écoulement du sang, les corpuscules se gonflent un peu sur le
bord, ou se courbent légèrement sur leur plat, ce qui rend impossible de voir nettement à la fois le pourtour et le milieu, et fait apercevoir, suivant la situation de l'objet, tantôt un anneau obscur, avec
un centre plus clair (2), tantôt un disque clair, avec un centre obscur (3). Dans le premier cas, le bord se trouve à la juste distance
focale, et dans le second c'est le centre. L'image devient d'autant
plus vague que la forme des corpuscules subit à un degré plus marqué le changement dont je viens de parler, et une circonstance particulière favorise la manifestation de ce changement. Les corpuscules
du sang de l'homme et des mammifères ont la remarquable propriété de s'empiler à plat les uns sur les autres dans le sang battu et
dans le plasma, même lorsque ce dernier est étendu de sérum et
qu'il ne s'opère pas de coagulation proprement dite ; ils forment
ainsi de longues colonnes, qui ressemblent à des piles d'écus. Dans du
sang parfaitement sain et frais, ces colonnettes donnent naissance à
des figures rameuses fort élégantes, l'une d'elles s'accrochant par l'une
de ses extrémités à la paroi latérale d'une autre (4). Qu'on fixe
ses regards sur une colonne, et qu'on ajoute au sang une petite quantité seulement d'eau pure ou salée, on voit les corpuscules se distendre dans le sens de leur épaisseur, et s'écarter les unes des autres ; les bords, jusqu'alors droits et étroits, deviennent comme
renflés (5), les limites entre les corpuscules sont marquées au
bord de la colonne par des entailles ou échancrures, et en général
tous les corpuscules se penchent vers l'une des faces, de sorte qu'ils

(1) Pl. IV, fig. I, C, *b*.
(2) Pl. IV, fig. I, A, *a*.
(3) Pl. IV, fig. I, B.
(4) Pl. IV, fig. I, F.
(5) Pl. IV, fig. I, D, *f*.

ressemblent à de petites assiettes placées les unes dans les autres (1);
en outre, le pourtour paraît devenir plus épais que le centre. Si on
les regarde par le bord, ils sont semi-lunaires (2), plus rarement bi-
concaves (3); mais, lorsqu'on les contemple à plat, ils semblent si manifestement pourvus d'une tache médiane ou d'un noyau (4), qu'il
faut avoir suivi le phénomène dans toutes ses phases pour ne pas
être dupe de l'illusion. Le prétendu noyau n'est autre chose que le
centre enfoncé, et en même temps aminci, du disque, qui, suivant
la situation du microscope, paraît clair ou obscur. Si, lorsque les
corpuscules du sang ont cette forme, on ajoute de l'eau ou de l'a-
cide acétique, ils se gonflent, et l'apparence de noyau disparaît.
D'abord l'enveloppe seule est distendue par l'eau qui pénètre; elle
se soulève, et s'étend, souvent d'une manière très visible, sur l'enfoncement, tandis que le contenu visqueux et coloré conserve encore la forme qu'il avait, ou se sépare en gouttelettes distinctes;
mais peu à peu le mélange devient plus uniforme, les corpuscules
s'arrondissent, s'épaississent, et pâlissent dans la même proportion.
Par l'action prolongée de l'eau ou de l'acide acétique, ils acquièrent
une transparence parfaite, et semblent disparaître tout-à-coup;
cependant on peut encore, pendant long-temps, en y faisant attention, voir l'objectif couvert de petites lignes circulaires qui correspondent aux contours des corpuscules. Il est rare que les corpuscules
se rapetissent, qu'ils acquièrent des contours plus nets, et deviennent sphériques : ce cas m'a semblé avoir lieu quand je les traitais
d'abord par le sel commun, puis par l'acide acétique.

Dans toute cette série de métamorphoses et de dissolutions, que
je pouvais favoriser ou retarder à volonté en ajoutant tantôt de l'eau,
tantôt du sel, de manière qu'il m'est arrivé plusieurs fois de rendre
un même globule alternativement rond et plat, je n'ai presque jamais aperçu aucune trace de noyau : la dissolution était complète.
Quelquefois j'ai observé dans l'enveloppe, après qu'elle avait été
gonflée par l'eau ou l'acide acétique, deux à trois granulations
punctiformes éparses; mais ces granules semblaient ne pas persister
non plus. La petitesse de l'objet ne peut point en être cause; car,
en examinant les corpuscules de la lymphe, qui ne sont pas beaucoup plus gros, on aperçoit bien distinctement les noyaux; et quand,

1 Pl. IV, fig. I, D, c.
(2) Pl. IV, fig. I, D, c, g.
3 Pl. IV, fig. I, D, d.
4 Pl. IV, fig. I, D, a, b.

pour avoir un terme de comparaison, j'examinais en même temps des corpuscules du mucus, qui ne sont pas triples de ceux du sang, à un grossissement trois fois moindre, en les traitant par l'acide acétique, je pouvais voir sans peine l'apparition du noyau et même sa résolution.

Les dissolutions salines concentrées rendent les globules du sang plus larges et plats : si précédemment ils étaient gonflés et concaves, ces liquides leur font prendre une forme très irrégulière. Le bord reste un peu renflé, mais la partie centrale devient aussi mince qu'une squamule, de manière qu'elle peut paraître ou comme une ouverture irrégulière dans le milieu, ou aussi comme un noyau.

Je dois encore parler de l'influence qu'exerce, sur les phénomènes de la coagulation, la propriété dont jouissent les corpuscules du sang de s'accoler les uns aux autres et de former des colonnettes. Cette propriété paraît être la cause qui fait que, pendant la coagulation, tous ou presque tous les corpuscules s'unissent avec la fibrine. Si l'on fait coaguler du sang sous le microscope, on n'aperçoit bientôt plus qu'un petit nombre de granules isolés et beaucoup de grumeaux ; vient-on à rendre ceux-ci transparents par le moyen de l'acide acétique, on découvre dans leur intérieur les granules du sang unis de la manière qui vient d'être indiquée. Quand le plasma est très concentré, et plus encore lorsqu'il est fort étendu, la forme des corpuscules change tellement qu'ils ne s'accolent plus ensemble. La coagulation est alors incomplète, ou du moins une partie des corpuscules ne s'unit point au caillot, et c'est là probablement ce qui forme, dans le sérum, le sédiment rouge qu'on observe fréquemment chez les malades, mais qui n'a point encore été examiné au microscope.

Formation de la couenne du sang.

Sans doute une augmentation de la tendance des corpuscules à adhérer les uns aux autres est une des causes, et peut-être la plus ordinaire, de la formation de la couenne. Cette formation, symptôme pathognomonique, comme on sait, des maladies inflammatoires, tient immédiatement à ce que les corpuscules colorés du sang s'abaissent avant la coagulation, de sorte qu'une couche plus ou moins épaisse de plasma se coagule à la surface sans en emprisonner aucun. Ou le sang se coagule avec plus de lenteur qu'à l'ordinaire, ou les corpuscules se précipitent plus rapidement. Beaucoup de personnes pré-

tendent que la coagulation du sang enflammé s'effectue avec plus
de lenteur; mais le contraire a été observé un grand nombre de
fois (1). Les corpuscules ont une pesanteur spécifique supérieure à
celle du plasma du sang, de sorte qu'ils devraient s'abaisser de suite
au-dessous du niveau de ce dernier, si l'adhésion ne contrariait pas
l'effet de la pesanteur. Mais plus il s'en accole ensemble, plus la
surface que, pris ensemble, ils opposent au plasma est restreinte,
plus, par conséquent, il devient facile à la pesanteur de l'emporter,
et plus aussi la précipitation s'opère d'une manière rapide. En effet,
le sang qui a de la tendance à produire une couenne, se sépare, dès
sa sortie des vaisseaux, en flocons qui nagent dans le sérum clair,
tandis que le sang d'une personne en santé offre une surface colorée uniforme (2). Il serait possible sans doute qu'une diminution
de la pesanteur spécifique du plasma, ou une augmentation de celle
des corpuscules, fût cause de la précipitation plus prompte de ces
derniers ; cependant les corpuscules normaux ne se précipitent pas
plus vite dans le sérum du sang qui a produit une couenne, ni les
corpuscules de celui-ci dans le sérum d'un autre sang (3). On ignore
quelle est la cause qui fait que les corpuscules s'accolent ensemble,
et par quoi leur tendance à s'accoler peut être accrue. Il ne paraît
pas que la proportion de la fibrine dans le plasma exerce d'influence
à cet égard, puisque les colonnettes se forment aussi dans du sang
battu. H. Nasse pense (4) qu'un excès d'albumine ou un défaut de
sels dans le plasma favorise l'agglutination.

Nous sommes fondé à admettre que certaines substances intro-
duites dans les vaisseaux sanguins des corps vivants, soit après avoir
été absorbées dans l'estomac, soit par toute autre voie, peuvent
produire, dans les corpuscules du sang, des changements semblables
à ceux qu'elles déterminent en eux hors des vaisseaux. C.-H.
Schultz (5) a fait remarquer qu'après d'abondantes boissons le sérum peut être jaunâtre, ou même rougeâtre, car la matière colorante des corpuscules du sang n'est point absolument insoluble dans
le plasma ; elle l'est seulement d'autant moins que ce dernier contient davantage de sels. Des animaux qu'on avait privés de boire

(1) H. Nasse, *Das Blut*, p. 26.
(2) H. Nasse, *Das Blut*, p. 34.
(3) Hewson, *Experim. Inq.*, t. I, p. 47.
(4) F. et H. Nasse, *Untersuchungen*, t. II, p. 149.
(5) Hufeland, *Journal*, 1838, avril, p. 24.

pendant long-temps fournirent un sérum incolore. C'est peut-être de là que dépendent les effets particuliers d'une nourriture aqueuse, d'une sécheresse ou d'une humidité prolongée. Schultz (1) dit aussi que les corpuscules d'une grenouille dans la bouche de laquelle il avait mis de l'iode pendant la vie, résistèrent ensuite plus long-temps à l'action de l'eau, et il présume qu'à cette particularité se rattachent les effets thérapeutiques de l'iode. Chez des grenouilles asphyxiées dans le gaz acide carbonique ou le gaz hydrogène, les corpuscules du sang avaient la même forme que celle qu'ils prennent par l'agitation avec l'acide carbonique (2).

Analyse chimique des corpuscules du sang.

Tandis qu'on a presque toujours employé, pour les expériences de chimie microscopique, les corpuscules à noyau des animaux vertébrés inférieurs, les analyses en grand ont été faites presque exclusivement sur du sang humain ou du sang de mammifère. L'observation microscopique nous apprend que le contenu des vésicules est soluble dans l'eau et l'acide acétique. Nous avons dit qu'après la pénétration de l'eau dans l'intérieur de ces vésicules, l'eau et la matière colorante forment d'abord des gouttes distinctes, et qu'elles ne se mêlent uniformément que peu à peu, d'où il paraît s'ensuivre que la matière colorante, quoique liquide et amorphe, a cependant une certaine consistance, à peu près comme une dissolution visqueuse de gomme.

Dans les analyses chimiques qui ont été faites des corpuscules du sang, on n'a point séparé l'enveloppe du contenu. On isole les corpuscules en mêlant le sang avec quatre fois au moins son volume d'une dissolution concentrée de sulfate sodique, et filtrant la liqueur; une partie de ces corpuscules traverse bien le filtre, mais la plupart restent dessus. On parvient également au but en traitant le caillot par l'eau. Dans le premier cas, on est certain de n'obtenir que des corpuscules du sang; dans le second, l'hématine est dissoute par l'eau, suivant Berzelius; mais, d'après Prévost et Dumas, elle n'éprouve non plus qu'une sorte de lévigation. La vérité se trouve entre ces deux opinions: le traitement par l'eau procure à la fois et des corpuscules entiers, qui sont gonflés, et une dissolution de leur contenu. Le magma des corpuscules est ce que les chimistes appellent *cruor*. Il se compose de la matière colorante proprement

(1) *Das system der Circulation*. Stuttgard, 1836, p. 19.
(2) *Loc. cit.*, p. 27.

dite du sang, l'hématine, qu'on peut extraire au moyen de l'alcool, et dont les propriétés ont déjà été exposées dans la première Partie, d'une matière organique insoluble dans l'alcool, la globuline selon Berzelius, d'alcali, de phosphate calcique et d'eau. Cent parties de cruor sec en contiennent environ quatre-vingt-quatorze et demie de globuline et cinq et demie d'hématine. J'ai cherché à prouver que la globuline se compose d'albumine, mêlée avec les enveloppes des corpuscules du sang, dont la nature chimique est inconnue, et cette hypothèse devient plus vraisemblable encore en raison de l'échange continuel qui s'effectue, par endosmose, entre les corpuscules et le plasma du sang. L'hématine ne s'élève pas tout-à-fait à un trente-deuxième du poids de la totalité des corpuscules; les enveloppes pourraient à peine être évaluées à un sixième du poids de ces derniers : par conséquent, le mélange d'enveloppes et de contenu, qu'on nomme globuline, est en grande partie constitué par la substance albumineuse qui reste dans les corpuscules après l'extraction de l'hématine. Je désignerai cette substance sous le nom de *contenu décoloré* (1).

Changements de couleur des corpuscules du sang.

La plupart des expériences chimiques ont été faites sur les corpuscules entiers, de sorte qu'il resterait à déterminer quelle est la part qui, dans les réactions, revient à chaque substance, enveloppes, hématine et contenu décoloré. Parmi les réactions des corpuscules du sang, la plus intéressante est leur changement de couleur du rouge écarlate ou vermeil au rouge brun, ce qui établit la différence entre le sang artériel et le sang veineux. Les substances qui avivent la teinte du sang noir sont l'oxygène, les dissolutions concentrées des sels à base alcaline, et le sucre : le rougissement par les sels et le sucre s'accomplit non seulement à l'air, mais encore dans le vide, et même dans une atmosphère de gaz hydrogène, nitrogène ou acide carbonique (2). Newbigging (3) a

(1) P. Denis évalue les enveloppes des corpuscules du sang à deux et les noyaux à quatre-vingt-dix-huit pour cent. Il faut savoir que, dans son opinion, le caillot se compose uniquement de corpuscules, qu'il regarde l'hématine ou la matière colorante susceptible d'être extraite, comme la substance de l'enveloppe, et qu'à ses yeux ce qui reste, la fibrine avec les enveloppes et le contenu décoloré, constitue la substance des noyaux.

(2) GREGORY et IRVINE, dans *l'Institut*, n° 61. — STEVENS, dans *Lond. med. Gazette*, 1834, mai.

(3) *Edinb. new philos. Journal*, 1839, octobre.

remarqué que le sang veineux devient vermeil, dans une tasse, aux endroits où cette dernière est peinte avec de l'oxyde vert de chrome, et Taylor (1) a confirmé que les couleurs qui contiennent de l'oxyde chromique éclaircissent la teinte du sang. Au contraire, le sang vermeil noircit par le contact de l'acide carbonique et par son mélange avec de l'eau distillée pure : l'acide sulfureux et autres acides, qu'on agite avec lui, en petite quantité, changent sa couleur du rouge au brun noirâtre; les dissolutions des nitrates argentique et bismuthique, de l'acétate cuivrique et autres sels de cuivre, du chlorure ferrique, du tartre stibié, de l'acétate zincique, la décoction de digitale, celle de tabac, l'eau de laurier-cerise et les substances qui contiennent de l'acide tannique agissent de la même manière (2). L'oxyde nitreux et l'oxyde nitrique font prendre au sang vermeil une teinte de pourpre foncée. On a coutume de considérer ces réactions comme la suite de modifications chimiques que l'hématine éprouverait de la part des substances qui viennent d'être passées en revue, spécialement l'oxygène et l'acide carbonique (3). Il se peut qu'en effet une transformation chimique ait lieu dans certains cas, de même que la dissolution aqueuse de la matière colorante verdit par les sulfures des métaux alcalisables, et devient d'abord verte, puis violette, par le sulfide hydrique. Mais je regarde comme la cause la plus ordinaire un changement survenu dans l'état d'agrégation de la matière colorante. Il est évident que la couleur du sang s'éclaircit sous l'influence des substances qui s'opposent à la dissolution de l'hématine dans le sérum et maintiennent ou rétablissent la forme plate des corpuscules, comme les dissolutions concentrées de sels et de sucre, tandis que l'eau pure, qui dissout la matière colorante et fait renfler les corpuscules, fonce la couleur du sang. Hamburger (4) a même observé que les dissolutions étendues des chlorures rendaient le sang plus foncé, au lieu que leurs dissolutions concentrées le faisaient passer au vermeil; que la dissolution aqueuse, tant étendue que concentrée, de l'acide citrique, s'opposait à sa coagulation et lui communiquait une teinte obscure, et que ce même acide, ajouté

(1) *The Lancet*, 1840, février.

(2) HAMBURGER, *Exp. circa sanguinis coagulationem*, p. 32, 42.

3) Mulder (*Bulletin de Neerlande*, 1839, p. 83) regarde comme probable que l'hématine contient du fer métallique dans le sang artériel, et du carbure de fer dans le sang veineux.

4 *Loc. cit.*, p. 37.

au sang après avoir été à peine humecté, maintenait bien l'hématine dissoute, mais faisait passer la couleur du noir au vermeil. L'acide oxalique, soit cristallisé, soit dissous, noircit le sang. D'après les observations précédemment relatées de Schultz, les corpuscules s'aplatissent dans l'oxygène et se gonflent dans l'acide carbonique. Ainsi, sous le rapport de l'état d'agrégation de la substance colorante, le sang traité par une dissolution saline ou par l'oxygène, et celui qu'on traite par l'eau ou l'acide carbonique diffèrent l'un de l'autre à l'égard des deux points suivants : 1° dans le premier, le plasma est clair et la matière colorante suspendue en particules déliées, tandis que dans le second cette substance a passé en partie dans le plasma, et s'est par conséquent répartie d'une manière plus uniforme ; 2° dans le premier, les particules colorantes sont des disques à surfaces presque planes, et dans le second, des disques à surfaces convexes ou des sphères. L'une et l'autre circonstance expliquent la différence entre le sang vermeil et le sang noir. Mais si le sang devait acquérir une teinte plus foncée parce que la matière colorante se répartirait d'une manière plus uniforme dans le liquide, une fois devenu noir, il ne pourrait plus reprendre sa couleur vermeille par l'oxygène ou les sels, ainsi qu'il le fait cependant (1), car le pigment ne saurait rentrer tout entier dans les corpuscules quand ils viennent à se resserrer. Il ne reste donc plus qu'une seule hypothèse à admettre, celle que la couleur du sang dépend de la forme des corpuscules, et qu'elle est d'autant plus claire que ceux-ci sont plus plats. La nature inorganique nous présente également des cas dans lesquels la couleur change avec l'état d'agrégation ; le cinnabre chauffé et refroidi avec lenteur est rouge ; refroidi brusquement, il devient noir : l'iodure mercurique récemment sublimé est jaune, le refroidissement fait passer sa couleur à l'écarlate, et la pression détermine ce changement d'une manière instantanée.

La solution aqueuse de l'hématine, c'est-à-dire l'eau tenant de la matière colorante en dissolution et des corpuscules en suspension, commence à devenir opaline à $+60$ degrés, et se coagule complétement à $+66,5$; si elle est concentrée, elle conserve encore alors une couleur rouge. Le caillot de cruor vermeil et celui de cruor noir ont tous deux la même teinte briquetée. L'alcool et les acides coagulent égale-

(1) MULLER, *Physiologie*, t. I, p. 320.

ment la dissolution aqueuse de l'hématine. Lorsqu'on ajoute une goutte d'acide acétique à une dissolution d'hématine, puis la quantité d'alcali nécessaire pour saturer l'acide, l'hématine qui était combinée avec ce dernier se précipite à l'état de coagulation, et le reste demeure dissous. La même chose arrive quand on ajoute d'abord de l'alcali, et qu'ensuite on sature avec l'acide. L'infusion de noix de galle précipite l'hématine de sa dissolution aqueuse, avec une couleur rouge pâle. L'hématine coagulée a une grande analogie avec la fibrine ; elle contient également une graisse solide, éprouve le même changement de la part de l'eau, et forme aussi, avec les acides, des combinaisons neutres, insolubles dans l'eau acidulée ; ces combinaisons se dissolvent dans l'eau pure, qu'elles teignent en brun foncé. L'acide acétique concentré convertit l'hématine coagulée en une gelée brune, qui se dissout dans l'eau, et produit un liquide à demi clair, d'un rouge brun ; l'ammoniaque et le cyanure ferroso-potassique précipitent tous deux l'hématine de sa dissolution acétique, le premier avec sa couleur naturelle, le second en brun ; les acides minéraux l'en précipitent également. L'hématine se gonfle, dans une dissolution étendue de potasse caustique, en une gelée brune, soluble dans l'eau tiède. Quand elle est dissoute dans un excès de potasse, et qu'on concentre la liqueur, à l'aide de la chaleur, celle-ci acquiert une couleur verte semblable à celle de la bile. L'acide gallique précipite l'hématine de ses dissolutions acides et alcalines.

Cendre des corpuscules du sang.

La cendre des corpuscules du sang s'élève depuis 1 1/4 jusqu'à 1 1/3 pour cent de la matière colorante sèche. Elle est d'un brun rouillé, et exerce des réactions alcalines. De 1,3 partie de cendres fournies par cent parties de matière colorante du sang humain, Berzelius a obtenu : carbonate sodique, avec des traces de phosphate, 0,3 ; phosphate calcique, 0,1 ; chaux pure, 0,2 ; sous-phosphate ferrique, 0,1 ; oxyde ferrique 0,5 ; acide carbonique (et perte) 0,1. Le fer est mis tout entier sur le compte de la seule hématine.

Quantité des corpuscules colorés du sang.

La quantité des corpuscules du sang, par rapport au sérum et au plasma, peut être déterminée en filtrant le sang battu, et en déduisant du poids du caillot le poids connu de la fibrine. Les corpuscules restent, pour la plus grande partie, sur le filtre, lorsqu'on mêle le sang, comme je l'ai indiqué, avec une dissolution de sulfate sodique. Évaluée de cette manière, leur quantité s'élève, suivant Lecanu (1), à environ douze pour cent du sang. Denis dit qu'elle varie, chez l'homme, de 11,05 à 18,6, terme moyen, 14,9, et chez la femme de 7,14 à 16,71, terme moyen 12,77 pour cent (2). Les personnes d'un tempérament sanguin en ont plus que celles d'un tempérament phlegmatique ; il a trouvé que leur nombre diminuait dans l'inflammation, dans la chlorose et après des saignées répétées ; il diminue aussi avec l'âge, selon F. Simon (3). Cependant je dois faire remarquer que cette dernière assertion repose uniquement sur trois analyses de corps malades ; Simon a trouvé, dans 1000 parties de sang, 115 de corpuscules chez un enfant de trois ans et demi, 106 chez une fille de vingt-huit ans, et 77 chez un homme de cinquante-cinq ans.

Corpuscules incolores du sang des reptiles.

Je procéderai, pour les corpuscules incolores du sang, communément appelés globules de la lymphe, comme j'ai fait pour ceux de la première espèce, c'est-à-dire que je les décrirai d'abord tels qu'on les trouve dans les reptiles, en particulier chez les grenouilles.

Ils sont plus petits que les globules colorés. Leur diamètre est de 0,005 ligne, selon R. Wagner; mais ils ont près du double de la grosseur des noyaux de ces derniers. Ils sont arrondis, sans être complétement sphériques, car ils offrent un léger aplatissement. On en voit aussi qui sont irréguliers, coniques, ou même près d'une fois aussi longs que larges. Ils ont une surface plus ou moins grenue, analogue à celle des gros globules de la lymphe, et comme ceux-ci ils ne changent point dans l'eau, ou n'y changent qu'avec lenteur ; l'acide acétique les réduit en enveloppe et en noyau. Ce dernier est tantôt simple, tantôt composé de deux, de trois et rarement de quatre corpuscules totalement ou presque entièrement séparés. Leur quantité est bien moins considérable que celle des corpuscules colorés. D'après les calculs que Will (4) a effectués sur le sang de la veine crurale et du

---

(1) *Études chimiques sur le sang humain*, Paris, 1837.

(2) *Recherches expérimentales sur le sang humain*, Paris, 1830.

(3) *Medicinische Chemie*, t. I. p. 325.

(4) R. WAGNER, *Beiträge*, t. II. p. 22.

cœur de la grenouille, il résulte que, terme moyen, les corpuscules colorés sont cinq fois et demi plus abondants que les incolores. Dans une grenouille qui avait jeûné plus de trois mois, on ne trouva qu'un corpuscule incolore pour seize colorés. Après qu'on eut laissé en repos deux heures le sang d'une grenouille bien portante, une goutte de la couche supérieure donna 76 globules incolores parmi 55 colorés. Ce résultat divergent tient à ce que les globules colorés, étant plus gros, doivent se précipiter plus rapidement que les incolores, qui, ayant moins de volume, triomphent moins aisément de l'adhésion. Cependant, au dire de Wagner, l'expérience ne fournit pas toujours le même résultat.

Dans les vaisseaux capillaires de l'animal vivant, les corpuscules incolores du sang se meuvent toujours le long des parois, dans une couche de plasma où il est rare qu'un corpuscule coloré pénètre quand la circulation a lieu d'une manière normale. Ils roulent beaucoup plus lentement que les corpuscules colorés, quoiqu'en général leur vitesse soit proportionnée à celle de ces derniers ; il leur arrive souvent de rester quelque temps en repos contre les parois, et de ne se remettre à flot que par le choc d'un globule coloré. Ils se meuvent avec plus de rapidité au milieu du courant ; cependant ils paraissent être refoulés vers les parois, et ralentir leur mouvement lorsqu'ils en approchent. Très probablement, cette difficulté de vitesse tient à ce que les corpuscules incolores ont une surface raboteuse, visqueuse, et beaucoup moins d'élasticité que les globules colorés, ce qui fait que le mouvement qui leur est communiqué s'affaiblit et s'arrête beaucoup plus tôt (1).

L'analogie existante entre les globules incolores du sang et les globules de la lymphe a fait regarder comme une chose certaine qu'ils passent des vaisseaux lymphatiques dans les sanguins : aussi les a-t-on désignés tout simplement sous le nom de corpuscules de la lymphe dans le sang. Mais des corpuscules analogues naissent aussi des corpuscules colorés, et cela toutes les fois que le sang reste long-temps en repos dans un vase (2). Lorsqu'on met un têtard de grenouille sous le microscope au sortir de l'eau, on ne trouve que peu de corpuscules incolores ; mais quand l'animal est demeuré quatre à six heures sur la plaque de verre, et qu'on ne lui a donné que peu d'eau, ce qui fait que le sang s'arrête souvent, et ne se remet que

(1) Ascherson, dans Muller, *Archiv*, 1837, p. 153.
(2) E.-H. Weber, *Ibid.*, 1838, p. 462.

peu à peu en mouvement, tous les vaisseaux sont pleins de globules incolores. Le sang peut rester un quart d'heure en repos, sans subir aucun changement; mais, au bout d'un plus long laps de temps, ses corpuscules s'attachent les uns aux autres, et gagnent les parois, auxquelles ils adhèrent. En même temps, ils prennent bientôt une forme ronde, et perdent graduellement leur couleur rouge. On ne peut découvrir comment le noyau se comporte dans cette opération. Je présume qu'il est simple, et peut-être est-ce précisément en raison de leur noyau simple que les corpuscules du sang devenus ronds et incolores par l'effet de la stagnation, diffèrent des corpuscules de la lymphe.

Corpuscules incolores du sang de l'homme.

Les corpuscules incolores du sang des autres animaux inférieurs ressemblent en général à ceux de la grenouille. Chez les mammifères et l'homme je trouve, dans le sang, une très petite quantité de globules ronds, grenus, pâles (1), un peu plus gros que les colorés, ayant jusqu'à 0,005 ligne, et plus abondants dans le sérum qu'entre les corpuscules du cruor; souvent ils sont réunis en petits amas. Le noyau est déjà visible dès l'origine dans quelques uns d'entre eux, tandis que, dans d'autres, l'action seule de l'eau ou de l'acide acétique le rend apparent. Il est simple, ou se compose de deux ou trois granules, dont les plus gros présentent, au milieu, une dépression qui produit l'apparence d'une tache obscure. Un commencement de scission des noyaux simples indique la transition entre ceux qui sont absolument simples et ceux qui sont composés. Les noyaux sont la plupart du temps excentriques; ils sont insolubles dans l'acide acétique, où l'enveloppe devient d'abord lisse et transparente, puis finit par se dissoudre. Sous ce rapport et sous tous les autres, les corpuscules incolores du sang ressemblent aux corpuscules bien développés de la lymphe. Ils diffèrent des corpuscules colorés du sang affaissés sur eux-mêmes, par la finesse de la granulation, par le volume, et surtout par le noyau.

D'après une observation d'Ascherson, ces corpuscules paraissent nager aussi, chez les mammifères, le long des parois des vaisseaux. Il a vu, dans les vaisseaux mésentériques d'une souris, des globules isolés qui étaient restés fixés aux parois, mais qui paraissaient être plus gros que ceux du sang (2).

(1) Pl. IV, fig. I, E.
(2) *Loc. cit.*, p. 155.

Il est à peu près certain que ces corpuscules ne proviennent pas, comme les corpuscules incolores du sang de grenouille dont j'ai parlé tout-à-l'heure, d'une métamorphose des globules colorés ; car on ne peut pas admettre qu'un noyau se forme consécutivement dans les cellules, quand elles deviennent, par accident, stagnantes dans les vaisseaux. Ce sont donc de véritables corpuscules de la lymphe, qui proviennent du chyle, et qui sont en train de se transformer en globules colorés du sang. En effet, bien qu'on ne puisse pas observer d'une manière directe leur conversion graduelle en ces derniers, il m'est arrivé souvent, comme je l'ai dit, de voir, après avoir traité par l'acide acétique un amas de corpuscules colorés du sang en apparence parfaitement semblables, quelques globules contenant un noyau, qui n'étaient pas plus gros que les globules colorés. Le noyau était toujours simple dans ceux-là, d'où je conclus qu'ils constituent un degré de développement plus avancé que celui des gros corpuscules transparents de la lymphe. Les corpuscules colorés à noyau font le passage des corpuscules de la lymphe aux corpuscules parfaitement mûrs du sang, qui n'ont pas de noyau.

On trouve aussi quelquefois, dans le sang frais, des corpuscules isolés, pâles, grenus, et au premier aperçu semblables à ceux de la lymphe, qui, par conséquent, ne peuvent point avoir été produits par la méthode d'investigation qu'on a employée. L'acide acétique les rend d'abord lisses, et finit par les dissoudre, sans qu'il reste de noyau. Suivant Donné (1), ces corpuscules blancs, sphériques, sans noyau, et plus volumineux que les globules du sang, sont surtout nombreux dans le sang des hydropiques. Ils correspondent peut-être aux corpuscules du sang de grenouille qui ont été modifiés par l'effet de la stagnation.

Plasma du sang.

La partie liquide du sang, le *plasma,* est limpide après qu'on l'a débarrassée de la fibrine, ou du moins il n'a qu'une teinte jaunâtre, verdâtre ou jaune-rougeâtre, due à de petites quantités d'hématine ou de pigment biliaire tenues en dissolution. Assez fréquemment ce liquide a une apparence laiteuse, provenant de particules de graisse qu'il tient en dissolution (2).

Suivant H. Nasse, le sérum du sang qui se couvre d'une couenne

(1) *Archives générales de médecine*, 1838, t. I, p. 125.
(2) Kastner, *Das weisse Blut*, Erlangue, 1832, p. 35.

est ordinairement fort clair (1). La pesanteur spécifique du sérum est de 1,027 à 1,029 ; il a une saveur salée, et réagit à la manière des alcalis. Le plasma contient diverses substances dissoutes dans l'eau. L'eau, après la séparation de la fibrine, s'élève à 88 ou 90 pour cent du liquide (2). Les émissions sanguines en rendent la proportion plus forte (3). Le sérum qui se détache le premier du caillot, après la coagulation, est moins riche en parties solides, selon Thackrah (4), que celui qui se sépare plus tard.

Les substances solides qui font essentiellement et constamment partie constituante du plasma, sont les suivantes :

1° La *fibrine*. On se la procure en fouettant le sang, ou en lavant le caillot. Par cette dernière méthode, on en obtient davantage (5), parce qu'une grande partie des corpuscules décolorés (globuline) reste emprisonnée dans sa trame. La quantité de cette substance est variable. Dans le sang aussi normal que possible, Denis l'évalue, terme moyen, à 2,7 parties sur mille, chez les hommes, et à 2,6 chez les femmes. La quantité moyenne est de 2,5, suivant H. Nasse. Lecanu et Stannius (6), qui ont fait beaucoup de recherches à cet égard, sur des sujets bien portants et malades indistinctement, sont arrivés à une proportion moyenne plus élevée, puisqu'elle est de 4,298 d'après le premier, et de 3,595 suivant le second. Stannius a vu la quantité de la fibrine varier de 1,034 à 7,083 ; il a trouvé la plus petite chez les sujets dont l'état se rapprochait le plus de la santé, et la plus forte chez les malades atteints d'inflammation, du poumon surtout. La fibrine était plus abondante aussi chez les phthisiques. Le sang enflammé en a fourni à Jennings (7), 7,528, terme moyen de huit expériences. Le sang des femmes enceintes est riche en fibrine (8), dont la proportion moyenne s'élève chez elles à 3,9 par-

----

(1) *Das Blut*, p. 77.

(2) H. Nasse (*Das Blut*, p. 115) a réuni les indications fournies par divers observateurs.

(3) H. Nasse, *loc. cit.*, p. 148.

(4) *Inquiry into the nature and properties of the blood*, 2ᵉ édit., Londres, 1834, p. 41, 232.

(5) Maitland (*An experimental essay on the physiol. of the blood*, Londres, 1838) rapporte ce fait, et en conclut que les noyaux des corpuscules du sang sont composés de fibrine, attendu qu'il regarde comme noyaux la portion de ces corpuscules qui reste après l'extraction de la matière colorante.

(6) Hufeland, *Journal*, 1838, novembre, p. 3.

(7) *Trans. of the prov. med. and surg. association*, t. III, p. 66.

(8) Thackrah, *loc. cit.*, p. 117.

ties, selon Nasse (1). Elle diminue dans le scorbut. Ordinairement la quantité des autres matériaux solides s'accroît avec la sienne ; cependant on la trouve abondante alors même que ces derniers, les globules surtout, ont diminué.

2° L'*albumine*. Lecanu en admet 68,6 parties dans 1000 de sang, et 78,45 dans 1000 de sérum. Suivant Denis, sa quantité moyenne est de 63 chez les hommes et de 68 chez les femmes. On en trouve davantage chez les personnes d'un tempérament lymphatique et dans l'inflammation.

3° La *caséine*. Gmelin l'a rencontrée dans le sang de bœuf.

4° La *graisse*. Dans beaucoup de cas où sa quantité se trouve augmentée, elle donne, comme je l'ai dit, une couleur blanche au sérum ; vraisemblablement alors elle existe dans le sang sous la même forme de globules microscopiques que dans le chyle. Hewson (2) a vu, dans le sérum, des globules plus petits que ceux du lait ; mais leur grosseur était plus constante et ressemblait à peu près à celle des plus petits globules du lait. Lorsqu'on ralentit la coagulation du sang par le moyen du carbonate potassique, en sorte qu'elle n'ait lieu qu'après un commencement de précipitation des globules, la couche supérieure du plasma est blanchâtre, ce qui tient sans doute aux particules de graisse surnageantes. Lors de la coagulation, tant spontanée qu'artificielle, de l'albumine, la graisse se trouve enfermée dans le caillot, d'où l'on peut l'extraire à l'aide de l'alcool chaud ou de l'éther. Le plasma clair, qu'on agite avec de l'éther, abandonne également de la graisse à ce réactif. Il semble donc qu'une certaine quantité de graisse existe dans le sang, dissoute d'une manière quelconque ; à moins qu'on n'aime mieux admettre que le sérum ordinaire en contient trop peu pour qu'il puisse naître de là un trouble sensible. Parmi les graisses contenues dans le sang, on compte la cholestérine, la séroline et les graisses saponifiables proprement dites du corps humain (le stéarate et l'oléate de glycérine). Berzelius présume que le sang contient toutes les sortes de graisses qu'on rencontre dans les diverses parties du corps, sans excepter la graisse cérébrale phosphorée, ce qui est douteux d'après les recherches plus récentes de Frémy. Lecanu n'a trouvé de graisse phosphorée ni dans le sérum, ni dans la fibrine, et Berzelius croit en conséquence qu'elle ac-

(1) *Loc. cit.*, p. 94.
(2) *Exp. inq.*, t. I, p. 141.

compagne les globules du sang. La dissolution alcoolique de la graisse du sang rougit le tournesol, ce qui prouve qu'elle existe dans ce liquide au même état acide qu'après avoir subi la saponification. Elle se dissout aussi en partie dans la lessive de potasse caustique.

La quantité de la graisse n'est point constante, ainsi qu'il résulte de ce qui précède. Chevreul (1) a obtenu de 1000 parties de fibrine sèche 40 à 45 de graisse, H. Nasse (2), 37, un peu plus dans le cas d'inflammation. Lecanu en a trouvé 2,0 à 2,8 dans le sérum clair, et Nasse 0,5 à 1,0. Suivant Traill (3), 1000 parties de sérum en contiennent 24 à 45 de graisse dans l'hépatite.

5° Une petite quantité de substance animale difficile à déterminer d'une manière exacte reste dans le sérum, après l'extraction de la fibrine, de l'albumine et de la graisse ; elle y est combinée avec les sels et avec une quantité inappréciable des substances suivantes. On l'obtient par l'évaporation. Elle est soluble en partie dans l'alcool et en partie dans l'éther. La portion soluble dans l'alcool est, suivant Berzelius, la substance qui se produit par la coction de l'albumine, c'est-à-dire par sa décomposition, plus un mélange des matières extractives désignées sous le nom collectif d'osmazome. La portion soluble dans l'eau est précipitée par l'acide tannique ; elle est probablement identique avec l'autre matière insoluble dans l'alcool qui se forme par la coction des parties albumineuses, et avec l'extrait aqueux. Il reste, après la digestion, une substance insoluble dans l'eau et l'alcool, résidu d'albumine coagulée qui était auparavant tenu en dissolution par de l'alcali libre ou carbonaté.

6° D'après les observations de Lecanu, Sanson, Denis et autres, que j'ai rapportées plus haut, en décrivant les principes constituants de la bile, du pigment biliaire se trouve non seulement dans le sang des ictériques, mais encore dans celui des personnes bien portantes (4).

(1) Magendie, *Journal de physique*, t. IV, p. 123.
(2) *Das Blut*, p. 359.
(3) *Edimb. med. and surg. Journal*, t. XIX, p. 320.
(4) Sanson a découvert dans le sang du bœuf une matière colorante bleue particulière. Après avoir battu ce liquide, il l'étendit de six parties d'eau, et le précipita par le sous-acétate plombique. Le précipité fut bouilli avec de l'alcool, qu'il colora en bleu. En même temps, l'alcool s'empara d'une graisse qui fut extraite ensuite par l'éther. La substance bleue est insoluble dans l'eau, l'alcool froid et l'éther. Les alcalis la verdissent, les acides la bleuissent, et le chlore la décolore.

7° L'urée existe dans le sang, d'après les expériences de Marchand (1).

8° Quelques substances colorantes. Denis (2) distingue une substance odorante alliacée, qui est combinée avec les graisses ; une autre, variable, qui provient des aliments; enfin, une particulière, ayant des caractères propres dans chaque espèce, qui tient à une huile volatile, s'attache à l'alcool froid par lequel on traite le sang, et devient surtout très prononcée après qu'on a traité celui-ci par l'acide sulfurique.

9° Des sels, savoir :

a. De la potasse et de la soude, combinées avec des acides gras, ainsi qu'avec les acides lactique, carbonique, phosphorique et sulfurique. Le chlorure sodique est surtout fort abondant ; il cristallise quand on évapore le résidu, après avoir enlevé les globules, la fibrine, l'albumine et les graisses.

b. De l'ammoniaque, combinée avec l'acide lactique.

c. De la chaux et de la magnésie, unies avec l'acide phosphorique. Ces deux sels sont tenus en dissolution à la faveur de leur combinaison avec les parties albumineuses, qu'ils suivent dans la coagulation.

H. Nasse (3) évalue la quantité des sels, d'après les analyses de Denis, à 11,98, terme moyen, dans 1000 parties de sang. Sa quantité normale, dans le sérum, est de 10,1, d'après Berzelius, 8,6 selon Lecanu, et 10,5 suivant Nasse. Ce dernier n'en a trouvé que 5,3 chez une femme atteinte de péritonite, et qui allaitait. Quatre femmes enceintes lui en ont offert, terme moyen, 6,0 (4).

J'ai cité parmi les principes constituants essentiels quelques substances dont on ne parvient qu'avec peine à démontrer la présence dans le sang normal, probablement parce qu'elles sont trop divisées, et qu'elles abandonnent le sang avec tout autant de promptitude qu'elles s'y introduisent ou s'y forment. Je veux parler de la matière colorante de la bile et de l'urée. Leur quantité devient plus considérable dès que l'organe chargé de les éliminer est enlevé ou cesse d'agir. C'est pourquoi on trouve beaucoup d'urée dans le sang après l'extirpation des reins, après la destruction de leurs nerfs,

(1) *Voyez*, à ce sujet, la première partie de cet ouvrage.
(2) *Essai sur le sang*, p. 156.
(3) *Das Blut*, p. 111.
(4) *Ib.*, p. 118.

pendant la maladie de Bright et autres affections de ces organes. Le plasma du sang se teint de pigment biliaire dans les maladies du foie, et toutes les fois qu'il y a obstacle à la formation de la bile. Ainsi, à l'exception de la biline et des substances qui donnent de la colle, tous les matériaux immédiats du corps se rencontrent dans le sang (1), et même, comme j'ai cherché à le rendre probable dans la première Partie, ils y préexistent, c'est-à-dire qu'ils passent des aliments dans ce liquide, ou qu'ils sont formés à leurs dépens dans son intérieur, et s'y introduisent tout formés, en provenant des parties solides de l'économie.

Outre les substances qui viennent d'être énumérées, le sang renferme des matières variables, qui y sont accidentellement mêlées, et qui proviennent des aliments et des médicaments, ces matières étant obligées de passer par le torrent circulatoire pour arriver aux organes chargés de les excréter. Je donne aussi le nom de mélanges accidentels aux matières excrémentitielles normales lorsque, après leur expulsion hors des limites de l'économie, un obstacle quelconque s'oppose à ce qu'elles soient rejetées tout-à-fait au-dehors, de sorte que la résorption les réintroduit de nouveau dans le sang.

Indépendamment des parties constituantes solides, le sang tient encore en dissolution des gaz, de l'oxygène, de l'acide carbonique et du nitrogène. G. Magnus (2) a fait connaître les moyens d'extraire ces gaz. Le volume de ceux qu'on est parvenu à retirer s'est élevé, terme moyen, à un dixième et parfois à un huitième de celui du sang : cependant ce n'est là qu'une petite partie des gaz que ce liquide renferme. L'acide carbonique chassé par l'hydrogène était égal au cinquième du volume du sang. Je parlerai tout-à-l'heure des quantités relatives de ces gaz.

Analyse quantitative du sang.

Voici, d'après Denis, la proportion moyenne des principes constituants du sang, déduite de 83 analyses :

	hommes.	femmes.
Corpuscules du sang.	14,9	12,77
Fibrine.	0,27	0,26
Albumine	5,7	5,90
Eau.	76,7	78,70

(1) Du sucre de lait paraît exister dans le sang, du moins à l'époque de la lactation. *Voyez* la première partie de cet ouvrage.

(2) POGGENDORFF, *Annalen*, t. XL, p. 583.

Parmi les analyses quantitatives du sérum, les plus détaillées sont celles de Denis et Lecanu.

Suivant Denis, 1000 parties de sérum contiennent :

Eau.	900,000
Albumine.	80,000
Soude	0,500
Chaux (et traces de magnésie).	0,200
Sulfate potassique.	0,800
Sulfate sodique	0,800
Phosphate sodique	0,400
Chlorure sodique.	4,000
Oléate sodique.	
Margarate sodique	
Acide gras volatil (butyrique), uni à de la soude.	3,000
Phosphate calcique.	0,300
Substance jaune biliaire et traces de substance bleue.	3,000
Séroline.	1,167
Cérébrine et cholestérine	5,833

Les analyses de Lecanu ont donné :

Eau	90,600 . .	90,100
Albumine.	7,800 . .	8,120
Matières extractives	0,379 . .	0,460
Chlorures sodique et potassique.	0,600 . .	0,552
Carbonate sodique, avec phosphate et sulfate sodiques . .	0,210 . .	0,200
Carbonates calcique et magnésisique		
Phosphates calcique et magnésique	0,071 . .	0,087
Graisse.	0.220 . .	0,340
	99.900 . .	99,859

Enfin Lecanu, faisant entrer en ligne de compte les principes constituants du caillot, indique de la manière suivante la composition du sang entier :

Eau.	78,015	78,559
Fibrine.	0,200	0,356
Albumine. . . .	6,809	6,942
Globules	13,300	11,963
Graisse cristalline. .	0,243	0,430
Graisse liquide. . .	0,131	0,229
Extrait alcoolique. .	0,179	0,192
Extrait aqueux . .	0,126	0,201
Sels à base alcaline.	0,837	0,730
Sels terreux et oxyde		
de fer.	0,210	0,141
Perte	0,240	0,259
	100,800	100,000

Sang artériel et sang veineux.

Le sang artériel et le sang veineux diffèrent principalement l'un de l'autre par la quantité des gaz que tous deux tiennent en dissolution. Les expériences de Magnus ont prouvé qu'il y a plus d'oxygène, porportionnellement à l'acide carbonique, dans le sang artériel que dans le veineux, l'oxygène des gaz obtenus de ce dernier ne s'élevant au plus qu'à un quart, et n'allant même souvent qu'à un cinquième de l'acide carbonique, tandis que celui du sang artériel en fait au moins le tiers et quelquefois près de la moitié. Le sang artériel est plus riche en eau (1). Les recherches relatives à la proportion de la fibrine ont donné des résultats contradictoires (2). Suivant Prévost et Dumas (3), le sang artériel contient, terme moyen, un centième environ de son poids de corpuscules en plus de ceux qui existent dans le sang veineux ; mais les analyses ayant fourni des nombres très divers, la conclusion tirée de leur ensemble ne saurait être exacte : car, comme l'objecte Berzelius, si le sang perd un pour cent de globules à chaque révolution, il s'ensuivrait qu'au bout de treize révolutions, tous les globules devraient être détruits ou reproduits de nouveau, tandis que le cruor est du nombre des substances qui se régénèrent avec le plus de lenteur. Mayer (4) ,

(1) H. NASSE, *Das Blut*, p. 341.
(2) *Ibid.*, p. 333. — *Comp.* J. MULLER, *Physiologie* , t. I, p. 119.
(3) *Biblioth. univ. de Genève*, t. XVII, p. 312.
(4) MECKEL, *Archiv*, 1817, p. 537.

Hering (1) et H. Nasse (2) expriment l'opinion inverse, celle que le sang veineux est plus riche en globules, et cette hypothèse réunit davantage de probabilités en sa faveur. Mais vraisemblablement la différence ne tient pas tant à une augmentation du nombre des globules qu'à un changement de forme provenant de ce qu'ils se gonflent en grossissant.

Krimer (3) et Kaltenbrunner (4) trouvent les corpuscules du sang artériel plus petits et à contours moins arrêtés que ceux du sang veineux, ce qui s'accorde avec les résultats que Schultz a obtenus en traitant le sang par l'acide carbonique et l'oxygène. Suivant Schultz (5), la plupart des corpuscules sont plus foncés en couleur et plus pesants dans le sang veineux, motif qui fait que, même sous l'influence de l'air, le sang qui reste en repos se partage en deux couches, l'une supérieure artérielle, l'autre inférieure veineuse. Mais, par des motifs qui se présentent aisément à l'esprit, il est fort difficile d'arriver à des données certaines sur ce point. R. Wagner (6) trouve seulement, dans les corpuscules du sang veineux, des variétés de volume plus frappantes que dans ceux du sang artériel, différence que J. Muller nie (7). La diversité de couleur qu'on remarque dans le sang considéré en masse ne serait pas, d'après l'hypothèse que nous avons émise plus haut, sensible dans les corpuscules pris isolément. Au reste, il doit y avoir, entre le sang artériel et le sang veineux, des différences encore cachées, peut-être de nature chimique. Bischoff a remarqué que les oiseaux périssent sur-le-champ lorsqu'on leur injecte du sang veineux de mammifère dans les veines, tandis qu'ils supportent très bien l'infusion du sang artériel.

Le sang qu'on obtient immédiatement des vaisseaux de la peau, par le moyen des sangsues ou des ventouses, contiendrait, d'après une expérience de Pallas (8), plus de parties constituantes coagulables que le sang veineux. Denis s'élève contre cette opinion (9); il a observé,

(1) *Physiologie fuer Thieraerzte*, p. 132.
(2) *Das Blut*, p. 313.
(3) *Physiologische Untersuchungen*, p. 228.
(4) *Experimenta circa statum sanguinis*, p. 71.
(5) Hufeland, *Journal*, 1838, avril, p. 8.
(6) *Beitræge*, t. II, p. 18.
(7) Muller, *Archiv*, 1838, p. 351.
(8) *Journal de chim. médic.*, 1828, octobre.
(9) *Recherches*, p. 72.

ce à quoi on devait s'attendre, que le sang provenu des capillaires ressemblait tantôt plus à l'artériel, et tantôt plus au veineux.

Schultz (1) trouve le sang de la veine porte plus foncé en couleur que tout autre sang veineux. Suivant lui, il ne rougit ni par le gaz oxygène, ni par les sels, et ne se coagule pas, ou ne donne qu'un caillot divisé : il est plus riche en eau, en cruor et en graisse, et plus pauvre en albumine, que le sang veineux ordinaire.

Hewson (2) prétend que le sang veineux de la rate ne se coagule pas non plus.

On admet assez généralement que le sang menstruel n'est point coagulable. Cette assertion manque d'exactitude. Elle paraît être fondée sur les cas où l'on a trouvé le sang des règles amassé dans la matrice par suite de l'occlusion du vagin : mais ce sang n'est pas le seul qui souvent reste fluide quand il se trouve renfermé en grande quantité dans les cavités du corps. J'ai souvent vu des caillots considérables dans le sang menstruel sorti par les voies normales. Il se peut que la coagulation soit incomplète seulement dans les cas où il contient beaucoup de corpuscules, de mucus et de cellules épithéliales provenant du vagin. Du reste, il ne possède aucun caractère particulier sous le point de vue chimique (3).

Développement du sang.

La première formation du sang coïncide avec celle des vaisseaux sanguins, et remonte à une époque très reculée. D'après les faits que je rapporterai plus bas, il paraîtrait que les corpuscules du sang naissent au-dedans d'espèces de cellules stelliformes, qui, par leur ramescence et leur fusion, représentent les branches du système des vaisseaux capillaires ; ils ne seraient donc que des formations endogènes des cellules des vaisseaux capillaires. Schwann (4) avait déjà reconnu une couleur jaune-rougeâtre aux cellules primitives des vaisseaux capillaires. Les membranes transparentes, par exemple la membrane pupillaire, offrent de ces cellules, soit libres entre les mailles des réseaux capillaires déjà formés, soit adhérentes à la surface de quelqu'un des vaisseaux qui se réunissent pour produire ces derniers. Il paraît d'abord dans leur intérieur de petits grains, avec

(1) *Circulation*, p. 139.
(2) *Exp. Inq.*, t. III, p. 134.
(3) HEILBUT, *De atresia vaginæ*, p. 18.
(4) *Mikroskopische Untersuchungen*, p. 187.

lesquels se trouvent plusieurs globules plus gros, dont le nombre va jusqu'à quatre. D'autres renferment une sorte de noyau contenant plusieurs globules. Valentin (1), à qui nous devons cette observation, est incertain de savoir si ce sont les noyaux ou les globules qu'ils renferment qui deviennent corpuscules du sang : cependant le premier de ces deux cas est le plus vraisemblable, parce que les globules sanguins des réseaux capillaires déjà développés au voisinage, renferment souvent un à trois de ces petits corps, qui y sont placés d'une manière excentrique. Reichert (2), en observant l'*area vasculosa* de l'œuf de poule, a suivi le développement de jeunes cellules, qu'il regarde comme des globules du sang, dans l'intérieur de grosses cellules à grains fins : il aperçut d'abord un précipité grenu, qui semblait partir du noyau de la cellule-mère ; ensuite on voyait, dans cette substance, des taches éparses, plus foncées, dues à de jeunes cellules existantes dans l'intérieur. En écrasant la cellule-mère, on mettait celles-ci en liberté : elles étaient moins transparentes que les corpuscules du sang de l'animal adulte, et pourvues d'un noyau.

Chez le poulet, les corpuscules du sang sont d'abord incolores et de volume très divers dans les vaisseaux ; ensuite ils prennent la forme de globules d'un diamètre de 0,0072 ligne, et rougissent (3) ; ce n'est que plus tard qu'ils s'aplatissent et acquièrent une figure ovalaire. Ils diminuent aussi de grosseur par les progrès de leur développement (Hewson, Prévost et Dumas). R. Wagner (4) a observé, dans des embryons de *Vespertilio murinus* longs de huit lignes, des corpuscules du sang affectant la forme de vésicules globuleuses, d'un diamètre de 0,0033 à 0,0066 ligne, et le plus souvent de 0,005, tandis que, chez l'adulte, leur diamètre est de 0,0020 à 0,0025. Après qu'ils avaient été traités par l'eau, on y apercevait un noyau de 0,0016 à 0,002 ligne. Wagner n'a pu remarquer aucune différence notable de volume chez des embryons de brebis longs de deux pouces et demi. E.-H. Weber (5) a trouvé, dans un embryon de vache long de six pouces, des corpuscules du sang dont le volume dépassait de plus d'un tiers celui des globules de l'animal

(1) MULLER, *Archiv*, 1840, p. 218.
(2) *Entwickelungsleben*, p. 243, fig. 12.
(3) VALENTIN, *Entwickelungsgeschichte*, p. 289.
(4) *Beiträge*, t. II, p. 36; *Icon. phys.*, tab. XIII, fig. 3, 11, 12.
(5) THEILE, *De viribus daphnes mezerei dissertatio*, Léipzick, 1838.

adulte. Chez un embryon de lièvre long de quatre pouces trois quarts, la plupart des globules n'étaient pas beaucoup plus gros que ceux de la mère ; leur diamètre était, terme moyen, de 0,00243, et celui des globules de la mère de 0,00208. Les corpuscules du sang d'un embryon de cochon long de huit pouces et demi depuis le vertex jusqu'à la pointe du coccyx, ressemblaient, pour la grosseur, à ceux du cochon adulte. Ceux d'un fœtus humain de douze semaines avaient, pour la plupart, 0,0042 ligne, selon E.-H. Weber : leur diamètre était donc, à celui des globules de l'homme adulte, $= 3 : 2$; quelques uns étaient plus gros encore, d'autres plus petits ; du reste, ils avaient déjà une forme aplatie. Les corpuscules sphériques de l'embryon paraissent être plus mous que les globules ronds de l'adulte. Valentin a trouvé qu'immédiatement au sortir des vaisseaux ils étaient verruqueux, inégaux, la plupart terminés par des lignes droites, tétraèdres, polyèdres. Il prétend que les corpuscules du sang de l'embryon ne se dissolvent pas dans l'acide acétique (1).

Le développement des corpuscules du sang de la grenouille a été décrit d'une manière très détaillée, mais un peu différente, par Baumgaertner (2) et Schultz (3). Tous deux ont trouvé qu'ils étaient d'abord sphériques (4) et composés de petits corpuscules, serrés les uns contre les autres, presque cubiques, nettement délimités, qui ressemblent aux granules élémentaires du jaune, et que tous deux n'hésitent pas à désigner sous le nom de granulations vitellines. Valentin (5) a déjà relevé cette erreur ; les globules vitellins et les premiers globules du sang sont ronds et se divisent en granules élémentaires ; mais les globules vitellins et les corpuscules dont l'association les produit, sont plus petits que les globules du sang et leurs granules. On n'a pas non plus démontré la transition directe des uns aux autres, et même, quoique, d'après l'observation précitée de Reichert, les cellules vitellines de l'*area vasculosa* deviennent des cellules mères de globules du sang, les granules qui se trouvent dans leur intérieur sont des formations nouvelles, il n'y a point identité entre eux et les granulations élémentaires qui ont produit les cellules du jaune ; celles-ci ont déjà disparu à cette époque.

(1) Dans R. Wagner, *Physiologie*, p. 134.
(2) *Nerven und Blut*, p. 15, 64.
(3) *Circulation*, p. 29.
(4) Leur diamètre est de 0,02 à 0,03 ligne, selon Schultz.
(5) *Entwickelungsgeschichte*, p. 297.

Les corpuscules du sang opaques et composés de granules, dont je viens de parler, se métamorphosent ultérieurement de la manière suivante : d'après Baumgaertner, on voit paraître peu à peu des points plus clairs, comme si un ou plusieurs globules vitellins avaient disparu ou s'étaient convertis en une substance transparente. Le changement fait toujours des progrès jusqu'à ce qu'au sixième jour après la première manifestation du mouvement du sang, la plupart des globules soient devenus clairs, et n'offrent plus que quelques petits grains à leur surface. « J'ai cru pendant un certain temps, dit » Baumgaertner, que les globules vitellins étaient enfermés dans » une vésicule à parois très minces ; mais il a fini par me paraître » plus vraisemblable que la membrane forme la limite même des » globules, et qu'elle se convertit peu à peu en la couche superficielle, » qui semble être plus solide. » Au sixième jour après l'apparition du mouvement du sang, les globules, considérés en masse, à l'œil nu, paraissaient un peu rougeâtres, après avoir été d'abord gris, puis jaunâtres. Ce laps de temps écoulé, les granulations disparaissaient complétement ; mais on voyait surgir peu à peu, au pourtour du globule, un anneau transparent, qui était le commencement de l'enveloppe. Alors les globules ne roulaient plus, et peu à peu ils devenaient plats et elliptiques. D'après cette description, le noyau se produit d'abord aux dépens des granules élémentaires, et ensuite la cellule autour de lui ; c'est ce que Baumgaertner a vu aussi chez les lézards ; ici cependant l'enveloppe présentait également des divisions en grains, qui disparaissent plus tôt que les grains du noyau.

Schultz a observé aussi la tache claire qui apparaît en divers points ; il la nomme une bulle d'air, et croit avoir reconnu, à l'endroit occupé par elle, une membrane propre enveloppant toute la masse des granules. Plus tard, suivant lui, les grains ne se voient plus que serrés les uns contre les autres le long de la paroi interne de la vésicule, et le centre paraît vide. Ils sont d'abord répandus uniformément sur toute la paroi interne, puis quelques uns d'entre eux se rapetissent, et il se produit aussi à la paroi des taches claires plus grandes ; peu à peu un hémisphère entier devient libre, sauf quelques corpuscules isolés, qui fréquemment sont disposés en ligne ou en cercle. Les corpuscules, dit Schultz, se détachent quelquefois, roulent dans l'intérieur, et vont se fixer à un autre endroit. Pendant que les points clairs des parois augmentent par la disparition des granules, et que la masse de ceux-ci n'apparaît plus que çà et là sous la forme d'une couche grenue mince, quelques uns d'entre eux se font remarquer par leur grosseur. Vers cette époque aussi les deux extrémités des vésicules sanguines s'allongent ; les vésicules deviennent ovales et plus étroites, mais elles ne sont point encore plates. Alors les corpuscules disparaissent, au point qu'il n'en reste plus qu'un ou trois ; les vésicules s'aplatissent, elles deviennent tranchantes sur les bords et pointues aux pôles, comme celles de l'adulte. En dernier lieu, le noyau, jusque là multiple, devient simple ; les petits corpuscules se confondent en un seul plus gros, ou disparaissent de manière qu'il n'en reste qu'un seul. Celui-ci, d'abord tuberculeux, devient plus tard plat et elliptique. Tant que les petites granulations demeurent éparses sur la paroi interne des vésicules, elles sont d'un blanc grisâtre. La coloration ne se prononce qu'au moment de la formation du noyau simple, et à ce qu'il paraît par des stries radiantes ou étoilées, allant de la périphérie vers le noyau et alternativement du noyau vers la périphérie. La formation des vésicules sanguines est terminée au moment où les branchies disparaissent.

Outre les corpuscules du sang proprement dits, Valentin (1) a distingué de petits globules doués d'un mouvement moléculaire, qu'il croit à tort être identiques avec les corpuscules incolores, ou ce qu'on appelle corpuscules de la lymphe, dans le sang des adultes ; il a parfois aussi, mais rarement, aperçu des globules vitellins, qu'il présume avoir été introduits dans le système vasculaire par l'effet d'un état pathologique.

Régénération du sang.

Il est probable que, chez l'adulte, quand il se produit normalement ou accidentellement des tissus riches en vaisseaux, ou qu'il se régénère des tissus de ce genre, des corpuscules du sang et des vaisseaux sanguins se forment de la même manière que chez l'embryon ; mais nous manquons encore d'observations à ce sujet. J'ai vu, dans les bourgeons charnus, des cellules ovales, allongées en pointe aux deux bouts, plus grosses que les autres cellules de la substance, ayant jusqu'à 0,011 ligne de diamètre, qui renfermaient une matière grenue, et qui se dissolvaient dans l'acide acétique, après quoi il restait les corpuscules contenus dans leur intérieur, avec un noyau de cel-

____

1 *Entwickelungsgeschichte*, p. 297.

lule (1). Peut-être étaient-ce là des commencements de vaisseaux
capillaires et de corpuscules du sang.

Ce n'est pas seulement dans l'intérieur de nouveaux vaisseaux
que les corpuscules du sang se régénèrent aux dépens du plasma
chez l'adulte ; ils semblent aussi en faire autant lors même qu'il n'y
a point de nouveaux vaisseaux. Précédemment nous avons suivi leur
développement aux dépens du plasma du chyle et de la lymphe jusqu'à la production du noyau simple, et nous pouvons admettre que
les corpuscules de la lymphe les plus développés, ceux qui déjà ont
acquis de la couleur, sont identiques avec les corpuscules du sang
contenant des noyaux. A la vérité, les premiers sont toujours un peu
plus gros ; mais les corpuscules du sang se gonflent et grossissent
dans les circonstances qu'offre continuellement la lymphe, c'est-à-
dire quand la quantité des matériaux solides tenus en dissolution
dans le plasma diminue. L'aplatissement des corpuscules du sang et
la rondeur de ceux de la lymphe ne sont point des particularités qu'on
puisse alléguer pour refuser d'admettre l'identité des uns et des autres, car la dilution du plasma et certaines autres influences déterminent aussi les corpuscules du sang à prendre une forme arrondie ; et après toutes les preuves que nous avons alléguées pour
appuyer la métamorphose spontanée des cellules en squamules, fibres, cylindres, etc., l'hypothèse d'une forme ronde passant à une
forme plate et elliptique ne saurait paraître trop hasardée. Il est encore à faire valoir, relativement aux animaux vertébrés supérieurs
et à l'homme, que quand la matière colorante s'amasse dans les corpuscules du sang, et quand l'enveloppe de ceux-ci s'aplatit, leurs
noyaux sont dissous ou resorbés, et que par conséquent la cellule
du sang, parvenue à sa perfection, est une vésicule simple, contenant un liquide. Probablement les corpuscules du sang des animaux
inférieurs passent aussi par cette métamorphose ; mais le nombre
des corpuscules complétement développés est, proportion gardée,
fort peu considérable dans leur sang. Le plasma de la lymphe, celui
du chyle et en dernier lieu aussi celui du sang, sont l'atelier, en
quelque sorte le cytoblastème des corpuscules du sang. En général,
le sang ne contient que peu de cellules non à maturité ; mais parfois, notamment après la digestion, il en renferme un nombre plus

____

(1) Schultz a vu les formes non à maturité (corpuscules de la lymphe)
très nombreuses dans le sang d'un éléphant. MULLER, *Archiv*, 1839, p. 252.

considérable (1) ; il y a même des circonstances dans lesquelles les granulations élémentaires du chyle peuvent passer dans les vaisseaux sanguins sans avoir subi aucun changement. En même temps que les corpuscules, le plasma lui-même du chyle change ; il devient plus riche en fibrine et généralement en matériaux solides.

Après une hémorrhagie modérée, la formation de nouveaux globules et de nouveau plasma devient plus active, ce qui, joint à l'accroissement de la résorption, et à l'exaltation du besoin d'aliments, prouve que la composition du sang ne change pas d'une manière essentielle. Lorsque la perte de sang a été plus considérable, les principes constituants du plasma se renouvellent plus vite que les corpuscules, et parmi eux, l'eau d'abord, puis la fibrine. Quand la quantité du sang est considérablement diminuée, les vaisseaux absorbants prennent dans le parenchyme, non plus seulement le plasma du sang, mais encore d'autres substances, et surtout de la graisse : une pellicule grasse se forme sur le sang tiré de la veine (1), et le sujet maigrit.

Dissolution des corpuscules du sang.

Comme les vaisseaux chylifères et lymphatiques amènent continuellement de nouvelles cellules au sang, le nombre des globules devrait peu à peu s'accroître à l'infini si ceux qui sont déjà formés ne disparaissaient pas d'une manière quelconque du torrent circulatoire. On peut affirmer positivement que cette disparition a lieu, mais on ignore comment elle s'opère. Pendant quelque temps on a cru que les corpuscules étaient la partie nutritive du sang, qu'ils s'appliquaient aux parois, et disparaissaient dans le parenchyme. C'était là, disait-on, un résultat de l'observation microscopique ; mais tous les observateurs modernes l'ont unanimement repoussé. Schultz (2) admet que le foie sécrète les corpuscules du sang superflus et inactifs, et que ces corpuscules sont employés à la formation de la bile. Mais une glande ne peut séparer du sang que des matériaux liquides. Ce qui me paraît le plus vraisemblable, c'est que les corpuscules disparaissent comme ils sont venus : il s'en forme constamment de nouveaux dans leur cytoblastème, et peut-être que quand ils ont parcouru un certain cercle de métamorphoses, quand ils ont atteint

(1) MARSHALL HALL, *An Experimental Essay on the Circulation of the Blood.*

(2) *Circulation*, p. 72. — HUFELAND, *Journal*, 1838, avril, p. 3.

un certain âge, ils se redissolvent dans le plasma, absolument de
même que d'autres cellules, par exemple les cellules glandulaires,
se dissolvent d'elles-mêmes lorsqu'elles sont parvenues à un certain
degré de développement, ou crèvent, et laissent échapper leur
contenu. On peut citer en faveur de cette hypothèse la grande différence qui existe entre les corpuscules, eu égard à leur sensibilité à
l'action de l'eau ou de l'acide acétique, car certains d'entre eux
changent sur-le-champ, tandis que d'autres, qui se trouvent tout
à côté de ceux-là, ne subissent de changement qu'au bout d'un
long laps de temps. Ce phénomène avait déjà frappé Hewson (1);
Schultz et Nasse l'ont remarqué aussi.

De cette manière, le contenu des corpuscules sanguins retourne-
rait dans le sang, et l'on pourrait, jusqu'à ce qu'on en sache plus
long sur leur compte, les considérer comme des corps glanduleux
nageants, qui attirent certaines substances du plasma, les métamorphosent peut-être, et les lui restituent ensuite perfectionnées, en se
dissolvant. On pourrait expliquer ainsi pourquoi, bien qu'ils ne soient
pas directement nourriciers, ils sont cependant la partie vivifiante du
sang, à tel point que, comme le disent Prévost et Dumas (2), Dieffenbach (3) et Bischoff (4), ce n'est ni par du sérum, ni par de
la fibrine très divisée, que la vie peut être ranimée après des hémorrhagies épuisantes, mais par du sang battu.

Sang des animaux vertébrés.

Dans les quatre classes d'animaux vertébrés, les corpuscules sont
la partie colorante du sang, et ont une couleur rouge; le plasma
est incolore. Quant à ce qui concerne la forme, ces corpuscules sont
partout aplatis; ils sont ronds chez les mammifères, comme chez
l'homme, elliptiques chez les oiseaux, les reptiles et les poissons.
Il y a une exception à faire, parmi les mammifères, pour le chameau
et le paca, qui ont des corpuscules également petits, mais elliptiques (Mandl); parmi les poissons, pour les cyclostomes, dont les
globules sont ronds (R. Wagner). Eu égard au volume, les corpuscules des singes ressemblent à ceux de l'homme; ceux des autres
mammifères sont plus petits; de même aussi ceux des rongeurs et

(1) *Exp. inquiries*, t. III, p. 39.
(2) MECKEL, *Archiv*, t. VIII, p. 308.
(3) *Die Transfusion des Blutes*, Berlin, 1838.
(4) MULLER, *Archiv*, 1835, p. 347.

des ruminants sont moins gros que ceux des carnivores, dans la proportion, suivant R. Wagner, de 20 (homme) à 15 (carnassiers) et à 12 (ruminants). Les corpuscules du sang des autres animaux vertébrés sont tous plus gros que ceux de l'homme. Prévost et Dumas, R. Wagner, Mandl, H. Nasse et Harting, ont pris un grand nombre de mesures. J'ajouterai ici quelques observations qui me sont propres. J'ai trouvé que les corpuscules du moineau avaient, terme moyen, 0,0041 de long, sur 0,0025 de large, ceux de la *Rana temporaria* 0,012 sur 0,007, ceux du *Leuciscus dobula* 0,004 à 0,006, sur 0,002 à 0,004. De tous les animaux connus, c'est le *Proteus anguinus* qui a les plus gros globules du sang : ils ont 0,025 de long, sur 0,012 à 0,016 de large (R. Wagner). J'ai déjà décrit précédemment les globules incolores du sang (corpuscules de la lymphe) des grenouilles. Suivant R. Wagner, ces globules paraissent être, chez les animaux, en raison directe du volume de ceux du sang ; cependant leur grosseur est moins constante. Ils sont, en général, ronds, sphériques, ou un peu aplatis ; leur forme n'est pas tout-à-fait régulière.

Sang des animaux sans vertèbres.

Le sang des animaux sans vertèbres contient également des corpuscules microscopiques, mais qui sont la plupart du temps incolores, sphériques, de forme inconstante, et peu nombreux. C'est chez les céphalopodes qu'on en trouve le plus (R. Wagner). D'après des observations que j'ai faites il y a plusieurs années, et que je n'ai point répétées depuis, ils ont, dans l'*Helix pomatia*, un diamètre de 0,0033 à 0,0040, et paraissent composés de granules distincts, mais ne se résolvent pas en granulations, même quand on les soumet à une violente pression. Je n'y ai pas trouvé de noyau ; Milne Edwards leur en attribue un central. Ehrenberg prétend avoir vu, dans les *Limax* et *Helix*, des corpuscules du sang à enveloppe transparente et à noyau granulé : ils se gonflent dans l'eau, deviennent anguleux, se déforment, mais ne se dissolvent point : ils se conservent sans changement dans l'acide acétique ; l'évaporation du liquide les rend comme dentelés. Les corpuscules avaient un diamètre de 0,002 à 0,006 dans le sang d'une chenille du *Sphinx ligustri* ; ils étaient moins nombreux que chez l'*Helix*, mais d'ailleurs semblables à ceux-ci, quant à la forme et à la manière de se comporter avec les réactifs. Les corpuscules du sang de l'écrevisse ont 0,005 à 0,007 de diamètre : ils sont ronds, plats, suivant Hewson, et pourvus d'un noyau central; mais, aussitôt après la mort, ils deviennent des corps irrégulièrement globuleux; d'après Wagner, les granules sont retenus par une substance transparente, et enferment un point clair, de forme circulaire, semblable à la vésicule proligère du jaune. Les corpuscules d'une petite *Leptomera* ont été trouvés par Wiegmann allongés, et pointus aux deux bouts, comme des navicules. Ceux de la sangsue m'ont paru lisses, d'abord ronds, puis, au bout de quelque temps, un peu anguleux, sans noyau, et n'ayant pas plus de 0,0001 de diamètre; R. Wagner porte leur diamètre à 0,0020—0,0025, et les dit granulés.

On trouve le plasma coloré chez certains animaux sans vertèbres. Il est bleuâtre dans l'*Helix* et l'*Astacus*, verdâtre chez la plupart des insectes (1), rouge chez les annélides, jaunâtre chez les échinodermes (Tiedemann). Le sang se partage la plupart du temps en cruor et en sérum, mais avec lenteur. Chez les sangsues, il ne se forme que des flocons isolés de fibrine (2).

(1) Hewson dit aussi que les corpuscules du sang des insectes sont verts.

(2) Hewson, *Exp. Inq.*, t. III, p. 11. — Prévost et Dumas, dans la *Biblioth. univers. de Genève*, t. XVII, p. 215, 291. — Burdach, *Traité de physiologie*, t. VI, p. 123. — R. Wagner, *Beitræge*, t. I, p. 3; t. II, p. 7, 39; *Mension micrometr.*, p. 5; *Icon. physiol.*, tab. XIII. — Ehrenberg, *Structur des Seelenorgane*. — Schultz, *Circulation*, p. 35 — Mandl, *Anat. microsc.*, livr. I. — Milne Edwars, dans *Ann. des sc. nat.*, 2e série, t. XI, p. 49. — H. Nasse, dans F. et H. Nasse, *Untersuchungen*, t. II, p. 52. — Harting, dans Von den Hoeven, en de Friese, *Tijdschr.*, t. VII, p. 177. — Foli, *Testacea*, t. I, p. 45, tab. II, fig. 1-5 (mollusques). — Milne Edwards, dans Breschet, *Répertoire*, t. III, pl. I, p. 29, tab. I, fig. 9 (mollusques). — Nordmann, *Mikrogr. Beitræge*, t. II, p. 73 (lernées). — Wiegmann, *Archiv*, 1839, t. I, p. 111 (lémopodes). — *Consultez* encore, sur la forme des corpuscules du sang chez les animaux vertébrés, Mayer, dans Froriep, *Neue Notizen*, n° 190 (parmi ceux du dromadaire il en a trouvé de longs et d'ovales), Gulliver, dans *Ann. of nat. hist.*, 1839, décembre (les corpuscules du lama et du paca sont elliptiques; le musc est celui qui possède les plus petits, les siens n'ayant que 0,0008 à 0,0012 de diamètre). Owen, dans *Lond. med. Gaz.*, 1839, novembre (corpuscules de l'éléphant, du rhinocéros, du taton, de la girafe et du dromadaire; ces derniers sont elliptiques. Ils ont 0,0031, sur 0,0021), et Mandl, dans *Ann. des sc. nat.*, 2e série, 1839 (protée, crocodile). — Doyère (*Ann. des sc. nat.*, 2e série, t. XIV, p. 310) a décrit les corpuscules du sang des tardigrades; ils sont incolores dans les *Milnesia* et *Macrobiotus*, colorés dans l'*Emydium*, tantôt simples, tantôt composés et grenus. Les grenus, ovales et polyédriques, ont 0,068 de diamètre, les simples 0,0016 à 0,0020 et au-dessous.

Histoire des globules du sang.

Il n'est pas possible de déterminer au juste si Malpighi (1) voulait désigner les globules du sang lorsqu'il parlait de gouttelettes d'huile qui affluent dans le foie avec le sang; mais le passage suivant (2) prouve que ces corpuscules étaient connus de lui : *Sanguis in arteriis minimis parum rubescit et mixtos habet globulos quasi subluteos, in quibus non vidi motum rotationis.* La description que Leeuwenhoek (3) a donnée de ceux de l'homme, parut d'abord en 1674, dans les Transactions philosophiques : *Istud vero memorabile mihi videbatur, quod plerique globuli curvamen quoddam sive sinum intus recendentem haberent, veluti si vesiculam aquæ plenam habeamus et medium vesiculæ, per impressionem digiti, quasi forea vel scrobiculo quodam excavemus. Et cum isti globuli, figura plana digesti (dum enim rariore ordine dispersi jacent, præ summa mollitudine figuram induunt planam), confertius sibi adjacent, quandoque figuram induunt ovatam; quando curvamina illa, de quibus mox egi, sive sinus etiam sunt longiusculi.* Leeuwenhoek recevait du sang de saumon dans de petits tubes de verre, et l'examinait coulant dans ces tubes (4); tous les corpuscules étaient ovales et plats; leur épaisseur était à peine sensible quand ils tournaient leurs bords en haut. Étalés sur une plaque de verre, ils paraissaient, après l'évaporation du liquide, composés de globules, presque toujours au nombre de six, dont chacun résultait à son tour de six autres. La plupart étaient plus clairs dans le milieu, et quelques uns l'y étaient plus que les autres. Les figures indiquent très bien les noyaux. On trouve diverses indications, notamment des mesures, dans Jurin (5), Miles (6), Senac (7), Mayer (8), Swammerdam (9), Eller (10), Butt (11) et Weiss (12). Senac, en

(1) *Epistol. anatom. de omento*, 1686, p. 42.

(2) *Opera posthuma*, p. 92.

(3) *Opera*, t. II, p. 421.

(4) *Opera*, t. IV, p. 217.

(5) *Philos. Trans.*, t. XXXIX, 1714, p. 762.

(6) *Ibid.*, 1740-1741, p. 460.

(7) *Traité du cœur*, 1749, t. II, p. 656.

(8) *Musc. fabr.*, 1751, p. 300.

(9) *Bibel der Natur.*, 1752, p. 329.

(10) *Acad. de Berlin*, 1753, t. VII, p. 1.

(11) *De spontanea sanguinis separatione*, 1760, dans SANDIFORT, *Thes.*, t. II, p. 401.

(12) *Acta Helvet*, t. IV, p. 340; t. V, p. 351, 1760.

fais.nt rouler les corpuscules du sang de l'homme, acquit la conviction qu'ils étaient lenticulaires ; il aperçut dans le milieu une tache,
qui paraissait tantôt claire, tantôt obscure. Il trouva également les
corpuscules du sang de grenouille aussi plats que des lentilles. Swammerdam comparait ces derniers, quand ils reposent sur les bords,
à de petites baguettes en cristal. Muys dit que les corpuscules sont
ronds chez l'homme et les mammifères, elliptiques chez les oiseaux,
les reptiles et les poissons, mais qu'on en rencontre aussi chez
ceux-ci qui sont plus petits et ronds. Le milieu est occupé par une
tache, presque toujours uniformément obscure, qui ressemble
tantôt à une saillie, tantôt à une excavation. De même, dit-il (1),
qu'un morceau de gomme se dissout plus lentement dans un muci-
lage que dans l'eau pure, de même les corpuscules du sang se
conservent plusieurs jours dans leur sérum ; mais ils se liquéfient
(*liquescunt*) dans l'eau, rougissent ce liquide, et se réduisent
promptement en globules beaucoup plus petits. Butt déclara positivement que les corpuscules, quelque petit qu'en fût le nombre,
étaient le seul principe colorant du sang.

En 1760 parurent pour la première fois les observations de Della
Torre, reproduites seize ans après, avec de nombreuses additions (2).
A un faible grossissement, ce physicien a vu des globules chargés
d'un point médian noir ; à un grossissement plus fort, le point devient une tache ronde, circonscrite, qu'il regarde comme un trou ;
avec des instruments plus puissants encore, les corpuscules prennent
l'apparence d'anneaux, ils sont clairs au pourtour et obscurs dans
le milieu. Les plus forts grossissements montrent l'anneau composé
de plusieurs pièces et irrégulier (ce qui est évidemment la forme
grenue provenant d'un commencement d'évaporation). Della Torre
avait déjà remarqué que les corpuscules du sang ont de la tendance
à s'empiler les uns sur les autres, et il donne une bonne figure (3)
des colonnes qui résultent de là. Il avait aussi reconnu l'élasticité dont
ils sont doués lorsqu'ils viennent à traverser un passage étroit entre
deux amas. Poli (4) s'en tient à Della Torre pour ce qui concerne
la description des corpuscules du sang humain ; il fait remarquer
néanmoins que le vide situé dans le milieu ressemble à un *umbo*

(1) *Loc. cit.*, p. 100.
(2) *Nuove osservaz.*, 1776, p. 82, tab. XIV.
(3) *Loc. cit.*, fig. 4.
(4) *Testacea*, t. I, p. 47, 1791.

sous certains modes d'éclairage. Fontana (1) rejette cette hypothèse, parce qu'au microscope tous les globules ressemblent à des anneaux ; cependant il figure ceux du lapin (2) avec une tache centrale.

Les premières recherches complètes sur le sang et ses principes constituants microscopiques furent celles de Hewson. Déjà Senac et Butt avaient prouvé que le caillot se compose de lymphe coagulable (fibrine) et de corpuscules colorés qu'on peut enlever par le lavage. Hewson fit voir que, dans le sang couvert d'une couenne, ou quand on retarde la coagulation par le moyen de sels, les corpuscules se précipitent, et que si l'on décante alors le liquide incolore qui les surnage, il se coagule par l'eau (3). En ce qui concerne les corpuscules, il réfute l'erreur introduite par Leeuwenhoek, qu'ils ont une forme sphérique chez l'homme et les mammifères, erreur à laquelle ce grand physicien avait été conduit par la spéculation, malgré le témoignage de ce que lui-même avait observé (4). Ce fut lui qui enseigna la méthode d'ajouter du sérum ou une dissolution étendue de différents sels au sang, pour le maintenir à l'état de dilution, sans que la forme des corpuscules change. Ces derniers affectent une grosseur et une forme diverses chez des animaux différents, mais ils sont partout aplatis, avec une tache obscure dans le milieu. Hewson comparait ceux de l'homme à une guinée. L'eau qui contient plus de sel qu'il n'y en a dans le sérum, les fait courber un peu, et les rend plus plats ; l'enveloppe s'applique intimement autour du noyau (5). Il reconnut la tache pour une partie solide, située au milieu d'une vésicule plane, qui, du reste, est creuse et vide ou pleine de liquide (6) ; c'est ce qu'il démontra sur les corpuscules du sang des poissons et des grenouilles, en les arrosant avec de l'eau, qui les rendit globuleux, plus minces et transparents, mais enfin les dissolvit, en laissant le noyau sphérique ; suivant lui, ce noyau est libre dans les vésicules sphériques, ou fixé à une partie quelconque du pourtour. Hewson dit que les corpuscules du sang humain deviennent sphériques par l'action de

(1) *Traité du venin de la vipère*, t. I, p. 308.
(2) *Loc. cit.*, pl. V, fig. 13.
(3) *Exp. inq.*, t. I, 1771, p. 11.
(4) *Exper. inquis.*, t. III, 1777, p. 1. — Ces observations avaient déjà paru en 1773 dans les Transactions philosophiques.
(5) *Loc. cit.*, p. 14, 31.
(6) *Loc. cit.*, p. 16.

l'eau, et qu'à l'aide d'un fort grossissement, lorsque la lumière est bien disposée, on voit aussi le noyau rouler dans leur intérieur (1); immédiatement après il ajoute, avec beaucoup de justesse, que l'eau fait disparaître la tache obscure dans les globules du sang humain. Il n'a jamais pu apercevoir de noyaux dans ceux du sang de la veine splénique (2). Par l'effet de la putréfaction du sang, ou par l'addition de sérum putride, les corpuscules deviennent moriformes ; quelques uns se détruisent ; dans d'autres on aperçoit le noyau divisé en long (3); dans du sang d'anguille, les vésicules se fendirent, et le noyau s'échappa. La tendance des corpuscules à former des rouleaux n'a point échappé à cet excellent observateur (4). Il a donné une analyse chimique très détaillée de ces petits corps (5), analyse de laquelle il conclut que la présence des sels dans le sérum est nécessaire pour maintenir leur forme, et qu'une trop grande comme une trop faible quantité de sels est également nuisible.

Poussé par Caldani et Spallanzani, qui avaient accueilli le travail de Hewson avec une défiance facile à concevoir, Magni (6) le reprit en sous-œuvre ; il n'y ajouta rien, mais le confirma pas à pas par des recherches exactes. La même chose eut lieu plus tard, en Allemagne, sous la direction de Dœllinger, par les soins de J.-C. Schmidt (7) ; seulement, ce dernier trouva que la comparaison des globules du sang humain avec une guinée était un peu exagérée : les globules représentent plutôt des sphères aplaties à bords renflés. Déjà Schmidt regarde la soustraction de l'eau comme la cause qui fait que les corpuscules s'affaissent dans des dissolutions salines saturées (8). La couleuvre est le seul animal chez lequel il n'aperçut pas les noyaux, après le traitement par l'eau (9) ; il les a vus mobiles dans ceux du canard, et non dans ceux de l'homme (10). Le tableau qu'il donne des travaux de ses prédécesseurs est complet et exact.

(1) *Loc. cit.*, p. 20.
(2) *Loc. cit.*, p. 135.
(3) *Loc. cit.*, p. 23.
(4) *Loc. cit.*, p. 28.
(5) **Loc. cit.**, p. 32.
(6) *Nuove osservazioni microscopiche*, 1776.
(7) *Ueber die Blutkœrner*, 1822, p. 23.
(8) *Loc. cit.*, p. 30.
(9) *Loc. cit.*, p. 35.
(10) **Loc. cit.**, p. 33.

Cependant des observations superficielles et mal interprétées avaient introduit dans l'histoire des globules du sang une confusion dont elle eut long-temps à souffrir. Le travail de Home et Bauer (1) en fut l'origine, et les modernes eurent à rétablir l'observation dans sa naïveté primitive, dont les théories physiologiques l'avaient fort éloignée. Home et Bauer virent, pendant la coagulation, les corpuscules du sang se disposer à la suite les unes des autres, et former des fibres garnies d'incisures latérales (par conséquent l'action de l'eau les avait déjà fait gonfler). Les fibres avaient la même largeur qu'une fibre musculaire (faisceaux primitifs). Les corpuscules, en s'arrangeant ainsi, étaient devenus pâles, et avaient perdu de leur étendue (en surface, tandis qu'ils avaient acquis plus d'épaisseur). De cette observation, parfaitement exacte, ils conclurent qu'une couche extérieure de fibrine s'était dissoute, en laissant les noyaux, et que non seulement les fibres en question, mais encore d'autres fibres du corps vivant, étaient formées de noyaux des corpuscules du sang. Ils s'en tinrent à l'assertion de Hewson, que l'eau dissout l'enveloppe et laisse intact le noyau, sans penser, ce qu'avaient déjà fait remarquer Young et Brande (2), que des quantités modérées d'eau n'attaquent point les corpuscules du sang, et se bornent à extraire la matière colorante, les corpuscules demeurant en suspension, mais décolorés. D'après l'interprétation de Home et Bauer, le rapport de grandeur entre le noyau et l'enveloppe devait naturellement être tout autre; le diamètre du noyau n'était inférieur que d'environ un septième à celui du corpuscule entier.

Prévost et Dumas (3) ont donné de bonnes observations sur la forme et le volume des corpuscules du sang de divers animaux et sur la nature du noyau, observations qui s'accordent avec celles de Hewson, mais qui sont étrangement mêlées avec des erreurs analogues à celles de Home et Bauer. Les vésicules rouges qui se séparent du noyau sont, suivant eux, une sorte de gélatine, et les noyaux restants (également des vésicules incolores) deviennent des fibres musculaires. Dans la figure qu'ils donnent, au contraire (4), la dépression médiane des corpuscules du sang humain est représentée claire, et comme un noyau qui fait naître un renflement au centre.

(1) *Philos. Trans.*, 1818, p. 192.
(2) *Philos. Trans.*, 1812, p. 103.
(3) *Bib. univ. de Genève*, t. XVII, 1821, p. 215, 294.
(4) *Loc. cit.*, pl. III, fig. 2.

Sur la même planche, on voit un corpuscule du sang de salamandre, qui est déchiré, et à travers le trou duquel on aperçoit plus nettement le noyau ovale. A. Meckel (1) distingue, dans les corpuscules du sang humain, le noyau et l'enveloppe; mais il pense que celle-ci diffère seulement du noyau par moins de densité, et que c'est pour cela qu'elle se dissout la première. Rudolphi (2) dit quelque chose de la forme des corpuscules du sang : il a vu la saillie sur les surfaces planes de ceux des reptiles, et la tache obscure du centre sur ceux de l'homme. Neunzig (3) prétend, comme Fontana, que la tache centrale, plus claire ou plus foncée, est un point brillant : cependant il parle en termes très précis (4) de la manière dont les corpuscules se décolorent et se gonflent dans l'eau, et de celle dont, pendant la coagulation, ils se trouvent emprisonnés dans la fibrine sans avoir subi de changement. Carus (5) regarde les corpuscules du sang (altérés par l'eau) comme des vésicules sphériques. Delle Chiaje (6) a figuré la tache centrale de ceux du sang humain : il pense qu'à un fort grossissement ils paraissent composés de petits globules circulaires. Hodgkin et Lister (7) reconnaissent les corpuscules du sang de l'homme pour des disques à surfaces concaves, sans noyaux, qui deviennent tuberculeux dans le sang stagnant, globuleux dans l'eau, et s'empilent volontiers les uns sur les autres par leurs surfaces planes. Schultz (8) a remarqué, dans des globules secs de salamandre, l'enveloppe colorée et le noyau transparent ou grisâtre. Wedemeyer (9) décrit, dans les corpuscules du sang de lézard, le noyau et l'anneau transparent; les noyaux, qui ne sont pas toujours au milieu, lui parurent quelquefois sur le point de s'échapper des vaisseaux; ils restent dans l'eau sans changer, tandis que les vésicules se dissolvent. Baumgaertner (10) a cru voir trois parties dans les globules du sang de grenouille, un noyau arrondi, une couche mince et membraniforme qui l'enveloppe, enfin un peu

(1) MECKEL, *Archiv*, 1819, p. 189.
(2) *Physiologie*, t. I, 1821, pl 144.
(3) *De sanguine*, 1823, p. 6.
(4) *Loc. cit.*, p. 9.
(5) SEILER, *Naturlehre*, t. I, 1826, pl. I, fig. 1, 6.
(6) *Sull' epidermide*, 1827, tab. I, fig. 1.
(7) *Philos. Magazin*, 1827.
(8) *Vergleichende Anatomie*, 1828, p. 115.
(9) MECKEL, *Archiv*, 1828, p. 345.
(10) *Nerven und Blut*, 1830, p. 46.

de liquide entre ce noyau et la couche extérieure. Suivant Domé (1), les corpuscules du sang sont composés d'un squelette de fibrine, dont les mailles contiennent de l'hématine et de l'albumine; l'eau entraîne la matière colorante, et les corpuscules deviennent invisibles, mais ne se dissolvent pas.

Ces assertions, qui effectivement sont en partie contradictoires les unes avec les autres, ont conduit E.-H. Weber (2), qui compte les voix, et ne les pèse que fort peu, à conclure qu'aucune observation suffisante ne prouve que la tache visible au milieu des surfaces plates des corpuscules du sang soit un noyau contenu dans l'intérieur de ce dernier, et qu'elle dépend probablement plutôt d'un effet de lumière. Après ce pas rétrograde, J. Muller (3) en fit un nouveau vers la saine observation, en publiant une série de recherches confirmatives de celles d'Hewson, et qui établirent ces dernières sur des bases solides. Outre les moyens qu'Hewson a indiqués pour faire l'examen des corpuscules, il recommanda d'étendre le sang avec une dissolution de sucre, ou avec du sang battu, dans lequel les corpuscules restent sans subir aucun changement; il fit voir que l'acide acétique dissout l'enveloppe et n'attaque point le noyau. Butt et Hewson avaient prouvé que la coagulation du sang n'est point le résultat de la réunion des globules; Muller démontra que la fibrine, en général, n'existe point à l'état de globules dans le plasma, avant la coagulation. R. Wagner (4) a beaucoup étendu le domaine de l'anatomie comparée en ce qui concerne le sujet qui nous occupe.

L'existence de l'enveloppe et du noyau était de nouveau mise hors de doute, mais la nature de l'un et de l'autre était encore douteuse, et les dénominations étaient devenues vagues par l'association hétérogène d'observations diverses. On avait déjà décrit comme noyau, 1° de véritables noyaux; 2° les corpuscules du sang humain sans noyau, devenus globuleux et en apparence plus petits par l'action de l'eau, et dépouillés de leur matière colorante (Home et Bauer, Prévost et Dumas, A. Meckel); 3° les enveloppes crevées et affaissées sur elles-mêmes, par leur gonflement dans l'eau, avec les noyaux, chez les animaux vertébrés inférieurs. En conséquence,

---

(1) *Thèse sur les globules*, 1830, p. 13.
(2) HILDEBRANDT, *Anatomie*, t. I, 1830, p. 154.
(3) POGGENDORFF, *Annalen*, 1832. — MULLER, *Physiologie*, t. I, p. 104.
(4) *Beitraege*, cah. I; 1833; cah II, 1838; *Mens. microm.*, 1834.

R. Wagner (1) remarqua çà et là , dans les corpuscules du sang de grenouille, un noyau intérieur, qu'il croyait avoir mis en évidence au moyen du traitement par l'eau ; ce qui le conduisit, ainsi que Muller, à admettre que l'eau dissout peu à peu la substance de l'enveloppe, qui insensiblement devient plus petite et disparaît. On n'en était donc point encore revenu à reconnaître la structure propre de l'enveloppe, comme vésicule remplie d'un liquide , et l'opinion commune la représentait comme un tissu solide, spongieux, infiltré de la matière colorante. Si nous joignons à cela que les taches centrales sont rarement visibles dans le sang bien frais, et dans les vaisseaux des animaux vivants , la question se présentait d'elle-même de savoir si la séparation ne serait pas le signe d'une décomposition, d'une coagulation après la mort. Les observateurs les plus attentifs, Krause (2), Wagner (3) et Valentin (4) se prononcèrent en faveur de l'affirmative , ainsi que l'avaient déjà fait auparavant Wedemeyer (5) et Blainville (6). Raspail (7), qui prétend que les corpuscules du sang de l'homme, et aussi ceux du sang de grenouille , sont de simples globules d'albumine , et qu'ils se dissolvent peu à peu complétement dans l'eau, croit que , en s'imbibant d'eau , la surface devient transparente avant l'intérieur, et que de là provient l'apparence d'un noyau. Berres (8) admet qu'une vapeur se condense, par l'effet du refroidissement, en une goutte qui représente le noyau du corpuscule du sang. Il était donc nécessaire de ramener l'attention sur les travaux de Hewson, qui avaient fait connaître ce qui se passe pendant le gonflement et l'affaissement des vésicules , et de montrer la nature membraneuse de l'enveloppe ; il était nécessaire de répéter ces expériences. C'est ce que fit C.-H. Schultz (9). R. Wagner me parait pousser le scepticisme trop loin lorsqu'en face de ces faits il attribue encore la formation du noyau à une œuvre de coagulation (10). Ce qui probablement a empêché que le travail

(1) *Beitræge* , t. I, p. 10.
(2) *Anatomie* , t. I, 1833, p. XII.
(3) *Beitræge* , t. I, p. 36.
(4) *Entwickelungsgeschichte*, 1835, p. 295.
(5) MECKEL , *Archiv*, 1828, p. 353.
(6) *Cours de phys.*, t. I, 1829, p. 212.
(7) *Nouveau système de chimie organique*, **Paris**, 1838, t. III, p. 171 , 218.
(8) *Mikroskopische Anatomie*, 1836, p. 78.
(9) *Circulation*, 1836, p. 17.
(10) *Beitræge*, t. II, 1838, p. 14.

de Schultz fût apprécié sur-le-champ comme il aurait du l'être,
c'est que, pour complaire à une erreur dans laquelle il était tombé
précédemment, et contrairement à toutes les lois de la physique,
ce physiologiste soutint que le contenu des vésicules était un fluide
aériforme.

Enfin il y avait encore un pas rétrograde à faire au sujet des corpuscules du sang de l'homme et des mammifères. Leeuwenhoek
les avait décrits avec exactitude. Mais comme on se mit à comparer et à supposer un plan commun d'organisme dans le règne animal, les corpuscules du sang des animaux vertébrés supérieurs furent déclarés renfermer un noyau à l'instar de ceux des vertébrés
inférieurs. J'ai déjà dit précédemment quelle fut la cause de l'illusion dans laquelle on tomba sous ce rapport. Le plus souvent on
regarda la dépression du centre comme un noyau. Ainsi J. Muller
dit avoir vu les corpuscules du sang légèrement concaves et offrant,
à un certain mode d'éclairage, une tache centrale bien limitée;
Schultz (1) rend le noyau visible au moyen de l'iode, qui colore les
vésicules, en laissant la tache centrale claire; R. Wagner (2) dit ce
noyau arrondi, central, et figurant un tubercule obscur dans l'enfoncement naviculaire (3); de même dans Berres (4) et Ehrenberg (5)
l'enfoncement central est pris pour un noyau. Les noyaux isolés
d'Ehrenberg, et probablement aussi de Krause (6), sont les vésicules
rendues irrégulières par l'eau et crevées. Ce qui reste après le traitement par l'acide acétique est certainement des noyaux. Muller,
Krause (7) et Wagner (8) ont très bien vu ceux-ci, et par conséquent ils étaient d'autant plus autorisés à attribuer un noyau aux
corpuscules du sang des mammifères. Schultz est déjà convenu (9)
que ce noyau manque dans quelques uns, et il représente sa disparition comme un commencement de formation regressive. H. Nasse (10)

(1) *Circulation*, p. 19.
(2) *Beitræge*, t. II, p. 32.
(3) Les figures, notamment dans les *Icones physiologicæ*, sont très fidèles,
et ne montrent en effet aucune trace de noyau, mais bien un enfoncement.
(4) *Mikroskopische Anatomie*, tab. IV, fig. 4.
(5) *Unerkennte Structur*, tab. II.
(6) MULLER, *Archiv*, 1837, p. 14.
(7) *Anatomie*, p. XII.
(8) HECKER, *Annalen*, 1834, p. 135.
(9) *Circulation*, p. 12, et dans un Mémoire postérieur inséré au journal de
Hufeland (1838, avril, p. 5).
(10) F. et H. NASSE, *Untersuchungen*, t. II, p. 145, 1839

a également décrit des corpuscules sans noyau dans le sang de grenouille, et dit que les corpuscules du sang des mamifères n'en renferment point un, comme ceux des autres animaux vertébrés. Mais
pour se convaincre de l'exiguïté du nombre proportionnel des corpuscules renfermant des noyaux, il faut ajouter lentement l'acide
acétique sous le microscope, pendant qu'on examine beaucoup de
corpuscules à la fois, et qu'on tient l'œil fixé sur eux. Si, en conséquence, on décrit les corpuscules, comme on doit réellement le
faire, d'après la forme régulière et la plus développée, il faut se
ranger de l'opinion de E.-H. Weber (1), qui, bien qu'il ne nie plus
maintenant le noyau des corpuscules du sang de grenouille, soutient
qu'on ne peut pas le distinguer du dehors dans ceux de l'homme et
des mammifères, et que ce qu'on a pris pour tel est un effet de lumière ou une ombre provenant de ce que les disques des corpuscules
se courbent et deviennent convexes-concaves.

Huenefeld (2) admet que l'enveloppe des corpuscules du sang (de
grenouille) se compose de deux membranes; que l'interne, qui enferme le liquide du corpuscule, se resserre par l'action du carbonate ammoniacal, et s'éloigne de l'externe. Cette erreur s'explique
lorsqu'on se rappelle la manière lente dont les liquides absorbés par
endosmose se mêlent avec le contenu des vésicules. On peut d'abord
les voir distincts l'un de l'autre, à peu près comme de l'eau et du
vin rouge, lorsqu'on ajoute doucement ce dernier; peut-être aussi
que, dans le premier moment, la couche la plus extérieure de la
fibrine se coagule; mais en peu de temps la solution saline et la
matière colorante se mêlent complétement et uniformément ensemble.

Les globules du chyle étaient également connus déjà de Leeuwenhoek (3). Ce physicien avait vu le chyle d'un vaisseau lymphatique
de l'intestin se séparer en caillot et en sérum. Le caillot était formé
d'une substance claire, dans laquelle se trouvaient épars des corpuscules ayant à peu près un sixième du volume de ceux du sang,
et réunis ensemble par paquets de deux à six; d'autres, pareils, na-
geaient dans le sérum, avec un grand nombre de corpuscules encore
plus petits. Della Torre avait vu dans le chyle des particules irrégu-

<hr>

(1) Rosenmuller, *Anatomie*, 1840, p. 30.
(2) *Chemismus*, 1830, p. 105.
(3) *Opera*, t. III, p. 11.

lières, se rapprochant de la forme ronde (1). C'est à Hewson (2) que nous devons les premiers renseignements un peu plus détaillés sur la lymphe. Il se servit, pour la soumettre au microscope, du liquide qu'il obtenait en exprimant les glandes lymphatiques, et aussi du contenu des vaisseaux lymphatiques, notamment de ceux du thymus (3). Nous ne saurions attacher beaucoup de valeur aux recherches sur le liquide provenant des glandes, parce qu'il pouvait s'y trouver non seulement des granules du parenchyme, mais même du pus et de la substance tuberculeuse. En étendant la lymphe avec du sérum ou de l'eau salée, Hewson y découvrit des particules microscopiques, ressemblant aux noyaux des corpuscules du sang, pour la forme et le volume, insolubles dans le sérum et l'eau salée, mais solubles dans l'eau pure. Il regardait les glandes lymphatiques comme les organes sécrétoires de ces granules, et les vaisseaux lymphatiques comme des espèces de conduits excréteurs des glandes du même nom (4). Il vit, dans la lymphe des vaisseaux lymphatiques, une partie de ces globules entourés d'une enveloppe rouge ; d'où il conclut que le vaisseau sécrète l'enveloppe, ou modifie le liquide qu'il renferme, au point d'y déterminer la formation d'une enveloppe et de matière colorante. Il trouva les granules du thymus semblables aux corpuscules de la lymphe, ce qui lui fit dire que le thymus était l'organe sécrétoire des noyaux des corpuscules du sang (5), et un coadjuteur des glandes lymphatiques. La rate, au contraire, dont les vaisseaux lymphatiques charrient un liquide plus analogue au sang, reçut de lui le nom d'organe sécrétoire des enveloppes de matière colorante ; il la disait chargée de revêtir de cette enveloppe les noyaux, qui arrivent dans le sang sans en être munis (6), et elle était à ses yeux le coadjuteur des vaisseaux lymphatiques, comme le thymus celui des glandes. La première partie de cet édifice construit avec tant d'art, c'est-à-dire la formation supposée des corpuscules de la lymphe par les glandes lymphatiques, a été renversée par Muller. Ce physiologiste et H. Nasse observèrent les globules dans la lymphe des vaisseaux lymphatiques, avant que

---

(1) *Nuove osservaz.*, 1776, p. 82.

2. *Exp. inq.*, t. II, p. 100 ; t. III, p. 67.

3 *Loc. cit.*, t. III, p. 81.

(4) *Loc. cit.*, t. III, p. 122.

5, *Loc. cit.*, t. III, p. 127.

6, *Loc. cit.*, t. III, p. 133.

ceux-ci eussent traversé aucune glande, et Muller vit aussi les globules dans le chyle en-deçà des glandes mésentériques. Il rectifia également l'assertion de Hewson que les globules du chyle et de la lymphe sont solubles dans l'eau.

Mais on resta long-temps dans le doute de savoir si les corpuscules de la lymphe pouvaient fournir les noyaux de ceux du sang. Il aurait fallu, pour décider la question, connaître mieux et mieux distinguer les uns des autres les corpuscules du chyle et de la lymphe. On réunissait sous cette dénomination : 1° les petits corpuscules élémentaires, composés de graisse, d'où se forment les noyaux de cellules; pendant cette métamorphose, les granules élémentaires paraissent subir un changement chimique, qui les rend difficilement solubles ou insolubles dans l'éther, peut-être à cause du développement d'une membrane extérieure consistant en une combinaison de protéine ; 2° des noyaux de cellules nus, qu'on rencontre surtout fréquemment chez les grenouilles; 3° des cellules non à maturité, composées d'un noyau simple ou divisé et d'une enveloppe pâle, étroitement appliquée à ce noyau. En outre, des gouttes de graisse, et des précipités de graisse, d'albumine, ou d'autres substances, qui apparaissent sous la forme de très petites particules ponctiformes, étaient comptés par quelques personnes au nombre des corpuscules de la lymphe et du chyle, quoiqu'il y en eût qui les considéraient comme un simple mélange. De là le défaut d'accord entre les assertions relatives au volume, à la configuration et aux propriétés chimiques de ces éléments. Comme le chyle est le liquide qui renferme le plus de corpuscules élémentaires, je désignerai ces derniers, et eux seuls, sous le nom de corpuscules du chyle ; les cellules à noyau, qu'elles se rencontrent dans le chyle ou dans la lymphe, seront des corpuscules de la lymphe, et les noyaux nus seront des noyaux de corpuscules de la lymphe. Enfin, si l'on fait abstraction du liquide dans lequel elles se rencontrent, les cellules colorées peuvent être désignées sous le nom de corpuscules du sang, lesquels possèdent un noyau ou en sont dépourvus. En conséquence, des corpuscules du chyle naissent les noyaux des corpuscules de la lymphe, de ceux-ci les corpuscules de la lymphe eux-mêmes, et de ces derniers les corpuscules du sang. On trouve, dans le chyle, des corpuscules du chyle et de la lymphe, dans la lymphe et dans le sang des corpuscules de la lymphe et du sang, avec cette différence que les premiers prédominent dans la lymphe, et les autres dans le sang. Mais il y a aussi des corpuscules du chyle qui passent dans la lymphe et le sang, quelquefois même, par exception, en grande quantité. Après ces remarques préliminaires, il ne sera pas difficile d'interpréter les observations modernes.

Tiedemann et Gmelin déclarèrent que c'est de la graisse qui donne une couleur blanche au chyle, parce que ce liquide s'éclaircit lorsqu'on l'agite avec de l'éther. J. Muller (1) s'éleva contre leur assertion, disant que l'éther éclaircit bien le chyle, mais laisse les globules sans leur avoir fait subir aucun changement : ce qui reste se compose de corpuscules de la lymphe, et de noyaux de ces corpuscules, peut-être aussi d'une partie des granules élémentaires, métamorphosés de la manière que je viens d'indiquer. Les corpuscules de la lymphe parurent à Muller plus petits que ceux du sang. H. Nasse (2) les croit plus gros. Krause (3) distingua, dans le chyle, des gouttelettes de graisse transparentes et sphériques, ayant jusqu'à 0,005 de diamètre, et de nombreux granules élémentaires et noyaux arrondis, blancs, opaques, d'un diamètre de 0,0009 à 0,0015. Valentin (4) aperçut également de grosses gouttes de graisse, qui se réunissaient ensemble sous les yeux de l'observateur, et des corpuscules particuliers, imparfaitement ronds, avec une tache centrale et un diamètre de 0,0024 (corpuscules de la lymphe). J'ai déjà parlé des corpuscules de la lymphe lisses et grenus, d'après la description de Schultz (5); eu égard à leur volume, les uns et les autres sont des granules élémentaires, dont les uns se dissolvent encore entièrement dans l'éther, tandis que les autres ne font que s'y resserrer, et possèdent par conséquent une enveloppe plus solide. Tous les corpuscules à noyau du chyle et de la lymphe portent le nom de vésicules du sang dans l'ouvrage de Schultz. Les globules du chyle de Gurlt (6), qui ont 0,0036 de diamètre, paraissent être des gouttelettes de graisse, attendu qu'il a les trouvés aussi dans l'intestin grêle. Suivant Bischoff (7), le chyle contient de nombreux petits globules de graisse, qui se dissolvent dans l'éther, et des

(1) *Physiologie*, t. I, p. 259.
(2) *Zeitschrift fuer Physiologie*, t. V, 1833, p. 23.
(3) *Anatomie*, t. I, p. 499, 1836.
(4) *Repertorium*, t. I, 1836, p. 278.
(5) *Circulation*, 1836, p. 40, 45.
(6) *Vergleichende Physiologie*, 1837, p. 138.
(7) MULLER, *Archiv*, 1838, p. 497.

corpuscules plus volumineux, du diamètre de ceux du sang, qui sont en moins grand nombre. Bischoff considère ces derniers comme les granules proprement dits du chyle : leur quantité avait augmenté dans le canal thorachique. Il les dit aussi solubles dans l'éther, ce qui est certainement une erreur d'observation. R. Wagner, qui avait déjà publié, en 1834 (1), des observations sur les corpuscules de la lymphe, mais en se servant pour cela du liquide douteux provenant des glandes lymphatiques, donna plus tard (2) un mémoire plus complet, dans lequel il représente ces corpuscules comme de petits globules ronds et finement granulés, ayant la plupart 0,0025 à 0,0033 ligne de diamètre, quelques uns 0,0016, et d'autres jusqu'à 0,005 : de plus grandes variations encore se présentaient dans le chyle, où ces globules avaient jusqu'à 0,006 de diamètre ; en même temps qu'eux se trouvaient beaucoup de molécules plus petites, et un magma trouble, à grains fins, une sorte de précipité. Wagner remarqua que l'acide acétique rendait les corpuscules de la lymphe plus fortement granulés, et plus obscurs au centre, de sorte qu'il paraissait s'y former une espèce de noyau. J. Vogel (3) a figuré ce noyau dans des granules de 0,0025 à 0,0033 de diamètre ; cependant, il n'est pas bien certain que cet observateur ait eu sous les yeux de véritables corpuscules de la lymphe, et peut-être n'a-t-il opéré que sur les cellules du parenchyme des glandes lymphatiques. Il est inexact également que le noyau de ces corpuscules soit toujours simple, et que cette particularité les distingue des corpuscules du pus. J'ai montré que les noyaux des corpuscules de la lymphe passent absolument par les mêmes métamorphoses que ceux du pus ; les uns et les autres ne diffèrent que par le volume.

La description que H. Nasse donne des corpuscules du chyle (4) a été placée en lieu convenable. Il dit que les granules élémentaires sont des globules de matière colorante ; ses corpuscules du chyle sont vraisemblablement des cellules parachevées. Il n'a pas trouvé le noyau, et regarde les noyaux mis à nu par l'acide acétique comme des corpuscules resserrés sur eux-mêmes. Il n'a vu que quelques uns de ces corpuscules entourés d'une grande enveloppe pâle, qui

(1) HECKER, *Annalen*, p. 129.
(2) *Beitræge*, t. II, 1838, p. 24.
(3) *Eiter und Eiterung*, 1838, p. 87.
(4) *Untersuchungen*, t. II, 1839, p. 6.

se dissolvait peu à peu par l'addition de l'acide acétique. Les corpuscules du chyle de chat, traités par cet acide, n'avaient point d'enveloppe, mais des traces d'une auréole mucilagineuse. Dans tous les corpuscules de la lymphe provenant des vaisseaux de la rate, il a remarqué, après l'addition de l'acide acétique, des noyaux, presque toujours au nombre de trois, rarement uniques. Ces noyaux n'étaient pas toujours dans le milieu ; ils occupaient aussi parfois la périphérie, tantôt isolés, tantôt réunis sur un seul point. Nasse dit qu'il n'existe point d'intermédiaire entre ces corpuscules et ceux du sang. La plupart de ses recherches ont été faites sur le suc exprimé des glandes lymphatiques. Il trouve les globules lymphatiques plus petits dans les glandes, ce qui prouve qu'il a employé pour terme de comparaison des corpuscules du parenchyme des glandes. Les corpuscules du chyle que Gerber figure (1) paraissent être, les uns des gouttes d'huile, les autres des granules élémentaires. Bruns (2) a très bien distingué deux sortes de corpuscules de la lymphe, savoir, des gouttelettes d'huile, et des corpuscules proprement dits, ces derniers ayant un noyau simple ou double.

Revenons au problème de la relation existante entre les corpuscules de la lymphe et ceux du sang. Hewson, comme nous l'avons dit, a suivi les premiers dans les vaisseaux sanguins, et il voyait en eux des noyaux de corpuscules du sang. Gruithusen (3) fit remarquer avec raison que les corpuscules de la lymphe qu'on trouve dans le sang (il les appelle vésicules du sang) sont plus gros que les globules du sang, dans la proportion de pois à des lentilles ; il admettait que les premiers sont en quelque sorte les œufs des globules du sang, qu'ils éclatent et accouchent des globules du sang. Il prétend donc, en pleine contradiction avec Hewson, que les noyaux des corpuscules de la lymphe deviennent corpuscules du sang. Wedemeyer (4) croyait avoir observé, dans les vaisseaux, des noyaux isolés parmi les corpuscules du sang. Donné (5) découvrit, dans les globules du sang des mammifères, les granulations, qui sont ordinairement au nombre de trois. Ces prétendus noyaux, que j'ai cités comme des corpuscules du sang incolores, furent décrits avec plus

(1) *Allgemeine Anatomie*, 1840, fig. 23, B.
(2) *Allgemeine Anatomie*, 1841, p. 137.
(3) *Physiognosie*, 1812, p. 89, 162.
(4) MECKEL, *Archiv*, 1828, p. 346.
(5) *Thèse*, 1830.

d'exactitude par J. Muller, dans le sang des grenouilles et des mammifères ; il prouva leur identité avec les corpuscules de la lymphe. Wagner (1) se prononça pour cette dernière opinion, à la suite de nombreuses recherches ; il observa même, dans les tritons, que les corpuscules de la lymphe se rapprochaient successivement de ceux du sang. Cependant on ne pouvait point encore les admettre sans plus d'examen comme noyaux des corpuscules du sang, puisque, ainsi que le trouva Muller, et que le confirmèrent Wagner et Valentin (2), ils sont bien parfois petits et semblables aux noyaux des corpuscules ; mais fréquemment aussi ils sont plus gros que ces derniers ; d'ailleurs ils ont une forme sphérique chez des animaux dont les noyaux des corpuscules du sang sont plats et elliptiques. Schultz (3) objecte avec raison qu'on rencontre des formes différentes parmi les noyaux des corpuscules du sang, et qu'en général ces corpuscules ne doivent point être considérés comme une chose invariable. Cependant il se trompe en attribuant l'aplatissement des noyaux à une pression causée par les vésicules plates du sang. De même que Hewson, il regarde la rate comme l'organe qui contribue principalement à la formation de l'enveloppe.

Après avoir montré que les gros corpuscules de la lymphe sont eux-mêmes composés d'une enveloppe et d'un noyau, il était facile de concevoir la véritable relation entre eux et ceux du sang. Nous avons dit que Vogel avait fait cette découverte ; mais H. Nasse (4) décrivit avec plus d'exactitude le noyau composé des corpuscules de la lymphe contenus dans le sang. Mandl (5) appela l'attention sur la ressemblance des corpuscules de la lymphe contenus dans le sang avec ceux du pus, sans bien connaître la structure ni des uns ni des autres. Mais il se peut réellement que, dans beaucoup des cas nombreux où l'on a cru démontrer la présence du pus dans le sang à l'aide du microscope, les corpuscules incolores du sang aient été pris pour des corpuscules du pus.

Poiseuille s'est occupé de la couche transparente du plasma qui garnit les parois des vaisseaux, et qui avait déjà été remarquée par

(1) Hecker, *Annalen*, 1834, p. 129.
(2) *Repertorium*, 1837, p. 71.
(3) *Loc. cit.*, p. 37.
(4) *Untersuchungen*, t. II, 1839, p. 35.
(5) *Anatomie microscopique*, Paris, 1838, 3ᵉ livraison, in-fol., p. 8.

Haller, Spallanzani et Blainville. Il a trouvé (1) que les corpuscules du sang qui tombaient accidentellement dans ce courant s'y mouvaient avec plus de lenteur, d'où il tira la conclusion que le plasma coule plus lentement le long des parois qu'au centre. Schultz (2) a également vu rouler le long des parois des corpuscules qu'il regarda comme étant ceux de la lymphe mêlés avec le sang. Dans un autre endroit cependant (3) il dit que la couche claire de plasma est la paroi vasculaire elle-même, qui, suivant lui, est susceptible de s'épaissir et de s'amincir. On doit lui accorder que cette espèce de contraction et d'expansion serait absolument différente de toutes celles qu'on connaît jusqu'ici. E.-H. Weber (4) croyait que le liquide clair dans lequel nagent les corpuscules de la lymphe était de la véritable lymphe, et se trouvait contenu dans un vaisseau lymphatique entourant le vaisseau sanguin. Cette erreur a été réfutée par Mayer (5) et Ascherson (6). Ce dernier a reconnu que le ralentissement du mouvement dépendait de la structure particulière des granules de la lymphe, de leur surface hérissée d'aspérités et visqueuse, explication qu'ont adoptée Weber lui-même (7), Wagner (8) et Gluge (9). Weber communiqua en même temps l'importante découverte que, dans le plasma stagnant, les corpuscules ovales du sang prennent la forme de corpuscules de la lymphe.

Suivant Wagner (10), la couche claire de plasma n'existe point dans les vaisseaux capillaires du poumon. Gluge prétend cependant l'y avoir vue aussi.

(1) *Mém. des sav. étrangers*, t. VII, 1835.
(2) *Loc. cit.*, p. 46.
(3) *Loc. cit.*, p. 179.
(4) MULLER, *Archiv*, 1837, p. 267.
(5) FRORIEP, *Notizen*, 1837, n° 49.
(6) MULLER, *Archiv*, 1837, p. 452.
(7) MULLER, *Archiv*, 1838, p. 459.
(8) *Beitræge*, t. II, p. 33.
(9) *Bulletin de l'Académie de Bruxelles*, 1838, n° 10.
(10) *Beitræge*, t. II, p. 33, 35.

FIN DU SIXIÈME VOLUME.

TABLE DES CHAPITRES.

PREMIÈRE PARTIE. Des substances simples et composées qui entrent dans la composition du corps humain.

SECTION I. CONSIDÉRATIONS GÉNÉRALES SUR LA COMPOSITION DU CORPS HUMAIN. . . 1

    Éléments. . . . . ib.
    Combinaisons binaires. 4
    Cristaux. 5
    Incrustations 7
    Combinaisons organiques. 9
    Théorie des radicaux composés 10
    Métaux et métalloïdes 12
    Particularités de la matière organique. 14
    Décompositions spontanées 16
    Catalyse. 17
    Fermentation et putréfaction. 20
    Matériaux immédiats. 25
    Substances organiques. 26

SECTION II. DES SUBSTANCES ORGANIQUES EN PARTICULIER 27

CHAPITRE I. Des substances organiques nitrogénées. 28

  Article I. De la protéine. ib.

    I. Protéine pure. ib.
    II. Combinaisons de la protéine. 31

      A. Albumine. ib.
      B. Fibrine 37
      C. Caséine 44

    III. Pepsine. 49
    IV. Substances regardées à tort comme des matériaux immédiats 52

      A. Globuline . . . . ib.
      B. Spermatine. 54
      C. Mucus. 55
      D. Matière lacrymale, dacryoline. 58
      E. Substance cornée, corne 59

  Article II. Des substances extractiformes 60

    I. Matières solubles dans l'eau et l'alcool, tant aqueux qu'absolu. . . . 61
    II. Matières solubles dans l'eau et l'alcool aqueux seulement. 62
    III. Matières solubles dans l'eau seulement. 65

  Article III. De la substance qui donne de la colle 69

    I. Substances qui donnent la colle proprement dite. 70
    II. Substance qui donne de la chondrine. 72
    III. Portion du tissu élastique qui donne de la colle. 74
    IV. Pyine. . . . . ib.

  Article IV. De l'hématine. 75

  Article V. Des principes constituants particuliers de la bile. . . . 78

  Article VI. De l'urée et de l'acide urique 89

    I. Urée . . . . ib.
    II. Acide urique 92

      Alloxane 94
      Acide alloxanique. . . . . ib.

Acide mésoxalique 95
Acide mycomélinique. . . . . ib.
Acide parabanique. . . . . ib.
Acide oxalurique 96
Alloxantine. . . . . ib.
Acide thionurique. 97
Uramile . . . . ib.
Acide uramilique. 98
Murexyde. . . . . ib.
Murexane. 99
CHAPITRE II. Des substances organiques non nitrogénées. . . . . ib.
Article I. Du sucre de lait. . . . . ib.
Article II. De l'acide lactique 102
Article III. Des graisses 104
  I. Graisses non saponifiables. 105
    A. Cholestérine. . . . . ib.
    B. Séroline. 106
  II. Graisses saponifiables 107
    A. Bases grasses . . . . ib.
      Glycérine. . . . . ib.
    B. Acides gras 108
      1. Margaryle et ses oxydes 109
      2. Acide oléique 112
      3. Acide butyrique. 113
      4. Acide caproïque. 114
      5. Acide caprique. 115
      6. Acides cérébrique et oléophosphorique. . . ib.

DEUXIÈME PARTIE. Des formes diverses qu'affectent les substances qui entrent dans la composition du corps humain.

Introduction 119
Développement de l'histologie . . . . ib.
Emploi du microscope. 132
Illusions d'optique 137
Préparation des objets. 141
Expériences chimiques. 145
Micromètre. 146

SECTION I. DES FORMES ET DES PROPRIÉTÉS DES PARTIES ÉLÉMENTAIRES DU CORPS
ANIMAL EN GÉNÉRAL. 148

CHAPITRE I. De la formation des cellules élémentaires 150
  Formation du noyau 151
  Formation de la cellule. 156
  Granulations élémentaires. 161
  Conditions physiques de la formation des cellules élémentaires . 163
  Comparaison des cellules avec les cristaux. 169
  Multiplication des cellules 171
  Génération surculaire ou exogène. 172
  Génération endogène.. . . . . ib.
  Multiplication par cloisonnement 176
  Influence des tissus spécifiques 177
CHAPITRE II. Du développement ultérieur et de la métamorphose des cellules élémentaires. 179
  Changements de forme. . . . . ib.
  Changements du contenu. 181
  Formation des couches. 182
  Canaux poreux. 183
  Disparition et déhiscence des cellules. 185
  Cellules complexes. 186
  Fusion des cellules . . . . ib.
  Situation du noyau. 193
  Disparition du noyau. 194
  Métamorphose du noyau 195
  Histoire des fibres de noyau. 202

CHAPITRE III. Des fonctions des cellules élémentaires. 206
   Endosmose. 207
   Cause des changements chimiques. 211
   Mouvements dans les cellules élémentaires 215
CHAPITRE IV. De la substance intercellulaire. 217
CHAPITRE V. De l'organisme. 221

SECTION II. DE LA STRUCTURE ET DES FONCTIONS DES DIVERS TISSUS EN PARTICULIER. 223

CHAPITRE I. De l'épiderme et de l'épithélium. . . . . ib.
   Structure de l'épiderme. 226
   Épithélium pavimenteux 231
   Épithélium pavimenteux en couches superposées. 234
   Épiderme cutané. 237
   Réseau de Malpighi. 240
   Épithélium à cylindres. 244
   Épithélium vibratile. 251
   Formation de l'épiderme. 254
   Nutrition de l'épiderme. 257
   Développement de l'épiderme 258
   Mue. 260
   Usages de l'épiderme. 261
   Mouvement vibratile. 262
   Différences selon les classes du règne animal. 266
   Histoire de l'épiderme. . . . . ib.
CHAPITRE II. Des ongles. 281
   Structure des ongles . . . . ib.
   Accroissement des ongles. 283
   Différences des ongles chez les animaux. 288
   Histoire des ongles 289
CHAPITRE III. Du pigment grenu. 292
   Structure du pigment. . . . . ib.
   Cellules pigmentaires étoilées. 297
   Granulations pigmentaires. 298
   Formation des cellules pigmentaires 299
   Régénération des cellules pigmentaires 301
   Usages du pigment. 302
   Différences chez les animaux. . . . . ib.
   Histoire du pigment grenu 303
CHAPITRE IV. Des poils. 309
   Structure des poils . . . . ib.
   Substance corticale des poils. 310
   Substance médullaire des poils. 312
   Pointe des poils. 314
   Épaisseur des poils. ib.
   Racine des poils 315
   Gaine de la racine des poils 318
   Follicules des poils. 319
   Substance des poils. 321
   Extension des poils sur le corps. 323
   Différences suivant les races et dans les maladies. 324
   Direction des poils. 325
   Formation des poils. ib.
   Développement des poils. 328
   Régénération des poils. 330
   Des poils chez les animaux 331
   Histoire des poils. 332
CHAPITRE V. Du tissu de la cornée transparente. 342
CHAPITRE VI. Du tissu du cristallin, du corps vitré, et de leurs membranes. . . 349
   Cristallin 350
   Corps vitré. 355
   Zone ciliaire de Zinn. . . . . ib.
   Composition chimique des humeurs de l'œil 357
   Développement du cristallin. 359
   Capsule vasculaire 360
   Capsule dépourvue de vaisseaux. 363
   Nutrition du cristallin. 365
   Régénération du cristallin. 368

Différences chez les animaux. 369
Histoire du cristallin. 370
Chapitre VII. Du tissu cellulaire. 374
Structure du tissu cellulaire. . . . . ib.
Tissu cellulaire simple 381
Tissu cellulaire revêtu d'une forme. 383
Tissu cellulaire non contractile. . . . . ib.
Tissu cellulaire contractile 401
Irritabilité du tissu cellulaire. 403
Développement du tissu cellulaire. 405
Régénération du tissu cellulaire. 408
Sécrétion séreuse. 411
Différences chez les animaux. 413
Histoire du tissu cellulaire. 416
Chapitre VIII. Du tissu adipeux. 420
Chapitre IX. Du tissu élastique. 430
Chapitre X. Du suc nourricier et des vaisseaux qui le charrient. 440
Article I. Du chyle et de la lymphe. 444
Lymphe. 445
Corpuscules de la lymphe. 446
Plasma de la lymphe. 448
Chyle. 450
Graisse du chyle. 451
Corpuscules du chyle. 452
Plasma du chyle. 453
Conversion du chyle. 454
Développement des corpuscules de la lymphe. 455
Article II. Du sang. 457
Corpuscules colorés du sang . . . . ib.
Formation de la couenne du sang. 467
Analyse chimique des corpuscules du sang. 469
Changements de couleur des corpuscules du sang 470
Cendre des corpuscules du sang. 473
Quantité des corpuscules colorés du sang. . . . . ib.
Corpuscules incolores du sang des reptiles 474
Corpuscules incolores du sang de l'homme. 476
Plasma du sang 477
Analyse quantitative du sang. 482
Sang artériel et sang veineux. 484
Développement du sang 86
Régénération du sang 490
Dissolution des corpuscules du sang 492
Sang des animaux vertébrés 493
Sang des animaux sans vertèbres 494
Histoire des globules du sang. 596

FIN DE LA TABLE DES CHAPITRES.

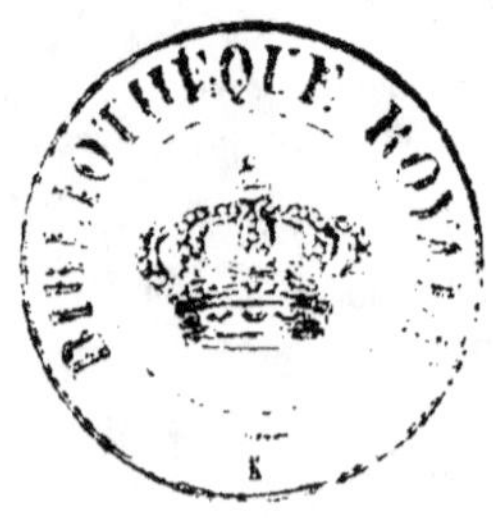

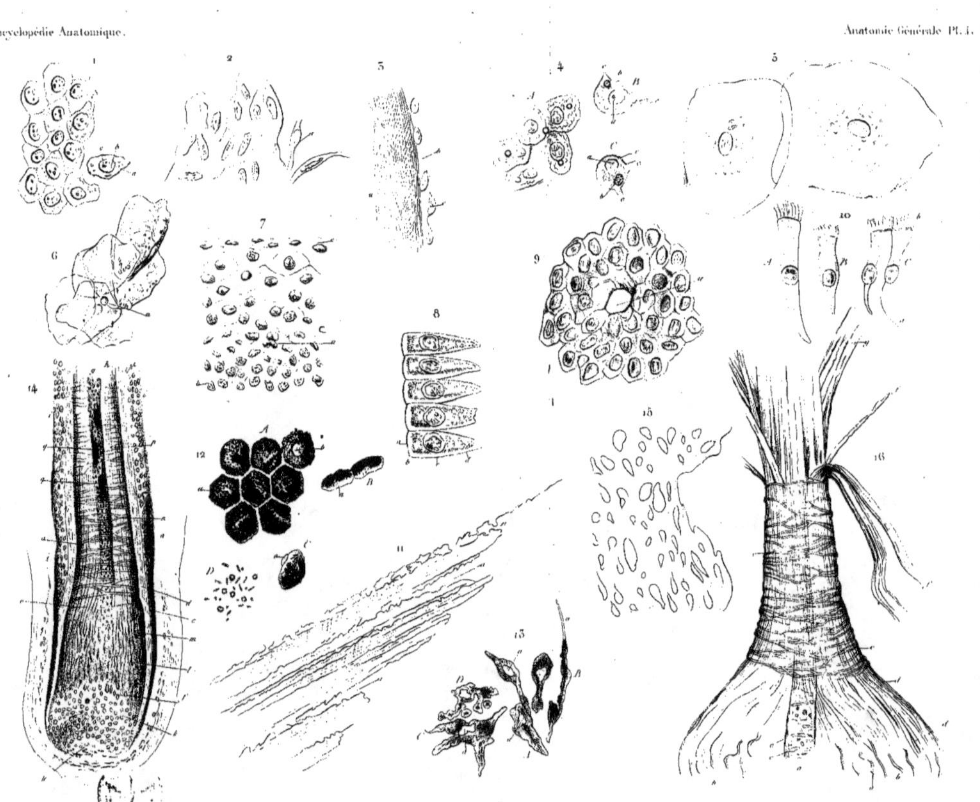

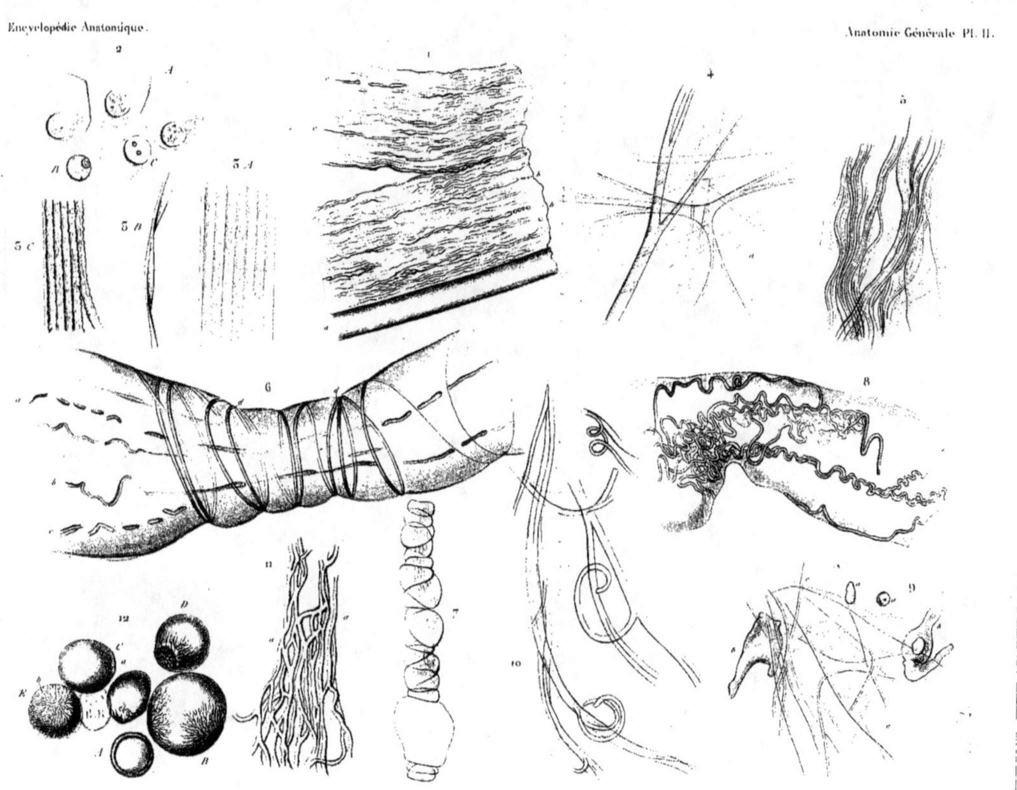

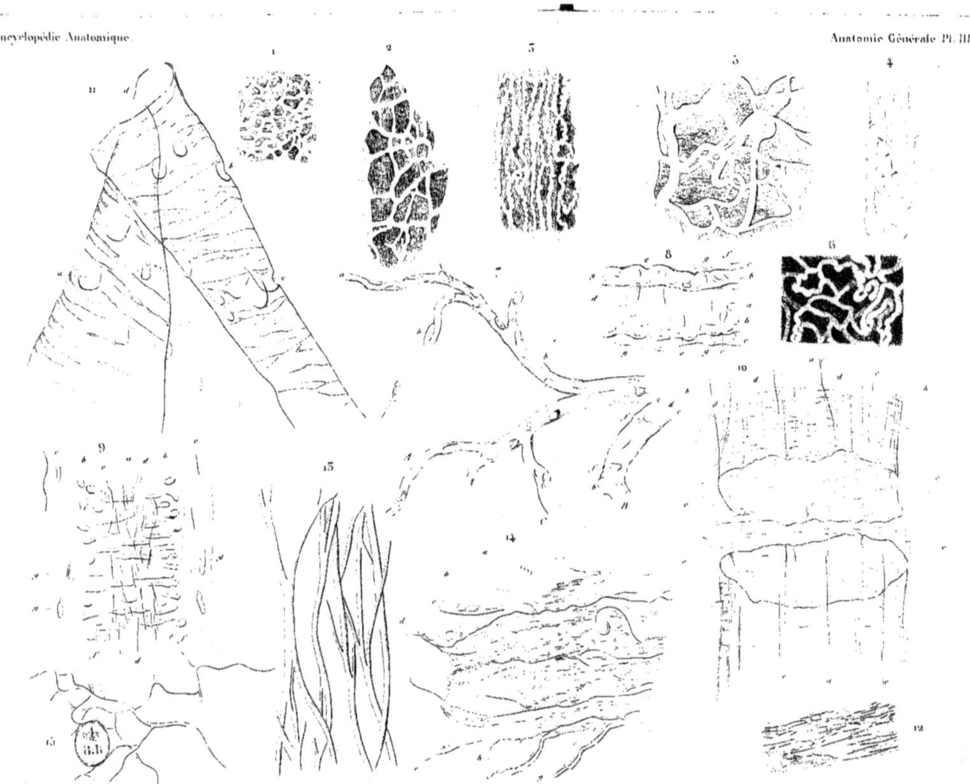

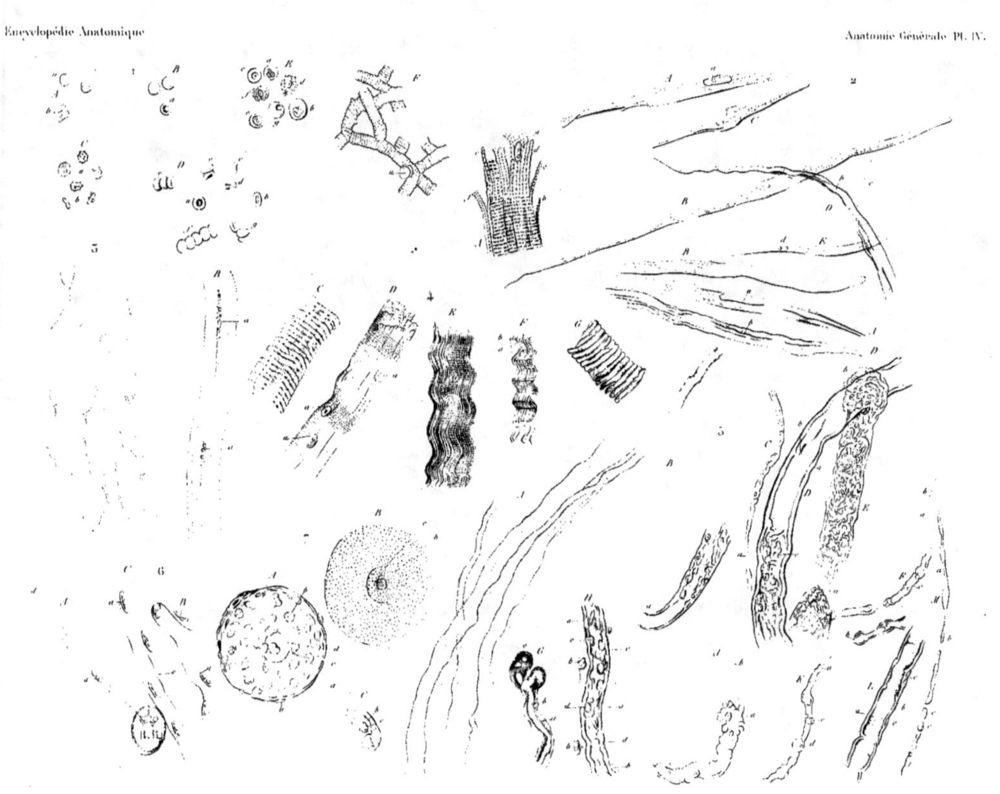

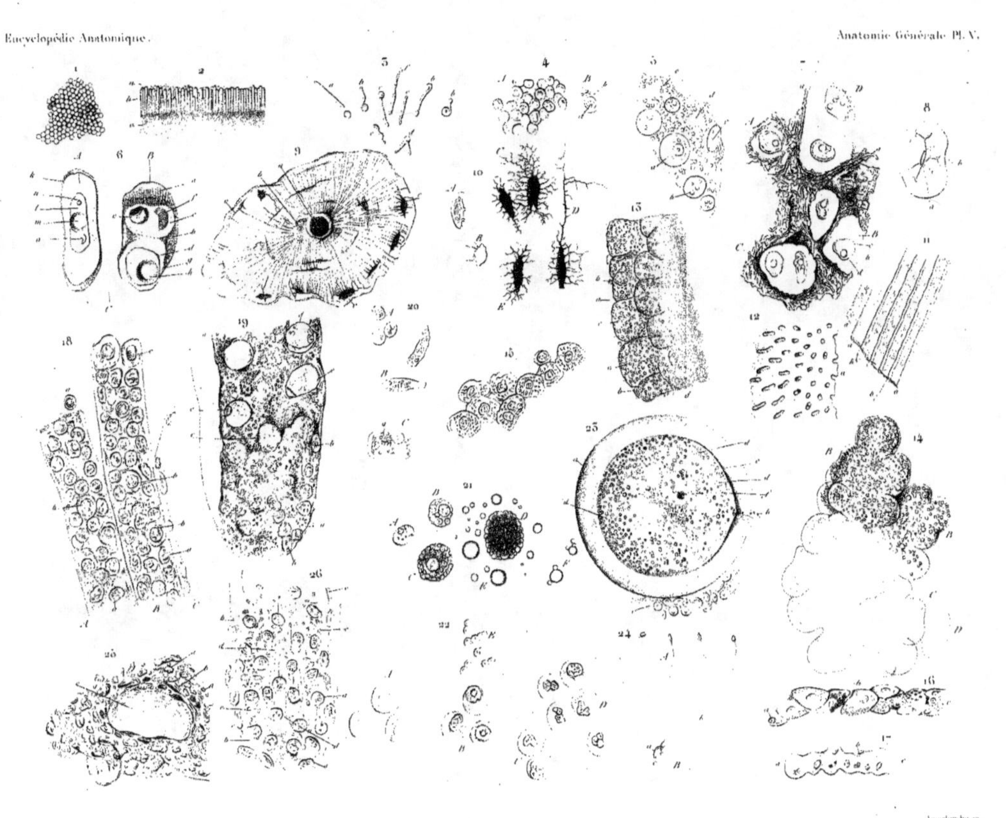